항생제 적정사용관리 : 원칙과 실무

Antimicrobial Stewardship: Principles and Practice

대한항균요법학회 저

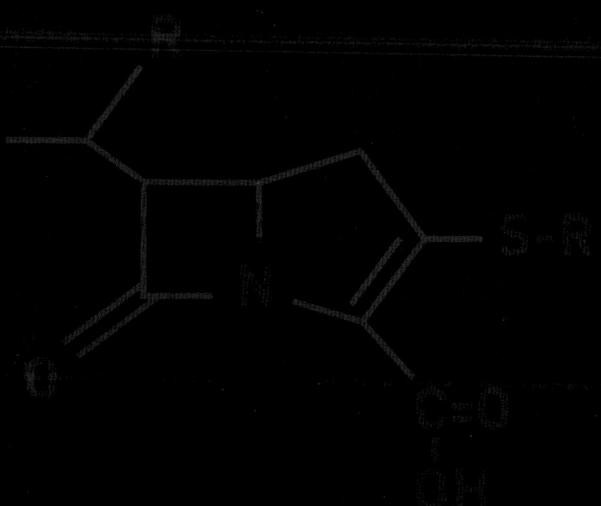

대한항균요법학회
Korean Society for Antimicrobial Therapy

항생제 적정사용관리
: 원칙과 실무

제1판 인쇄 | 2025년 11월 04일
제1판 발행 | 2025년 11월 25일

지 은 이 대한항균요법학회
발 행 인 장주연
출판기획 김도성
출판편집 이민지, 이은혜
편집디자인 김영준
표지디자인 김재욱
일러스트 신윤지
마 케 팅 박예진
발 행 처 군자출판사(주)
등록 제4-139호(1991. 6. 24)
본사 (10881) 파주출판단지 경기도 파주시 회동길 338(서패동 474-1)
전화 (031) 943-1888 팩스 (031) 955-9545
홈페이지 | www.koonja.co.kr

© 2025년, 항생제 적정사용관리 / 군자출판사(주)
본서는 저자와의 계약에 의해 군자출판사(주)에서 발행합니다.
본서의 내용 일부 혹은 전부를 무단으로 복제하는 것은 법으로 금지되어 있습니다.
www.koonja.co.kr

* 파본은 교환하여 드립니다.
* 검인은 저자와의 합의하에 생략합니다.

ISBN 979-11-7068-378-0

정가 90,000원

감사의 글

항균제 내성은 눈에 잘 드러나지 않기 때문에, 많은 사람들은 우리가 이 문제로 얼마나 큰 피해를 입고 있는지 알지 못합니다. 그러나 오늘날 대부분의 만성질환이나 악성종양으로 인한 최종적인 사인은 감염병이며, 그중에서도 항균제 내성균이 가장 큰 부차적 피해(collateral damage)를 일으키고 있습니다.

우리 학회는 1958년 창립 당시부터 이 보이지 않는 보건 문제를 해결하기 위해 끊임없이 노력해 왔습니다. 특히 우리나라의 역학적 특성과 의료체계 현실에 맞는 지침과 교과서를 만드는 일은, 항생제 적정사용관리(Antibiotic Stewardship Program; ASP)의 초석입니다. 그동안 여러 유관 학회에서 감염병 치료 관련 교과서를 발간했으나, 우리나라에서 감염병을 진단하고 치료하는 과정에서 최적의 성과를 기대할 수 있도록 ASP 관점에서 집필된 교과서는 이번이 처음이기에 우리는 역사의 중요한 한 장을 함께 쓰게 되었습니다.

1990년대 이후 항균제 사용량을 줄이면 내성이 회복될 수 있다는 경험이 축적되면서, 고가, 광범위 항균제를 제한하는 정책이 시행되었습니다. 이로 인해 항균제 관리는 오랫동안 '가급적 쓰지 못하게 하는 것'만으로 인식되어왔습니다. 그러나 ASP가 추구하는 궁극적인 목표는 단순히 근거 없이 길어진 사용 기간을 줄이거나, 불필요한 광범위 항균제를 좁은 범위의 항균제로 바꾸는 데 그치지 않습니다. 환자의 생존을 포함해 최적의 치료 성과를 낼 수 있도록 항균요법을 중재하는 데 있습니다. 이제 우리는 의학의 발전만큼이나 새로운 가치를 교육하고 널리 확산해야 할 책무를 지니게 되었습니다.

2024년 우리 학회는 질병관리청과 함께 항생제 적정사용관리 시범사업과 다양한 교육 과정을 마련했습니다. 이 모든 과정에는 회원 여러분의 헌신이 있었습니다. 특히 앞장서서 큰 역할을 해주신 김신우 편집위원장님과 편집위원님들의 창의적인 첫걸음과 열정적인 노고에 깊이 감사드립니다.

"항!필!제!사! — 항생제는 필요할 때만 제대로 사용하기"

이 구호가 우리 학회를 넘어 모든 감염병 전문가와 의료진, 그리고 국민에게 널리 확산되어, 우리가 함께 바라는 변화를 이루기를 소망합니다.

대한항균요법학회 회장

김태형

항생제는

필요할 때만

제대로

사용하기

추천사

과학이 발전하면서 인류가 발명한 가장 대표적인 것 중 하나가 "항생제"라는 것은 모두 인정하는 사실입니다. 돌이켜보면 의대생일 때 미생물학, 약리학, 감염학에서 배운 항생제는 돌아서면 잊어버리는 어려운 영어 단어로 가득 차 있었지만, 내과 전공의 시절 패혈증으로 입원한 환자에게 항생제를 처방하고 하루이틀이 지나면서 해열이 되고, 환자가 회복되어 가는 모습을 경험하면서 무적의 무기를 가진 느낌이었습니다.

이런 전가보도(傳家寶刀)를 적재적소(適材適所)에 사용해야 했지만, 방심한 사이 소탐대실(小貪大失)하여 내성이라는 문제가 생기기 시작했고, 여러 가지 이유로 새로운 항생제 개발이 늦어지는 문제들이 겹쳐, 다시 항생제가 있기 전의 세상으로 돌아갈지 모른다는 위기가 찾아왔습니다.

대한항균요법학회와 대한감염학회는 1차 국가항생제내성대책이 마련되기 시작하는 2016년 즈음부터 항생제내성에 대한 대책 중 하나로 항생제 적정사용을 주장하고 준비해 왔습니다. 2차 국가항생제내성대책에도 항생제 적정사용을 위한 노력이 포함되어 있고, 두 학회가 열심히 노력하여 2024년 11월 항생제 적정사용관리 시범사업이 드디어 시작되었습니다.

시범사업이 시작된 지 몇 개월이 되지 않은 올해 봄 대한항균요법학회에서 항생제 적정사용관리 교과서를 준비하고 있다는 소식을 들었을 때 시기적절하게 진행되고 있다는 생각에 매우 반갑고 기쁜 마음이었습니다. 환자를 진료하는 의사로 항생제를 처방하는 것과 우리가 사용하고 있는 항생제를 관리하는 것은 다른 의미로 다가옵니다. 특히 항생제는 모든 의사에게 처방할 수 있는 권한이 있고, 모든 항생제를 감염전문가가 처방할 수도 없는 현실에서, 항생제를 적절하게 사용할 수 있게 관리하는 것은 병원에 시스템을 만들고, 상대방과 소통하고, 궁극적으로 내성을 줄이고, 환자들이 감염병에서 더욱 안전하게 살 수 있도록 하는 새로운 문화를 만들어 나가는 것입니다.

감염전문가로서 이 책을 추천함과 동시에, 항생제 적정사용관리라는 일을 하고 있는 모든 분들에게 많은 도움이 될 것으로 생각합니다. 출판을 주관한 대한항균요법학회 관계자 분들, 특히 전임 회장이자 편찬위원장을 맡고, 집필하신 김신우 교수님께 깊은 감사를 드립니다. 감염학을 전공하고 있는 의사뿐만 아니라 약사, 간호사, 행정가, 그리고 항생제에 관심이 있는 모든 분들에게 이 책이 널리 읽히길 바랍니다. 앞으로 더 좋은 내용으로 주기적으로 개정되고, 항생제를 적절하게 사용하는 데 좋은 교과서와 길잡이로 자리매김할 것으로 기대합니다. 감사합니다.

2025년 11월

대한감염학회 이사장 **이동건**

항생제는

필요할 때만

제대로

사용하기

발간사

항생제는 20세기 의학의 가장 위대한 발견 중 하나입니다. 수많은 생명을 구했고, 현대 의료의 토대가 되었습니다. 하지만 동시에 항생제 내성이라는 전 지구적 위기를 낳았습니다. 세계보건기구(WHO)는 항생제 내성을 인류가 직면한 10대 공중보건 위협 중 하나로 지목했으며, 우리나라 역시 이 문제에서 자유롭지 않습니다.

이러한 시대적 요구에 부응하여, 대한항균요법학회는 『항생제 적정사용관리』 교과서를 발간하게 되었습니다. 이 책은 단순한 학술서적을 넘어, 우리나라 의료현장에서 항생제를 다루는 모든 의료진을 위한 실용적 가이드북입니다.

2024년 4월 첫 집필회의가 열린 이후 1년여의 시간 동안 40여 명의 전문가들이 힘을 다해 이 책을 완성했습니다. 이 책의 가장 큰 특징은 실무 중심성입니다. 이론적 배경은 물론, 실제 의료현장에서 바로 적용할 수 있는 구체적인 방법론과 체크리스트, 성공 사례들을 풍부하게 담았습니다.

서구의 모델을 단순히 번역하거나 모방하는 것이 아니라, 우리나라 의료 현실에 맞는 한국형 항생제 적정사용관리 모델을 제시하는 것이 이 책의 핵심 목표입니다. 국내 항생제 사용 현황과 내성 패턴, 의료보험 체계, 병원 조직 문화 등을 종합적으로 고려한 실천 방안들을 담았습니다. 또한 항생제 적정사용관리는 모든 의료진이 함께 참여해야 하는 팀 활동이라는 점을 강조하며, 각 직종 간의 협업 방안을 구체적으로 제시했습니다.

항생제 내성과의 싸움은 마라톤과 같습니다. 단기간의 노력으로는 해결될 수 없으며, 지속적이고 체계적인 접근이 필요합니다. 인공지능, 빅데이터 등 새로운 기술들이 가져올 변화에도 이 책에서 제시하는 기본 원칙과 실무 역량이 든든한 토대가 되기를 바랍니다.

바쁜 임상 업무와 연구 활동 중에도 시간을 내어 집필에 참여해주신 모든 저자 선생님들과 편집위원회, 그리고 출판사의 전문적인 작업에 깊은 감사를 드립니다. 무엇보다 이 책을 통해 학습하고 실무에 적용할 의료진 여러분께 감사드립니다. 여러분의 노력이 환자의 생명을 구하고, 항생제 내성 확산을 막는 마지막 보루가 될 것입니다.

"항생제는 필요할 때만, 제대로 사용하기"라는 표어가 우리 모두의 일상이 되는 그날까지, 대한항균요법학회는 계속해서 노력하겠습니다. 이 교과서가 한국 항생제 적정사용관리의 발전에 기여하고, 궁극적으로는 항생제가 효과적인 치료 도구로서 다음 세대에게도 온전히 전해질 수 있기를 간절히 바랍니다.

항생제 적정사용관리는 선택이 아닌 필수입니다. 이제 시작입니다.

2025년 11월

대한항균요법학회 항생제 적정사용관리 **교과서 편집위원장·편집위원 일동**

항생제는

필요할 때만

제대로

사용하기

집필진

편찬위원장

김 신 우 경북대학교 의과대학 내과학교실

편찬위원회(가나다 순)

권 기 태 경북대학교 의과대학 내과학교실
김 용 찬 연세대학교 의과대학 내과학교실
김 지 은 한양대학교 의과대학 내과학교실
김 태 형 순천향대학교 의과대학 내과학교실
문 치 숙 인제대학교 의과대학 내과학교실
박 세 윤 한양대학교 의과대학 내과학교실
위 유 미 성균관대학교 의과대학 내과학교실
윤 영 경 고려대학교 의과대학 내과학교실
은 병 욱 을지대학교 의과대학 소아청소년과학교실
이 혁 민 연세대학교 의과대학 진단검사의학교실
이 현 주 서울대학교 의과대학 소아과학교실
정 수 진 연세대학교 의과대학 내과학교실

항생제는
필요할 때만
제대로
사용하기

집필진(가나다 순)

권 기 태 경북대학교 의과대학 내과학교실
김 봉 영 한양대학교 의과대학 내과학교실
김 시 호 성균관대학교 의과대학 내과학교실
김 신 우 경북대학교 의과대학 내과학교실
김 용 균 한림대학교 의과대학 내과학교실
김 용 찬 연세대학교 의과대학 내과학교실
김 지 은 한양대학교 의과대학 내과학교실
김 태 은 한양대학교 의과대학 내과학교실
김 태 형 순천향대학교 의과대학 내과학교실
김 형 숙 분당서울대학교병원 약제부
문 치 숙 인제대학교 의과대학 내과학교실
박 세 윤 한양대학교 의과대학 내과학교실
박 지 영 서울대학교병원 넥슨어린이통합케어센터
위 유 미 성균관대학교 의과대학 내과학교실
윤 영 경 고려대학교 의과대학 내과학교실
은 병 욱 을지대학교 의과대학 소아청소년과학교실
이 신 원 부산대학교 의과대학 내과학교실
이 혁 민 연세대학교 의과대학 진단검사의학교실
이 현 주 서울대학교 의과대학 소아과학교실
정 수 진 연세대학교 의과대학 내과학교실
정 종 탁 순천향대학교 의과대학 내과학교실
정 혜 숙 성균관대학교 의과대학 내과학교실
최 영 준 고려대학교 의과대학 소아청소년과학교실

항생제는

필요할 때만

제대로

사용하기

목차

항생제는
필요할 때만
제대로
사용하기

항생제는

필요할 때만

제대로

사용하기

Section

I

항생제 적정사용관리를 위한 기본 개념과 지식

항생제는

필요할 때만

제대로

사용하기

항생제는
필요할 때만
제대로
사용하기

Part 1

항생제와 항생제 내성

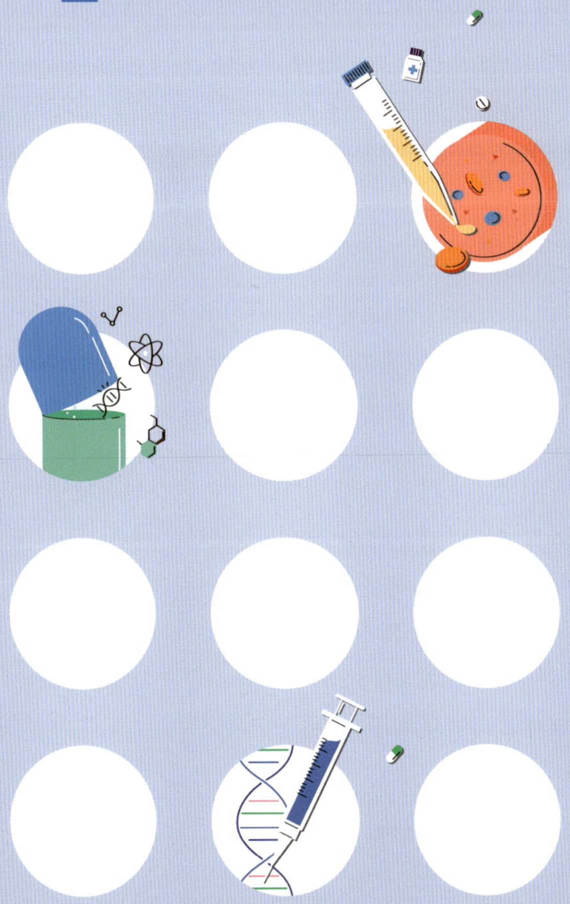

Chapter — 01

항생제의 작용기전에 따른 분류

정종탁 순천향대학교 의과대학 내과학교실

목적

- 항생제의 작용기전과 이에 따른 분류 이해
- 주요 항생제의 주요 적응증과 특징, 부작용을 이해
- 새롭게 개발된 주요 항생제의 임상 적응증 이해
- 항진균제의 작용기전과 분류, 주요 적응증 이해

학습 성과

Learning outcomes

- 항생제를 종류에 따라 분류하고 임상 적응증과 부작용을 설명할 수 있다.
- 항진균제를 종류에 따라 분류하고 임상 적응증과 부작용을 설명할 수 있다.

01 항생제의 작용기전에 따른 분류

1. 항생제의 작용기전과 분류

항생제는 세균을 표적으로 하여 이들의 생존과 번식을 억제하거나 직접 사멸시키는 약물이다. 이러한 약물의 기본적인 목적은 세균으로 인한 감염을 치료하는 것이다. 항생제는 세균을 죽이거나(살균성 항생제) 세균의 성장과 증식을 억제하는(정균성 항생제) 방식으로 효과를 나타낸다. 항생제의 적정사용은 단순히 감염병을 치료하는 것을 넘어, 세균의 내성의 발생을 예방하고 약물로 인한 부작용을 최소화하는 데 초점이 맞추어져야 한다. 이를 위해서는 항생제가 어떤 방식으로 작용하는지, 그리고 어떻게 분류되는지에 대한 명확한 이해가 필수적이다.

2. 항생제의 작용기전에 따른 분류

항생제는 세균의 생존과 증식에 필수적인 과정을 표적으로

Section I

하여 작용한다. 세균의 세포벽 합성, 단백질 합성, 핵산 합성, 세포막 기능, 그리고 대사경로를 방해함으로써 감염을 제거한다. 항생제는 그 작용기전과 분류에 따라 다양하게 구분되며, 이러한 이해는 적정사용을 통한 효과적인 감염 치료와 내성 방지에 필수적이다(그림 1-1-1).

세포벽은 세균을 둘러싸고 있는 견고한 보호막으로, 외부환경으로부터 세포를 보호하고 내부 삼투압을 견디는 데 필수적이다. Penicillin, cephalosporin, vancomycin과 같은 항생제는 세포벽의 주요 구성요소인 펩티도글리칸의 합성을 억제한다. 이 과정에서 세포벽이 약해지고, 세균은 삼투압을 견디지 못해 파열되어 사멸한다.

리보솜은 유전체 정보를 기반으로 단백질을 합성한다. 단백질은 세포의 구조와 기능 유지, 그리고 복제에 있어 필수적이다. Tetracycline, macrolide, aminoglycoside 등의 항생제는 세균의 리보솜에 결합하여 단백질 합성을 억제한다. Tetracycline은 리보솜의 30S 소단위에 가역적으로 결합하여 tRNA가 mRNA에 결합하는 것을 막는다. Macrolide는 50S 소단위에 가역적으로 결합하여 단백질 합성을 중단시킨다. Aminoglycoside는 30S 소단위에 결합하여 mRNA 해독과정에 오류를 유발한다.

세균의 DNA 복제와 RNA 전사는 유전자 발현과 세포 복제에 필수적이다. Quinolone 계열 항생제는 DNA 자이레이스와 토포이소머레이스 IV를 억제하여 DNA 복제를 방해한다. Rifamycin은 RNA 중합효소를 차단하여 RNA 합성과 전사를 억제한다. 이로 인해 세균은 유전정보를 복제할 수 없으며, 생존과 증식이 멈추게 된다.

세균의 세포막은 세포 내외 물질 교환과 에너지 생성, 구조 유지에 중요한 역할을 한다. Polymyxin 계열 항생제는 세포막에 결합하여 투과성을 증가시킨다. 이로 인해 세포내 물질이 유출되고, 외부 물질이 비정상적으로 유입되면서 세포막이 파괴되고 세균이 사멸한다. 이러한 기전은 특히 그람음성균에 효과적이다.

세균은 대사과정에서 엽산과 같은 필수 대사체를 합성하여 생존한다. Sulfonamide가 대표적인 대사 억제 항생제이다. Sulfamethoxazole과 trimethoprim은 엽산 합성 경로를 억제하여 세균의 DNA와 RNA 합성을 방해한다. 이러한 대사 억제기전은 인간 세포와는 다른 세균의 독특한 대사과정을 표적으로 하기 때문에 선택적 독성을 나타낸다.

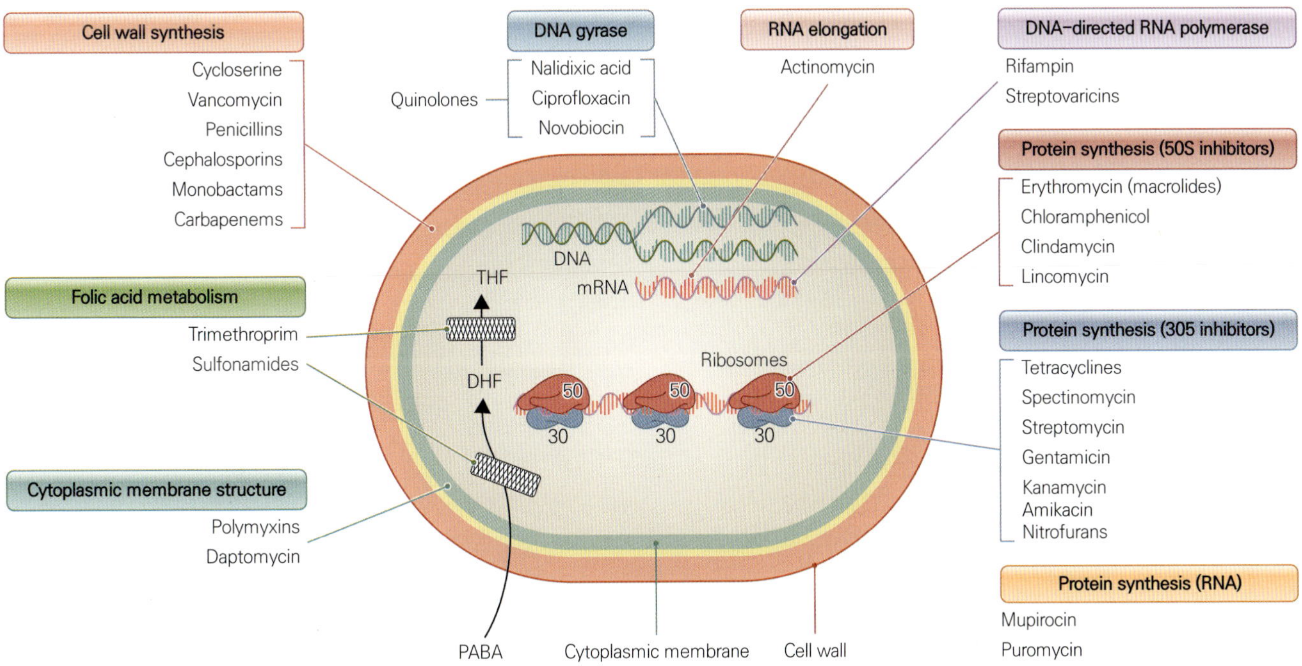

그림 1-1-1. 항생제의 주요 작용부위

02

β-lactam

1. β-lactam 항생제 개요

β-lactam 항생제는 β-lactam 고리를 공통적으로 가지고 있는 항생제를 총칭하며, 세균의 세포벽 합성을 억제하여 항균효과를 나타낸다. 이 항생제는 세균의 펩티도글리칸 합성에 관여하는 페니실린결합단백질(penicillin binding protein, PBP)에 결합해 작용하며 살균 항생제로 많은 감염병 혹은 세균 감염에서 일차 항생제로 사용된다. β-lactam은 크게 penicillin, cephalosporin, carbapenem, monobactam의 네 가지 주요 계열로 나뉜다(표 1-1-1).

표 1-1-1. β-lactam 항생제의 종류 및 특징 비교

항생제 종류	대표 약물	주요 타겟	항균 스펙트럼	특징
Penicillins	Penicillin	그람양성알균, 일부 그람음성알균, 스피로헤타	페니실린: 좁은 스펙트럼, 그람양성균 및 일부 그람음성균	기본적인 β-lactam 항생제로 주로 알균과 스피로헤타 감염에 사용됨
	Ampicillin	그람양성알균, 일부 그람음성알균	넓은 스펙트럼, 엔테로코커스 및 리스테리아 모노사이토제네스 포함	광범위 페니실린으로 다양한 감염 치료에 사용됨
세팔로스포린(Cephalosporins)				
1세대	Cefazolin	그람양성균	주로 그람양성균, 일부 그람음성균	외과적 예방, 피부연조직 감염
2세대 Cephamycin	Cefoxitin	그람양성균, 그람음성균, 혐기균	중등도 스펙트럼, 혐기균 포함	복강내 감염, 호흡기 감염
2세대 Non-Cephamycin	Cefuroxime	그람양성균, 그람음성균	중등도 스펙트럼	호흡기 감염, 중이염
3세대	Ceftriaxone	그람양성균, 그람음성균	넓은 스펙트럼, CNS 침투 가능	중증 감염, 수막염
3세대 (녹농균 포함)	Ceftazidime	그람양성균, 그람음성균, 녹농균	넓은 스펙트럼, *Pseudomonas* 포함	병원내 감염, 녹농균 감염
4세대	Cefepime	그람양성균, 그람음성균, 녹농균	매우 넓은 스펙트럼, *Pseudomonas* 포함	병원내 감염, 중증 혼합 감염
5세대	Ceftaroline	그람양성균, 그람음성균	MRSA 포함, 넓은 스펙트럼	MRSA를 포함한 복합 감염 치료
새로운 Cephalosporin	Cefiderocol	그람음성균	매우 넓은 스펙트럼, 다제내성 그람음성균 포함	철 운반 시스템을 이용해 세포 내로 침투, 주로 MDR 그람음성균 감염에 사용됨
Carbapenems	Imipenem	그람양성균, 그람음성균, 혐기균	매우 넓은 스펙트럼, 다제내성 세균 포함	중증 감염, 다제내성 세균 감염에 사용됨
	Meropenem	그람양성균, 그람음성균, 혐기균	매우 넓은 스펙트럼, *Pseudomonas* 포함	중증 감염, 다제내성균 감염에 사용됨
Monobactams	Aztreonam	그람음성균	주로 그람음성균, *Pseudomonas* 포함	그람음성균에 특화되어 있으며, β-lactam 알레르기 환자에게 대안으로 사용 가능

MRSA, methicillin-resistant *S. aureus*; MDR, multidrug-resistant.

1) Penicillin

Penicillin은 알렉산더 플레밍에 의한 역사에서 처음으로 발견된 항생제이다. 당시 처음으로 사용한 penicillin은 천연산 penicillin으로 현재에는 benzyl penicillin (penicillin G)로 사용되고 있다. 이후 경구 형태인 penicillin V와 근육주사 형태인 benzathine penicillin이 개발되어 사용되고 있다. Penicillin은 현재에도 *Streptococcus* species의 감염, 매독(*Treponema pallidum*)의 일차 치료제로 사용되고 있다. Penicillin이 사용되면서 세균이 β-lactam 링을 분해하여 무력화하는 β-lactamase인 penicillinase로 내성기전을 획득하면서 이에 저항성을 가지는 반합성 penicillin이 개발되어 사용되고 있다. 반합성 penicillin에는 현재 *Staphylcoccus aureus* 감염증에 사용하는 methicillin이 대표적이다. 이후 그람음성균에도 효과가 있는 aminopenicillin (ampicillin, amoxicillin), carboxypenicillin (ticarcillin 등), ureidopenicillin (piperacillin 등) 등이 개발되어 사용되고 있다.

2) Cephalosporin

1953년 *Cephalosporium acremonium*에서 분리된 cephalosporin C가 가장 먼저 개발되었고 이후 많은 cephalosporin계 항생제가 개발되면서 광범위 항생제로 널리 사용되고 있다. 보통 개발된 시기 및 항균스펙트럼에 따라 구분되며 1-5세대, 새로운 cephalosporin으로 구분한다. 1세대의 대표적인 항생제는 cefazolin으로 그람양성균에 대한 항균력이 높으며 주로 외과적 예방적 항생제나 피부연조직 감염에 일차적으로 사용된다. 2세대 cephalosporin에는 cefoxitin, cefuroxime 등이 있으며 1세대에 비해 그람음성균에 대한 항균범위가 늘어난 약제이다. 복강내 및 골반 감염 등에 주로 사용된다. 3세대 cephalosporin은 ceftriaxone이 대표적이며 그람음성균에 대한 항균력이 더 강화되었다. 폐렴, 요로감염 등에 사용되고 뇌혈관장벽 투과를 잘해 뇌수막염 등 중추신경계 감염에도 흔히 사용된다. 4세대 cephalosporin은 cefepime이 대표적인 항생제로 녹농균을 포함한 그람음성균에 매우 넓은 항균범위를 가지고 일반적으로 3세대 cephalosporin에 비해 그람양성알균에 대한 효과도 뛰어나다. 5세대 cephalosporin에는 ceftaroline이 있으며 항균범위가 넓고 MRSA에 항균력이 있는 것이 특징이다. 최근 개발되어 임상에서 이용되고 있는 cefiderocol은 새로운 cephalosporin으로 분류되며 철 운반시스템을 이용해 내막과 외막 사이의 세포질 주변 공간(periplasmic space)으로 침투하여 PBP에 결합하며, β-lactamase에도 저항성이 있어 항균범위가 매우 넓다. carbapenem 내성을 비롯한 다제내성균 그람음성균 감염에 사용되고 있다.

3) Carbapenem

Carbapenem은 *Streptomyces cattleya*의 산물인 thienamycin으로부터 만들어진 β-lactam 항생제이다. Imipenem/cilastatin, meropenem은 녹농균(*Pseudomonas aeruginosa*)을 포함한 그람음성균과 그람양성균에 매우 효과적인 광범위 항균제이다. 광범위 베타락탐 분해효소(extended-spectrum β-lactamase, ESBL) 생성 장내세균 감염에서 일차로 추천되는 항균제이며, 균혈증, 병원획득폐렴, 복강내 감염, 복잡성 요로감염, 골관절 감염 등 중증 감염에서 많이 사용된다. Ertapenem은 녹농균에 대해서는 항균력이 없지만 하루 1회 투여라는 장점이 있어, carbapenem 투여가 필요한 감염증에서 외래 기반 주사치료(outpatient parenteral antibiotic therapy, OPAT)로 최근 많이 이용되고 있다.

4) Monobactam

Monobactam은 하나의 링 구조를 가지고 있는 β-lactam 항생제로 aztreonam이 대표적인 항생제이다. monobactam은 그람음성균에는 효과적이지만 그람양성균과 혐기균에는 항균작용을 나타내지 않는다. Aztreonam은 특히 *Pseudomonas aeruginosa*에 효과적으로 β-lactam에 대한 알레르기가 있는 환자에게 사용해볼 수 있으며, 최근에는 다제내성 녹농균의 치료대안으로 떠오르고 있다.

Section I

2. 내성기전 및 극복 전략

β-lactam에 대한 내성의 가장 대표적인 기전은 β-lactamase의 생성이다. β-lactamase는 β-lactam 링을 가수분해하여 β-lactam이 PBP에 작용하지 못하도록 한다. β-lactamase가 작용할 수 있는 범위에 따라 여러 종류의 β-lactamase가 있으며 최근에는 카바페넴분해효소(carbapenemase)가 큰 문제가 되고 있다. β-lactamase를 억제하여 β-lactam이 활성을 유지할 수 있도록 하는 β-lactamase 억제제가 이에 대한 극복방안 중 하나이며, clavulanate, sulbactam, tazobactam이 대표적인 β-lactamase 억제제이다. 최근에는 avibactam, vaborbactam, relebactam과 같은 새로운 β-lactamase 억제제가 개발되어 임상에 사용되고 있다.

β-lactam이 작용하는 부위인 PBP의 구조 변형도 대표적인 내성기전이다. 대표적인 예가 methicillin-resistant *S. aureus* (MRSA)이다. MRSA는 변형된 PBP2a를 발현하는데 이 단백질은 methicillin을 포함한 대부분의 β-lactam계 항생제에 낮은 친화력을 보인다. β-lactam 항생제가 효과를 보이기 위해서는 세포질 주변 공간으로 포린을 통해 들어와야 하는데 이러한 포린의 변화로 항생제가 들어오지 못해 효과가 떨어질 수 있다. 또한 들어온 항생제를 적극적으로 세포막 외로 배출하는 유출펌프도 대표적인 β-lactam 내성기전 중 하나이다.

03

Tetracyclines, Glycylcyclines, Macrolides, Clindamycin, Rifampicin

1. Tetracycline

*Streptomyces aureofaciens*로부터 추출된 chlortetracycline이 처음으로 발견된 tetracycline계 항생제이다. 이후 반합성 제품인 tetracycline이 개발되어 임상에 사용되기 시작하였으며 현재는 반감기가 길고 항균력이 우수한 doxycycline이 임상에서 가장 많이 사용된다. 호기성 그람양성균 및 그람음성균, 혐기균, Rickettsia, Mycoplasma, Chlamydia 등에 광범위하게 효과가 있다(표 1-1-2). Tetracycline에 대한 내성은 주로 유출펌프, 리보솜의 변화에 의한 약제의 결합저하 등이 주요 기전이다. 위장장애, 피부발진, 일시적인 치아변색 등이 주요한 부작용이며 성매개감염, 피부 감염, 쯔쯔가무시와 같은 Rickettsia 감염에 많이 이용된다. 임신 중에는 태아의 치아 및 뼈 발달에 영향을 줄 수 있어 금기이다.

2. Glycylcycline

Tetracycline에 내성을 가진 세균이 확산되며 이러한 내성을 극복하기 위해 glycylcycline계 항생제가 개발되었다. Tigecycline이 대표적인 약물이며 tetracycline과 동일한 기전으로 항균효과를 나타낸다. 그람양성균과 그람음성균에 대해 광범위한 항균 스펙트럼을 가져 복잡성 복강내 감염, 피부연조직 감염의 치료제로 이용된다. ESBL 생성 그람음성균, 반코마이신 내성 장알균(vancomycin resistant *Enterococcus*) 등에 효과가 있어 다제내성균 감염에서 유용하게 사용할 수 있다(표 1-1-2). 다만 *Proteus* spp., *Providencia* spp., *Pseudomonas* spp.에는 효과가 없고 혈청에서 농도가 낮아 균혈증이 있는 환자에서 사용할 때는 주의가 필요하다. 구토, 설사, 복통 등 위장관 장애가 흔한 부작용이다.

3. Macrolide

Macrolide는 거대한 락톤고리에 당이 부착된 화합물으로 *Saccharopolyspora erytheraea*에서 추출된 erythromycin이 처음으로 개발된 항생제이다. 이후 부작용이 적고 복용 빈도가 줄어든 azithromycin, clarithromycin, roxithromycin이 개발되어 임상에서 많이 이용되고 있다. 그람양성균, 일부 그람음성균 및 *Legionella pneumophilia, Mycoplasma* spp., *Chlamydia trachomatis, Bordetella pertussis*와 같은 비정형 세균에 효과적으로 비정형 지역사회획득폐렴, 성매개 감염에서 흔히 사용된다. 주요 macrolide의 종류 및 특성은 다음 표 1-1-3과 같다.

표 1-1-2. Tetracycline계열 항생제의 종류 및 특징 비교

항생제 종류	대표 약물	주요 타겟	항균 스펙트럼	특징
Tetracyclines	Tetracycline	그람양성균, 그람음성균, 비정형 세균	넓은 스펙트럼, *Rickettsia*, *Chlamydia*, *Mycoplasma* 포함	광범위 항생제로 여러 종류의 감염 치료에 사용됨, 치아변색 등의 부작용
	Doxycycline	그람양성균, 그람음성균, 비정형 세균	넓은 스펙트럼, *Rickettsia*, *Chlamydia*, *Mycoplasma* 포함	광범위 항생제로 여러 종류의 감염 치료에 사용됨, 소화기계 부작용이 적음
	Minocycline	그람양성균, 그람음성균, 비정형 세균	넓은 스펙트럼, *Rickettsia*, *Chlamydia*, *Mycoplasma* 포함	여드름 치료에 사용되며, CNS 침투 가능
Glycylcyclines	Tigecycline	다제내성 그람양성균, 그람음성균, 혐기균	매우 넓은 스펙트럼, MRSA, VRE, ESBL 생성균 포함	복합 감염, 복강내 감염, 피부연조직 감염 치료에 사용됨, 신장 기능에 무관하게 사용 가능

MRSA, methicillin-resistant *S. aureus*; VRE, vancomycin resistant Enterococcus; ESBL, extended-spectrum β-lactamase

표 1-1-3. Macrolide계열 항생제의 종류 및 특징 비교

항생제 종류	대표 약물	주요 타겟	항균 스펙트럼	특징
Macrolides	Erythromycin	그람양성균, 비정형 세균	넓은 스펙트럼, *Mycoplasma*, *Chlamydia*, *Legionella* 포함	전형적인 macrolide로, 소화기 부작용이 흔함
	Azithromycin	그람양성균, 그람음성균, 비정형 세균	넓은 스펙트럼, *Mycoplasma*, *Chlamydia*, *Legionella*, *H. influenzae* 포함	반감기가 길어 1일 1회 복용 가능, 소화기 부작용이 적음
	Clarithromycin	그람양성균, 그람음성균, 비정형 세균	넓은 스펙트럼, *Mycoplasma*, *Chlamydia*, *H. pylori* 포함	헬리코박터 파일로리 감염 치료에 사용됨, 소화기 부작용이 적음
	Roxithromycin	그람양성균, 비정형 세균	넓은 스펙트럼, *Mycoplasma*, *Chlamydia* 포함	반감기가 길어 1일 1회 복용 가능, 소화기 부작용이 적음

4. Clindamycin

Clindamycin은 lincosamide계 항생제로 *Streptomyces lincolnesis*에서 분리된 lincomycin을 화학적으로 변화시켜 개발하였다. 세균의 50S 리보솜에 부착해 펩티드 신장을 억제한다. MRSA를 포함한 그람양성균과 일부 혐기균에 효과가 있으며 경구 흡수율이 높아 경구 약제로 사용할 수 있다는 장점이 있다. 오심, 구토 등 위장장애가 흔하고 *Clostridioides difficile* 감염의 위험도를 높여 사용에 주의가 필요하다. 피부연조직 감염, 골수염 등에 이용되며 독성쇼크증후군(toxic shock syndrome)에서 독소 생산을 억제할 목적으로 병합하여 사용하기도 한다.

5. Rifampicin

Rifampicin은 rifamycin계 항생제로 *Streptomyces mediterranei*에서 분리되는 산물로부터 반합성을 통해 개발된 항생제이다. 세포 내로 들어가 RNA 합성을 억제하여 항균 기능을 나타난다. 결핵균에 대한 치료효과로 결핵 치료의 중심적인 약제로 사용되며, 그람양성균 및 그람음성균에도 항균력을 가져 최근 병합 항생제로 많이 이용된다. 특히 미생물이 인공기구 등의 표면에 만드는 바이오필름에 효과적으로 작용하여 정형외과용 이식물 감염의 치료에 병용 약제로 흔히 사용된다. Rifampicin을 사용하게 되면 눈물, 소변 등의 체액이 주황색으로 변색되며, 위장장애, 간 손상, 혈소판 감소, 피부발진 등이 부작용으로 나타날 수 있다.

04

Fluoroquinolones, Trimethoprim/Sulfamethoxazole, Nitrofurantoin, Fosfomycin

1. Fluoroquinolones

Quinolone은 1962년 항말라리아제인 클로로퀸(chloroquine)의 불순물로부터 우연히 발견되었으며 이중고리를 기본적으로 구조로 하는데, fluoroquinolone은 이중고리의 6번 위치에 프루오린이 결합된 형태로 항균범위가 넓고 경구 흡수율이 높고, 내약성이 좋아 임상에서 많이 사용된다. Fluoroquinolone은 DNA gyrase와 topoisomerase IV에 결합하여 DNA의 복제를 방해함으로써 항균력을 나타낸다. Fluoroquinolone은 발견시점과 항균 스펙트럼의 확장 정도에 따라 1세대부터 4세대까지로 구분된다(표 1-1-4). 현재 1세대는 임상에 사용되지 않고 2세대인 ciprofloxacin, 3세대인 levofloxacin, 4세대인 moxifloxacin, gemifloxacin 등이 흔히 임상에서 이용된다. 2세대인 ciprofloxacin은 주로 그람음성균에 효과적이어서 요로감염 등에 주로 이용되고, 3세대부터는 폐렴사슬알균(*Streptococcus pneumoniae*)과 같은 그람양성균에 대한 항균력이 증가하여 폐렴의 치료에 사용할 수 있다. Fluoroquinolone은 *Mycoplasma pneumoniae*, *Legionella pneumophila*와 같은 비정형 세균에도 효과적이어서 비정형 폐렴의 경험적 항생제로도 사용된다. 3세대 이후의 fluoroquinolone은 그람양성균에도 효과가 좋아 피부연조직 감염이나 골수염에도 상황에 따라 사용된다. QT 간격 연장 및 아킬레스건염 등의 위험성으로 특정 환자군에서는 사용에 주의가 필요하다.

2. Trimethoprim/Sulfamethoxazole

Sulfone계 약제는 화학반응으로 합성된 약제로 대표적인 약제가 sulfamethoxazole과 trimethoprim이다. 이 두 약제는 복합제제 형태로 사용된다. 이는 세균의 엽산 합성에 필요한 para-aminobenzoid acid (PABA)와 구조가 비슷하여 PABA와 경쟁적으로 작용하며 세균의 DNA 합성에 필요한 퓨린 생성을 방해함으로써 항균효과를 나타낸다. MRSA를 포함한 그람양성균과 그람음성균에 효과가 있고 폐포자충, 노카르디아증, 열대열 말라리아 등에도 효과가 있다. 요로감염과 같은 그람음성균 감염에서 사용되고, 그람양성균에 의한 피부연조직, 골관절염 등에도 사용된다. 위장장애, 피부발진, 급성 신기능장애, 전해질장애 등을 유발할 수 있어 신기능과 전해질 모니터링이 필요하다.

3. Nitrofurantoin

Nitrofurantoin은 nitrofuran 계열의 약물로 화학반응으로 합성된 약제로 1950년대에 개발되었다. 세포 내에서 활

표 1-1-4. Fluoroquinolones의 특성

약물명	주요 적응증	투여 경로	반감기(시간)	주의사항
Ciprofloxacin	요로감염, 호흡기 감염, 피부연조직 감염, 골 및 관절 감염	경구, 주사	4-6	신장기능 저하 환자에서 용량 조절 필요, 중추신경계 부작용 가능성
Levofloxacin	호흡기 감염, 요로감염, 피부연조직 감염, 골 및 관절 감염	경구, 주사	6-8	QT 연장 가능성, 간기능 검사 필요
Moxifloxacin	호흡기 감염, 피부연조직 감염, 복강내 감염	경구, 주사	12-15	QT 연장 가능성, 간기능 검사 필요
Norfloxacin	요로감염, 위장관 감염	경구	3-4	간기능 저하 환자에서 주의, 햇빛에 대한 과민 반응 가능성
Ofloxacin	요로감염, 호흡기 감염, 피부연조직 감염, 골 및 관절 감염	경구, 주사	5-7	신장기능 저하 환자에서 용량 조절 필요, 중추신경계 부작용 가능성

성대사물질을 생성해 세포벽 합성을 방해하고 DNA와 상호작용하여 세균 증식을 억제한다. *E. coli, Enterobacter* spp., *Klebsiella* spp., *Staphylococcus saprophyticus, Streptococcus agalactiae, Enterococcus* spp. 등에 항균력이 있으며, 하부 요로감염에 주로 사용한다. 최근 국내에 도입되어 하부 요로감염의 일차 치료제로 사용되고 있다. 위장장애, 두통, 피부발진 등이 발생할 수 있고, 장기간 또는 고용량 복용 시 폐섬유증, 간 손상, 용혈빈혈과 같은 심각한 부작용이 드물게 발생할 수 있다.

4. Fosfomycin

Fosfomycin은 *Streptomyces fradiae*라는 토양 세균에서 처음 발견된 phosphonic acid를 기반으로 합성된 항생제이다. 세포벽의 펩티도글리칸의 필수성분인 N-acetylmuramic acid의 형성을 억제하여 세포벽 합성을 방해하여 항균력을 나타낸다. 요로감염의 주요 원인균인 *Escherichia coli, Klebsiella pneumoniae, Enterobacter cloacae, Proteus mirabilis, Citrobacter freundii, Staphylococcus saprophyticus* 등에 효과적이다. 현재 국내에서 단순 요로감염의 일차 치료제 중 하나로 추천되고 있다. 위장장애, 발진, 가려움 등의 부작용이 드물게 발생할 수 있다. 단회 투여로 내약성이 좋고 임산부에서도 사용 가능하다.

05 Aminoglycoside, Polymyxin

1. Aminoglycoside

1944년 *Streptomyces griseus*에서 추출한 streptomycin이 최초의 aminoglycoside이며 이후 다양한 종류의 항생제가 개발되어 있다. Aminoglycoside는 세포 외막의 포린을 통과한 후, 산소의존성 펌프에 의하여 세포질 속으로 들어간다. 이후 30S 리보솜에 결합하여 mRNA의 오독을 유발하여 불필요한 잘못된 펩타이드를 만들게 하여 살균작용을 나타낸다. Aminoglycoside는 세포질로의 이동에 산소가 필요하기 때문에 혐기균에는 항균력이 거의 없고 주로 호기성 그람음성균인 *Escherichia coli, Klebsiella pneumoniae* 등의 장내세균에 효과가 있다(표 1-1-5). Amikacin과 tobramycin은 녹농균에도 효과가 있다. 주로 정맥으로 투여하나 근육, 국소 투여도 가능하다. 패혈증, 심내막염, 요로감염 등에 사용되나 요로감염 외에는 단독 투여를 추천하지 않고 다른 항생제와 병합하여 사용한다.

Aminoglycoside는 약물 농도가 높을수록 살균효과가 커지는 농도 의존성 항균제이고 항생제 농도가 감소한 이후에도 일정 시간 균의 성장이 억제되는 항생제 후 효과도 있어서 자주 투여하기보다는 투여 간격을 늘리고 한번에 많은 양을 투여하는 것이 약동학적으로 유리하다. 최근 1일

표 1-1-5. 주요 aminoglycoside의 특성

약물명	상품명	주요 적응증	투여 경로	반감기(시간)	주의사항
Gentamicin	Garamycin®	요로감염, 호흡기 감염, 복강내 감염, 패혈증	주사	2-3	신장기능 저하 환자에서 용량 조절 필요, 청각 손상 가능성
Tobramycin	Nebcin®, Tobi®	호흡기 감염, 낭포성 섬유증, 눈 감염	주사, 흡입	2-3	신장기능 저하 환자에서 용량 조절 필요, 청각 손상 가능성
Amikacin	Amikin®	심각한 요로감염, 호흡기 감염, 복강내 감염	주사	2-3	신장기능 저하 환자에서 용량 조절 필요, 청각 손상 가능성
Streptomycin	Streptomycin®	결핵, tularemia, plague	주사	2-4	신장기능 저하 환자에서 용량 조절 필요, 청각 손상 가능성
Neomycin	Neo-Fradin®	피부 감염, 위장관 감염(국소 사용)	경구, 국소	2-3	신장 독성 및 신경독성 가능성, 국소 적용 시 전신 흡수 적음

1회 투여용법이 효과가 좋고 부작용에도 다회 투여법과 비교하여 큰 차이가 없다는 것이 알려져서 1일 1회 투여가 선호되고 있다. 신독성, 이독성, 신경근 차단 등의 부작용이 발생할 수 있어서 투여기간이 길 경우 약물 수준을 모니터링하여 독성을 피하는 것이 중요하다.

2. Polymyxin

Polymyxin은 *Paenibacillus polymyxa*가 생산하는 폴리펩타이드계 항생물질로 1950년대 개발하여 사용하다가 신독성 등의 부작용으로 사용이 제한되었다. 하지만 최근 다제내성 그람음성균의 증가로 다시 사용되고 있다. Polymyxin은 세포막의 인지질에 결합하여 막 투과성을 변화시켜 세균의 사멸을 유도하는 방법으로 항균효과를 나타낸다. 세균 외막의 변형을 통해 콜리스틴 결합이 잘 이루어지지 않으면서 내성이 발생할 수 있다. 가장 흔히 사용되는 polymyxin은 colistin으로 colistimethate sodium 형태로 주로 정맥주사로 이용된다. 주로 다제내성 *Pseudomonas aeruginosa*와 *Acinetobacter baumannii*, 장내세균 등에 사용된다. 하지만 부작용이 상당하고 무작위배정 임상시험 결과로 치료효과가 입증되지 않아 사용할 수 있는 다른 항생제가 없는 경우에 제한적으로 사용하고 있다.

06

Glycopeptides (vancomycin, teicoplanin), oxazolidinone (linezolid) and daptomycin

1. Glycopeptides (vancomycin, teicoplanin)

Glycopeptide계 항생제는 펩티도글리칸 전구체의 D-Ala-D-Ala 말단에 결합하여 교차 연결을 방지해 세포벽 합성을 억제한다. Vancomycin은 1952년 토양에서 분리된 *Streptomyces orientalis*에서 처음 발견되어 1958년 U.S. Food and Drug Administration (FDA)로부터 penicillin 내성 *S. aureus* 치료제로 처음 승인을 받았고 1980년대 MRSA가 증가하면서 널리 사용되기 시작하였다. Teicoplanin은 유럽에서 개발되어 미국을 제외한 국가에서 사용되고 있다. 주로 MRSA, Methicillin resistant coagulase negative *Staphylococcus* (MRCNS), 장알균 등 그람양성균 감염의 일차 치료제로 사용된다(표 1-1-6). Vancomycin의 가장 흔한 부작용은 정맥주사와 관련된 레드맨증후군(red man syndrome)이다. 이는 vancomycin 주사 속도에 비례하여 발생하는 비면역학적 반응으로 얼굴, 두경부, 상체 등에 홍조, 가려움, 부종 등의 증상이 나타날 수 있다. Vancomycin 투여를 중단하면 증상은 대부분 가역적으로 수 분 이내에 회복된다. 이러한 위험을 최소화하기 위해 천천히 투약하여야 한다. Vancomycin은 고령 등의 고위

표 1-1-6. Glycopeptide 항생제의 종류 및 특징

약물명	상품명	주요 적응증	투여 경로	반감기(시간)	주의사항
Vancomycin	Vancocin®	MRSA 감염, *C. difficile* 감염, 피부연조직 감염, 패혈증	주사, 경구	4-6	신장기능 모니터링 필요, 혈중농도 모니터링 필요, 적신증후군 가능성
Teicoplanin	Targocid®	그람양성균 감염, MRSA 감염, 관절 및 뼈 감염	주사	70-100	신장기능 모니터링 필요, 긴 반감기, 주사 후 반응 모니터링 필요
Dalbavancin	Dalvance®	급성 세균성 피부 및 피부 구조 감염	주사	346	긴 반감기, 단회 또는 주간 투여 가능, 신장 기능 모니터링 필요
Oritavancin	Orbactiv®	급성 세균성 피부 및 피부 구조 감염	주사	245	긴 반감기, 단회 투여 가능, 혈액 응고 검사에 영향 가능성

MRSA, methicillin-resistant *S. aureus*.

혐균에서 신독성이 빈번하게 나타나므로 치료효과를 높이면서 부작용을 줄이기 위해 약물 농도를 정기적으로 모니터링하여야 한다. Teicoplanin은 vancomycin과 비슷한 항균범위를 가진다. Teicoplanin은 vancomycin과 달리 정맥주사뿐 아니라 근육주사가 가능하고 높은 단백 결합률로 인해 긴 반감기를 가져 하루 1회 투여 가능하다는 장점이 있다. 상대적으로 vancomycin에 비해 신독성 등의 부작용 빈도는 낮은 것으로 알려져 있다. 구조적 공통점이 있어 vancomycin과 teicoplanin 사이에 교차 알레르기 반응이 보고되어 있다. Telavancin, dalbavancin, oritavancin 등 새로운 글리코펩타이드가 피부연조직 감염에 대해 FDA 승인을 받아 활용되고 있으나 아직 균혈증 등 중증 감염에 대한 임상 근거는 부족하여 널리 사용되고 있지 않으며 아직 국내에 도입되지 않았다.

2. Oxazolidinone (linezolid)

Oxazolidinone은 화학적으로 합성된 항생제로 linezolid가 가장 대표적인 약제이다. 50S 리보솜 소단위에 결합하여 개시 복합체 형성을 억제해 항균력을 나타낸다. MRSA, VRE, 페니실린 내성 폐렴알균 등 그람양성균에 효과적이다. 폐렴, 피부연조직 감염에 사용되고 MRSA, VRE 감염에 대한 치료제로 주로 사용된다. 다제내성결핵의 치료에도 이용될 수 있다. 생체 이용률이 높아 경구투여가 가능하다는 장점이 있다. 장기간 사용하면 골수 억제로 인한 혈구 감소증, 말초신경병증, 젖산산증 등이 나타날 수 있어 주의가 필요하다.

3. Daptomycin

Daptomycin은 리피드가 펩타이드에 연결된 lipopeptide 구조로 지질 친화성 꼬리를 세포막에 삽입하여 세균 세포막 기능을 방해하고, 탈분극과 세포사를 유도함으로써 항균효과를 나타낸다. 주로 MRSA, VRE, 사슬알균을 포함한 그람양성균에 효과가 있는 좁은 범위의 항균제이다. 복잡성 피부연조직 감염, 균혈증 등에 사용하며 vancomycin과 함께 MRSA 균혈증의 일차 치료제로 권고된다. 근병증 및 횡문근융해증이 드물게 나타날 수 있다.

07 기타(Metronidazole, fusidic acid, mupirocin 등)

1. Metronidazole

Metronidazole은 nitroimidazole계 항생제로 세균에 의해 대사가 된 후 nitro 라디칼 음이온이 세균의 DNA를 손상시켜 세포사멸을 유도함으로써 항균효과를 나타낸다. *Bacteroides* species, *Clostridium* species 등 혐기성 그람음성균 및 그람양성균에 우수한 항균력을 가지며, *Trichomonas vaginalis, Entamoeba histolytica, G. lamblia* 등 원충에 효과적이다. 혐기균에 의한 감염이 의심되는 복강 및 골반 감염, 세균성 질염, *Clostridioides difficile* 감염, 원생동물 감염에 흔히 이용된다. 위장장애, 금속성 맛 등의 부작용이 흔하고 장기간 사용할 경우 말초 신경병증이 있을 수 있어 꼭 필요한 기간만 최소한 사용하도록 노력해야 한다.

2. Fusidic acid

Fusidic acid는 펩티드 합성에서 연장에 관여하는 리보솜의 연장인자 G에 결합해 세균의 단백질 합성을 막아 항균효과를 나타낸다. MRSA를 포함한 그람양성균에 효과적이다. 주로 크림 형태의 국소 연고 등으로 사용되었으나 다제내성균이 문제가 되면서 다른 항균제와의 병합투여에 대한 연구가 진행되고 있다. 아직 국내에는 경구, 정주 형태의 fusidic acid는 도입되어 있지 않다.

3. Mupirocin

Mupirocin은 세균 이소류실-tRNA 합성효소를 억제해 단백질 합성을 방지하여 항균효과를 나타낸다. 주로 포도상구균과 연쇄상구균을 포함한 그람양성균에 효과적으로 피부 감염, 이차 감염된 외상성 피부 병변, 비강내 도포를 통한 MRSA 탈집락화 등으로 이용된다.

08 새로운 항생제

다제내성균이 점차 증가하며 새로운 항생제의 개발이 어느 때보다 필요한 상황이다. 이에 대응하여 2000년대 이후 많은 항생제들이 개발되었지만 새로운 계열의 항생제는 개발되지 않았고 기존 계열을 변형·개량한 제제들이 개발되어 임상에 사용되고 있으나 이에 대한 내성균이 점차 늘며 항생제 적정사용관리 등 비약물적 중재의 중요성이 점차 부각되고 있다(표 1-1-7). 항생제 적정사용관리는 이러한 신규 항생제들이 임상 현장에서 효과적이고 지속 가능한 방식으로 활용될 수 있도록 하는 데 핵심적인 역할을 담당한다.

Ceftolozane/tazobactam, ceftazidime/avibactam, meropenem/vaborbactam, imipenem-cilastatin-relebactam은 새롭게 개발된 β-lactam/β-lactamase로 ESBL에 효과가 있으며 카바페넴분해효소인 KPC에 효과가 있어 카바페넴 내성 장내세균의 일차 치료제로 자리잡았으나 MBL이나 OXA-type의 카바페넴분해효소를 생성하는 세균에는 효과가 제한적인 문제가 있다. Cefiderocol은 새로운 세대의 cephalosporin으로 이러한 카바페넴 분해효소에 안정적으로 카바페넴 내성 장내세균과 다제내성 *Pseudomonas aeruginosa*, *Acinetobacter baumannii* 등에 효과가 있어 다제내성그람음성균의 최후의 보루의 항생제로 여겨지고 있다.

Delafloxacin은 MRSA를 포함한 다양한 그람양성균과

표 1-1-7. 새롭게 개발된 항생제들의 특징

약물명	상품명	약물 유형	주요 적응증	주요 타겟 미생물 및 효과	주요 제한 사항
Ceftolozane/ tazobactam	Zerbaxa®	Cephalosporin+ β-lactamase 억제제	복잡성 요로감염, 복잡성 복강내 감염, 원내폐렴	ESBL 생성 그람음성 장내세균, 다제내성 *Pseudomonas aeruginosa*	carbapenemase 생성균주에는 효과 없음
Ceftazidime/ avibactam	Zavicefta®	Cephalosporin+ β-lactamase 억제제	복잡성 요로감염, 복잡성 복강내 감염, 원내폐렴	AmpC, ESBL, KPC/OXA-type carbapenemases 생성 다제내성 그람음성균	metallo-β-lactamases (MBL) 생성 *Acinetobacter* spp.에는 효과 없음
Meropenem/ vaborbactam	Vabomere®	Carbapenem+ β-lactamase 억제제	복잡성 요로감염, 복잡성 복강내 감염, 원내폐렴	KPC 생성 그람음성균	MBL, OXA-type carbapenemase 생성균에는 효과 없음
Imipenem-cilastatin-relebactam	Recarbrio®	Carbapenem+ β-lactamase 억제제	복잡성 요로감염, 복잡성 복강내 감염, 원내폐렴	KPC 생성 그람음성균	MBL, OXA-type carbapenemase 생성균에는 효과 없음
Cefiderocol	Fetroja®	Cephalosporin	복잡성 요로감염, 원내폐렴	ESBL, AmpC, carbapenemase 생성 그람음성균, 다제내성 *Pseudomonas aeruginosa*, *Acinetobacter baumannii*, *Stenotrophomonas maltophilia*	-
Delafloxacin	Baxdela®	Fluoroquinolone	광범위한 그람양성 및 그람음성균 감염, MRSA 포함	그람양성균, 그람음성균 (*Pseudomonas aeruginosa* 포함)	*Pseudomonas aeruginosa*에 대한 항균력은 ciprofloxacin보다 약함
Plazomicin	Zemdri®	Aminoglycoside	복잡성 요로감염	카바페넴 내성 그람음성균, 기존 아미노글리코시드 내성 그람음성균	-
Eravacycline	Xerava®	Tetracycline계	복잡성 복강내 감염	ESBL 생성 그람음성 장내세균, 혐기균, 카바페넴 내성 *Acinetobacter baumannii*	-

그람음성균에 작용하는 새로운 fluoroquinolone계 항생제로, 기존 quinolone계열 대비 그람양성균에 강점을 보여준다. Aminoglycoside계의 새로운 대표격인 plazomicin은 기존 aminoglycoside 내성 세균뿐만 아니라 카바페넴 분해효소 생성 그람음성균에 새로운 치료 옵션을 제공한다. 현재 U.S. Food and Drug Administration (FDA)에서 복잡성 요로감염 치료제로 허가를 받았다. Eravacycline은 새로운 tetracycline계 항생제로 tigecycline과 마찬가지로 그람양성 및 그람음성균에 대한 광범위한 항균범위를 가진다. 복잡성 복강내 감염에 대해 FDA 승인을 받았으며, 카바페넴 내성 장내세균, 다제내성 *Acinetobacter baumannii* 감염에 사용할 수 있고, tigecycline과 비슷하게 *P. aeruginosa*에 대한 항균력은 떨어진다. Tigecycline에 비해 혈중농도가 상대적으로 높게 유지되고 부작용이 적어 새로운 치료제로의 장점이 있다.

09 항진균제

진균은 원핵세포인 세균과 달리 진핵세포로 구조와 대사에 차이가 있어 일반적으로 세균에 사용하는 항생제는 진균에 효과가 없다. 환경에 광범위하게 존재하지만 정상인에게는 감염병을 일으키지 않고 면역저하환자에게 감염을 일으키는 진균을 기회감염진균이라고 하는데 임상에서는 칸디다,

표 1-1-8. 항진균제와 그 작용기전, 임상 적응증

항진균제 클래스	예시	작용기전	임상 사용
Polyenes	Amphotericin B, Nystatin	에르고스테롤에 결합하여 진균 세포막에 구멍을 생성	전신 감염(암포테리신 B), 표재성 감염(나이스타틴)
Azoles	Fluconazole, Itraconazole, Voriconazole, Posaconazole	라노스테롤 14-알파-디메틸라제를 억제하여 에르고스테롤 합성 방해	광범위: 칸디다증, 크립토코코시스, 아스페르길루스증, 예방
Echinocandins	Caspofungin, Micafungin, Anidulafungin	베타-1,3-D-글루칸 합성을 억제하여 세포벽 약화	침습성 칸디다증, 아스페르길루스증
Allylamines	Terbinafine	스쿠알렌 에폭시다제를 억제하여 독성 스쿠알렌 축적	피부사상균 감염(무좀, 백선)
Pyrimidine analogues	Flucytosine	5-플루오로우라실로 전환되어 DNA/RNA 합성 방해	크립토코커스 수막염 (암포테리신 B와 병용)
기타	Griseofulvin	미세소관 기능을 방해하여 유사분열 억제	피부, 모발, 손발톱의 피부사상균 감염

표 1-1-9. 항진균제의 종류와 특징

항진균제 계열	주요 약물	작용기전	항균 스펙트럼	임상 사용	주요 부작용
Azoles	Fluconazole	에르고스테롤 합성 억제	칸디다 종, 크립토코쿠스 종, 일부 피부진균	칸디다증, 크립토코컬 뇌수막염, 피부 진균증	간독성, 위장장애, QT 간격 연장
	Itraconazole	에르고스테롤 합성 억제	칸디다 종, 아스페르길루스 종, 피부진균	아스페르길루스증, 칸디다증, 피부 진균증	간독성, 심부전, 위장장애
	Voriconazole	에르고스테롤 합성 억제	아스페르길루스 종, 칸디다 종	침습성 아스페르길루스증, 심각한 칸디다증	시각장애, 간독성, 신경독성
	Posaconazole	에르고스테롤 합성 억제	칸디다 종, 아스페르길루스 종, 뮤코르 종	침습성 진균 감염, 예방적 사용	간독성, 위장장애, QT 간격 연장

항진균제 계열	주요 약물	작용기전	항균 스펙트럼	임상 사용	주요 부작용
Echinocandins	Caspofungin	β-글루칸 합성 억제	칸디다 종, 아스페르길루스 종	침습성 칸디다증, 아스페르길루스증	간독성, 주사 부위 반응
	Micafungin	β-글루칸 합성 억제	칸디다 종, 아스페르길루스 종	침습성 칸디다증, 예방적 사용	간독성, 주사 부위 반응
	Anidulafungin	β-글루칸 합성 억제	칸디다 종, 아스페르길루스 종	침습성 칸디다증	간독성, 주사 부위 반응
Polyenes	Amphotericin B	에르고스테롤 결합, 세포막 파괴	광범위한 진균	침습성 진균 감염, 크립토코컬 뇌수막염	신독성, 전해질 불균형, 주사 부위 반응
	Nystatin	에르고스테롤 결합, 세포막 파괴	칸디다 종	구강 및 피부 칸디다증	위장장애, 피부발진
Allylamines	Terbinafine	스쿠알렌 에폭시다제 억제, 에르고스테롤 합성 억제	피부진균	피부 진균증, 조갑 진균증	간독성, 피부발진, 위장장애
	Naftifine	스쿠알렌 에폭시다제 억제, 에르고스테롤 합성 억제	피부진균	피부 진균증	피부 자극, 건조
Pyrimidine Analogues	Flucytosine	DNA 및 RNA 합성 억제	칸디다 종, 크립토코쿠스 종	크립토코컬 뇌수막염, 칸디다증	골수억제, 간독성, 위장장애

아스페르길루스, 크립토코쿠스 등과 같은 기회감염진균이 주로 문제가 된다.

항진균제는 구조에 따라 아졸(azoles), 에키노칸딘(echinocandins), 폴리엔(polyenes), 항대사제(anti-metabolites)로 구분한다. 아졸류에는 fluconazole, voriconazole, posaconazole 등이 대표적이며 진균 세포막을 구성하는 에르고스테롤(ergosterol)의 합성을 억제하여 진균 증식을 막는다(표 1-1-8). 에키노칸딘류에는 caspofungin, micafungin, anidulafungin이 있으며 진균 세포벽 형성에 필수적인 베타-글루칸(β-glucan) 합성을 저해함으로써 세포벽을 불안정하게 만들어 사멸시킨다. 폴리엔 계열에는 amphotericin B가 대표적이며 에르고스테롤에 결합하여 진균 세포막의 무결성을 손상시키고 세포 사멸을 유도한다. 마지막으로 항대사제에는 flucytosine이 대표적이며 진균의 DNA 및 RNA 합성을 방해하여 증식을 억제한다.

이러한 항진균제의 전신 투여는 주로 기회 감염에 따른 침습 감염의 경우에 이루어진다(표 1-1-9). 예를 들어, 침습성 칸디다증(invasive candidiasis)의 치료에서는 echinocandin이나 fluconazole이 주로 일차적으로 사용된다. 침습성 아스페르길루스증(invasive aspergillosis)의 경우 voriconazole이 대표적인 일차 선택 약물로 널리 사용되고 있다. 크립토코컬 뇌수막염(Cryptococcal meningitis)에 대해서는 초기 치료 시 amphotericin B와 flucytosine을 병용하고, 이후 fluconazole로 유지 치료를 하는 것이 권고된다. 항진균제가 예방 목적으로 사용되기도 하는데 급성 골수성 백혈병의 항암 치료, 동종 조혈모세포 이식이 대표적인 적응증이다.

SUMMARY

- 항생제는 작용기전에 따라 세포벽 합성 억제(β-lactam, glycopeptide), 단백질 합성 억제(tetracycline, macrolide, aminoglycoside 등), 핵산 합성 억제(quinolone류, rifampicin), 세포막 기능 장애(polymyxin, daptomycin), 대사 경로 억제(sulfonamide)로 구분된다. β-lactam 항생제는 penicillin, cephalosporin, carbapenem, monobactam 계열이 대표적이며 주로 세균 세포벽 합성을 억제해 항균 효과를 나타내나 β-lactamase, PBP 변화 등의 내성 기전으로 치료가 제한된다. 최근에는 다제내성균 감염을 치료하기 위해 새로운 β-lactam/β-lactamase 억제제, cefiderocol, delafloxacin, plazomicin, eravacycline 등 다양한 항생제가 개발되었으나 내성의 확산으로 인해 항생제 적정사용관리가 강조되고 있다.
- 항진균제는 진균의 세포막(azoles, polyenes), 세포벽(echinocandin) 및 핵산(flucytosine) 합성을 방해하여 효과를 나타내며, 주로 면역저하자에서의 침습성 감염 치료에 사용된다.

참고문헌

1. 대한감염학회. 항생제의 길잡이. 제4판. 군자출판사; 2016.
2. Asbel LE, Levison ME. Cephalosporins, carbapenems, and monobactams Infect Dis Clin North Am. 2000;14:435-47.
3. Bergen PJ, Landersdorfer CB, Lee HJ, et al. 'Old' antibiotics for emerging multidrug-resistant bacteria. Curr Opin Infect Dis. 2012;25(6):626-33.
4. Hutchings MI, Truman AW, Wilkinson B. Antibiotics: past, present and future Curr Opin Microbiol. 2019;51:72-80.
5. John E. Bennett, Raphael Dolin, Martin J. Blaser. Mandell, Douglas, and Bennett's Principles and Practice of Infectious Diseases. 9th ed. Elsevier; 2019.
6. Kang CI. Antibiotics for multidrug-resistant gram-negative bacteria. J Korean Med Assoc. 2022;65:490-7.
7. Löfmark S, Edlund C, Nord CE. Metronidazole is still the drug of choice for treatment of anaerobic infections. Clin Infect Dis. 2010;50:S16-23.
8. Roberts MC. Tetracycline therapy: update. Clin Infect Dis. 2003;36:462-7.
9. Tamma PD, Heil EL, Justo JA, et al. Infectious Diseases Society of America 2024 Guidance on the Treatment of Antimicrobial-Resistant Gram-Negative Infections. Clin Infect Dis. 2024 Aug 7:ciae403

Chapter — 02

약동력학적 응용을 통한 항생제 치료의 최적화

김용균 한림대학교 의과대학 내과학교실

목적

- 약동력학(PK/PD)의 개념 정리
- 약동력학 지표의 개념과 항생제 클래스별 적용 이해
- 치료 약물 모니터링의 개념과 주요 항생제에서의 활용 정리
- β-lactam 항생제의 연장 및 지속 투여의 이해와 실제 임상적용 제시
- Aminoglycoside 일일 일회요법의 이해와 실제 임상적용 제시

학습 성과

Learning outcomes

- 약동력학 개념 및 지표와 항생제 클래스별 적용을 설명할 수 있다.
- 치료 약물 모니터링의 개념과 β-lactam 및 aminoglycoside의 최적화 사용을 설명할 수 있다.

01 기본 개념

약동학(pharmacokinetics, PK)은 약물이 체내에서 흡수, 분포, 대사, 배설되는 과정을 의미한다. 이러한 과정을 이해하는 것은 항생제 치료를 최적화하는 데 필수적이다. 이는 약물이 감염부위에 효과적인 농도로 도달하도록 하면서 독성과 내성을 최소화한다. 주요 PK 파라미터에는 다음이 포함된다.

1. 흡수

약물이 투여부위에서 혈류에 들어가는 과정이다. 흡수에 영향을 미치는 요인으로는 투여 경로(경구, 정맥 등), 음식의 존재, 약물의 제형 등이 있다.

2. 분포

약물이 혈액에서 조직의 사이질공간(interstitial space)으

로 이동하여 체액과 조직에 분포되는 과정이다. 이는 혈류, 조직 투과성, 단백질 결합 등의 요인에 따라 달라진다.

3. 대사

주로 간에서 약물이 대사산물로 화학적으로 변환되는 과정이다. 이 과정은 개인 간 유전적 차이로 인해 크게 다를 수 있다.

4. 배설

약물과 그 대사산물이 주로 신장을 통해 체내에서 제거되는 과정이다. 특히 신장기능이 저하된 환자의 경우, 신장기능은 용량 결정에 중요한 요소다.

02 예측인자

효과적인 항생제 적정사용관리는 PK 연구에서 도출된 여러 예측인자에 의존한다.

1. 최소억제농도

세균의 가시적인 성장을 막는 가장 낮은 항생제 농도다. 약물 농도와 최소억제농도(minimum inhibitory concentration, MIC)의 관계는 항생제 효능의 주요 결정요소다.

2. 후항생제 효과

항생제 혈중농도가 MIC 이하로 떨어진 후에도 세균 성장이 지속적으로 억제되는 현상이다. 후항생제 효과(postantibiotic effect, PAE)가 긴 약물은 덜 자주 투여할 수 있다.

03 임상적용 사례

PK 원칙을 임상 실무에 적용하는 것은 환자의 개별 특성과 감염의 특성에 맞춘 항생제 치료를 포함한다.

1. 신장기능 저하에서의 용량 조정

신장기능이 저하된 환자의 경우, 크레아티닌 청소율을 기준으로 용량을 조정하여 독성을 예방하면서 효능을 유지할

표 1-1-10. 약동력학(PK/PD) 지표의 비교

특성	농도-효과 관계	시간 의존적 살균	농도 의존적 살균
정의	작용 부위에서의 약물 농도와 결과적인 효과 간의 관계	MIC 이상의 농도를 유지하는 것이 효과를 좌우함	MIC에 비해 높은 최고 농도를 달성하는 것이 효과를 좌우함
주요 지표	최소억제농도(MIC)	T>MIC (시간/MIC)	약물의 최고혈중농도 (Cmax)/MIC, 곡선하면적 (area under the curve, AUC)/MIC
효과를 좌우하는 요소	MIC	약물 농도가 MIC 이상인 시간의 비율	Cmax, AUC
대표 약물	모든 항균제	β-lactam 항생제(penicillin, cephalosporin, carbapenem)	Aminoglycoside (gentamicin, tobramycin, amikacin), fluoroquinolone (ciprofloxacin)
약물 예시	모든 항균제에 적용됨	Penicillin, cephalosporin, meropenem	Gentamicin, tobramycin, ciprofloxacin
적용 사례	감염의 치료와 예방에서 중요함	주로 호흡기 감염, 피부 감염 등 다양한 감염 치료에 사용됨	주로 중증 감염, 그람음성균 감염 등에서 사용됨

표 1-1-11. 항생제 클래스별 약동력학 및 임상 관리 지침

항생제 클래스	예시	효과	분포	배설	주요 약동력학 파라미터	PAE	TDM
β-lactam	Amoxicillin	살균작용	낮은 단백질 결합 및 친수성	신장	T>MIC	짧거나 없음	일상적이지 않음
Glycopeptide	Vancomycin	살균작용	친수성	신장	AUC	짧음	모든 환자에게 권장
Aminoglycoside	Amikacin	살균작용	친수성	신장	Cmax & AUC	상당함	모든 환자에게 권장
Fluoroquinolone	Ciprofloxacin	살균작용	광범위한 지용성 분포	신장 & 간담도	Cmax & AUC	상당함	권장하지 않음
Macrolide	Azithromycin	정균작용	광범위한 지용성 분포	간담도	T>MIC & AUC	상당함	권장하지 않음
Tetracycline	Doxycycline	정균작용	광범위한 지용성 분포	간담도	AUC	상당함	권장하지 않음
Lincosamide	Clindamycin	정균작용	광범위한 지용성 분포	간담도	AUC	황색포도알균에서 입증됨	권장하지 않음
Oxazolidinone	Linezolid	정균작용	광범위한 지용성 분포	신장	AUC	짧음	투석, 신생아, 화상, MIC >2 mg/L, 약물 상호작용
Lipopeptide	Daptomycin	살균작용	높은 단백질 결합 친수성	신장	Cmax & AUC	상당함	>6 mg/kg 투여, 신장 기능 장애
Polymyxin	Colistin (colistimethate sodium)	살균작용	친수성 및 지용성 특성	신장	AUC	상당함	모든 환자에게 권장

Antimicrobial Stewardship From Principles to Practice BSAC 2018.

수 있다. 좁은 치료농도범위를 가진 약물의 경우 치료 약물 모니터링(therapeutic drug monitoring, TDM)을 자주 사용하여 용량을 조정한다.

2. 약물 농도에 따른 개인화된 치료

TDM은 약물의 혈중농도를 측정하고 이에 따라 용량을 조정하는 데 사용된다. 이는 vancomycin과 aminoglycoside와 같은 약물에서 특히 중요하다. 저용량과 과용량 모두 심각한 결과를 초래할 수 있기 때문이다.

3. 병합요법

단일 약물요법이 높은 세균 부하나 내성 때문에 충분하지 않을 때, 병합요법을 사용할 수 있다. PK 연구는 시너지 효과가 있는 약물을 선택하고 독성을 최소화하면서 효능을 극대화하는 최적의 투여 일정을 결정하는 데 도움을 준다.

4. PK/PD 모델의 활용

약력학(pharmacodynamics, PD)은 약물이 생화학적 또는 생리적으로 몸에 어떤 영향을 미치는지를 의미한다. PK/PD 모델은 PK 자료를 미생물학적 및 임상결과와 통합하여 항생제 치료요법의 효능을 예측한다. 이러한 모델은 항균 작용을 극대화하고 내성 발현을 최소화하는 용량 전략을 설계하는 데 매우 유용하다(표 1-1-10~11, 그림 1-1-2).

1) 농도-효과 관계(Concentration-effect relationship)

① 정의: 약물 농도가 높아질수록 항균효과가 증가하는 관계를 의미한다.

② 주요 지표: 최소억제농도(MIC)

③ 적용: 모든 항균제에 적용되며, 약물의 효능을 평가하는 기본 지표로 사용된다.

2) 시간 의존적 살균(Time-dependent killing)

① 정의: 약물 농도가 일정 시간 동안 MIC 이상으로 유지될 때 효과가 극대화되는 항균 특성을 의미한다.

② 주요 지표: T>MIC (시간/MIC)-약물 농도가 MIC 이상인 시간의 비율

③ 적용: β-lactam 항생제에 주로 적용되며, 일정한 시간 동안 약물 농도를 유지하기 위해 용량과 투여 간격을 조절한다.

④ 대표 약물: penicillin, cephalosporin, carbapenem

3) 농도 의존적 살균(Concentration-dependent killing)

① 정의: 약물 농도가 높아질수록 살균 효과가 증가하며, 특히 MIC를 크게 초과할 때 효과가 극대화되는 특성을 의미한다.

② 주요 지표: Cmax/MIC (최고혈중농도/최소억제농도 비율), AUC/MIC (농도-곡선하면적/최소억제농도 비율)

③ 적용: aminoglycoside와 fluoroquinolone 항생제에 주로 적용되며, 높은 약물 농도를 단시간에 도달하게 하여 살균효과를 극대화한다.

④ 대표 약물: gentamicin, tobramycin, ciprofloxacin

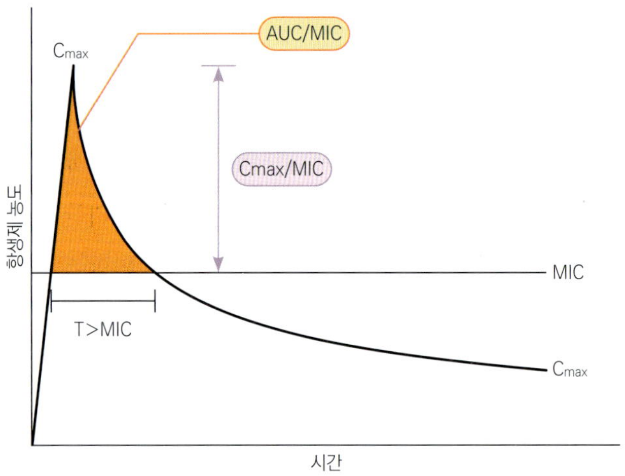

그림 1-1-2. 약동력학(PK/PD) 지표의 비교

04 치료 약물 모니터링(TDM)

1. 목적

치료 약물 모니터링(TDM)의 주요 목표는 약물 농도가 치료 범위 내에 유지되어 치료 저하 또는 독성 수준을 피할 수 있도록 하는 것이다. 이를 통해 치료의 효능을 보장하면서 부작용을 최소화한다.

2. 적응증

TDM은 치료 지수가 좁고, 독성이 크거나, 약동학이 가변적인 약물에 특히 중요하다. 대표적 예로는 vancomycin과 aminoglycoside가 있다.

3. 방법

TDM은 특정 간격으로 약물의 혈중농도를 측정하고 결과에 따라 용량을 조정하는 과정을 포함한다. 이는 다음과 같은 단계를 거친다.

1) 샘플링

혈액샘플은 정해진 시간에 채취되며, 보통 다음 복용 직전(최저혈중농도)과 때때로 복용 후(최고혈중농도)에 채취된다.

2) 분석

약물 농도는 면역측정법이나 크로마토그래피와 같은 실험실 기술을 사용하여 측정된다.

3) 용량 조정

농도수준과 환자개별 요인에 따라 용량을 조정하여 치료적 수준을 유지한다.

4. 이점

TDM은 치료 효능을 높이고 독성을 줄이며 내성 발현을 예방한다. 약물 수준이 치료범위 내에 유지되도록 하여 환

자 결과를 최적화한다. 따라서, TDM을 통해 치료효과 향상(치명률 및 사망률 감소)과 부작용 및 입원기간 감소(의료비 감소) 등을 기대할 수 있어, 우리나라 건강보험심사평가원에서는 2019년 9월 약물동력학적 해석 및 보고(TDM report, 분류번호 누-529)를 통해 TDM에 기반한 약동학 자문을 요양급여 인정하고 있다.

5. 임상적용 사례

1) Vancomycin

신장기능 변동이 있는 환자에서 신독성을 피하고 효과를 보장하기 위해 정기적인 모니터링이 중요하다.

2) Aminoglycoside

이독성과 신독성의 위험을 균형 있게 조절하면서 효과적인 세균 살균을 위해 TDM이 사용된다.

6. 최신 연구 동향

1) 정밀 의학

개인의 유전적 프로필에 맞춰 약물 치료를 조정하기 위해 TDM과 약물유전체학의 통합이 가능하다. 또한, 단순 TDM을 넘어서 모형기반정밀투여(model-informed precision dosing, MIPD)를 통해 환자의 신장기능, 체중, 인종 등의 약동력학의 차이를 유발하는 다양한 인자를 반영한 정밀항생제 치료의 개념이 부각되고 있다.

2) 신기술

실시간 TDM을 위한 현장 진단기기의 개발로 접근성과 데이터의 신속성이 향상되고 있다. 여기에는 특히 최소침습

[성공 사례]

- **실제 임상실무에서 표준화된 vancomycin TDM 및 MIPD 업무흐름 적용(그림 1-1-3)**

Vancomycin은 치료효과 향상 및 부작용 감소를 위한 AUC 기반 TDM과 정밀의학 관점에서 MIPD 적용이 이상적이나, 국내 대부분 병원에서는 여전히 실제 임상실무에서 표준화된 업무흐름을 정착시키는 것에 어려움을 겪고 있다.

최근 스웨덴 웁살라대학교 병원에서는 표준화된 MIPD 업무흐름 및 실행계획을 포함한 프로그램을 개발하였는데, ① 이해관계자 피드백(의사, 간호사, 약사), ② 현행 데이터 수집, ③ 중재요소의 실행 가능성(feasibility) 검증을 통해 실제 이행(implementation)을 목표로 하였다.

개발된 최종 업무흐름에는 ① 간호사를 위한 TDM 샘플링 및 결과 전산화, ② 임상약사 및 MIPD 컨설턴트를 위한 상세한 투여 소프트웨어 지침, ③ 이행 촉진을 위한 vancomycin 투여 지침 마련, ④ 직원 교육 및 MIPD 회진이 포함되었다.

이러한 업무흐름은 유사한 목표를 갖는 다른 병원에서 vancomycin MIPD를 시작하는 지침으로 활용될 수 있다.

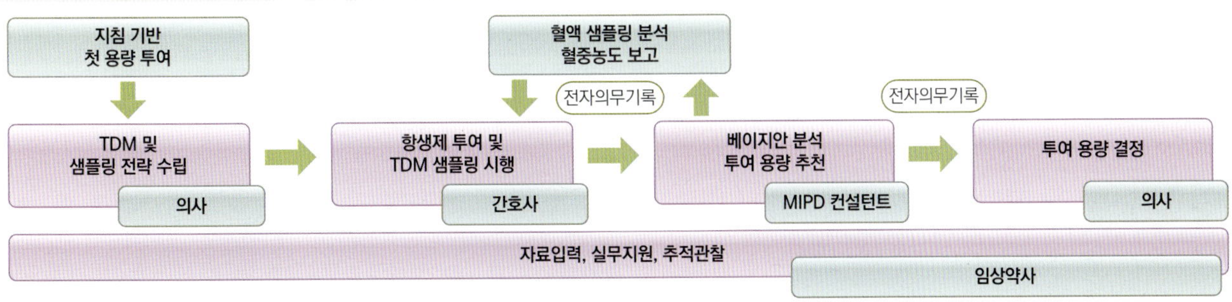

그림 1-1-3. Vancomycin MIPD 최종 업무흐름

성 미세바늘 기반 생체감지기(biosensor)를 활용한 실시간 TDM이 포함되고, 이런 신기술은 빅데이터 및 인공지능을 활용한 항생제 정밀 치료와도 연결될 수 있다.

05 주요 항생제 중 TDM 대상 약물들

1. Vancomycin

Glycopeptide계 항생제로 그람양성균, 특히 methicillin-resistant *Staphylococcus aureus* (MRSA) 감염 치료에 사용된다. 치료효과와 독성 사이의 균형을 맞추기 위해 혈중농도를 정기적으로 모니터링한다(표 1-1-12). Vancomycin TDM은 전통적으로 vancomycin 혈중농도가 항정상태(steady-state)에 이르는 최소 4번째 또는 5번째 투여 직전 채혈 농도(trough) 기반으로 시행되어 왔다. 하지만, 목표 곡선하면적(area under the curve, AUC) 400-600 mg·h/L 기반 TDM이 치료효과 향상 및 부작용(급성신부전) 감소에 더 유의미한 관련성을 보여, 2020년 미국전문학회[American Society of Health-system Pharmacists (ASHP), Infectious Diseases Society of America (IDSA), Pediatric Infectious Diseases Society, Society of Infectious Disease Pharmacist (SIDP)]에서 발표된 새로운 권고지침에는 trough 농도보다는 AUC 기반 TDM이 권고되고 있다.

2. Amikacin, gentamicin, tobramycin

Aminoglycoside계 항생제로 주로 그람음성균 감염 치료에 사용된다. 신독성 예방을 위해 trough 농도를 낮게 유지하고, peak 농도를 치료범위 내로 유지한다(표 1-1-12).

3. Voriconazole

Azole계 항진균제로 Aspergillosis 등의 침습성 진균 감염 치료에 사용된다. 치료효과와 독성 사이의 균형을 맞추기 위해 혈중농도를 정기적으로 모니터링한다(표 1-1-12).

4. Posaconazole

Azole계 항진균제로 침습성 진균감염 예방 및 치료에 사용된다. 목표 농도는 감염 예방과 치료 목적에 따라 다르다(표 1-1-12).

표 1-1-12. TDM의 대표적 항생제 약물과 그 Target

항생제	약물군	Target 농도(trough)	설명
Vancomycin	Glycopeptide	10-20 mg/L	감염의 중증도에 따라 목표 농도 조절. 심각한 감염의 경우 15-20 mg/L 목표.
		AUC/MIC 400-600 mg·h/L	최적의 치료효과 및 신독성 예방을 위해 목표 농도 유지.
Amikacin	Aminoglycoside	<5 mg/L (trough)	신독성 예방을 위해 목표 농도 유지. peak 농도는 20-30 mg/L 목표.
Gentamicin	Aminoglycoside	<1 mg/L (trough)	신독성 예방을 위해 목표 농도 유지. peak 농도는 5-10 mg/L 목표.
Tobramycin	Aminoglycoside	<1 mg/L (trough)	신독성 예방을 위해 목표 농도 유지. peak 농도는 5-10 mg/L 목표.
Voriconazole	Azole	1-5.5 mg/L	최적의 치료효과를 위해 1-5.5 mg/L 목표. 독성 방지를 위해 5.5 mg/L 초과하지 않도록 함.
Posaconazole	Azole	>0.7 mg/L	예방 목적의 경우 >0.7 mg/L, 치료 목적의 경우 >1.0 mg/L 목표.

[성공 사례]

• Vancomycin AUC 기반 TDM 및 MIPD 시행을 통한 환자 예후 향상

미국의 1개 병원에서 배양검사에서 확인된 그람양성균 감염으로 vancomycin을 72시간 이상 투여받은 성인 환자 대상으로, trough 농도 기반 또는 AUC 기반 치료를 받은 환자의 치료 성공, vancomycin 관련 급성신부전(VA-AKI), 입원 중 사망률을 평가하였다.

AUC 기반 치료 환자군(150명)에서 trough 기반 치료 환자군(150명)에서보다 치료 성공(58.7% vs. 46.7%, p value=0.037), VA-AKI (21.3% vs. 32.0%, p value=0.037), 평균 입원기간[10일(사분위수 범위 8-20) vs. 12일(사분위수 범위 8-25)]으로 더 바람직한 결과를 보였다.

그람양성균 감염 환자의 예후 향상을 위한 vancomycin AUC 기반 TDM 및 MIPD 적용의 필요성을 뒷받침할 수 있는 결과이다.

06

β-lactam 항생제의 연장 및 지속 투여

1. β-lactam 항생제의 개요

β-lactam 항생제는 분자 구조에 β-lactam 고리를 포함한 광범위항생제이다. 이 항생제에는 penicillin, cephalosporin, monobactam, carbapenem이 포함된다. β-lactam 항생제는 광범위한 세균 감염에 대해 효과가 있어 가장 널리 사용되는 항생제 중 하나이다. 이 항생제는 세균 세포벽 합성을 억제하여 세포 용해와 사멸을 유도한다. 외래 및 입원 환자 설정에서의 광범위한 사용은 현대의학에서 이들의 중요성을 강조한다.

2. 연장 및 지속 투여의 정의와 필요성

연장 투여 및 지속 투여는 전통적인 간헐적 투여와 다른 β-lactam 항생제 투여방법이다. 연장 투여는 일반적으로 항생제를 3-4시간 동안 투여하는 것을 의미하며, 지속 투여는 약물을 24시간 동안 투여한다. 이러한 방법의 논리는 β-lactam 항생제의 약동력학적 특성을 최적화하는 것이다. 최소억제농도(MIC) 이상으로 혈중농도를 장기간 유지하여 세균 살균력을 향상시키고 내성 발현을 줄이는 것을 목표로 한다. 이는 특히 중증 감염을 치료하거나 중증 질환 또는 신장 기능이상 환자에서 중요한 의미를 가진다.

3. β-lactam 항생제의 약리학적 특성

1) 작용기전

β-lactam 항생제는 세균의 생존에 필수적인 세포벽 합성을 억제하여 작용한다. 이러한 항생제의 주요 표적은 페니실린결합단백질(penicillin binding protein, PBP)로, 이는 펩티도글리칸 합성의 마지막 단계에 관여하는 효소들이다. β-lactam 항생제는 이 PBPs에 결합하여 그들의 활동을 차단하고, 세포벽을 약화시켜 결국 세균을 용해시킨다. 이 작용은 특히 세포벽을 지속적으로 합성하고 리모델링하는 활성적으로 성장하는 세균에 효과적이다.

2) 약동력학(PK/PD)

약동학(PK)과 약력학(PD)은 β-lactam 항생제의 효능을 이해하는 데 중요하다. 약동학(PK)은 약물이 체내에서 어떻게 흡수되고, 분포되며, 대사되고, 배설되는지를 연구하는 학문이다. β-lactam 항생제의 경우, 주요 PK 매개 변수는 약물 농도가 표적 세균의 MIC 이상으로 유지되는 시간이다.

반면, 약력학(PD)은 약물 농도와 세균에 대한 효과 간의 관계를 다룬다. β-lactam 항생제는 시간 의존적 살균을 나타내며, 이는 약물 농도가 MIC를 초과하는 기간과 관련이 있다. 따라서 약물 농도를 장기간 MIC 이상으로 유지하는 것이 최적의 세균 살균에 중요하다.

4. β-lactam 항생제의 종류와 특징

1) Penicillin

Penicillin은 가장 초기의 β-lactam 항생제로, penicillin G와 amoxicillin과 같은 약물이 포함된다. 이들은 다양한 그람양성균과 일부 그람음성균에 효과적이다. 페니실린은 주로 연쇄상구균 인두염, 매독, 특정 유형의 폐렴 등의 감염을 치료하는 데 사용된다.

2) Cephalosporin

Cephalosporin은 세대를 기준으로 분류되며, 각 세대는 더 넓은 항균 작용범위를 가진다. 1세대 cephalosporin, 예를 들어 cefazolin은 그람양성균에 효과적이다. 3세대인 ceftriaxone과 4세대인 cefepime 같은 후기 세대는 그람음성균에 대한 활동성을 증가시키고 β-lactamase에 대한 내성을 향상시켰다.

3) Monobactam

Aztreonam은 상용화된 유일한 monobactam이다. 이는 주로 그람음성균, 특히 녹농균(*Pseudomonas aeruginosa*)에 대해 활성이다. 다른 β-lactam에 알레르기가 있는 환자에게 자주 사용된다.

4) Carbapenem

Carbapenem, 예를 들어 imipenem과 meropenem은 β-lactam 중 가장 광범위한 항균 작용범위를 가진다. 이들은 β-lactamase에 대해 매우 내성이 높으며, 다제내성균에 의한 심각하거나 고위험 감염을 치료하는 데 사용된다.

5. 시간 의존적 살균작용과 농도 의존적 살균작용

β-lactam 항생제는 시간 의존적 살균작용을 나타내며, 이는 약물 농도가 목표 세균의 MIC 이상으로 유지되는 시간에 주로 의존한다. 농도 의존적 항생제와 달리, 시간 의존적 항생제의 살균 효능은 MIC를 초과하는 노출 시간을 연장함으로써 최대화된다. 이 원칙은 β-lactam의 임상효과를 최적화하기 위해 투여 계획을 결정하는 데 중요하다.

예를 들어, 연구에 따르면 β-lactam 항생제의 경우, 투여 간격의 최소 40-70% 동안 약물 농도가 MIC를 초과할 때 더 나은 임상결과와 연관된 것으로 나타났다. 이는 최대 농도 대 MIC 비율이 효능의 중요한 매개 변수인 농도 의존적 항생제인 aminoglycoside 또는 fluoroquinolone과 대조된다.

6. 항생제 치료의 최적화 전략

β-lactam 항생제 치료를 최적화하려면 이러한 약물의 약동력학(PK/PD) 특성을 향상시키기 위해 투여 전략을 조정하는 것이 필요하다. 목표는 투여 간격 동안 약물 혈중농도를 가능한 오랜 시간 동안 MIC 이상으로 유지하는 것이다. 이를 위해 두 가지 주요 전략, 즉 연장 투여와 지속 투여가 사용된다(그림 1-1-4, 표 1-1-13~14).

1) 연장 투여

이 방법은 항생제를 전통적인 간헐적 투여보다 긴 3-4시간 동안 투여하는 것을 포함한다. 연장 투여는 총 일일 용량을 크게 증가시키지 않고도 더 높은 T>MIC(시간 대비 MIC)를 달성하는 데 도움이 된다. 이 접근법은 특히 표준 투여 계획으로는 최적의 약물 노출이 이루어지지 않는 경우가 많은 중증 환자에게 유용하다.

2) 지속 투여

지속 투여는 항생제를 24시간 동안 꾸준히 투여하는 방법이다. 이 방법은 MIC 이상으로 일정한 혈중농도를 유지하여 β-lactam의 시간 의존적 살균 잠재력을 극대화한다. 지속 투여는 다제내성균에 의한 중증 감염을 포함한 중환자 치료 환경에서 자주 사용된다.

임상연구들은 이러한 최적화된 투여 전략이 더 높은 치료율과 중증 감염에서 낮은 사망률을 포함한 향상된 임상결과로 이어질 수 있음을 보여주었다. 또한, MIC 이상으로 일관되게 약물 농도를 유지함으로써 이러한 방법들은 항생제 내성의 발현을 줄이는 데 기여할 수 있다.

요약하자면, β-lactam 항생제의 연장 및 지속 투여의 이론적 기반은 약동력학적 매개 변수인 T>MIC를 극대화하

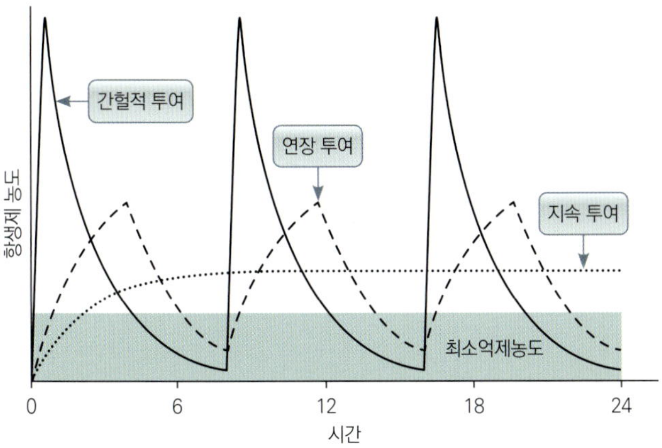

그림 1-1-4. β-lactam 연장 투여와 지속 투여 시 T>MIC의 극대화

는 데 있다. 이러한 전략을 통해 임상의들은 특히 중증 및 내성 감염에서 β-lactam 항생제의 효능을 최적화할 수 있다.

7. 중증 감염증에서의 연장 및 지속 투여

1) 패혈증

패혈증은 감염에 대한 신체의 반응으로 조직손상, 장기 부전 및 사망을 초래할 수 있는 생명을 위협하는 상태다. β-lactam 항생제는 그 광범위한 항균작용과 살균 특성으로 패혈증 치료의 초석이다. β-lactam의 연장 및 지속 투여는 패혈증 관리에 특히 유익할 수 있다. 연구에 따르

표 1-1-13. β-lactam 항생제의 투여방법에 따른 비교

매개변수	간헐적 투여	연장 투여	지속 투여
정의	일정한 간격으로 30-60분 동안 투여	3-4시간 동안 투여	24시간 동안 지속적으로 투여
약물 농도	최고치와 최저치가 있음	MIC 이상으로 더 오래 유지	MIC 이상으로 지속적인 농도 유지
효능	가변적	향상된 세균 살균	최대화된 세균 살균
안전성	최고 농도 관련 부작용 위험	최고 농도 관련 부작용 감소	최고 농도 관련 부작용 최소화
비용 효과	표준	중증 감염에서 비용 효과적	중환자실 환경에서 매우 비용 효과적
임상적용	일반 감염	패혈증, 폐렴과 같은 중증 감염	중환자, 내성 감염 환자
물류 요구사항	표준 IV 설정	주입 펌프 필요	지속적인 모니터링 필요

표 1-1-14. β-lactam 항생제의 연장/지속 투여 적용 프로토콜 예시

약제	약제 용량	수액량	농도	희석 수액	투약 적용
Piperacillin/tazobactam	4 g/500 mg	100 mL	40/5 mg/mL	0.9% NaCl 또는 5% glucose	6, 8, 또는 12시간 infusion
	4 g/500 mg	50 mL	80/10 mg/mL		
	8 g/1 g	100 mL	80/10 mg/mL		12 또는 24시간 infusion
	12 g/1.5 g	250 mL	48/6 mg/mL		24시간 infusion
	16 g/2 g	250 mL	64/8 mg/mL		
Meropenem	250 mg	100 mL	2.5 mg/mL	0.9% NaCl or water*	12시간 infusion
	500 mg	100 mL	5 mg/mL		6 또는 12시간 infusion
	500 mg	50 mL	10 mg/mL		
	1000 mg	100 mL	10 mg/mL		6, 8, 또는 12시간 infusion
	1000 mg	50 mL	20 mg/mL		
	2,000 mg	100 mL	20 mg/mL		8 또는 12시간 infusion
	2,000 mg	50 mL	40 mg/mL		8시간 infusion

* Meropenem의 안정성(stability)은 5% glucose에서 현저히 감소되므로, 5% glucose에 희석해서는 안 됨.

면 β-lactam 농도를 MIC 이상으로 장기간 유지하면 패혈증 환자에서 세균 제거와 임상결과가 개선된다. 예를 들어, meropenem 또는 piperacillin/tazobactam의 지속 투여는 더 안정적인 혈중농도를 달성하여 세균 살균을 강화하고 패혈증 환자의 사망률을 감소시킬 수 있다.

최근 다국가 104개 중환자실 패혈증 환자 대상 piperacillin/tazobactam과 meropenem의 지속 투여 3,498명과 간헐적 투여 3,533명의 90일 이내 사망률을 비교한 무작위 임상시험(randomized clinical trial, RCT)에서 2%의 사망률 감소 효과(교차비 0.91, 95% 신뢰구간 0.81 to 1.01, p value 0.08)를 확인하였고, 18개 RCT 총 9,108명의 패혈증 또는 패혈성 쇼크 환자 대상 체계적 문헌고찰 및 메타분석에서 β-lactam 연장 투여는 간헐적 투여보다 90일 사망률(7.7% 감소, risk ratio 0.86) 및 중환자실 사망률(2.2% 감소, risk ratio 0.84) 감소를 보여주었다.

2) 병원획득폐렴

병원획득폐렴(hospital-acquired pneumonia, HAP)은 입원 후 48시간 이상 경과한 후 발생하는 일반적이고 심각한 감염이다. 다제내성균에 의해 발생하는 경우가 많아 치료가 어렵다. Cefepime 또는 meropenem과 같은 β-lactam의 연장 및 지속 투여는 폐에서 치료 약물 농도를 유지하여 더 나은 임상결과를 도출할 수 있다. 이 접근법은 약물 농도가 MIC 이상으로 더 오랜 기간 동안 유지되도록 하여 β-lactam과 같은 시간 의존적 항생제에 중요하다. 임상시험에 따르면 연장 투여는 HAP의 치료율을 개선하고 입원기간을 단축할 수 있다.

3) 복강내 감염

복강내 감염은 복강을 포함하는 다양한 감염으로, 국소화된 농양에서 일반적인 복막염까지 다양하다. 이러한 감염은 종종 다균성으로 광범위한 항균 작용범위가 필요한데, 연장 또는 지속 투여된 β-lactam은 여러 병원체와 싸우기 위해 적절한 약물 농도를 유지함으로써 효과적이다. Piperacillin/tazobactam과 같은 약물의 지속 주입은 약동학 및 약력학 매개 변수를 최적화하여 감염 부위로의 침투력을 향상시키고 임상결과를 개선한다.

4) 소아 및 신생아에서의 사용

β-lactam 항생제는 안전성 프로필과 효과로 인해 소아 및 신생아 인구에서 흔히 사용된다. 이 그룹에서 연장 및 지속 투여는 약물 제거에 영향을 미칠 수 있는 미성숙한 신장 및 간 기능과 같은 고유한 약동학적 문제를 해결하는 데 도움이 된다. 예를 들어, 중증 세균 감염이 있는 신생아에서 β-lactam의 지속 투여는 안정적인 혈중농도를 유지하고 세균 제거를 촉진하며 생존율을 향상시키는 것으로 나타났다. 소아 용량은 치료효과를 보장하고 독성을 최소화하기 위해 연령, 체중 및 장기 기능에 따라 신중하게 조정해야 한다.

5) 면역저하자에서의 사용

암 또는 장기이식을 받고 있는 등의 면역저하자는 중증 세균 감염의 위험이 증가한다. β-lactam의 연장 및 지속 투여는 면역계가 손상되고 약동학이 변형된 이 환자들에게 특히 유리할 수 있다. 예를 들어, 호중구감소증 환자에서 β-lactam의 지속 투여는 임상결과를 개선하고 감염 관련 사망률을 감소시키는 것으로 나타났다. 일관된 치료 약물 농도를 유지함으로써 이 접근법은 면역저하자에서의 약물 분포 및 제거의 변화로 인한 문제를 극복하는 데 도움이 된다.

그러나 최근 한 메타분석 연구는 열성 호중구감소증(febrile neutropenia, FN) 환자에서 β-lactam 항생제의 연장 투여는 간헐적 투여와 비교하여 모든 원인에 의한 사망률 감소나 이차 결과 개선에 유의미한 차이를 보이지 않았다. 691건의 FN 사례를 포함한 5개 연구에서 차이가 없었다고 보고한다. 특정 하위 그룹의 잠재적 이점을 확인하기 위해 고품질의 RCT가 필요하다.

아직 β-lactam 항생제의 연장 투여가 항생제 내성 발현을 직접적으로 줄일 수 있는지에 대해서는 임상 연구가 부족한 실정이다.

[성공 사례]

• **패혈증 환자에서 β-lactam 항생제의 연장 투여 적용**

미국의 24개 병원에서 그람음성균 혈류 감염 환자 4,861명의 대규모 후향적 코호트분석 결과, β-lactam 항생제의 연장 투여를 통해 특히 높은 중증도를 보이는 환자(Pitt bacteremia score≥4)와 높은 MIC를 가지는 세균에 감염된 경우에 90일 사망률에 유의미한 향상을 기대할 수 있다고 보고했다. 모든 환자에서 β-lactam 항생제의 연장 투여의 근거는 아직 불충분하지만, 중증 패혈증과 같은 특정 환자군에서 치료효과 향상을 위해 시도해볼 수 있다.

07

Aminoglycoside 항생제의 일일 일회요법

1. Aminoglycoside 항생제의 개요

Aminoglycoside 항생제는 하나의 글라이코사이드 연결고리에 두 개 이상의 아미노당이 연결된 항생제이다. 이 항생제에는 amikacin, gentamicin, tobramycin이 포함된다. Aminoglycoside 항생제는 세균의 단백질 합성을 방해하여 신속한 세균 사멸을 유도하는 살균제(bactericidal)이며, 주로 호기성 그람음성 막대균에 사용한다.

2. 일일 일회요법의 정의와 필요성

일일 일회요법은 전통적인 간헐적 투여와 다른 aminoglycoside 항생제 투여 방법이다. 예전에 aminoglycoside 항생제를 하루 2-3회 똑같은 시간 간격을 두고 투여했지만, 현재는 하루 1회 투여가 흔하다. 이러한 방법의 논리는 aminoglycoside 항생제의 약동력학적 특성을 최적화하는 것이다. 일일 일회요법으로 최고혈중농도가 높고 후항생제효과(PAE)가 있기 때문에 효과적이면서 안전성이 높아 부작용을 줄이는 것을 목표로 한다.

3. Aminoglycoside 항생제의 약리학적 특성

1) 작용기전

Aminoglycoside 항생제는 세균의 단백질 합성을 방해하여 작용한다. 30S 리보솜에 결합해 단백질 합성을 멈추며 유전자 부호를 잘못 읽도록 함으로써 비정상 단백질을 생성한다. 단백질 합성 억제 자체에 의한 살균보다는 비정상 단백질이 세균의 세포질막(cell membrane)에 삽입되어 내용물이 새어 나오게 되어 세균이 죽게 된다.

2) 약동력학(PK/PD)

PK와 PD는 aminoglycoside 항생제의 효능을 이해하는 데 중요하다. Aminoglycoside 항생제는 농도 의존적 살균을 나타내며, 높은 최고혈중농도가 살균효과로 이어지는 것과 관련이 있다. 따라서 최고혈중농도 대 MIC 비율이 효능의 중요한 매개변수로 작용하고 최적의 살균에 중요하다.

4. Aminoglycoside 항생제의 종류와 특징

1) Amikacin

모든 aminoglycoside 중 그람음성균에 가장 광범위한 효과를 가지고 있고, 대부분의 aminoglycoside 비활성화 효소에 영향을 받지 않아 내성이 비교적 적다. 신장과 내이에 독성이 있어 주의해야 한다.

2) Gentamicin

주로 *Pseudomonas aeruginosa*와 장내세균을 포함한 호기성 그람음성균으로 인한 감염의 치료에 사용되고, vancomycin이나 penicillin과 함께 *Streptococcus* spp.이나 *Staphylococcus aureus*으로 인한 심한 감염의 치료에 함께 사용될 수 있다. 최근 내성이 증가하는 추세이며, tobramycin과 교차 내성이 흔하다.

3) Tobramycin

*Pseudomonas aeruginosa*에 효과적이고, 흡입치료로 낭성섬유증(cystic fibrosis, CF)에 사용하기도 한다. 신장

과 내이에 독성을 유발할 수 있다.

4. 항생제 치료의 최적화 전략

Aminoglycoside 항생제 치료를 최적화하려면 이러한 약동력학(PK/PD) 특성을 향상시키기 위해 투여 전략을 조정하는 것이 필요하다. Aminoglycoside는 하루 1회 투여할 수도 있고, 2-3회로 나누어 투여할 수도 있다. 최고혈중농도에 의존적인 항균제이므로, 한꺼번에 많은 양을 투여하여 최고혈중농도를 높여 항균효과를 높이는 하루 1회 투여 전략이 흔히 사용된다.

1) 일일 일회요법

이 방법은 항생제를 2-3회로 나누어 똑같은 시간 간격을 두고 투여하는 것이 아니라, 한꺼번에 많은 양을 일일 1회 투여하는 방법이다. 일일 일회요법은 최고혈중농도(Cmax)를 크게 증가시켜 더 높은 Cmax/MIC (MIC 대비 최고혈중농도)를 달성하고 PAE로 인해 2-3회 투여할 때와 같거나 더 나은 효과를 달성하는 데 도움이 된다. 또한, 일일 일회 투여 시 약물 혈중농도가 치료 농도보다 낮은 시간이 길어지기 때문에, 이 접근법은 신독성 또는 이독성으로부터 매우 안전하다는 장점이 있다(그림 1-1-5).

2) Aminoglycoside 항생제 TDM

효과를 위해 최고혈중농도가 충분히 높아야 하고 신독성 및 이독성 최소화를 위해 최저혈중농도는 충분히 낮아야 한다. 일일 일회 투여 시 혈중최고농도는 충분히 높아지기 때문에, 혈중농도 모니터링을 위해서는 최저혈중농도만 측정하면 된다. 혈중최저농도 측정을 위한 채혈시기는 다음 투여 1시간 전에 채혈하는 것이 권장된다. 신장기능에 따른 일일 일회요법 투여 스케줄을 권장하기 위해 nomogram

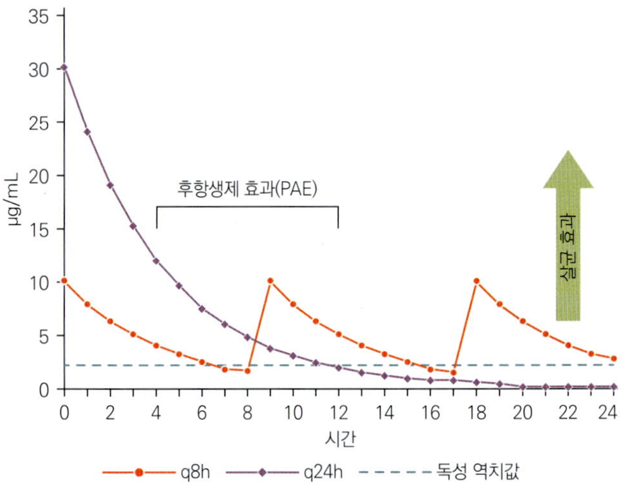

그림 1-1-5. Aminoglycoside 일일 일회요법 투여 시 최고혈중농도 상승 및 PAE로 인한 효과와 약물 농도가 낮게 유지되는 시간이 길어짐에 따른 안전성 증대

표 1-1-15. 신장기능에 따른 aminoglycoside 일일 일회 투여 권장 nomogram

Nomogram	첫 투여 용량	CLcr (mL/min)	투여 간격(시간)
Hartford	7 mg/kg	≥60	24
		40-59	36
		20-39	48
		<20	권장하지 않음
Barnes-Jewish Hospital	5 mg/kg	≥60	24
		40-59	36
		20-39	48
		<20	권장하지 않음
University of Rochester	5 mg/kg	≥60	24
		30-59	36
		<30	권장하지 않음

을 흔히 사용하기도 한다(표 1-1-15).

5. Aminoglycoside 일일 일회요법

1) 실제 임상에서의 활용

일일 일회요법은 대표적으로 낭성섬유증 감염 환자에게 사용될 수 있다. 2014년 시행된 설문조사에서, 미국 성인 낭성섬유증 치료기관의 95%에서 aminoglycoside 일일 일회요법 치료를 한다고 답하였다. 발표된 임상시험에 따르면, 요로감염, 복강내 감염, 호흡기계 감염, 부인과 감염, 피부연조직 감염, 그람음성균 혈류감염, 호중구감소성 발열 환자에서 적용할 수 있다.

2) 근거가 불충분한 환자군

Aminoglycoside 항생제의 약동학에 변화가 커 최적의 혈중농도 도달을 장담할 수 없는 환자군이나 아직 임상시험에서 충분한 효과가 증명되지 못한 환자군에서는 일일 일회요법의 사용에 신중함이 요구된다. 여기에는, 심각한 화상 환자, 임신부, 간부전 및 복수가 찬 환자, 신경계 감염 및 안내염, 중증 감염, 신장기능 저하(CLcr $<$20 mL/min), 신장기능 항진(CLcr $>$120 mL/min) 등이 포함된다.

Aminoglycoside 일일 일회요법이 효과 및 안정성이 우수하여 많은 감염증 치료에 선호되고 있지만, 비용효과 측면과 중증 감염에서의 사용 등 아직 더 많은 임상시험을 통해 잠재적 이점을 더 확인하는 것이 필요하다.

SUMMARY

- 약동학(PK)은 약물이 체내 흡수-분포-대사-배설되는 과정을 의미하고, 약력학(PD)은 약물이 생화학적 또는 생리적으로 몸에 미치는 영향을 의미한다.
- 약동력학(PK/PD) 지표는 시간 의존적 살균(T>MIC)과 농도 의존적 살균(Cmax/MIC, AUC/MIC)으로 구분되고, 각 항생제 클래스별 상이한 약동력학 지표에 따른 임상 관리가 이루어져야 한다.
- 치료 약물 모니터링(TDM)은 항생제의 치료효과 향상과 독성 및 내성 발현 예방을 위한 중요한 전략으로, 대표적인 대상 항생제는 vancomycin과 amikacin 등이 있으며, 각 항생제별 약동력학 목표(target)에 맞게 투여되도록 임상 관리가 이루어져야 한다.
- 약동학과 약력학적 특성에 기반한 약동력학 지표 최적화 전략으로 β-lactam 항생제의 연장 및 지속 투여와 aminoglycoside 항생제의 일일 일회요법이 있고, 특정 환자군에서의 적절한 활용에 대한 연구들이 발표되고 있다.

참고문헌

1. 대한감염학회. 항생제의 길잡이. 제4판. 군자출판사; 2016.
2. Abdul-Aziz MH, Hammond NE, Brett SJ, et al. Prolonged vs intermittent infusions of β-lactam antibiotics in adults with sepsis or septic shock: A systematic review and meta-analysis: A systematic review and meta-analysis. JAMA. 2024;332(8):638-48.
3. Anaiz N. Once-daily dosing of aminoglycosides: a consensus document. Int J Clin Pharmacol. 1997;35:223-6.
4. Bailey TC, Little JR, Littenberg B, Reichley RM, Dunagan WC. A meta-analysis of extended-interval dosing versus multiple daily dosing of aminoglycosides. Clin Infect Dis. 1997;24(5):786-95.
5. Barton G, Rickard CM, Robert JA. Continous infusion of beta-lactam antibiotics in critically ill patients with sepsis: implementation considerations. Intensive Care Med. 2024;50:2150-3.
6. Berthoin K, Duff CSL, Marchand-Brynaert J, et al. Stability of meropenem and doripenem solutions for administration by continuous infusion. J Antimicrob Chemother. 2010;65:1073-5.
7. Downes KJ, Hahn A, Wiles J, et al. Dose optimization of antibiotics in children: application of pharmacokinetics/pharmacodynamics in paediatrics. Int J Antimicrob Agents. 2014;43:223-30.
8. Dulhunty JM, Brett SJ, De Waele JJ, et al. Continuous vs intermittent β-lactam antibiotic infusions in critically ill patients with sepsis: The BLING III randomized clinical trial: The BLING III randomized clinical trial. JAMA. 2024;332(8):629–37.
9. Hall NM, Brown ML, Edwards WS, et al. Model-informed precision dosing improves outcomes in patients receiving vancomycin for gram-positive infections. Open Forum Infect Dis. 2020;11:ofae002.
10. Karaba SM, Cosgrove SE, Lee JH, et al. Extended-infusion β-lactam therapy, mortality, and subsequent antibiotic resistance among hospitalized adults with gram-negative bloodstream infections. JAMA Netw Open. 2024;7(7):e2418234.
11. Karaba SM, Cosgrove SE, Lee JH, et al. Extended-infusion β-lactam therapy, mortality, and subsequent antibiotic resistance among hospitalized adults with gram-negative bloodstream infections. JAMA Netw Open. 2024;7:e2418234.
12. Laporte-Amargos J, Ulldemolins M, Puig-Asensio M, et al. Prolonged vs short-term infusion of β-lactam antibiotics for the treatment of febrile neutropenia: A systematic review and meta-analysis. J Infect. 2023;87(3):190-8.
13. Nicolau DP, Freeman CD, Belliveau PP, et al. Experience with a once-daily aminoglycoside program administered to 2,184 adult patients. Antimicrob Agents Chemother. 1995;39(3):650-5.
14. Prescott WA Jr. A survey of extended-interval aminoglycoside dosing practices in United States adult cystic fibrosis programs. Respir Care. 2014;59(9):1353-9.
15. Roberts JA, Bellomo R, Cotta MO, et al. Machines that help machines to help patients: optimising antimicrobial dosing in patients receiving extracorporeal membrane oxygenation and renal replacement therapy using dosing software. Intensive Care Med. 2022;48(10):1338-51.
16. Rybak MJ, Le J, Lodise T, et al. Therapeutic monitoring of vancomycin for serious methicillin-resistant Staphylococcus aureus infections: A revised consensus guideline and review by the American Society of Health-System Pharmacists, the Infectious Diseases Society of America, the Pediatric Infectious Diseases Society, and the Society of Infectious Diseases Pharmacists. Am J Health-Syst Pharm. 2000;77:835-64.
17. Stankowicz MS, Ibrahim J, Brown DL. Once-daily aminoglycoside dosing: An update on current literature. Am J Health Syst Pharm. 2015;72(16):1357-64.
18. Swartling M, Hamberg AK, Furebring M, et al. Model-informed precision dosing of vancomycin in clinical practice: an intervention development study. Int J Clin Pharm. 2025;47:178-86.
19. Ward K, Theiler RN. Once-daily dosing of gentamicin in obstetrics and gynecology. Clin Obstet Gynecol. 2008;51:498-506.
20. Wicha SG, Märtson A-G, Nielsen EI, et al. From therapeutic drug monitoring to model-informed precision dosing for antibiotics. Clin Pharmacol Ther. 2021;109(4):928-41.

Chapter — 03

약물농도 모니터

김형숙 분당서울대학교병원 약제부

목적

- 치료 약물 모니터링의 개념 이해
- 항생제별 치료 약물 모니터링 적용 방법 습득
- Vancomycin, aminoglycosides, voriconazole의 치료 약물 모니터링 적용 기준과 목표 이해
- 신기능 저하, 중환자 등 특수 환자군에서 맞춤형 용량 조정 방법 학습
- 치료 약물 모니터링의 임상적 및 경제적 효과 분석
- 치료 약물 모니터링 시행의 한계와 해결 방안 이해

학습 성과

Learning outcomes

- 치료 약물 모니터링이 가지는 임상적 의미를 파악하고 설명할 수 있다.
- 항생제 적정사용관리에서 치료 약물 모니터링 대상 약물별 약동학적 특징을 설명하고, 임상에 적용할 수 있다.

치료 약물 모니터링(therapeutic drug monitoring, TDM)은 반복적으로 투여하는 의약품의 혈중농도를 환자의 치료에 필요한 적정 농도로 유지하기 위한 용량, 용법을 예측하는 응용약력학이다. 동일한 용량, 용법으로 항생제를 투여해도 환자의 유전적 변이 인자, 병용 약물, 질환 상태 등에 의해 항생제의 혈중농도는 차이가 발생 가능하기 때문에, 항생제의 약물동력학적 특성을 고려한 TDM을 시행하고, 실제 임상에서 환자에게 적용하는 것은 환자의 감염 치료의 예후를 개선시키고, 항생제에 의한 약물 이상반응을 감소시키는 데 중요한 요소이다. TDM은 주로 치료범위가 좁은 의약품을 투여하는 환자에서 시행하며, 중증질환과 같이 약동학적 변이 발생 가능성이 높은 환자군에서 유용하다. 특히, 증가된 신장 청소율은 사구체여과율(glomerular filtration rate, GFR)이 130 mL/min/1.73m^{2}를 초과하는 경우를 일반적으로 뜻하며, 이는 신기능이 증가하여 의약품의 청소율이 증가하는 환자들을 의미하고, 상용량 범위

의 투여로는 목표 혈중농도에 도달하기 어렵다. 증가된 신장 청소율은 주로 중환자에서 발생 가능하지만, 정상 범위 내의 크레아티닌 농도를 가진 55세 이하의 환자, 외상 또는 신경외과적 개입 후 또는 큰 화상을 입은 환자, 패혈증 또는 췌장염이 있는 환자에서도 발생 가능하다. TDM은 이러한 여러 임상상황을 반영하여, 혈장 또는 혈청에서의 의약품 혈중농도를 확인하고 용량을 조정하여, 목표 범위 내에 도달하게 함으로써, 개별 환자에게 맞춤 용량 조절이 가능하게 한다(1-1-16). 아직 국내에서는 TDM이 가능한 의료기관이 많지 않고, 시행하고 있더라도 여러 한계점이 있는 상황이다. 그러나 항생제의 경우 감염 원인균의 최소성장억제농도(minimum inhibitory concentration, MIC)에 따른 혈중농도 추천 범위가 달라질 수 있으며, 이는 환자의 예후에 영향을 미칠 수 있다. 예를 들어, 입원기간을 연장할 수 있는 vancomycin에 의한 신독성의 위험이 TDM으로 감소하였다는 보고 결과가 있으며, TDM 시행 및 임상적용으로 연간 환자 수에 따른 의료비용 절감액이 미화 1,000,000달러 이상에 이른다는 보고가 있다.

그러나 아직 국내에서는 의료기관의 여러 제한적인 여건들로 인하여 TDM 시행이 어려운 경우가 많으므로, 각 의료기관에서 검사시설 장비 구비 및 약제부, 진단검사의학과, 임상약리학과 등이 서로 협업하여 항생제의 TDM이 원활히 시행될 수 있도록 하여야겠다.

이번 장에서는 항생제 적정사용관리 활동의 필수인 TDM 시행이 필요한 항생제에 대해 다루고, TDM 시행 효과를 비용효과적인 측면에서 분석한 연구를 위주로 정리해 보고자 한다.

01

Vancomycin

Vancomycin은 MRSA (methicillin-resistant *Staphylococcus aureus*)에 대한 일차 치료제이며, 그 외 그람양성 알균(예: vancomycin-susceptible *Enterococcus*, VSE)에 사용한다. 신독성은 vancomycin의 주요 약물 이상반응으로 일반적으로 혈청 크레아티닌이 0.5 mg/dL 이상 상승하거나, 투여 전후 50% 이상 증가하는 경우로 정의하며, 이는 vancomycin 투여 환자의 5-43%에서 발생하는 것으로 보고되었다. 이렇게 신독성 발생률의 범위가 넓은 이유는 환자들의 특성이 다르고, vancomycin 투여 용량, 중환자 여부, 기저 신기능 손상, vancomycin 투여기간, TDM 시행 및 적용 여부, 신독성 발생 가능한 의약품(예: 루프 이뇨제, colistin, aminoglycoside 계열 의약품 병용)의 병용 사용 여부 등이 영향을 미치기 때문이다. 이러한 특성으로 인해 TDM을 기반으로 한 vancomycin 투여는 임상결과 개선을 보여주었다.

Vancomycin을 간헐적으로 투여하는 용법으로 환자에게 투여하는 경우, 최저혈중농도의 일반적인 추천 범위는 15-20 mg/L를 권고하며, 최적 area under the concentration time curve (AUC)/MIC는 400-600 mg·h/L이다. 이후 연구에서 vancomycin의 최저혈중농도가 10-15 mg/L인 경우에도 AUC/MIC가 치료범위 내에 도달한다는 보고가 있었으며, 이후 여러 연구에서 최저혈중농도에 기반한 TDM은 독성 예방을 포함한 임상결과와의 관계가 좋지 않은 것으로 나타났다. 따라서, 최근 2020년 American Society of Health-system Pharmacists (ASHP), Infectious Diseases Society of America (IDSA), Society of Infectious Disease Pharmacist (SIDP)에서 공동으로 발표한 가이드라인에서는 침습적인 MRSA 감염(균혈증, 폐렴, 심내막염, 뇌막염, 골수염 등)에서 vancomycin의 효능을 향상시키고 신독성을 최소화하기 위해 400-600 m·h/L AUC/MIC를 유지할 것을 권고하고 있다.

AUC를 산출은 일반적으로 다음의 2가지 방법을 사용하며, 베이지안 유도 AUC 모니터링 방법은 베이지안 추론에 기반을 두어 vancomycin의 AUC를 유추하는 방법과 다른 방법으로 1차 속도 공식을 이용한 있다. 베이지안 방법을 이용하는 TDM은 프로그램 등을 구입하여 시행할 수 있으며, 유사한 약동학적 인자를 갖는 환자들의 값을 기반으로 통계적인 기법에 의해 예측 혈중농도 값을 계산해주는 방식으로, 실제 채혈 농도가 1회만 있어도 산출 가능하고,

농도 측정값이 2회 값이 있는 경우보다 더 정확한 예측값을 얻을 수 있다.

1차 속도 공식을 이용하는 방법은 vancomycin 투여 후 항정 상태에 도달한 후 2회 채혈값을 통해 혈중 반감기를 구하고 이를 통해, 항정상태에서의 혈중농도를 계산하는 방법이다. 단순계산이기 때문에 베이지안 방법에 비해 임상적 상황을 반영할 수 없으므로 예측 정확도가 떨어진다는 단점이 있으나, 프로그램 없이 수식을 이용하여 TDM을 시행하고 적용할 수 있다. 2020년 개정된 가이드라인에서는 베이지안 유도 AUC 모니터링 방법을 이용하여 vancomycin 투여 후 항정 상태에 도달하기 전 첫 24-48시간 내 농도 측정을 통해 AUC 값을 산정하고, 이를 위해 최저 농도 1개 혹은 2개 농도(대개 주입 1-2시간 후 최고 농도 및 최저 농도를 이용, 1개 값을 이용하는 것보다 더 선호되는 방법) 측정값을 이용할 것을 권고하고 있다.

2020년 가이드라인에서 MIC 측정 방법은 Broth micro-dilution (BMD) 희석법(액체배지 희석법)이며, 그 외의 방식으로 MIC가 산출되었을 경우 vancomycin MIC는 1 mg/L로 추정하도록 권고하였다. 이는 다음의 두 가지 사항을 근거로 하고 있다. 2000년대 이후 보고된 MRSA의 경우 vancomycin MIC 상승 현상은 관찰되지 않았고, 기준이 되는 액체배지 검사법과 다른 검사방법의 MIC 결과값을 비교하였을 때, 자동화된 항균제감수성 검사법 혹은 E-test의 제품이나 측정 방식에 따라 MIC 값에 상당한 차이를 보였으며, BMD에서 측정된 MIC 값과도 측정 방식에 따라 서로 다른 일치율을 보였다. 2020년 가이드라인에서 MRSA의 MIC가 1 mg/L 초과인 경우 vancomcyin의 상용량 범위 투여로는 적정 수준의 AUC/MIC에 도달하기 어려우므로, 이러한 상황에서 vancomcyin의 증량 여부는 임상적인 판단에 맡기도록 하였다. 반면 MIC가 1 mg/L 미만인 경우, AUC/MIC를 목표에 도달하기 위해 vancomycin 용량을 감량하는 것을 지지하는 임상데이터가 없으므로 MIC가 1 미만인 경우에는 MIC를 1로 가정하고, TDM을 시행하도록 권고하였다.

혈액투석 환자에서 vancomycin 혈중농도를 결정하는 요소는 투여 용량을 포함하여 다양한 요소가 존재하나, 특히, 투석의 횟수, 투석 후 혹은 투석 중 투여 여부, 투석막의 투과도를 고려할 수 있다. 과거의 투석막은 분자량이 큰 분자에 대한 투과도가 낮았고, 따라서 vancomycin은 투석에 의해 거의 제거되지 않는 것으로 간주되었다. 그러나 최근 시행하는 혈액투석은 투석막을 통해 상당량의 vancomycin이 제거되는 것으로 알려져 있고, 적정 치료 용량의 유지를 위해 주 1회보다 더 빈번한 vancomycin 투여가 필요한 것으로 알려져 있다. 따라서, 2020년 ASHP, IDSA, SIDP의 가이드라인에서는 주 3회 투석을 실시하는 환자에서 다음과 같은 vancomycin 용법을 추천하고 있다. 저투과도 투석막의 경우 25 mg/kg의 부하 용량을 투여하고 투석 후 7.5 mg/kg의 vancomycin을 투여하고, 고투과도 투석막의 경우 25 mg/kg의 부하 용량을 투여하고 투석 후마다 10 mg/kg의 vancomycin을 투여한다. 또한, 주 3회 투석에서 투석 간 간격이 3일인 경우(예를 들면 월, 수, 금 투석의 금요일과 월요일 사이)의 경우 3일째 vancomycin의 적정 농도를 유지하기 위해 25%의 vancomycin을 증량할 것을 함께 권고하였다.

한편, 투석 환자에서 적정 AUC에 대한 자료가 부족하다는 점을 고려하였을 때, 투석 전 vancomycin의 최저 농도에 의거하여 치료적 약물 농도 평가와 용량을 조절하도록 추천하였다. 이는 정상 신기능을 가진 환자에게서 최저 농도에 따른 모니터링을 추천하지 않았던 것과는 상반된다. 투석 전 vancomycin 농도가 15-20 mg/L를 유지한다면 AUC/MIC 값이 400-600에 도달될 것으로 간주할 수 있으며, 최소 주 1회 이상 농도 측정을 시행할 것을 권장하였다. 한편, 투석 후 vancomycin을 측정하는 것은 투석에 의해 제거된 vancomycin이 반영된 것으로 필요한 용량보다 과도한 vancomycin이 투여할 수 있으며, 투석 직후 약물은 빠르게 신체 내 조직에서 혈액으로 재분배되기 때문에 농도 측정 자체가 부정확해질 수 있다. 따라서 반드시 투석 전 vancomycin 최저 농도를 측정하는 것을 권고하고 있다.

지속적 신대체요법을 적용하는 환자의 경우 유출액 속도가 20-25 mL/kg/hr에 해당할 때 20-25 mg/kg의 부하 용량에 해당하는 vancomycin을 투여한 이후 7.5-10 mg/kg의 vancomycin을 매 12시간마다 투여할 것을 권고하고 있다. 유지 용량과 투여 간격의 조정은 TDM 결과에 따라 투여 24시간 내에 조정해야 하며, 특히 투석 속도가 빠른 경우, 연속적 투석 환자에서 체외막산소화장치를 같이 적용한 경우에는 적정 혈중농도를 확보하기 위해 추천되는 것보다 더 고용량의 vancomycin 투여가 필요할 수 있으므로 반드시 약물 농도 감시를 통한 투여 조정이 필요하다.

Vancomycin 투여 시 약동학, 약력학적 변수를 고려한 TDM 적용의 비용 이점에 대해 평가한 연구들을 살펴보면, 특히 중환자, 여러 신독성 의약품을 병용투여하는 경우, 암환자 등에서 최저혈중농도로만 TDM을 하는 경우보다, 2개의 혈중농도를 가지고 예측하는 TDM이 더 이점이 있는 것으로 보고되었다. TDM 시행에 소요되는 인건비, 원내 프로토콜 개발, 실험장비 세팅, vancomycin에 의한 신기능 저하 발생에 소요되는 간호사와 약사의 시간 등을 고려했을 때, 이 신손상 발생 예방 건당 평균 절감액은 미화 5,000-8,300달러 범위였다. TDM 방법에 따른 비용효과적인 측면을 분석한 연구에서도 AUC를 이용한 TDM 적용 시 절감 효과가 있었다. 그 예로, 연간 500명의 환자에 vancomycin을 투여하는 기관에서 2개의 혈중농도로 AUC를 계산해서 적용하는 방법과 프로그램을 이용해 베이지안 방법을 적용하는 경우가 최저혈중농도만으로 예측하는 TDM에 비해 각각 미화 400,000달러, 1,000,000달러의 비용 절감 효과를 보여주었다.

신독성을 감소시키기 위해 vancomycin을 지속 정맥투여하는 방법을 고려해볼 수 있다. 기존 연구에서 vancomycin의 지속 정주 대상이 되었던 환자는 주로 중환자 또는 out-patient antimicrobial therapy (OPAT) 대상 환자이다. 중환자에서 vancomycin을 지속 정맥투여하는 환자를 대상으로 시행한 전형적인 무작위배정 연구에서 지속 투여군은 간헐적 투여군에 비해 더 빨리 목표 혈중농도에 도달하였고(평균 36시간 대 51시간, p value=0.029), 채혈 횟수가 더 적었고(치료당 평균 7.7회 대 11.8회, p value <0.001), 투여하는 일일 vancomycin 용량도 더 적었다. OPAT 환자에서 vancomycin 투여법 대한 연구에서 치료 실패율은 차이가 없었고, 신독성은 vancomycin을 지속 정주하는 환자군에서 더 적게 발생하는 경향을 보이는 것으로 보고되었다.

Vancomycin을 지속 정주투여 시, 현재 알려진 vancomycin의 약물동력학적 목표의 유효성이 입증된 바는 없으나, 단순 산술 계산하였을 때 지속 정주하는 vancomycin의 혈중농도를 20-25 mg/L로 유지한다면 AUC는 480-600 mg·h/L에 해당하게 된다. 다만, vancomycin은 합성 스테로이드 약물 등과 동시에 투여하면 불용성으로 성질이 변화하며, 고용량 heparin 주사액은 vancomycin을 불활성화 시키기도 한다. 따라서 중환자의 경우 vancomycin의 연속적 투여를 위해 새로운 혈관을 확보하거나, 여러 개의 혈관 내 카테터의 삽입을 필요로 할 수 있다. Vancomycin을 지속 정주투여 시 24시간 후 1개의 혈청검체만 채취하여 TDM을 통해 AUC를 계산할 수 있고 부작용이 적다는 장점이 있다.

Vancomycin을 지속 정주투여하는 경우와 간헐적 투여하는 경우 모두 유사한 사망률을 보였지만 일부 연구에서는 지속 정주투여하는 환자군에서 경미한 신장 손상을 나타냈고, 신부전 위험은 지속 정주투여군에서 40% 낮았으나, 베이지안 방법을 적용한 간헐적 투여 방법과 지속 정주하는 투여법의 임상적 예후를 비교한 연구는 없다.

항생제관리팀이 vancomycin 투여를 하는 환자에서, 치료 목적 또는 경험적 항생제로 사용하는 경우 모두 TDM을 권고할 수 있다. TDM은 경험적 요법으로 vancomycin을 투여하는 경우 발생 가능한 독성을 최소화하는 것을 목표로 한다. 경험적 요법으로 투여하는 모든 환자에서 TDM을 적용할 수 없는 경우에는 고위험군(예: 종양학적 또는 신기능 장애 환자)에서 선택적으로 적용하는 경우 자원이 제한된 환경에서 비용 이점을 향상시킬 수 있겠다.

02

Aminoglycosides

Aminoglycosides (amikacin, gentamicin, tobramycin)는 호기성 그람음성균에 대한 살균효과로 호흡기 감염, 요

로감염, 복부감염, 골 감염, 연조직 감염, 심내막염, 패혈증 등에 사용되며, 그람양성 포도상구균에서는 항생제 상가 작용 발현을 목적으로 penicillin계 항생제나 vancomycin 등과 병용한다. Aminoglycoside 계열의 항생제는 인체에서 거의 대사되지 않고 신장으로 배설되므로 신기능에 따라 청소율이 결정된다. 신기능은 임상질환 상태에 따라 급격한 변화가 가능하므로 그에 따른 혈중농도의 변화 폭이 크게 발생 가능하여 농도 의존적인 살균효과에 영향을 미칠 가능성이 높으며, aminoglycoside 자체가 신독성을 발생시킬 수 있으며, 그에 따른 혈중농도 상승에 의해 신독성을 악화시킬 수 있다. 신독성은 일반적으로 가역적이나 aminoglycosides 계열 항생제 축적으로 인해 발생하는 이독성은 비가역적일 수 있으므로 혈중농도를 실측하여 개인의 약동학적 변수값에 따라 용량을 설정하는 TDM을 시행하는 약물이다.

일반적으로 최적의 살균효과를 위한 TDM 모니터링 지표는 최고혈중농도/MIC 비율이 8-10의 범위이지만, 또한 AUC/MIC 값이 80-110인 경우 임상결과를 예측하는 데 적절한 변수임을 입증하는 연구도 있다. 그러나 최고혈중농도가 높을수록 살균력이 우수하고, MIC 이하로 혈중농도가 저하되더라도 정균작용이 지속되는 잔여 항생제효과(post-antibiotic effect, PAE)가 최고혈중농도가 높을수록 오래 지속되는 특징과 신장 독성을 예방하기 위해 1일 1회 용법(once-daily dosing, ODD)이 제안되었다. Aminoglycosides 계열 항생제의 1일 1회 용법에 대해서는 다른 장에서 이미 다루었으므로, 본 장에서는 aminoglycosides의 약동학적 특성을 고려한 TDM에 관해 주로 다루고 있다.

TDM을 통해 aminoglycosides 계열의 항생제의 최적 치료 용법/용량을 예측하기 위해서는 중요한 약동학적 특성을 고려해야 한다. Aminoglycosides는 단백질 결합 비율이 낮은(보통 30%) 친수성 항생제이며 패혈증, 외상 또는 화상과 같은 염증성 질환은 분포 부피를 증가시키고 aminoglycosides의 최고혈중농도를 감소시킬 수 있다. Aminoglycosides 계열 항생제는 연령, 체온, 체중, 병용 약물, 감염증의 중증도에 영향을 받아 조직으로 분배가 변화되기도 한다. 예를 들면, gentamicin의 청소율과 분포용적의 변화는 정상 신기능 환자에서도 초기 반감기를 0.4시간에서 7.6시간까지 연장시킬 수 있는 결과를 초래할 수 있다. 일부 연구에서는 aminoglycosides를 투여하는 환자에서 20% 미만의 환자가 적절한 용량/용법을 추천받는 것으로 나타났다. 베이지안 통계방법을 반영하는 소프트웨어 프로그램을 이용한 혈중농도와 약동학적 방법에 기인한 용량 조정을 통해 효능을 최대화하고 독성을 최소화하는 개별 조정이 가능하다.

Amikacin은 또한 특이적으로 비결핵 항산균 감염증, 다제내성결핵에서도 치료제로 사용하는 항생제이다. 시험관내 약제감수성검사에서 *Mycobacterium abscessus*는 amikacin, cefoxitin, imipenem 등의 정주용 항생제와 clarithromycin 등의 macrolides 계열의 경구용 항생제에만 감수성을 보인다. 미국흉부학회와 미국감염학회는 *M. abscessus* 폐질환의 치료에 macrolide 계열의 경구용 항생제와 amikacin, cefoxitin, imipenem 등의 정주용 항생제를 2-4개월간 병용할 것을 권장하고 있다.

다제내성결핵에서 amikacin을 투여하는 경우 50세 미만에서 15 mg/kg로 최대 1,000 mg까지 투여할 수 있으며, 50세 이상에서는 10 mg/kg로 최대 750 mg까지 투여 가능하다. 치료 초기에는 1주에 5-7일간 1일 1회 투여하다가, 2-4개월 후 또는 균음전 등 임상적으로 호전된 소견이 보이면 1주에 2-3회로 투여 간격을 줄일 수 있다. 이렇게 amikacin의 사용 적응증 및 임상적 상황을 고려한 투여 용법에 따라, TDM 시행 시 적용하는 목표혈중농도가 다르므로(표 1-1-16), 내용에 근거하여 TDM 시행을 통한 용량, 용법 변경 시 목표 혈중농도를 참고할 수 있겠다.

패혈증으로 인한 신기능 저하가 aminoglycosides 계열의 항생제를 투여한 환자의 최대 45%에서 발생하였다는 연구가 있다. 이러한 신기능 저하의 위험성은 감염원 제어, 수액 요법, TDM 시행 등으로 감소가 가능하다. 최근 연구에 따르면 TDM을 기반으로 한 aminoglycosides 계열의 항생제로 치료받은 중환자 환자 중 20%만이 신기능 감소를 나타냈다. 이러한 이점에도 불구하고, 약물 이상반응 발생을 예방하기 위한 aminoglycosides 계열 항생제의 TDM 시행은 선진국에서도 vancomycin TDM보다 시행률이 낮다. 신기능 저하 위험을 감소시키는 이점 이외에도 약동학적 기반에 근거한 TDM을 통한 용량, 용법 조정은 환자들의 사망률을 낮추고, 이는 의료비용 절감을 의미한다. Aminoglycosides 계열 항생제의 최저혈중농도는 독성 발생과 관련성이 높으며, TDM을 사용하는 환자의 입원기간은 독성 감소로 인해 TDM 적용하지 않은 그룹에 비해 6-9일 더 짧았다. Streetman DS 등의 연구에 따르면 aminoglycosides 계열 항생제의 TDM 시행으로 인한 비용절감효과는 환자 100명당 미화 100,000달러에 달할 수 있으며, 이는 주로 TDM 시행 그룹과 미시행 그룹에서 신독성 발생률의 차이가 40% (7.9% 대 13.2%)라는 결과에 기인한 것으로 분석하였다.

03 Voriconazole

Voriconazole은 2002년 U.S. Food and Drug Administration (FDA)의 승인을 받은 2세대 triazole계 항진균제이며, *Aspergillus* spp.와 같은 침습성 진균 감염에 처방한다. IDSA는 voriconazole을 아스페르길루스증 감염에서 일차 치료제로 추천하고, 칸디다혈증의 이차 치료법으로 권장한다. Voriconazole 용량은 일반적으로 환자의 체중을 기준으로 추천하며, 일반적으로 초치료는 정맥주사로 투여한다. 투여 첫날에는 voriconazole 6 mg/kg을 12시간마다 총 2회 투여하고, 이후 유지기간 동안 voriconazole 4 mg/kg을 12시간마다 투여한다. 이러한 용량, 용법은 voriconazole이 적절한 약효 발현을 위하여, fAUC/MIC≥25를 달성하는 것을 목표로 하며 이는 일반적으로 voriconazole 최저혈중농도와 간접적으로 관련있다. 초기 voriconazole의 약동학과 약력학에 대한 연구는 성인에서의 데이터를 기반으로 하였으나 이후 여러 연구에서 소아와 성인과의 차이점이 부각되었다. 소아의 clearance는 성인보다 3배 높고 voriconazole을 경구로 투여하였을 때의 생체이용률은 66%로 성인 96%에 비해 30% 가량 낮으며, 정맥으로 투여하였을 경우 AUC가 성인 대비 3배 가량 더 낮다는 사실이 보고되었다. 이러한 연구결과를 토대로 IDSA 등의 가이드라인에 반영되었고, 이를 바탕으로 국내에서도 성인에 비해 높은 용량인 9 mg/kg의 부하 용량과 8 mg/kg의 유지 용량을 사용하도록 2013년 1월에 허가사항이 변경되었다. Voriconazole의 유효 혈중농도 범위는 1.0-5.5 mg/L으로 좁은 치료영역을 가지고 있으며 최저혈중농도가 1.0 mg/L 미만일 경우 치료효과가 낮으며, 5.5 mg/L를 초과할 경우에는 voriconazole로 인한 독성 위험이 발생할 가능성이 높아진다고 알려져 있다. 그러나 voriconazole의 혈중농도는 나이, 음식, 병용약물, CYP2C19 다형성, 간질환 등 다양한 요소에 의해 영향을 받아 개인 간뿐 아니라 개인 내에서도 혈중농도 양상의 차이가 크게 나타나며 반감기도 용량 의존적이다. 이러한 비선형적인 약동학적 특성 때문에 약동학 모델을 만들기가 힘들어 적절한 유효 혈중농도를 유지하는 것이 어렵다. 특히 아시아인은 voriconazole 대사에 관여하는 CYP 2C19의 빈약대사집단의 비율이 높아(아시아계 12-23%, 아프리카계 미국인 7%, 코카시아인 3-5%, 히스패닉 0.9%) voriconazole의 투여결과를 예측하는 것이 더욱 어렵다. 따라서 voriconazole 투여 시 TDM을 통한 최저혈중농도 측정 및 그에 따른 용량 조절이 권장되고 있다. 이렇듯 voriconazole은 좁은 치료영역과 비선형적인 약동학적 특성으로 인해 TDM이 권고된다.

Voriconazole 투여하는 환자에서 발생 가능한 약물 이상반응으로 간독성이 가장 흔하게 발생 가능하고, 신경학적 및 시각 장애를 발생 가능하다. Voriconazole의 혈청농도에 따라 다양한 부작용이 발생 가능하다. 예를 들어, 메타 분석에 따르면 voriconazole 혈중농도가 0.3 mg/L인 환자에서도 간독성이 발생할 수 있는 반면, 혈중농도가 4-5.5 mg/L를 초과하는 환자에서는 신경 독성이 더 자주 발생하는 것으로 나타났다. Voriconazole과 관련된 시력장애는 혈중농도만으로는 예측할 수 없었다.

Voriconazole은 긴 반감기로 인해 혈중농도의 항정상태는 5-7일 내에 달성된다. 일반적으로 voriconazole

표 1-1-16. TDM 대상약물 치료농도범위 및 채혈시각

<table>
<tr><th rowspan="2">대상 약물</th><th rowspan="2" colspan="2">치료농도범위
(혈중농도 단위: mcg/mL)</th><th colspan="2">채혈시각*</th></tr>
<tr><th>적정 채혈시각</th><th>투여 시작 후 채혈</th></tr>
<tr><td rowspan="2">Amikacin</td><td>Peak</td><td>Conventional 25-35
결핵 매일 투여 35-45
결핵 주3회 투여 ≥65
NTM 매일 투여 25-35
NTM 주 3회 투여 65-80</td><td rowspan="4">Peak: 투여 종료 후 30분 뒤
(신부전 환자는 60분 뒤)
Trough: 투여 직전 또는 30분 전</td><td rowspan="6">3-5회 투여 후</td></tr>
<tr><td colspan="2">Trough: <5</td></tr>
<tr><td rowspan="2">Gentamicin/
Tobramycin</td><td>Peak</td><td>Conventional>5
G(+) infection for synergy 3-4</td></tr>
<tr><td colspan="2">Trough: <1</td></tr>
<tr><td rowspan="2">Vancomycin</td><td colspan="2">AUC/MIC (preferred)≥400</td><td rowspan="2">Peak: 투여 종료 후 1시간 뒤
(저체중 소아의 경우 생략)
Trough: 투여 직전 또는 30분 전</td></tr>
<tr><td colspan="2">Trough:
① 중증중환자실 재원 환자,
neutropenia, MRSA 감염 또는 의증, MRCoNS 혈중 감염 또는 의증,
뇌신경계 감염, 심내막염, 골수염,
폐렴: 15-20
② ① 이외의 감염증: 10-15</td></tr>
<tr><td>Voriconazole</td><td colspan="2">1-5.5</td><td>Troguh: 투여 직전 또는 30분 전</td><td>투여 5일째</td></tr>
</table>

NTM, Nontuberculous Mycobacteria; MIC, minimum inhibitory concentration; AUC, area under the concentration time curve; MRSA, methicillin-resistant *Staphylococcus Aureus*; MRCoNS, methicillin-resistant coagulase negative staphylococci.

* 채혈 위치: 항생제가 투여되지 않은 팔에서 혈액을 채취하며, 특정 상황에서는 중심 정맥 카테터 라인을 사용하여 샘플을 채취 가능하다. 이 경우, 충분히 세척한 후에만 사용하며, 약물 농도는 부정확할 수 있음에 유의해야 한다.

200 mg을 12시간마다 투여하는 경우 칸디다 감염 환자의 최대 80%에서 적절한 혈중농도가 유지되나, 아스페르길루스증을 치료할 때, pantoprazole과 같은 대사에 영향을 미칠 수 있는 병용 의약품 사용 여부에 따라 voriconazole 300-600 mg을 12시간마다 투여해도 51-66%의 환자에서 적절한 혈중농도에 도달한 것으로 보고하였다. MIC에 의해 fAUC/MIC, fCmin/MIC 값이 변동될 수 있으므로, 임상적으로 voriconazole의 최저혈중농도보다, fAUC/MIC, fCmin/MIC 값이 더 임상적 예후를 유의하게 예측할 수 있는 지표다. 그러나, 실제 voriconazole을 임상에서 빠르고 간단하게 모니터링 할 수 있는 방법은 최저혈중농도이므로, 현재 국내의 몇 곳의 의료기관에서는 최저혈중농도를 기준으로 voriconazole의 용량 조절을 권고하고 있는 실정이다.

폐이식 환자의 침습성 진균감염증 예방 목적으로 voriconazole을 투여한 Mitsani D. 등의 연구에서는 주기적인 TDM을 통해 voriconazole 용량 조절을 시행하였으며, 그 결과 페이식 환자에서 voriconazole 혈중농도와 침습적 진균감염증 예방효과의 상관성을 입증하였다. 또한 침습성 진균감염증 고위험군인 폐이식 환자에서 voriconazole TDM의 필요성을 언급하였다.

Mason은 TDM뿐만 아니라 CYP2C19 유전자형 분석을 적용하여 초고속 대사 유전자형을 선별하여, voriconazole의 적절한 혈중농도를 유지하여, 진균 감염 및 추가 입원을 예방함으로써 환자당 미화 415달러를 절약한 연구를 보고하였다. 2012년 국내에서 시행된 연구에 따르면, voriconazole에 의해 발생한 약물 이상반응은 TDM 시행군과 비시행군 간에 유의한 차이가 없었으나 TDM 시행군에서 voriconazole 약물 이상반응으로 투약을 중단하는 환자의 수가 유의하게 적었다. 따라서 voriconazole TDM 시행이 voriconazole에 의한 심각한 부작용의 발생

을 줄일 수 있음을 보여주었다. 이러한 결과들을 바탕으로, voriconazole의 약효에 영향을 미칠 수 있는 여러 요인들을 고려할 때 TDM은 비용효과적인 측면에서 시행을 확대할 수 있겠다.

[Vancomycin TDM 성공사례 보고서]

1. 환자정보

- 62세 남성
- 기저질환: 제2형 당뇨병, 만성신부전(eGFR 40 mL/min)
- 진단: MRSA 혈류 감염
- 초기 치료: Vancomycin 1 g IV q12h

2. 문제점 발견 및 초기 평가

- 치료 3일째 trough 농도: 8.2 μg/mL (AUC 추정치 약 300)
- 목표 AUC/MIC (400-600)에 도달하지 못함
- MIC assumed to be 1 mg/L (기준값)
- 발열 지속 및 CRP 고정 → 감염 조절 실패 가능성 제기

3. 항생제 관리 전문약사의 개입

- 환자의 신기능과 PK/PD 원칙을 고려하여 vancomycin 용량 조정 필요성 제안
- 약물 농도 모니터링을 기반으로 AUC 기반 모델 적용
- Vancomycin 1.25 g IV q24h로 조정
- 5일째 재측정: 추정 AUC 510 → AUC/MIC 510으로 목표 도달 확인

4. 치료결과

- 7일째 발열 소실, CRP 감소
- 14일째 감염 소실로 퇴원
- Vancomycin 관련 신독성 없음
- 약사 개입을 통한 TDM이 치료 최적화 및 안전성 확보에 기여

5. 요약

이 사례는 항생제관리 전문약사의 AUC 기반 vancomycin TDM 개입을 통해 MRSA 감염 환자의 치료 성공과 약물 독성 예방에 기여한 예로, 정확한 농도 조절이 환자 예후 개선에 중요한 역할을 함을 보여준다.

Section I

SUMMARY

- 동일한 용량의 약물을 투여해도 환자의 유전적 특성, 병용 약물, 신기능 등의 개인차로 인해 약물의 약동학적 특성이 크게 달라질 수 있으므로, TDM을 시행하는 것이 중요하다.
- Vancomycin은 과거에는 최저혈중농도(15-20 mg/L)를 주로 모니터링했으나, 최근에는 AUC/MIC 비율(400-600 mg·h/L)이 더 효과적인 모니터링 지표로 평가되며, TDM을 통해 vancomycin의 신독성을 줄이고, 환자의 임상결과를 개선할 수 있다.
- Aminoglycosides (amikacin, gentamicin 등) 역시 농도 의존적인 살균효과와 신독성, 이독성을 고려하여 TDM이 필수적이며, 특히 이 약물들은 신장으로 배설되므로, 신기능이 감소한 환자에서 축적되어 독성을 유발할 수 있으므로, 개별 환자의 신기능과 약물의 분포를 고려한 TDM이 필요하다.
- Voriconazole은 항진균제로, 약물 농도의 변동성이 크고 용량과 독성 간의 상관관계가 명확하여 TDM이 필수적이며, 적정 혈중농도(1-5.5 mg/L)를 유지하지 않으면 치료 실패나 독성(간독성, 시각 장애, 신경계 부작용) 위험이 증가할 수 있고, 환자의 약물 대사 특성과 병용 약물에 따른 약물 상호작용이 많아, 특히 면역저하환자에서 TDM을 권고한다.

TDM은 환자 맞춤형 항생제 치료에서 중요한 도구로, 특히 치료범위가 좁고, 신독성 등의 위험이 높은 항생제에서는 필수적이며, 임상결과를 개선하고, 비용 절감효과를 가져올 수 있다.

TDM 통한 용량 조절 추천 시 참고 사이트

- **Vancomycin**
  https://clincalc.com/Vancomycin/
  https://www.vancocalc.com/
- **Aminoglycosides**
  https://clincalc.com/aminoglycoside/
- **Voriconazole**
  https://med.stanford.edu/content/dam/sm/bugsanddrugs/documents/antimicrobial-dosing-protocols/SHC-Antifungal-TDM-Guide.pdf

참고문헌

1. Dhaese S, Van Vooren S, Boelens J, et al. Therapeutic drug monitoring of beta-lactam antibiotics in the ICU. Expert Rev Antiinfective Ther. 2020;18:1155-64.
2. Hodiamont CJ, van den Broek AK, de Vroom SL, et al. Clinical pharmacokinetics of gentamicin in various patient populations and consequences for optimal dosing for gram-negative infections: an updated review. Clin Pharmacokinet. 2022 Aug;61(8):1075-1094.
3. Jenkins A, Thomson AH, Brown NM, et al. Amikacin use and therapeutic drug monitoring in adults: do dose regimens and drug exposures affect either outcome or adverse events? A systematic review. J Antimicrob Chemother. 2016;71(10):2754-9.
4. Le TA, Hiba T, Chaudhari D, et al. Aminoglycoside-related nephrotoxicity and ototoxicity in clinical practice: a review of pathophysiological mechanism and treatment options. Adv Ther. 2023 Apr;40(4):1357-1365.
5. Mason NT, Bell GC, Quilitz RE, et al. Budget impact analysis of CYP2C19-guided voriconazole prophylaxis in AML. J Antimicrob Chemother. 2015;70:3124-6.
6. Mitsani D, Nguyen MH, Shields RK, et al. Prospective, observational study of voriconazole therapeutic drug monitoring among lung transplant recipients receiving prophylaxis:factors impacting levels of and associations between serum troughs, efficacy, and toxicity. Antimicrob Agents Chemother 2012;56(5):2371-7.
7. Park WB, Kim NH, Kim KH, et al. The effect of therapeutic drug monitoring on safety and efficacy of voriconazole in invasive fungal infections: a randomized controlled trial. Clin Infect Dis. 2012;55:1080-7.
8. Rybak MJ, Le J, Lodise TP, et al. Therapeutic monitoring of vancomycin for serious methicillin-resistant Staphylococcus aureus infections: a revised consensus guideline and review by the American society of health-system pharmacists, the infectious diseases society of America, the pediatric infectious diseases society, and the society of infectious diseases pharmacists. Am J Health-System Pharm. 2020;77:835-64.
9. Stanford Health Care Aminoglycoside Dosing Guideline. Available at: https://med.stanford.edu/content/dam/sm/bugsanddrugs/documents/antimicrobial-dosing-protocols/SHC-Aminoglycoside-Dosing-Guide.pdf
10. Streetman DS, Nafziger AN, Destache CJ, et al. Individualized pharmacokinetic monitoring results in less aminoglycoside-associated nephrotoxicity and fewer associated costs. Pharmacother Official J Am Coll Clin Pharm. 2001;21:443-451.
11. Sturkenboom MGG, Simbar N, Akkerman OW, et al. Amikacin dosing for MDR tuberculosis: a systematic review to establish or revise the current recommended dose for tuberculosis treatment. Clin Infect Dis. 2018;67(suppl_3):S303-7.
12. van Hal SJ, Paterson DL, Lodise TP. Systematic review and meta- analysis of vancomycin-induced neph-

rotoxicity associated with dosing schedules that maintain troughs between 15 and 20 milligrams per liter. Antimicrob Agents Chemother. 2013;57:734-44.

13. Ye ZK, Tang HL, Zhai SD. Benefits of therapeutic drug monitoring of vancomycin: a systematic review and meta-analysis. PLoS One. 2013;8:e77169.

Chapter — 04

세균의 항생제 내성기전

김태형 순천향대학교 의과대학 내과학교실

목적

- **항생제 내성기전의 유전형과 표현형 분류**
  - 유전형: 돌연변이, 수평적 유전자 전달
  - 표현형: 효소를 통한 억제, 표적의 변화, 능동펌프와 투과성 감소
- **주요 어려운 항생제 내성기전의 사례**
  - β-lactamase
  - Carbapenemase

학습 성과

Learning outcomes

- 항생제 내성의 원인으로 추정하는 유전형과 표현형을 설명할 수 있다.
- 주요 임상 감염원 세균에서 발현하는 내성기전의 예를 열거할 수 있다.
- β-lactamase의 분자생물학적인, 기능적인, 유전학적인 분류를 제시할 수 있다.
- 주요 임상 감염원 세균 중 AmpC, ESBL, CPE와 같은 대표적인 내성의 분류와 역학을 설명할 수 있다.

항생제 내성기전은 항균제 내성으로 인한 사망과 의료부담 문제를 해결하기 위해 가장 먼저 연구해야 할 핵심 분야이다. 과거의 고전적인 미생물학에서는 내성의 표현형만 파악할 수 있었지만, 현재는 유전형과 그 다양성까지 밝힐 수 있어 항생제 내성균의 기원과 전파경로를 이해할 수 있다.

이러한 내성기전의 이해는 감염 격리수준을 결정하는 중요한 근거가 되며, 항균력이 있는 새로운 항생제 개발에도 필수적인 기초를 제공한다. 또한, 치료과정에서도 내성기전에 대한 이해가 있다면 부적절한 항생제로 인한 치료 실패와 다제내성균 집락이라는 부수적 손실(collateral damage)을 최소화할 수 있다. 관련 학술단체와 기관의 항생제 내성균 치료지침은 특히 복잡한 다제내성 그람음성균

의 경우에도 각 내성기전별로 특이적인 추천 항생제를 권고하고 있다. 또한 항생제 적정사용관리 측면에서도 내성기전을 바탕으로 우선적으로 중재해야 할 항균제를 선정하는 것이 중요하다.

항생제 정책이 지역에 따라 항생제 내성균의 확산에 영향을 미친다는 근거는 있지만, 적극적인 항생제 중재가 유전적 수준의 내성기전에까지 영향을 미칠 수 있는지는 아직은 더 많은 관찰연구가 필요하다. 비록 짧은 기간에 효과가 분명하지 않더라도, 이는 항생제 적정사용관리가 가져오는 다양한 이점과 필요성을 부정하는 근거가 될 수 없다. 앞으로는 내성기전에 따른 미생물 역학이 항생제 중재활동의 중요한 지표로 자리 잡기를 기대한다.

01 항생제 내성의 유전형: 유전적 기전

항생제 내성의 유전적 배경은 1940-50년대에 연구가 시작되었지만, 분자진단기술이 상용화된 1990년대 초반 이후에야 진료현장에서 본격적으로 주목받기 시작했다. 현재 알려진 대부분의 항생제 내성은 미생물 유전형의 다양성에 기반하며, 이는 생존과 진화과정에서 선택된 돌연변이들에 의해 형성된 것이다. 즉, 항생제 내성의 근원은 유전자 내성에서 시작되며, 이는 세균의 항생제에 대한 최소억제농도(minimum inhibitory concentration, MIC) 증가, 즉 감수성 저하로 나타나 결국 치료 실패로 이어진다. 그러나 역사적으로는 진료 현장에서 치료 실패 사례를 통해 항생제의 생화학적인 내성이 확인되고, 관련된 유전자 변이를 찾아서 역으로 원인으로 추정하여 우리가 알게 된 것이다(표 1-1-17). 항생제 사용이 내성과 관련이 있다는 점은 잘 알려져 있다. 그러나 HIV 감염인을 대상으로 한 후향적 코호트연구에서는 장내 세균의 내성이 일반인보다 더 높게 나타났다. 이는 치료 또는 예방적 항생제의 사용뿐 아니라 기저질환, 만성 염증, 장내 마이크로바이옴의 변화 등 아직까지 우리가 모르는 다양한 요인이 내성의 획득, 유도 또는 선택에 관여할 수 있음을 말해준다.

표 1-1-17. 항생제 내성의 원인

원인의 추론
세균의 유전형 내성 → 세균의 표현형 내성 → 치료 실패와 내성의 확산
실제 원인을 찾는 과정
항생제 치료 실패 경험 → 사용한 항생제의 내성(MIC 증가) 증가 발견 → 인과관계가 추정되는 돌연변이 유전자 발견

세균은 유전적 유연성(genetic plasticity)이 뛰어나 항생제라는 인류의 도전에 대해서 다양한 방식으로 대응한다. 항생제 내성기전은 고유내성(intrinsic resistance)과 획득내성(acquired resistance)으로 나뉜다. 고유내성은 미생물의 구조적, 유전적 특징으로 인해 항생제에 노출되지 않아도 선천적으로 내성을 가지는 경우를 의미한다. 반면, 획득내성은 항생제 노출이나 환경 변화로 인해 유전자 돌연변이 또는 다른 미생물로부터 유전자를 전달받아 새롭게 획득한 내성을 말한다.

한편 항생제 내성을 일으키는 유전자의 변이의 방법으로는 생화학적 내성기전에 관여하는 유전자의 ① 돌연변이나 ② 수평 유전자 전달을 통한 외인성 DNA의 획득이 있다.

1. 돌연변이

돌연변이 유전자는 효소를 통한 억제, 표적 변화, 능동펌프, 투과성 감소와 같은 항생제의 생화학적인 기전에 의한 내성을 초래하고 그 결과 항균제감수성 세균 집단이 제거되고 점진적으로 내성세균 집단이 증식을 하게 된다

2. 수평적 유전자 전달

수평적 유전자 전달(horizontal gene transfer, HGT)을 통한 외인성 DNA 획득은 항생제 내성뿐 아니라 세균 진화의 핵심요인이다. 항생제가 주로 자연, 특히 토양에서 유래한 물질이거나 그로부터 유도된 물질인 만큼, 세균은 '환경 저항체(resistome)'로 불리는 내성결정인자를 보유하며, 이는 항생제 내성 유전자의 주요 원천이 된다. 세균은 외부의 유

전물질을 전달받는 방법은 형질전환(transformation), 형질도입(transduction), 접합(conjugation)의 방법이 있다.

1) 형질전환

세균이 주변 환경으로부터 항생제 내성에 관여하는 외부 DNA 조각을 직접 흡수하는 것을 의미한다. 흡수된 유전자는 세균 유전체에 통합되거나 플라스미드(plasmid) 형태로 존재하게 된다.

2) 형질도입

박테리오파지는 세균을 감염시키는 바이러스로, 세균 간에 유전자를 전달한다.

3) 접합

마치 성관계를 하듯 세균 간에 직접 유전자를 전달한다. 주로 플라스미드(plasmid), 트랜스포존(transposon)과 같은 이동성 유전요소(mobile genetic elements) 형태를 매개로 이뤄지고 특히 항생제 치료에 노출된 장내세균의 경우 대표적으로 세균 집단 안팎으로 내성을 빠르게 확산시킨다.

02 항생제 내성의 표현형: 생화학적 기전과 그 외 기전들

역사적으로 대부분의 항생제 내성은 항생제 사용 증가와 관련이 있다. 초기에 그람양성균 감염에서는 β-lactam 항생제가 가장 널리 사용되었으며, 이에 따라 페니실린결합단백질(penicillin binding protein, PBP)에 대한 친화성 감소가 주요 내성기전으로 나타났다. 그람음성균 감염에서는 특히 1980년대 초반부터 3세대 cephalosporin 항생제가 가장 많이 사용되었기 때문에 해당 β-lactamases에 의한 내성이 내성 발현의 주된 원인으로 작용했다. 세균의 입장에서는 사람들의 항생제 공격에 대응하는 적응과정이다. 그러나 세균은 항생제를 무력화할 다양한 기전(표 1-1-18)을 이미 보유하고 있었을 것이다. 주요 항생제 내성의 생화학적인 기전은 ① 효소를 통한 억제(enzymatic inhibition), ② 표적변화(target alternation), ③ 능동펌프(active pumps)와 투과성 감소(reduced permeability)로 요약한다. 종종 세균에 따라서는 복수의 항생제 내성기전을 가지고 있는 경우도 있다. 예를 들면 quinolone은 내성에 있어서 표적 변화와 능동펌프가 동시에 나타나기도 한다. 항생제 내성기전은 항생제가 도입되기 전부터 내재적으로 존재했거나, 항생제에 노출되면서 유도, 활성화되거나 새롭게 발현된 경우도 있다. 항생제 내성은 항생제 시대 이후 새롭게 등장한 현상으로 보이지만, 대부분은 세균의 유전적 다양성 속에 이미 존재하던 특정 형질이 생존하여 선택되고 확산된 결과이다.

넓은 의미에서 미생물이 항생제로 제거되지 않는 현상은 항생제에 대한 생화학적 내성기전 때문만이 아니라 숙주와 관련된 다양한 요인에도 영향을 받는다. 예를 들어, 기저질환, 성별, 나이에 따른 항생제의 흡수, 분포, 대사, 배설 과정의 변화나 감염 부위의 바이오필름(biofilms)과 같은 물리적 장벽이 이러한 요인에 해당한다. 그러나 일반적으로 '항생제 내성'은 주로 미생물 자체의 요인을 지칭하며, 이는 대개 유전적 배경과 깊이 연관되어 있다. 세균의 유전적 돌연변이란 항생제에 대한 생화학적 내성기전을 탐구하는 과정에서 발견된 다양한 형태의 유전자 변이를 모두 포함한다.

1. 효소를 통한 억제 기전

세균은 항생제의 주요 항균작용 부위를 화학적으로 분해하거나 변형시켜서 억제하는 효소를 생산한다. 대표적인 예로는 β-lactamase (표 1-1-19)와 아미노글리코사이드 변형 효소(aminoglycoside modifying enzymes)가 있다. 이러한 효소는 구조적으로 특정 항생제의 작용부위에만 결합하는데, 이는 열쇠와 열쇠구멍의 관계와 비슷하다. 따라서 특정 항생제에 특이적인 효소만 선택적으로 내성에 기여한다. 즉, 같은 계열의 항생제라고 하더라도 구조적으로 거리가 멀면 이러한 내성이 공유되지 않는다. 예를 들면 β-lactamase라고 하더라도 peniclin, cephalosporin,

표 1-1-18. 항생제 내성기전

Resistance mechanisms		Examples (antibiotics)
Enzymatic inhibition		
β-lactamse (표 1-1-18)	Penicillinase	MSSA (Penicillins)
	Cephalosporinase (AmpC, ESBL)	Gram negative bacteria (Cephalosporins)
	Carbapenemase (KPC, OXA, NDM)	CPE (Carbapenem)
Aminoglycoside-Modifying Enzymes	Plasmid mediated 1) ATP dependent phosphotransferase 2) ATP dependent nucleotidyltransferase 3) Acetyl CoA dependent acetyltransferase	Gram negative, positive bacteria (Aminoglycosides)
Target Alternation		
PBP Alteration	PBP2a (*mecA*)	MRSA
	PBP1a, 2x, 2b	*S. pneumoniae*
	PBP5 (Low affinity to Cephalosporins)	Enterococci (Cephalosporin), *E. faecium* (Ampicillin)
DNA Gyrase or Topoisomerase IV Mutation	*gyrA, gyrB, parC, parE*	Gram negative, positive bacteria (Quinolones)
D-Ala-D-Ala	*vanA, vanB, vanC*	Enterococci (Glycopeptides)
RNA Polymerase, β Subunit	*rpoB*	*M. tuberculosis* (Rifampicin)
Active Pumps and Reduced Permeability		
Active Pumps	Efflux Pump	Gram negative bacteria (Multiple drugs) *S. aureus*
Reduced Permeability	Porin Alteration	*P. aerugionosa* (Imipenem), *K. pneumoniae*
Other Mechanisms		
Biofilms		*P. aerugionosa, S. epidermiditis*
Antibiotic tolerance		
Intracellular survival		

MSSA, methicillin-sensitive Staphylococcus aureus; ESBL, extended-spectrum β-lactamase; CPE, carbapenemase-producing Enterobacterales; PBP, penicillin-binding protein; MRSA, methicillin-resistant Staphylococcus aureus; DNA, deoxyribonucleic acid; RNA, ribonucleic acid.

carbapenem에 대해서 각각 다른 친화성을 가지고 있다. β-lactamase는 1980년에 Ambler에 의해서 최초로 효소의 구조에 따라서 serine β-lactamase (SBL)과 metallo-β-lactamase (MBL)로 구별되었다. SBL 중에는 AmpC를 C군, Oxacillinase를 D군이라고 하고 나머지를 A군으로 분류하였고 MBL은 B군으로 분류하였다. 이후 1989년부터 2010년까지 Bush-Jacoby-Medeiros 분류법은 기능적인 분류법을 개정해서 제시하였다. 이 분해효소를 코딩하는 내성 유전자는 세균의 염색체(chromosome)에 위치하거나 플라스미드에 위치할 수 있다. 염색체에 존재하는 경우, 대개 상시 발현되지 않으며 항생제 노출 시에만 유도되는 경우가 많아 항균제감수성 검사에서 잘 나타나지 않는다. 반면, 플라스미드에 위치한 유전자는 주로 상시 발현되어 항균제감수성 검사에서 상대적으로 쉽게 확인된다.

표 1-1-19. β-lactamase의 분류

Molecular Classes (Ambler, 1980)		β-lactamases Types (Bacteria) Serine β-lactamase (SBL)			Functional Groups (Bush-Jacoby-Medeiros, 1989, 1995, 2010)	
Serine β-lactamase (SBL)	A	Penicillinase		PC1 (Gram positive bacteria)	2	a
				TEM-30, SHV-10		br
		Carbenicillinase		PSE-1, CARB-3, RTG-4 (Gram negative bacteria)		c
	C AmpC	Cephalosporinase	AmpC	CMY, FOX, DHA, P99, ACT-1, MIR-1 (Gram negative bacteria)	1	
				GC1, CMY-37		e
	A		Broad Spectrum β-lactamase	TEM-1, 2, SHV-1	2	b
			ESBL	TEM, SHV, CTX-M-15, PER-1, VEB-1 (*K. oxytoca*)		be
				TEM (Gram negative bacteria)		ber
						e
	D Oxacillinase			OXA-11, 15 (Gram negative bacteria)		de
		Cloxacillinase		OXA-1, 10		d
		Carbapenemase	Oxacillinase	OXA-23, 48 (Gram negative bacteria)		df
	A		Serine β-lactamase (SBL)	KPC, IMI-1, SME-1 (*K. Pneumoniae, E. cloacae, S. marcescens*)		f
Metallo-β-lactamase (MBL)	B1		Metallo-β-lactamase (MBL)	IMP-1, VIM-1 CcrA, IND-1, NDM-1 (*B. fragilis, K. pneumoniae*)	3	a
	B2			L1, CAU-1, GOB-1, FEZ-1 (*S. maltophilia*)		b
	B3			CphA, Sfh-1		c

ESBL, extended-spectrum β-lctamase.

2. 표적의 변화 기전

세균의 항생제 작용부위인 표적 구조에는 유전적 다양성이 존재하며, 일부 특정 아형에서는 항생제와의 결합 친화도가 낮은 현상이 관찰된다. 잘 알려진 항생제 표적부위로는 β-lactam 항생제가 공통적으로 작용하는 PBPs와, quinolone 항생제가 공통적으로 작용하는 gyrase와 topoisomerase IV 효소가 있다. 주의할 바는 gyrase와 topoisomerase는 세균의 생존에 필수적인 효소로, 항생제를 분해하거나 무력화시키는 효소가 아니라는 점이다. 오히려 이들 효소는 항생제의 주요 표적이다. 항생제 표적구조가 일반적으로 해당 계열의 항생제의 공통된 범용 표적인 만큼 표적 변화에 의한 내성은 같은 계열 내 항생제 간에 폭넓게 공유된다. 예를 들면 *S. aureus*의 PBP 변성은 MRSA의 내성기전이고 대부분의 β-lactam 항생제에 대한 폭넓은 내성을 의미한다.

3. 능동펌프와 투과성 감소 기전

능동펌프는 항생제를 세포 밖으로 적극적으로 배출하여 세균내 항생제 농도를 낮춘다. 이러한 펌프는 특정 항생제에만 작용하거나 다양한 항생제에 작용해 다제내성을 유발하기도 한다. 또한, 일부 세균은 세포 외막의 채널 단백질 특성 때문에 항생제 투과성이 감소하여 항생제의 세균내 흡수를 줄임으로서 내성에 기여한다.

4. 항생제로부터 세균이 생존하는 데 활용되는 그 밖의 다양한 전략들

바이오필름은 미생물 집락이 생성한 세포외기질(extracellular matrix)로 이루어진 두꺼운 구조를 형성하여 항생제의 침투를 방해하고, 또한 세균의 증식 속도가 느려지면서 그 결과 항생제의 효능을 감소되어 항생제 내성을 초래한다.

1) 항생제 관용

항생제 관용(antibiotic tolerance)은 미생물이 특정 내성 유전자를 획득하거나 MIC(최소 억제 농도)가 증가하지 않더라도, 고농도의 살균 항생제에 노출된 상황에서 생존할 수 있는 현상을 말한다. 이는 미생물이 일시적으로 성장을 멈추거나 휴면 상태에 들어가는 것으로 설명된다.

2) 세포내 생존

일부 미생물들은 세포내 소포 구조(intracellular vacuolar compartments) 안에서 생존(intracellular survival)하여 항생제 치료에 저항할 수도 있다고 알려졌다.

03 어려운 항생제 내성기전의 사례

1. β-lactamase 중 특히 AmpC와 ESBL 두 가지 Cephalosporinases의 이해

그람양성세균에 비해서 그람음성균의 내성기전은 매우 복잡하고 다양하기에 환자를 진료하는 현장에서 이해하고 치료에 적용하기가 어렵다. 그중에서도 ESBL (extended spectrum β-lactamase)과 AmpC는 진료현장의 의사들에게도 이해가 필요하다(표 1-1-19~20).

"확장된 스펙트럼 베타락탐(extended-spectrum β-lactams)"이라는 표현은 3세대 cephalosporin (cefotaxime, ceftriaxone)이 처음 나왔을 때 붙여진 이름이다. 1세대 cephalosporin은 주로 그람양성균, 특히 포도알균에 효과가 있었고, 2세대 cephalosporin은 일부 그람음성균과 혐기균에도 효과가 있었다. 당시에는 이것만으로도 항균범위가 넓다고 여겼다. 이후 장내 그람음성세균에 폭넓게 감수성인 3세대 cephalosporin이 등장하면서 "확장된 스펙트럼"이라는 이름이 붙었다. ESBL이란 이런 확장된 스펙트럼의 β-lactam 항생제를 분해할 수 있는 세균의 내성효소이다. 이 효소는 3세대 cephalosporin 같은 항생제를 분해한다.

ESBL은 플라스미드(plasmid)에 내성 유전자가 있기 때문에 유전자가 있다면 내성은 상시 발현된다. 다만 이를 주로 생성하는 *E. coli, K. pneumoniae, K. oxytoca, P. mirabilis* 등과 같은 장내세균들은 플라스미드를 가질 수도 있고 아닐 수도 있기 때문에 항균제감수성 검사 결과에 따라 ESBL의 존재를 확인하고, ESBL이 없다면 자연형(wild type) cephalosporin 감수성 균으로 간주하고 3세대 cephalosporin을 쓴다. 그러나 ESBL이 있다면 carbapenem, cefepime 이상의 β-lactam, quinolone 중 해당 감염에서 추천하는 항생제를 쓴다. 전통적으로 ESBL은 CLSI (Clinical and Laboratory Standards Institute)가 추천해 온 double-disk test 등으로 증명하거나 분자진단법으로 진단하기도 하지만 자동화 장비로도 진단

표 1-1-20. 두 가지 cephalosporinases의 비교: AmpC와 ESBL

β-lactamases		AmpC		ESBL	
Functional Group (Bush)	Molecular Class (Ambler)	1	C	2be, 2ber	A
				2de	D
Family		CMY, FOX, DHA		TEM, SHV, CTX-M-15, OXA	
Genomic Location		Chromosomal (Mainly)		Plasmid	
Expression of Resistance		Inducible Resistance (By Antibiotic Exposure)		Constant Resistance	
Common Enterobacterales Producing Related Cephalosporinases		*E. cloacae, K. aerogenes C. freundii, S. marcescens*		*E. coli, K. pneumoniae K. oxytoca, P. mirabilis*	
Antibiotic Susceptibility (Phenotypic) Patterns To Enterobacterales (*E. cloacae*)					
Ampicillin		R		R	
Piperacillin/Tazobactam		S/R		S/R	
Aztreonam		S/R		R	
Cefoxitin		R		S	
Ceftriaxone		R		R	
Cefepime		S/SDD		S/SDD	
Ertapenem		S		S	
Meropenem		S		S	

ESBL, extended-spectrum β-lactamase; SDD, susceptible dose-dependent.

한다.

반면, AmpC는 주로 염색체에 내성 유전자가 있기 때문에 이를 주로 생성하는 *E. cloacae, K. aerogenes, C. freundii, S. marcescens* 같은 장내세균들은 3세대 cephalosporin, ampicillin, aztreonam에 대해 고유한 내성을 가지고 있는 것으로 간주한다. AmpC β-lactamase는 cephalosporin과 같은 기질에 노출될 때만 유도되므로, 처음에는 감수성이지만 치료 항생제에 노출되면 내성 β-lactamase가 발현된다. 따라서 감수성이 있는 quinolone, cefepime 이상의 β-lactam, carbapenem 중 해당 감염에서 추천하는 항생제를 쓴다. 물론 AmpC 내성 자체는 훨씬 더 복잡해서 언급한 ① 유도되는 염색체 내성 외에도 ② ampC 조절유전자의 돌연변이에 의한 안정적인 억제, ③ 플라스미드 매개 ampC 유전자에 의한 내성도 존재한다.

2. 우선순위가 높은 관리대상인 CPE

1996-2000년 이후 장내세균(Enterobacterales) 중 *K. pneumoniae*가 처음으로 carbapenemase를 생성하는 것(carbapenemase-producing Enterobacterales)이 미국에서 발견된 이후 인도에서 NDM이 발견되고 현재까지 전 세계적으로 확산되고 있고 유전형도 더 다양해졌다(표 1-1-19). 최초의 carbapenemase는 KPC형이었으나 현재는 지역에 따라 다르지만 NDM, OXA-48-like, KPC, VIM, IMP 등이 혼재되어 확산되었고 단순 집락에서 균혈증까지 다양한 부수적 손실을 초래하고 있다. 2021년까지 우리나라는 KPC형이 가장 많지만 미국 등 많은 국가에서는 이미 NDM이 가장 많이 확인되고 있고 우리나라 또한 NDM이 증가하고 있다. Carbapenemase는 과거 Ambler의 구조적인 분리법에 따르면 NDM, IMP, VIM 등은 구조적으로 Ambler 분류법의 B형인 metallo-β-lactamase (MBL)

이고 KPC, OXA는 각각 Ambler 분류법 A와 D (oxacillinase)에 속하는 전통적인 serine β-lactamase (SBL)이다. 또한 대부분의 carbapenemase는 플라스미드형으로 존재하기 때문에 환자 간에 전파와 확산 가능성이 매우 커서 감염관리와 항생제 적정사용관리 모두에 있어서 우선순위가 높은 관리대상이다.

[성공 사례]

사례 1

60세 여성 요로감염으로 경험적 cefpodoxime 경구 치료 중인 환자의 소변배양에서 ciprofloxacin 내성, ESBL *E. coli*가 분리되었다. 어떤 항생제가 가장 적절한가?

① Ampicilin
② Aztreonam
③ Ceftriaxone
④ Ertapenem
⑤ Levofloxacin

정답: ④ ESBL *E. coli*는 Ambler A, Bush-Jacoby-Medeiros (주로) 2be에 주로 속하므로 aztreonam을 포함한 3세대 cephalosporin 이하의 β-lactam에는 감수성이 없다. quinolone 내성을 동반하고 있기 때문에 carbapenem 중 가장 스펙트럼이 좁은 ertapenem을 추천한다.

사례 2

70세 혈액투석 환자의 발열 때 혈액배양검사에서 *Enterobacter cloacae*가 분리되었다. 감수성 검사결과에서는 quinolone과 3세대 cephalosporin이 감수성이다. 어떤 항생제가 가장 적절한가?

① Ampicillin/Sulbactam
② Cefotaxime 또는 Ceftriaxone
③ Cefepime 또는 Meropenem
④ Ciprofloxacin 또는 Levofloxacin
⑤ Polymyxin

정답: ④ *E. cloaca*는 염색체 수준에서 AmpC를 가지고 있는 균종으로 Ambler C, Bush-Jacoby-Medeiros 1e에 속하므로 발현하지 않아서 cephalosporin에 감수성으로 표현되더라도 3세대 cephalosporin 이하의 β-lactam에는 감수성이 없을 것이다. 다행히 이런 경우 대부분은 quinolone에는 감수성이고 이 사례 또한 그러하므로 quinolone을 써야 한다.

SUMMARY

인류는 감염병 치료 실패 경험을 통해 다양한 항생제 내성의 표현형과 배후의 유전형을 알게 되었고 대표적으로 효소를 통한 억제, 표적의 변화, 능동펌프와 투과성 감소기전으로 분류한다. 특히 대표적인 효소를 통한 억제기전인 β-lactamase는 주로 나타나는 세균과 종류에 따라서 특이적으로 β-lactam 항생제를 무력화시킨다. 그 역학과 배경을 이해하는 것이 다양한 정도의 내성균이 혼재되어 있는 진료현장에서 적절한 항생제를 선택하는 데 필수적이다.

참고문헌

1. Bush K, Jacoby GA. Updated functional classification of beta-lactamases. Antimicrob Agents Chemother. 2010;54(3):969-76.
2. De Oliveira DMP, Forde BM, Kidd TJ, Harris PNA, Schembri MA, Beatson SA, et al. Antimicrobial Resistance in ESKAPE Pathogens. Clin Microbiol Rev. 2020;33(3):e00181-19.
3. Gupta N, Limbago BM, Patel JB, et al. Carbapenem-resistant Enterobacteriaceae: epidemiology and prevention. Clin Infect Dis. 2011;53(1):60-7.
4. Jacoby GA, Archer GL. New mechanisms of bacterial resistance to antimicrobial agents. N Engl J Med. 1991;324(9):601-12.
5. Jacoby GA. AmpC beta-lactamases. Clin Microbiol Rev. 2009;22(1):161-82, Table of Contents.
6. Rice LB. Mechanisms of resistance and clinical relevance of resistance to beta-lactams, glycopeptides, and fluoroquinolones. Mayo Clin Proc. 2012;87(2):198-208.
7. Tamma PD, Doi Y, Bonomo RA, et al. A primer on AmpC beta-lactamases: Necessary knowledge for an increasingly multidrug-resistant world. Clin Infect Dis. 2019;69(8):1446-55.
8. Tartof SY, Chen LH, Tian Y, et al. Do inpatient antimicrobial stewardship programs help us in the battle against antimicrobial resistance? Clin Infect Dis. 202073(11):e4454–62.
9. Temkin E, Solter E, Luga ssy C, et al. The natural history of carbapenemase-producing Enterobacterales: Progression from carriage of various carbapenemases to bloodstream infection. Clin Infect Dis. 2024;79(1):22-9.
10. Thomson KS. Extended-spectrum-beta-lactamase, AmpC, and Carbapenemase issues. J Clin Microbiol. 2010;48(4):1019-25.

Chapter — 05

항생제의 알레르기를 포함한 이상반응과 대응

김태형 순천향대학교 의과대학

목적

- 항생제의 일반적인 이상반응의 종류와 흔한 원인 항생제 정리
- 항생제 알레르기의 기전인 면역매개 과민반응의 분류
- 중증 피부 이상반응의 종류와 흔한 원인 항생제 정리
- *Clostridioides difficile* 설사의 역학과 임상

학습 성과

Learning outcomes

- 일반적인 주요 약물 이상반응, 특히 신독성과 간독성을 일으키는 흔한 약제를 열거한다.
- 네 가지 면역매개 과민반응 기전의 분류와 어떻게 발현되는지 설명한다.
- Penicillin이나 cephalosporin을 쓸 때 항생제 알레르기를 진단하기 위하여 피부반응 검사를 어떻게 활용하고 해석할 것인지 설명한다.
- 네 가지 중증 피부 이상반응을 초래하는 항생제와 진단기준을 설명한다.

항생제는 인류가 감염병으로부터 생존하고 생명 연장을 가능하게 한 기적의 약물이지만, 그 사용에 따른 이상반응은 치료의 중요한 제한점이다. 한 후향적 코호트에 따르면 항생제와 관련된 한 가지 이상의 모든 이상반응은 항생제가 처방된 입원 환자 기준으로 20%나 발생하였고 적절하지 않은 항생제 사용으로 인한 경우도 있었다. 또한 항생제를 10일 쓸 때마다 3%씩 이상반응의 위험은 증가한다. 방광염과 같이 상대적으로 가벼운 감염병의 치료를 위해서 쓰는 항생제라고 하더라도 과민반응, 급성신손상, 설사 등 기존의 감염병에 비해서 더 심각한 이상반응을 초래할 수 있는 위험이 있다. 또한 항생제는 미생물에서 분리되거나 미생물에 의해 유도된 물질인 경우도 있기 때문에, 응급실을 방문

해야 할 만큼 심각한 아나필락시스를 포함한 알레르기 반응의 위험이 있다. 따라서 불필요한 항생제에 노출되는 일이 없도록 항생제 사용을 관리하는 것이 매우 중요하다.

01 일반적인 약물 이상반응

항생제도 일반약물의 하나로서 의도하지 않은 다양한 증상과 징후를 일으킬 수 있다. 항생제를 처방하는 의사는 해당 약의 항균작용뿐 아니라 일반적인 약물의 이상반응, 용법에 따른 이상반응, 약물 상호작용에 대해서 잘 알아야 한다(표 1-1-21). 가장 흔하게 사용되는 항균제인 하나인 amoxicillin/clavulanate를 처방받은 환자들은 설사를 경험할 위험이 3.3배 높다. 간독성을 일으키는 약물 중 항생제는 가장 흔하다(45%). 신독성은 vancomycin 등 glycopeptides 항생제와 aminoglycosides가 주로 일으키지만, 고령, 동반질환, 신독성 약물의 병행사용이 주된 위험인자이다. 또한 신장으로 배설되지 않는 예외적인 일부 항생제를 제외하고는 모든 항생제가 장기간, 높은 용량으로 사용할 경우 신독성의 위험이 있다. 이(耳)독성을 일으키는 대표적인 약물도 glycopeptide, aminoglycoside 등과 같이 모두 신독성을 일으키는 약물들인데, 이는 신독성을 일으켜서 약물의 배설이 안될 경우 혈중농도가 높아져서 이독성도 같이 나타나기 때문에 이들 약물은 적절한 사용을 관리하는 것뿐 아니라, 용량, 기간도 중재가 필요하고 엄격한 치료 약물 모니터링(therapeutic drug monitoring, TDM)이 필요하다. 한편 항생제를 처방할 때 습관적으로 위장질환의 여부와 상관없이 일률적으로 소화기 약물을 같이 처방을 하는 경우가 많은데 이는 불필요하기도 하지만 간혹 항생제의 흡수나 작용을 방해하는 등 약물 상호작용의 우려도 있다.

02 항생제 알레르기

항생제로 인해 응급실을 방문하는 비율은 매우 높다. 미국에서는 전체 응급실 방문의 19.3%를 차지하고, 그중

표 1-1-21. 항생제 사용과 관련하여 발생하는 일반적인 이상반응

장기별 이상반응의 종류		관련된 알려진 항생제
위장관 증상	메스꺼움, 구토, 속쓰림, 복통, 설사	
피부증상	발진, 수포, 가려움증	
	레드 맨 증후군(Red man syndrome)	Vancomycin, teicoplanin
간독성	무증상 간효소 수치 상승, 담즙정체, 황달, 간부전	Isoniazid, erythromycin, rifampin, tetracycline, clindamycin, amoxicillin/clavulanate, ceftriaxone, nitrofurantoin
신독성	세뇨관독성, 급성신손상	Vancomycin, aminoglycosides, polymyxin E
이독성	-	Vancomycin, aminoglycosides
신경독성	어지럼증, 경련, 섬망증	
	말초신경병증	Metronidazole
시신경독성	시력저하, 색각이상, 시야결손	Ethambutol
조혈기능 이상	호중구감소증, 혈소판감소증, 빈혈, 재생불량성 빈혈	-

78.7%가 알레르기 반응 때문이다. 전통적으로 penicillin계가 아나필락시스와 가장 많이 연관된 것으로 알려졌으나, 관련 항생제는 지역별로 어떤 약을 자주 처방하는가에 따라 달라진다. 또한, 오래 사용되어 아나필락시스 역학이 잘 드러난 약제와 달리, 새로 도입된 항생제는 일반적으로 안전성이 개선되었다고 여겨짐에도 아나필락시스 위험에 대한 정보는 부족하다.

1. 항생제 알레르기의 기전

항생제 알레르기는 다양한 면역 매개 과민반응의 기전에 의해서 발생하는 것으로 알려져 있다(표 1-1-22). 제I형 즉시형 과민반응은 항생제 특이적인 IgE가 관여하고 penicillin계와 cephalosporin이 가장 흔하게 일으키고 항생제 투여 후 1시간 이내 두드러기, 혈관부종, 천명음, 저혈압, 의식소실, 불안증을 동반한 심각한 증상을 일으켜서 사망을 초래할 수도 있다. 발열이나 CRP 상승이 없는 것과 항생제 사용 중 수일 후 뒤늦게 나타나지 않는 것이 특징이다. 제II, III, IV형은 모두 지연반응으로 분류하는데 항생제 투여 후 1시간에서 수일 사이에 나타난다. 제II형은 간염, 신염을 일으키고 제III형은 혈청병 유사반응(발열, 두드러기발진, 관절통, 림프샘염, 사구체신염), 혈관염(자반증, 출혈반, 발열, 두드러기, 관절통, 림프샘염, ESR 상승, 보체감소) 형태로 나타난다. 제IV형은 주로 피부증상을 일으킨다. 접촉피부염, 스티븐스-존슨 증후군, 독성 표피 괴사용해 등이 포함된다.

2. 항생제 피부반응 검사

Penicillin을 사용할 때는 아나필락시스의 위험 때문에 항생제 피부반응검사를 권고한다. 그러나 cephalosporin은 구조적으로 β-lactam 고리를 penicillin과 공유함에도 일률적으로 권고하지 않는다. 우리나라는 불필요한 cephalosporin 피부반응 검사가 아직도 관행적으로 많은 병원에서 시행되고 있기 때문에 이는 개선이 필요하다. 이는 우선 cephalosporin에 의한 아나필락시스의 발생빈도는 투여받은 사람의 0.0001-0.1%로 매우 낮으며 곁사슬구조에 따라서 아나필락시스의 위험이 다르기 때문이다. 예를 들면 곁사슬이 유사한 penicillin과 aminopenicillin, 1, 2세대 cephalosporin 간에, 그리고 aztreonam과 ceftadizime 간에 알레르기의 교차 반응이 나타날 위험성이 상대적으로 높다. 그러나 penicillin계는 3, 4세대 cephalosporin, carbapenem, monobactam과는 교차반응이 매우 드물다. 일반적으로 알레르기 병력(IgE 매개 또는 1형 반응, 아나필락시스)이나 중증 이상반응(스티븐스-존슨 증후군, 독성 표피 괴사용해 등)의 이력이 있는 항생제는 피하는 것이 원칙이지만 대체할 항생제가 없거나 마땅하지 않다면 탈감작을 통한 치료를 권고한다. 항생제 알레르기 평가에서 가장 중요한 것은 병력이고 이를 토대로 의사는 가장 위험을 줄이면서 대처할 수 있는 방안을 찾아야 한다(표 1-1-23). 그러나 한편으로는 환자들이 병력을 정확하게 기억하지 못하여 원인이 되는 항생제나 경험하였던 알레르기 반응의 종류를 정의하는 것이 막상 매우 어렵다. 그 결과 항생제 알레르기 병력이 있다고 별도의 표

표 1-1-22. 면역매개 과민반응의 분류

분류		병태생리
제I형	즉시형 과민반응 (Immediate-type hypersensitivity)	항원이 비만세포의 세포막 IgE와 결합하여 생리활성 아민, 아라키돈산 대사물질, 기타 혈관활성 분자의 분비를 초래한다.
제II형	항체-항원 결합 (Antibody-antigen binding)	IgG 또는 IgM 항체가 세포 표면 항원 또는 세포외 기질 성분에 결합한다.
제III형	가용성 항원-항체 복합체 (Soluble antigen antibody complexes)	체액 내에서 형성된 항원-항체 복합체가 세포나 조직과 같은 고체 기질에 침착된다.
제IV형	지연형 과민반응 (Delayed-type hypersensitivity)	항원 특이적인 T 림프구의 활성화

표 1-1-23. 과민반응의 위험에 따른 안전한 cephalosporin 사용을 위한 제언

Cephalosporin이나 penicillin 아나필락시스 병력 (-)	항생제 피부반응 검사 없이 cephalosporin을 쓴다.
Cephalosporin이나 penicillin 아나필락시스 병력(+) 또는 Penicillin 피부반응 검사(+)	가급적 β-lactam계가 아닌 대체 항생제를 쓰는 것이 최선이다. Cephalosporin밖에 대체 선택이 가능하지 않다면, 위험에 대해서 주의하면서 곁사슬 구조가 유사하지 않는 cephalosporin을 쓴다. 제한된 의미가 있겠으나 cephalosporin 피부반응 검사를 하여 음성이면 낮은 용량부터 단계적 투여(graded challenge)를 한다. 이는 음성이라도 아나필락시스 위험이 완전하게 배제되지는 않기 때문이다. 양성일 경우 원론적으로 권고하는 탈감작 치료(desensitization)는 프로토콜이 소개된 바가 있지만 제반 위험과 수행의 어려움 때문에 우리나라 현실에서 권고하기 어렵다는 의견도 있다. **단계적 투여:** 경구용 팔로스포린계 항생제는 총량의 1/10을 먼저 복용하고 1시간 후에 총량을 복용한다. 주사제 cephalosporin계 항생제는 1시간 간격으로 총량의 1/100, 1/10, 이후 최종적으로 총량을 투여한다.

표 1-1-24. 중증 피부 이상반응 4가지의 정의와 관련된 항생제

중증 피부 이상반응	정의 또는 임상표현		관련 항생제
스티븐스-존슨 증후군 (Stevens-Johnson syndrome, SJS)	광범위한 반점(macules) 또는 수포(blisters) + 피부박리	체표면적(body surface area, BSA)의 피부박리 (%)	Penicillin계 Cephalosporin계
		<10	
독성 표피 괴사용해 (toxic epidermal necrolysis, TEN)		>30	
스티븐스-존스 증후군과 독성 표피 괴사용해의 겹치는 상태 (SJS-TEN overlap)		10-20	
호산구혈증과 전신증상을 동반한 약물 발진 (drug rash with eosinophilia and systemic symptoms, DRESS)	의심되는 약물에 의한 급성 피부 발진+38°C 이상의 발열+ 림프샘염+혈액학적 이상+내부 장기 침범 European Registry of Severe Cutaneous Adverse Reactions 진단기준 (RegiSCAR) 참조		Dapsone Sulfonamide계 Vancomycin Minocycline
급성 전신 농포증(acute generalized exanthematous pustulosis, AGEP)	많은 수의 비모낭성 무균 농포가 피부의 접히는 부분과 얼굴에 발생 EuroSCAR study group 진단기준 참조		Penicillin계 Cephalosporin계

시가 되거나 분류된 환자들은 과대평가된 알레르기의 위험에 의해서 적절한 항생제를 처방받지 못하여 치료 성과가 좋지 못할 위험이 있다.

03 중증 피부 이상반응

항생제로 인한 중증 피부 이상반응(severe cutaneous adverse reactions, SCARs)은 흔하지는 않으나 생명을 위협할 수 있기 때문에 잘 감별하여 빨리 진단하고 적절한 대응을 늦지 않게 해야 한다(표 1-1-24). 모든 항생제가 이러한 반응을 일으킬 수 있는 가능성이 있다는 점에서 예외가 없고 이 또한 cephalosporin계, quinolone계, penicillin계와 같이 지역마다 흔하게 처방하는 항생제와 관련해서 나타난다. 그러나 막상 심각한 감염병 치료 중에 이러한 전신적인 피부 이상반응이 발생하면 항생제를 모두 중단하거나 치료 효능도 장담할 수 없는 대체 항생제를 써야 하기 때문에 사전에 불필요한 항생제 사용은 억제하고 중증 이상반

응이 발생하더라도 최대한 빨리 인지하는 것이 최선이다.

04 *Clostrioides difficile* 감염(CDI)

항생제는 장내 마이크로바이옴(microbiome)에 부정적인 영향을 미칠 수 있으며, 지역사회에서는 거의 발견되지 않는 *Clostridioides difficile*이 장에 집락하여 CDI 발병위험을 높인다. 이 현상은 1974년 처음으로 clindamycin을 사용한 환자들 사이에서 보고되었으며 항생제 관련 설사로도 알려져 있다. 북미를 중심으로는 특정 유행 균주에 의한 확산도 유전적으로 확인된 바가 있었다. CDI는 의료부담을 증가시키고 합병증과 사망위험을 초래할 수 있어, 부적절한 항생제 사용을 억제해야 하는 이유가 되는 대표적이고 상징적인 의료관련감염이 되었다. 또한, CDI는 항생제 사용 외에도 나이, 기저질환, 병원 입원기간 등 다양한 요인과 관련이 있기 때문에 같은 항생제를 사용하더라도 병원 입원 중 사용하는 경우보다 외래 비경구 항균요법(outpatient parenteral antimicrobial therapy, OPAT)을 할 때 발생빈도가 낮다.

[성공 사례]

증례

Vancomycin 1 g을 10분 동안 비교적 빨리 정맥주사를 맞은 50세 남성이 갑자기 얼굴이 빨갛게 되고 고열과 몸살을 호소하였다. 필요한 조치는?

① Vancomycin을 중단하고 teicoplanin으로 대체한다.
② Vancomycin을 중단하고 linezolid로 대체한다.
③ Vancomycin의 용량을 줄여서 이후 치료한다.
④ 아나필락시스로 진단하고 epinephrin과 dexamethasone을 주사한다.
⑤ 항히스타민을 주사하고 이후 정맥주사 시간을 1-2시간에 걸쳐서 천천히 한다.

정답: ⑤ 환자가 경험한 이상반응은 알레르기성 과민반응이 아니라 고분자량의 항생제가 빠른 속도로 주사되면서 나타난 비특이적인 혈관반응[레드 맨 증후군(redman syndrome)]이다. 따라서 항생제를 중단, 교체하지 않지 않고 그대로 사용하되, 항히스티민 주사로 증상을 치료하고 이후 천천히 주사를 하도록 한다.

SUMMARY

항생제도 일반약물과 마찬가지로 다양한 장기의 이상반응을 초래한다. 그러나 신독성이나 이독성의 경우는 환자의 신기능에 따른 보정과 치료 약물 모니터링 덕분에 어느 정도 예측을 하고 대응하여 피해를 최소화할 수 있다. 그러나 한편 항생제 중 일부는 자연계의 항생물질에서 기인한 것이기 때문에 다양한 기전과 중증도의 면역매개 과민반응을 일으킨다. 가장 중요한 원칙은 항생제 아나필락시스의 병력을 잘 확인하여 최대한 그 항생제를 피하는 것이다.

참고문헌

1. Choi JH. Does cephalosporin skin test predict immediate hypersensitivity to cephalosporin? J Korean Med Sci. 2019;34(50):e328.
2. Kim BN, Cho YS. IgE-Mediated hypersensitivity reactions to cephalosporins. Infect Chemother. 2010;42(6):434.
3. Kim SR, Kim S, Kim SH, et al. Expert opinion: The clinical usefulness of skin tests prior to the administration of beta-lactam antibiotics. Allergy Asthma Respir Dis. 2022;10(1):3-8.
4. Legendre DP, Muzny CA, Marshall GD, et al. Antibiotic hypersensitivity reactions and approaches to desensitization. Clin Infect Dis. 2014;58(8):1140-8.
5. Lin YF, Yang CH, Sindy H, et al. Severe cutaneous adverse reactions related to systemic antibiotics. Clin Infect Dis. 2014;58(10):1377-85.
6. Loo VG, Poirier L, Miller MA, et al. A predominantly clonal multi-institutional outbreak of Clostridium difficile-associated diarrhea with high morbidity and mortality. N Engl J Med. 2005;353(23):2442-9.
7. Shehab N, Patel PR, Srinivasan A, et al. Emergency department visits for antibiotic-associated adverse events. Clin Infect Dis. 2008;47(6):735-43.
8. Sidoroff A, Halevy S, Bavinck JN, et al. Acute generalized exanthematous pustulosis (AGEP)--a clinical reaction pattern. J Cutan Pathol. 2001;28(3):113-9.
9. Staples JA, Ho M, Ferris D, et al. Outpatient versus inpatient intravenous antimicrobial therapy: A population-based observational cohort study of adverse events and costs. Clin Infect Dis. 2022;75(11):1921-9.
10. Yang MS, Kang DY, Seo B, et al. Incidence of cephalosporin-induced anaphylaxis and clinical efficacy of screening intradermal tests with cephalosporins: A large multicenter retrospective cohort study. Allergy. 2018;73(9):1833-41.

Chapter — 06

항생제 내성 현황과 억제의 노력들과 비용효과

김태형 순천향대학교 의과대학

목적

- 항생제 내성의 국내외 현황과 역사적인 배경
- 항생제 적정사용관리의 병원에서 중요한 사실들
- 항생제 적정사용을 위한 정부, 의료소비자와, 의료기관 밖에서의 노력들

학습 성과

Learning outcomes

- 항생제가 처음 도입된 이후 시대에 따라서 주요 항생제 내성은 어떻게 변화하였는지 설명한다.
- 의료기관에서 항생제 적정사용관리를 위해 시작해야 할 교육과 정책의 예를 든다.
- 항생제 사용량을 줄이기 위하여 정부가 할 수 있는 역할과 정책을 열거한다.
- 2021년부터 우리나라에서 시작된 KONAS를 소개한다.
- 의료기관 외의 농축 산업 종사자와 의료 소비자들의 인식이 바뀌는 것이 어떻게 항생제 내성억제에 기여하는지 설명한다.

01 항생제 내성과 항생제 사용의 국내외 현황

항생제는 1940년대 처음 사용되었을 때 기적의 명약으로 불렸지만 자연은 항생제 내성을 통해 반격하여 다양한 내성균이 새로운 인류의 위협이 되고 있다. 지구행성에 사는 인류와 미생물의 존재를 산술적으로 비교하면, 개체 수는 6×10^9 대 5×10^{31}, 생물량(탄소 질량)은 ≈0.06 Gt C, ≈70 Gt C, 세대기간은 30년 대 30분이다. 이러한 수치가 보여주듯 미생물의 항생제 내성의 잠재력은 엄청나며, 인류와 미생물 간의 생존 싸움에서 인류가 유리하지 않다. 이른바 대표적으로 치료 실패와 사망과 관련이 있는 다제내성

균(multi-drug resistant organisms, MDRO)에 속하는 methicillin 내성 *S. aureus* (MRSA), vancomycin 내성 Enterococci (VRE), carbapenem 내성 장내세균속(CRE)의 유병률이 전 세계적으로 증가하고 있다. 미국 질병통제예방센터(Centers for Disease Control and Prevention, US CDC)가 코로나19 범유행 직전인 2019년 발표한 보고서에 따르면, 매년 미국에서 최소 280만 건의 질병과 35,000건의 사망이 항생제 내성 세균에 의해 발생한다. 항생제 내성은 광범위한 항생제가 사용되고 중증 환자를 진료하는 의료자원이 풍부한 국가보다 오히려 경제적으로 개발단계에 있는 국가에서 더 많이 문제가 되고 있고 특히 대표적인 내성균인 ESCAPE (*Enterococcus* spp, *S. aureus*, *K. pneumoniae*, *Acinetobacter baumannii*, *Pseudomonas aeruginosa*, *Enterobacter* spp)에 의한 사망이 그 국가들에서 높다. 우리나라 항균제 내성의 감시체계인 Kor-GLASS 2022년 보고에 따르면 주요 항생제 내성균 중 MRSA 감소하고 VRE는 증가, *E. coli*의 quinolone 내성은 안정적이고 carbapenem 내성 *K. pneumoniae*는 6.7%지만 임상적인 피해가 크기 때문에 주의가 필요하다. 특히 carbapenem 내성 *A. baumannii*가 87.9%로 계속 높은 수준으로 유지되고 있다. 반면 새로운 항생제의 개발과 상용화 속도는 점점 더 느려지고 있다. 항생제는 그렇기 때문에 오남용을 줄이고 지구에서 보존해야 할 중요한 자원 중 하나가 되었다. 특히 우리나라는 1990년 대부터 입원환자의 2, 3세대 cephalosporin 항생제 사용이 증가하였고 부적절한 aminoglycoside 병합과 수술 환자의 예방적 항생제의 과잉 치료가 문제였으나 2000년도 이후 감염내과 전문의들의 항생제 중재활동과 교육, 국가적인 정책 등이 영향으로 변화가 시작되었다. 그러나 2018년 20개 병원을 대상으로 한 단면 연구에서 입원 환자의 50.8%가 항생제를 처방받았고, 그중 20.5%는 부적절하게 사용되었다. 이는 비슷한 사회경제적 규모의 다른 국가들과 비교했을 때 항생제 과다 사용 문제가 더 심각하다. 또한 다른 측면으로, 다제내성균에 효과가 있는 새로운 항생제의 허가와 도입이 지연되면서 다제내성균 감염 환자가 장기간 적절한 항생제 치료를 받지 못하는 문제도 존재한다.

02 항생제 적정사용관리에 있어서 중요한 사실들

의료기관은 항생제 내성문제의 심각성을 인지하고 적절한 방법으로 소통하고 교육을 통해 항생제 사용량과 내성을 줄이려고 해당 기관의 현실에 맞는 지속가능한 노력을 해야 한다. 적절한 항생제 사용과 내성기전에 대한 지속적인 교육이 가장 우선적으로 필요하다. 국가적인 감시체계와 함께 항생제 사용과 내성 추세를 모니터링하여 개입에 활용한다. 또한 항생제 적정사용관리(antibiotic stewardship program)의 방법에 있어서 선승인과/또는 전향적인 평가와 피드백을 하는 것은 그런 정책을 적용하지 않는 것에 대해서 항생제 사용량과 환자의 치료를 개선시킨다. 적절한 항생제 사용은 좁은 항균 스펙트럼의 감수성 항균제를 비용효율적으로 활용하는 것을 일반적으로 의미한다. 항생제 병합치료는 미생물학적 근거에 따른 상승효과(synergy)나 결핵처럼 내성균 예방을 위한 목적인 경우를 제외하면 단일 항생제 사용보다 권장되지 않는다. 감염이 아닌 집락균을 대상으로 한 치료는 어떤 경우에도 권고하지 않는다. 항생제 내성은 주로 병원환경에서 발견되고 전파되지만, 지역사회, 장기요양시설, 음식물 등 다양한 경로로 유입된 뒤 특정 항생제 노출상황에서 선택 압력을 받아 집락이 증가하면서 나타난다. 따라서 항생제를 반드시 사용해야 한다면 내성 선택 가능성이 높은 요법은 피해야 한다. 이는 스펙트럼, 용량, 기간을 최소화하는 것뿐만 아니라, 내성 가능성이 낮은 항생제(low resistance potential antibiotics)를 우선적으로 사용하는 것을 포함한다. 예를 들면 녹농균을 겨냥한 치료에서는 aminoglycoside에 비해서 quinolone, cefepime을 더 추천하고 만일 aminoglycoside를 써야 한다면 그 계열 내에서는 amikacin이 상대적으로 내성 가능성이 낮다. 또한 *S. penumoniae*을 겨냥한 치료에서는 quinolone보다, 내성이 높은 지역이 아니라면 doxycycline, azithromycin보다는 quinolone이 내성 가능성이 낮다. quinolone을 써야 한다면 levofloxacin이 상대적으로 내성 가능성이 낮다.

03 의료영역의 항생제 적정사용관리만으로 항생제 내성을 극복할 수 있는가?

항생제의 사용은 내성과 관련이 있다. 가령 β-lactam 항생제 사용량이 많을 때 관련된 *S. pneumoniae*의 penicillin 내성은 증가한다. 항생제 적정사용관리는 부적절한 항생제 사용을 줄이고 비용을 절감하는 효과는 충분히 입증되었지만, 과연 항생제 내성, 특히 주요 다제내성균을 감소시키는 효과에 대한 연구는 아직 부족하다. 핀란드에서는 1990년대까지 group A *Streptococcus*의 erythromycin 내성이 증가하자 macrolide계 항생제의 호흡기와 피부 감염 외래처방을 억제하도록 지침을 변경했다. 이로 인해 1996년까지 macrolide 사용량이 1,000명당 2.40 DDD (defined daily doses)에서 1.38 DDD로 줄었고, group A *Streptococcus*의 erythromycin 내성은 16.5%에서 8.6%로 의미 있게 감소했다. quinolone 사용의 제한이 *E. coli*의 quinolone 감수성이 증가하는 결과를 보여준 후향적 비교연구도 있었다. 그러나 다제내성균은 단일 항생제 내성과 달리 복잡한 내성기전과 다양한 내성 기여 요인이 있으므로, 하나의 정책 변화만으로는 개선이 어렵다. 2016년까지 수집된 미국의 한 후향적 코호트 연구에서는 항생제 적정사용관리 시행으로 항생제 사용이 6.1% 감소했지만, 주요 항생제 내성균의 의미 있는 감소는 관찰되지 않았다. 급성상기도 감염 때 항생제 처방을 억제하기 위한 다양한 우리나라 정책적 중재가 상기도 감염 때 항생제 처방은 줄였으나 같은 기간 내 하부기도 감염의 항생제 처방을 늘렸기 때문에 의사들의 항생제를 처방하는 관행은 바뀌지 않고 상기도 감염 환자에게 항생제를 처방하기 위해서 다른 상병만 쓰는 것이 아닐까 추정한다. 즉 체계적이고 긍정적으로 보상되는 정책이 아니라면 궁극적인 부적절한 항생제 사용을 줄이는 성과를 내기 어렵다. 그럼에도 부적절한 항생제 사용 억제는 의료기관이 추구해야 할 필수적인 가치라는 점은 이견이 있을 수 없다. 이는 의료자원의 효율적 사용뿐만 아니라 항생제 이상반응과 같은 부수적인 피해를 줄이는 데도 기여하기 때문이다. 이를 위해서는 국가와 지역, 의료기관별로 항생제 사용량과 내성에 대한 체계적 데이터 구축이 우선이며, 데이터가 없다면 개선 활동도 가능하지 않다. 우리나라는 2021년부터 시작된 전국의료기관 항생제 사용량 분석 및 환류 시스템(Korea National Antimicrobial Use Analysis System, KONAS)을 통해 의료기관의 항생제 사용량을 체계적으로 분석하고 있으며, 이는 항생제 적정사용관리 활동의 핵심지표로 활용될 것이다. 또한, 병원 중심의 항생제 내성 데이터는 전국의료관련감염감시체계(Korean Nosocomial Infections Surveillance System, KONIS)를 통해 일부 구축되고 있다.

04 항생제 내성 억제를 위한 의료기관 밖에서의 노력들

항생제 처방을 받는 사람들의 행동심리를 고려할 때, 항생제가 무조건 좋은 약이며 감염병과 그 증상을 빨리 낫게 한다는 잘못된 편견보다는 "항생제는 꼭 필요할 때만 사용하며, 짧은 기간이 더 효과적이다(shorter is better)"는 인식이 확산되도록 대중적인 교육이 우선적으로 필요하다. 항생제 내성은 지구상에 인류와 공존하고 있는 수많은 미생물들의 생태계와 관련이 있기 때문에 의료기관의 항생제 적정사용관리만으로 개선될 수 없다. 전 세계적으로 농축산업에서 많은 양의 항생제가 사용되고 있고 미국은 연간 1,500만 kg의 항생제가 소비된다. 이렇게 가축에게 투여된 항생제는 결국 사람의 건강에 부정적인 영향을 줄 수밖에 없다. 축산업의 항생제를 제한하는 것에 대해서는 산업 간의 이해관계의 문제가 있을 수 있다. 그러나 성장 촉진을 목적으로 사용되는 항생제를 덴마크에서 금지했지만 축산업의 생산성이나 동물복지에 부정적인 영향이 없었기 때문에 농가에서의 항생제 사용은 제한해야 한다. 감염관리와 내성균 확산의 억제를 위해서는 예를 들면 손위생과 같은 고전적인 감염관리의 원칙들이 효율적으로 증진될 수 있도록 자동화시스템, 로봇기술의 활용 등 새로운 기술의 도움을 받아야 한다.

[성공 사례]

의료기관의 항생제 적정사용관리에 있어서 직관적이고 단순한 가이드라인

일반적으로 학술적인 치료지침서는 방대한 양의 체계적인 문헌고찰의 결과로 근거를 수집하고 정리하며 다양한 임상현장의 질문에 대해서 자세하게 권고안을 제시하고 항생제의 종류나 용법을 추천함에 있어서도 근거에 따라 최대한 다양한 약제의 다양한 용법, 기간을 모두 복수로 추천한다. 그렇지만 의료기관의 규모와 특성에 따라서, 예를 들면 전문병원이나 요양병원의 경우라면 유사한 연령, 기저질환의 환자들을 집중적으로 진료를 하기 때문에 좀더 직관적이고, 단순한 권고가 필요한 경우가 있다. 이 경우 전국의 유사한 규모와 중증도의 환자를 진료하는 기관 간에는 좀더 직관적인 가이드라인이 도움이 된다. 예를 들면 지역사회 폐렴의 치료기간도 5-14일이 아니라 5일로 권고한다. 어차피 환자의 개별적인 상황에 따라서 더 길게 더 광범위 항생제가 필요한 경우도 있겠지만 다수의 환자들에게는 직관적이고 표준화된 치료지침서가 필요하다.

SUMMARY

항생제 내성균이 출현하고 확산되는 것은 새로운 항생제의 개발의 속도보다 빠르기 때문에 항생제 사용량을 최소화하려는 노력이 매우 중요하다. 항생제를 적절하게 쓰는 것은 의료기관뿐 아니라 의료소비자의 인식 개선을 위한 노력도 필요하고 국가의 정책의 인센티브도 매우 중요하다. 우리나라도 전국적인 항생제 내성의 현황과 부적절한 항생제 처방률을 조사하여 이를 개선하기 위한 노력을 끊임없이 하고 있다.

참고문헌

1. 질병관리청. 2022 국가 항균제 내성균 조사 연보. 2022.
2. Barlam TF, Cosgrove SE, Abbo LM, et al. Implementing an antibiotic stewardship program: Guidelines by the Infectious Diseases Society of America and the Society for Healthcare Epidemiology of America. Clin Infect Dis. 2016;62(10):e51-77.
3. Centers for Disease Control and Prevention [Internet]. Antibiotic resistance threats in the United States, 2019 [Accessed 29 Dec 2024]. Available at: https://www.cdc.gov/antimicrobial-resistance/media/pdfs/2019-ar-threats-report-508.pdf?CDC_AAref_Val=https://www.cdc.gov/drugresistance/pdf/threats-report/2019-ar-threats-report-508.pdf
4. Choi JH. The meaning and impact of appropriate use of antibiotics. Infection and Chemotherapy. 2012;44(5):331-7.
5. Gottesman BS, Carmeli Y, Shitrit P, Chowers M. Impact of quinolone restriction on resistance patterns of Escherichia coli isolated from urine by culture in a community setting. Clin Infect Dis. 2009;49(6):869-75.
6. Lee HJ, Lee DG. Urgent need for novel antibiotics in Republic of Korea to combat multidrug-resistant bacteria. Korean J Intern Med. 2022;37(2):271-80.
7. Park SY, Moon SM, Kim B, et al. Appropriateness of antibiotic prescriptions during hospitalization and ambulatory care: a multicentre prevalence survey in Korea. J Glob Antimicrob Resist. 2022;29:253-8.
8. Seppala H, Klaukka T, Vuopio-Varkila J, et al. The effect of changes in the consumption of macrolide antibiotics on erythromycin resistance in group A streptococci in Finland. Finnish Study Group for Antimicrobial Resistance. N Engl J Med. 1997;337(7):441-6.
9. Spellberg B, Gilbert DN. The future of antibiotics and resistance: a tribute to a career of leadership by John Bartlett. Clin Infect Dis. 2014;59 Suppl 2(Suppl 2):S71-5.
10. Tartof SY, Chen LH, Tian Y, et al. Do inpatient antimicrobial stewardship programs help us in the battle against antimicrobial resistance? Clin Infect Dis. 2021;73(11):e4454-62.

항생제는

필요할 때만

제대로

사용하기

Part 2

항생제 적정사용관리의 필요성

1. 항생제 적정사용관리의 정의와 필요성
2. 항생제 적정사용관리의 핵심요소
3. 항생제 적정사용관리를 위한 제도적 지원체계

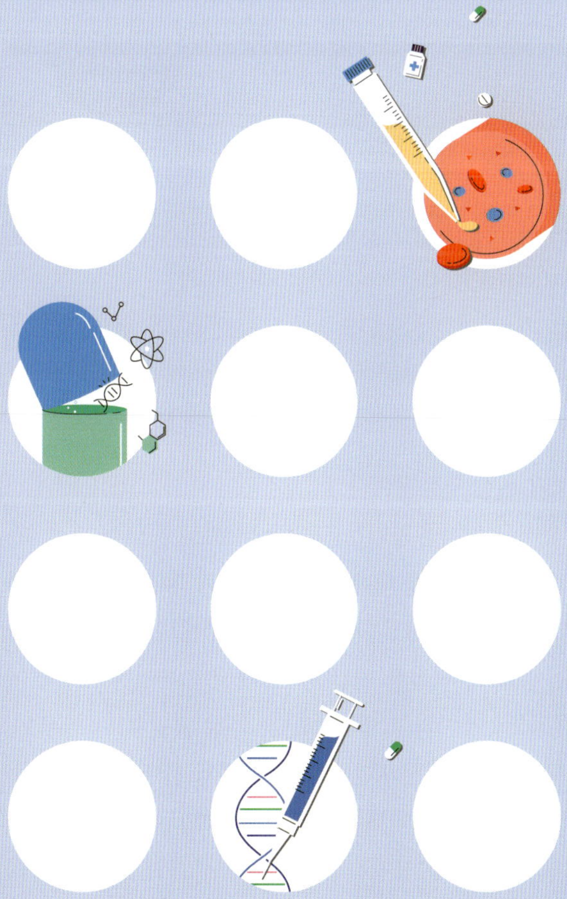

Chapter — 01

항생제 적정사용관리의 정의와 필요성

이신원 부산대학교 의과대학 내과학교실

목적

- 항생제 적정사용관리의 정의
- 항생제 적정사용관리의 역사 정리
- 항생제 적정사용관리의 목표를 이해하고 기대효과 설명

학습 성과

Learning outcomes

- 항생제 적정사용관리의 정의와 역사를 설명할 수 있다.
- 항생제 적정사용관리의 목표를 이해하고 기대효과를 설명할 수 있다.

01 항생제 적정사용관리의 정의

항생제 적정사용관리(antimicrobial stewardship)는 항생제 사용을 최적화하여 환자의 치료결과를 개선하고 항생제 내성을 포함한 부작용 발생을 최소화하며, 다제내성균으로 인한 감염 확산을 줄이기위한 일련의 전략과 개입을 말한다. 항생제 적정사용관리는 항생제의 효과를 미래 세대에도 보장하기 위해 필수적이다.

항생제 적정사용관리는 크게 두 가지로 정의해 볼 수 있는데, 첫째로, 환자에 대한 약제의 독성과 향후에 있을 항생제 내성에 대한 영향을 최소화하면서 적절한 항생제를 적절한 용량으로, 적절한 기간 동안, 적절한 투여경로로 투여받도록 하는 것이라고 할 수 있다. 특정 병원체, 감염부위, 환자 특성, 지역 내성패턴에 따른 항생제 선택이 포함되며, 역학적 또는 약리학적 데이터를 활용한다.

둘째로, 항생제 적정사용관리는 항생제의 효과를 미래

에도 지속적으로 유지하기 위해서 항생제의 신중한 사용을 장려하고 모니터링하기 위한 조직 또는 의료 시스템 전반의 접근방식으로도 정의할 수 있다.

항생제 적정사용관리의 목표는 다음과 같다.

① 내성감소: 불필요한 항생제 사용을 최소화하고 적절한 처방을 보장함으로써 항생제 선택압을 줄여 항생제 내성균 발생을 줄인다.
② 환자 치료결과 개선: 항생제 치료의 효과를 높이고 부작용 발생을 줄여 병원 입원기간을 단축하는 것을 목표로 한다.
③ 비용 효율성: 내성 감염 발생률을 낮추고, 비싼 치료의 필요성을 줄이며, 전체 자원 활용을 개선하여 의료비를 절감하는 데 기여한다.

02

항생제 적정사용관리의 역사

항생제 적정사용관리의 개념은 항생제 내성의 증가와 신중한 항생제 사용의 필요성에 대응하기 위하여 수십 년에 걸쳐 발전해왔다.

항생제 적정사용관리에 대한 개념의 시작은 penicillin이 발견되어 널리 사용되기 시작한 1940년대와 1950년대로 거슬러 올라간다. 1940년대 제2차 세계대전 당시 penicillin이 감염증 치료에 사용되면서 사망률이 획기적으로 감소하였고, 1950년대에 이르면 streptomycin이나 tetracycline 같은 새로운 항생제들이 개발되어 널리 사용되기 시작했다. 이와 함께 이들 초기 항생제에 대한 내성이 보고되었다. 항생제가 본격적으로 사용되기 시작한 초기부터 내성 발현을 방지하기 위해 항생제 사용을 통제하는 데 중점을 두는 정도의 노력은 있었으나, 이 당시까지는 항생제 내성이 공중보건에 있어 주된 우려사항이 아니었다.

1960년대 초반 일본에서 항생제 내성이 염색체를 통해 같은 종 내에서 수직 전파(vertical transmission)가 될 뿐 아니라 플라스미드를 통해 다른 종으로 수평전파(horizontal transmission) 되는 것이 알려지면서 광범위한 항생제 내성의 확산 가능성에 대한 관심이 커지기 시작했다. 1961년에는 methicillin-resistant *Staphylococcus aureus* (MRSA)가 출현하였고, peniclin에 내성인 *Streptococcus pneumoniae*가 보고되었다. 또한, 1950년대 초반부터 동물 성장 촉진을 위해 항생제가 광범위하게 사용되면서 동물에서 사람으로의 내성균의 전파도 보고되었다. 이와 함께 의학이 급속도로 발전함에 따라 항암 치료나, 장기이식 또는 중환자 진료와 같이 항생제가 필요한 의학적 처치가 증가하면서 항생제의 사용도 급격하게 증가했다. 이 시기부터 과도한 항생제 사용이 항생제 내성의 증가와 관련이 있다는 연구 결과들도 보고되기 시작했다.

1960년대 말부터 1970년대에 들어서면서 미국에서는 비합리적인 항생제 처방으로 인한 의료비용에 대해 관심이 집중되었고, 어떻게 하는 것이 합리적으로 항생제를 처방하는 것인지에 대해서도 관심을 가지기 시작했다. 그러나 많은 임상가들은 그들의 항생제 처방 습관을 재고하라는 지적에 대해 이른바 상아탑의 조언이라며 반대하는 것이 일반적이었다.

1970년대가 되면서 병원들은 내성균 감염을 관리하기 위해 감염관리 프로그램에 더 집중하기 시작했다. 이들 프로그램들은 경우에 따라 항생제 사용을 모니터하기도 했지만 포괄적인 스튜어드십 활동을 하는 경우는 거의 없었다. 또한, 이 시기부터 항생제 사용과 관련된 임상진료지침이 발표되기 시작했다.

1980년대에 들어서면서 항생제 내성 문제가 긴급한 전세계적 문제로 인식되기 시작했다. vancomycin resistant Enterococcus (VRE)나 광범위 베타락탐효소 분해효소(extended-spectrum β-lactamase) 생성 장내세균(*Enterobacteriaceae*)이 출현한 시기이기도 하다. 반면 1980년대에 들어서면서 새로운 계열의 항생제의 개발이 둔화되기 시작했고, 개발된 항생제는 기존 항생제를 일부 변형한 항생제가 대부분이었다. 기존 항생제의 효능을 보존하고 내성균의 확산을 방지하는 것에 대한 필요성이 크게 부각되기 시작한 시기라고 할 수 있다.

"항생제 적정사용관리"라는 용어는 아직 일반적으로 사용되지 않았지만, 항생제 내성이 중요한 공중보건 위협으로 인식되면서 병원과 의료기관에서는 항생제 사용관리에 대해 보다 구조화된 노력이 시작되었다. 여기에는 특정 고위험 항생제를 사용하기 전 감염병 전문가에게 승인받도록 하는 항생제 제한 정책이 포함된다.

또한 1980년대에는 감염병/감염학 분야가 눈에 띄게 성장했고, 감염병 전문의들이 병원에서 적절한 항생제 처방에 대해 협진을 통해 자문하는 역할을 하는 경우가 많아졌다. 미국감염학회(The Infectious Diseases Society of America, IDSA)와 같은 감염병 관련 전문 학술단체에서는 특정 감염에 대해 임상의가 항생제를 적절하게 사용하는데 도움이 되는 지침들을 발표하기 시작했다. 감염병 전문의에게 항생제 사용을 자문하는 치료 관행이나 전문학회에서 발표하는 지침들은 향후에 공식적인 항생제 적정사용관리 가 발전하는 데 초석이 되었다.

1990년대는 현대적인 항생제 적정사용관리가 태동한 시기라고 할 수 있다. 1990년대가 되면서 항생제 내성은 더욱 심각한 수준에 이르러, 전 세계적으로 MRSA 감염이 더욱 만연해지고 다제내성 *Pseudomonas* spp.와 *Acinetobacter* spp.에 의한 심각한 의료관련감염이 증가했으며, VRE도 빠르게 확산하였다.

1990년대 후반부터 본격적으로 항생제 적정사용관리라는 용어가 주목받기 시작했다. 1997년 미국감염학회는 항생제 내성문제를 다룬 지침을 발표하였고, 이 지침에서 병원들이 항생제 적정사용관리를 구현해야 할 필요성을 강조하고, 의료환경 전반에서 항생제를 안전하게 사용하도록 권고하였다. 병원들은 감염병 전문의와 임상 약사가 주도하는 공식적인 항생제 적정사용관리를 구현하기 시작했다. 초기의 항생제 적정사용관리는 항생제 감시를 통해 처방된 항생제의 적절성을 검토하거나, 항생제 제한을 통해 특정 항생제 사용에 제한을 두거나, 임상의에게 교육을 하는 역할을 했다.

1990년대에 접어들면서 또한 항생제 내성에 대한 국제적 협력이 증가한 시기이기도 하다. 세계보건기구(World Health Organization, WHO)와 같은 조직과 다양한 국가 정부는 항생제 내성문제에 맞서기 위한 글로벌 전략의 필요성에 관심을 두기 시작했다.

2000년대에 걸쳐 여러 병원들은 감염병 전문의, 약사, 미생물학자 및 감염관리 인력이 포함된 전담팀이 이끄는 공식적인 항생제 적정사용관리를 구축하기 시작했다. 많은 병원에서 항생제 적정사용관리는 항생제 사용에 대한 전향적 감사(prospective audit) 및 피드백 제공, 고위험 항생제 사전 승인, 증거에 기반한 지침개발과 같은 활동을 하였다.

2001년 세계보건기구는 항생제 내성억제를 위한 국제 전략(Global Strategy for Containment of Antimicrobial Resistance)을 발표하면서 항생제 내성 억제를 위해서 국제적인 협력이 중요하며 감염 발생의 감시(surveillance), 감염관리와 함께 합리적인 항생제 사용을 중요한 요소 중 하나로 포함하였다.

2010년대에 들어서면서 정부 주도의 항생제 적정사용관리 정책이 많아졌다. 2015년 미국 정부는 항생제 내성균 퇴치를 위한 미국 국가 행동계획(National Action Plan for Combating Antibiotic Resistant Bacteria)을 발표하였다. 이 행동계획에는 모든 의료환경에 걸쳐 항생제 적정사용관리를 확대하고 감시를 개선하며 새로운 항생제를 개발을 장려하는 것을 목표로 하는 포괄적인 행동 계획이 포함되었다.

유럽에서도 항생제 내성 대응 원헬스 행동 계획(European One Health Action Plan against Antimicrobial Resistance)을 발표하였다. 유럽연합의 항생제 내성 원헬스 행동 계획은 인간, 동물 및 환경이 상호 연결된 특성을 인식하면서 항생제 내성문제를 극복하기 위한 단일 건강 행동 계획을 구현하고자 했다.

2010년대부터 미국의 합동 위원회(Joint Commission)와 같은 인증기관에서는 병원 인증 요구사항으로 항생제 적정사용관리를 도입하여 병원이 전용 항생제 적정사용관리를 갖추도록 했다. 미국의 메디케어 및 메디케이드 서비스센터(CMS)는 또한 병원 감염관리를 위해 항생제 적정사용관리를 구현하도록 요구하기 시작했다.

2010년대에 이르면서 진단 기술과 데이터 분석 및 예측 모델링의 발전이 항생제 적정사용관리의 효율성을 향상시켰다. 병원체와 내성 유전자를 신속하게 식별할 수 있는 신속 진단 기술(예: PCR, MALDI-TOF 및 차세대 염기서열분석)이 급증했고, 이러한 발전은 신속한 확정적 치료 결정이 가능하게 했다. 또, 전자의무기록 시스템과 여러 가지 다양한 데이터 분석 도구들을 통해 병원은 처방 패턴, 저항성 추세 및 결과를 실시간으로 분석할 수 있게 되었고 예측 모델링을 통해 항생제 적정사용관리는 내성균 발생을 예측하고, 처방 지침을 조정하고, 항생제 적정사용관리 프로그램으로 인한 효과를 정확하게 측정할 수 있게 되었다.

세계보건기구 및 미국 CDC와 같은 글로벌 조직에서는 항생제 사용 최적화를 목표로 하는 계획을 계속 추진하고 있으며, 현재 많은 국가에서 항생제 적정사용관리를 핵심 구성요소로 포함하는 항생제 내성에 대한 국가 실행계획(National Action Plan)을 개발하고 구현하고 있다. 미국 CDC는 메디케어 및 메디케이드 서비스 센터(CMS)의 지원을 받아 병원 및 기타 의료시설에서 항생제 적정사용관리를 의무화했다. 유럽 연합에서도, 유럽 질병 예방 및 통제 센터(ECDC)를 통해 회원국 전체에 걸쳐 항생제 적정사용관리 활동을 장려하고, 항생제 내성 동향을 모니터링하고 항생제 적정사용관리 정책을 안내하는 감시 네트워크인 EARS-Net을 지원하고 있다.

우리나라에서 항생제 적정사용관리 개념이 본격적으로 도입된 것은 2000년대 중후반부터이다. 2010년대 들어 항생제 내성 문제가 심각해지면서 일부 대학병원과 상급종합병원을 중심으로 감염내과, 약제부, 진단검사의학과가 참여하는 다학제적 항생제 적정사용관리가 시행되기 시작했다. 2016년 건강보험심사평가원은 항생제 사용 적정성 평가를 시작했고, 2020년대 들어 병원급 의료기관까지 그 대상을 확대하고 있다. 질병관리청은 항생제 내성균 감시체계(KARMS)를 통해 병원내 감염 및 내성률을 지속적으로 모니터링하고 있다.

우리나라는 항생제 소비량이 27.0DDD/1,000명/일로 OECD 평균(18.2)보다 현저히 높은 국가로, 이에 따른 내성균 유병률도 높은 편이다. 정부는 질병관리청과 심평원을 중심으로 항생제 사용 모니터링과 적정성 평가를 강화하고 있으나, 의료기간 간 항생제 적정사용프로그램 수행 역량에 차이가 크며, 특히 감염내과 전문의와 약사 등의 인력 부족, 지역 기반 네트워크 미비가 현장의 큰 제약으로 지적된다.

03 항생제 적정사용관리의 필요성: 목표와 기대효과

1. 항생제 적정사용관리의 목표

항생제 적정사용관리는 항생제 내성의 증가를 억제하고 항생제의 감염 치료의 효과의 지속성을 보장하기 위해 필수적이다. 항생제 적정사용관리의 목표는 항생제 사용을 최적화하는 것이고 이를 통해서 환자의 치료결과를 개선하고, 기존 항생제의 효능을 유지하는 데 중점을 둔다. 이러한 목표를 달성하는 것은 공중보건과 의료 시스템의 지속 가능성에 매우 중요하다. 항생제 적정사용관리의 주요 목표는 다음과 같다.

1) 항생제 내성의 감소(Reducing antimicrobial resistance)

항생제를 필요한 경우에 한해 정확한 용량과 기간으로 처방되게 함으로써 내성균 발생을 늦출 수 있다.

2) 환자의 치료결과 개선(Enhancing patient outcomes)

적절한 항생제 사용은 감염증을 효과적으로 치료하여 회복 속도를 높이고 합병증의 위험을 줄인다.

3) 부작용 발생의 최소화(Minimizing adverse effects)

올바른 항생제 사용은 알레르기 반응이나 약제 독성, 및 신체의 정상세균총 파괴와 같은 불필요한 부작용 발생을 예방할 수 있다.

4) 비용 효율성(Cost-effectiveness)

항생제의 남용과 오용을 줄임으로써 불필요한 치료, 입원 및 고가의 광범위 항생제 사용을 방지하여 의료비용을 낮출 수 있다.

5) 항생제 효능 보존 (Conservation of antimicrobial efficacy)

내성균의 확산을 늦춰서 다음 세대를 위해 기존 항생제의 효과를 보존할 수 있다.

2. 항생제 사용 최적화

항생제 적정사용관리에서 항생제 사용의 최적화는 항생제로 인한 유해한 결과를 최소화하면서 치료효과는 최대화하는 방식으로 항생제를 사용하는 과정이다. 항생제 내성 발생이나 부작용 발생의 위험은 최소화하고 비용은 줄이면서도 효과적으로 감염증을 치료하기 위해서 항생제 사용 최적화에 관여하는 다음의 여러 요소들을 적절하게 균형을 맞추는 것이 중요하다.

1) 적절한 항생제 선택(Right antibiotic)

감염증의 유형, 확인되었거나 가능성이 높은 원인병원체, 병원체의 항생제감수성 검사결과 및 환자의 특성을 기반으로 항생제를 선택한다. 특히 병원체가 확인된 경우 병원체를 표적으로 하는 항균범위가 좁은 항생제를 선택하여 정상 세균총에 미치는 영향이 적도록 해야 한다.

2) 적절한 용량(Right dose)

병원체를 효과적으로 사멸하거나 억제할 수 있는 치료 수준을 달성하면서 독성이 있을 정도로 과도한 용량으로 투여되거나 내성이 발생하도록 과소 투여가 되는 것을 피하는 정도의 용량으로 투여해야 한다. 신장기능 저하, 간기능 저하와 같은 특정 환자군에 대한 용량 조정이 포함된다.

3) 적절한 치료기간(Right duration)

감염증이 불완전하게 치료되지 않도록 충분한 기간 항생제를 투여하되 불필요한 항생제 노출로 인한 내성 발현의 위험이 최소화되도록 가능한 짧은 치료기간을 결정해야 한다.

4) 적절한 투여경로(Right route)

경구, 정맥주사 등 가장 효과적이면서 덜 침습적인 투여경로를 선택한다. 임상적으로 적절한 경우 정맥주사 항생제에서 경구 항생제로 전환하여 입원기간, 비용, 및 카테터 삽입과 관련한 합병증을 줄인다.

5) 항생제 하강치료(De-escalation)

생명을 위협할 수 있을 정도의 중증 급성 감염증의 경우 광범위 항생제로 치료를 시작하는 것이 불가피하나 특정 병원체가 확인되면 이를 표적으로 항생제의 항균범위를 축소하는 항균요법 전략이다. 이러한 전략은 초기 중증 감염에서 부적절한 항생제 투여의 위험을 줄이면서 또한 광범위 항생제의 불필요한 노출을 제한해서 내성이 발생할 위험을 줄일 수 있다.

6) 항생제 과용 및 오용 예방 (Preventing overuse and misuse)

항생제 투여가 필요하지 않은 바이러스 감염이나 자연치유되는 세균 감염에서 항생제 사용을 피하도록 한다. 또한 광범위 항생제의 과잉 처방을 방지하고 원인병원체를 표적으로 하는 치료를 지향하도록 지침이나 정책으로 이를 뒷받침해야 한다.

7) 항생제 사용 감시(Surveillance)

항생제 사용과 내성패턴을 지속적으로 모니터링하여 추세를 파악하고 실무를 조정해야 한다.

8) 모니터링 및 항균요법 조정 (Monitoring and adjusting therapy)

치료에 대한 환자의 반응을 정기적으로 검토하고 임상적 개선, 배양결과 및 감염 중증도의 변화에 따라 항생제 처방을 조정한다.

이와 같이 항생제 사용을 최적화함으로써 항균관리 프로그램은 환자가 효과적인 치료를 받을 수 있도록 보장하면서 공중 보건 및 향후 항생제 효능에 대한 부정적인 영향을 최소화할 수 있다.

3. 항생제 적정사용관리의 기대효과

1) 항생제 사용량, 비용, 내성, 임상적 예후, 이상반응 발생에 미치는 효과

항생제 적정사용관리는 항생제 사용으로 인한 다양한 문제를 해결하는 데 필수적이다. 항생제 적정사용관리의 주요 목표는 항생제 사용을 최적화하고, 비용을 절감하며, 내성을 억제하고, 임상적 예후를 개선하며, 이상반응을 최소화하는 것이다. 이러한 목표를 달성하는 것은 개별 환자 치료와 공중보건 모두에 중요한 영향을 미친다.

2) 항생제 사용량에 미치는 효과

(1) 항생제 과용 및 오용 감소

항생제 적정사용관리는 부적절한 항생제 처방을 줄이고, 항균요법을 최적화하며 이를 통해 전반적인 항생제 사용량을 감소를 유도한다.

항생제 적정사용관리는 항생제가 필요 없는 바이러스 감염이나 자연 치유 세균 감염에서 항생제가 오용 또는 남용되는 것을 방지하고, 배양결과에 따라 원인병원체를 표적으로 좁은 항균범위의 항생제를 사용하도록 권장하여, 불필요한 광범위 항생제를 사용을 줄인다.

항생제 적정사용관리는 항생제 치료의 최단 효과적인 기간을 강조하여 전체 항생제 노출을 줄인다. 이는 많은 감염에서 짧은 치료가 긴 치료만큼 효과적일 수 있다는 증거에 의해 뒷받침된다. 또한 정기적인 항생제 치료 검토를 통해 임상의가 지속적인 치료 필요성을 재평가하고 불필요한 항생제를 중단할 수 있도록 한다.

(2) 처방관행 개선

항생제 적정사용관리는 근거 기반 지침을 도입하거나 개발하고 배포한다. 항생제 내성, 지침에 따른 적절한 항생제 사용, 적정사용 원칙에 대해 지속적으로 교육하고 감염 진단, 미생물학적 데이터 해석, 적정사용 원칙 구현에 대한 훈련한다. 교육 및 훈련 결과를 모니터링 및 피드백을 하고 이를 통해 임상의의 항생제 처방 관행을 향상시킬 수 있다.

3) 비용에 미치는 효과

(1) 직접비용 절감효과

항생제 적정사용관리는 고가의 광범위 항생제 사용을 줄이고, 정맥주사 항생제의 경구항생제 전환 및 단기 항생제 치료요법을 유도하며, 불필요한 항생제 사용을 방지함으로써 항생제와 관련된 약제비용을 크게 절감할 수 있다. 또한 적절하게 항생제를 사용하면 환자의 감염증을 빠른 회복을 촉진하여 장기 입원과 관련한 비용을 줄일 수 있다.

(2) 간접비용 절감효과

항생제 적정사용관리는 항생제 내성 확산을 방지에 기여하여 내성균 감염 발생을 줄이고, 고가의 이차 치료제 사용 빈도와 전문 치료의 필요성을 줄일 수 있다. 또 적절한 항생제 사용으로 부작용을 최소화하여 추가 치료나 불필요한 입원기간 연장의 필요성을 줄일 수 있다.

4) 항생제 내성 감소효과

(1) 선택압 감소

불필요한 항생제 사용을 억제함으로써 항생제 적정사용관리는 내성 발현을 촉진하는 선택압력을 줄인다.

(2) 내성 추세 모니터링

내성 패턴의 지속적인 감시는 치료 프로토콜을 조정하고 내성 균주의 확산을 방지하는 데 도움을 준다. 이를 통해 의료환경에서 MRSA, VRE, CRE 같은 다제내성균 감염의 유병률 감소에도 기여할 수 있다.

(3) 현재 항생제 보존

항생제 적정사용관리 활동은 기존 항생제의 효능을 유지하여 여전히 유효한 치료옵션으로 남도록 한다.

(4) 새로운 항생제 개발 장려

효과적인 항생제 적정사용관리는 내성 발현 속도를 늦추어 새로운 항생제와 대체요법 개발을 위한 시간을 벌어준다.

5) 임상적 예후에 미치는 효과

(1) 치료효능 향상

올바른 항생제를 올바른 용량과 기간 동안 사용하도록 하여 항생제 적정사용관리는 감염 치료 성공률을 높인다.

(2) 사망률 및 이환율 감소

효과적인 감염관리는 합병증 위험을 줄여 환자의 이환율과 사망률을 감소시킨다.

(3) 회복시간 단축

적절한 항생제 사용은 감염의 빠른 해결로 이어져 병원 입원기간과 회복시간을 단축한다.

(4) 재발률 감소

최적의 치료요법은 감염 재발 가능성을 줄인다.

6) 이상반응에 미치는 효과

(1) 부작용 최소화

불필요한 항생제 사용을 피함으로써 항생제 적정사용관리는 알레르기 반응과 과민 반응의 발생을 줄인다. 또한 적절한 용량과 항생제 선택은 신독성 및 간독성 같은 독성 부작용의 위험을 최소화한다.

(2) 이차감염 감소

불필요한 항생제 사용을 줄여 항생제 치료와 관련된 흔하고 심각한 이차감염인 *Clostridioides difficile* 감염의 위험을 줄인다.

(3) 정상 세균총 파괴 최소화

가능한 광범위 항생제 사용을 줄여 항생제의 정상 세균총에 대한 영향을 최소화하여, 정상 세균총의 균형을 유지하는데 도움이 되며, 이를 통해 진균에 의한 기회 감염이나 다제내성균에 의한 이차 감염을 예방한다.

SUMMARY

- 항생제 적정사용관리란 항생제 사용을 최적화하여 치료결과를 개선하고 부작용 발생을 최소화하며, 다제내성균으로 인한 감염 확산을 줄이기위한 일련의 전략과 개입을 말한다.
- 항생제 적정사용관리의 목표는 ① 항생제 내성 감소, ② 치료결과 개선, ③ 부작용 발생의 최소화(minimizing adverse effects), ④ 비용 효율성 증대, ⑤ 항생제 효능 보존에 있다.
- 항생제 사용의 최적화를 위해서는 적절한 항생제를 선정하고, 적절한 용량과 투여경로로 적절한 기간 동안 투여해야 하며, 항생제 사용과 내성 패턴에 대한 지속적인 모니터링이 필요하다.
- 항생제 적정사용관리를 통해 불필요한 항생제 처방을 줄여 항생제 사용량이 감소되고, 내성균 발생을 줄이며, 적절한 항생제 사용을 통해 환자의 치료효과를 향상시키며, 부작용을 최소화하고, 불필요한 입원을 줄이거나 고가 약물의 사용을 줄여 비용을 절감하는 등의 효과를 기대할 수 있다.

참고문헌

1. Barlam TF, Cosgrove SE, Abbo LM, et al. Implementing an antibiotic stewardship program: Guidelines by the Infectious Diseases Society of America and the Society for Healthcare Epidemiology of America. Clin Infect Dis. 2016;62(10):e51-77.
2. Berríos-Torres SI, Umscheid CA, Bratzler DW, et al. Centers for disease control and prevention guideline for the prevention of surgical site infection, 2017. JAMA Surg. 2017;152(8):784-91.
3. CDC. Core Elements of Hospital Antibiotic Stewardship Programs 2021.
4. Chan YY, Lin TY, Huang CT, et al. Implementation and outcomes of a hospital-wide computerised antimicrobial stewardship programme in a large medical centre in Taiwan. Int J Antimicrob Agents. 2011;38(6):486-92.
5. Cheong HS, Park K-H, Kim HB, Kim S-W, Kim B, Moon C, et al. Core elements for implementing antimicrobial stewardship programs in Korean general hospitals. Korean J Med. 2023;98(1):11-39.
6. Cunha CB. Antimicrobial stewardship programs: principles and practice. Med Clin North Am. 2018;102:797-803.
7. Dellit TH, Owens RC, McGowan JE Jr, et al. Infectious Diseases Society of America and the Society for Healthcare Epidemiology of America guidelines for developing an institutional program to enhance antimicrobial stewardship. Clin Infect Dis. 2007;44(2):159-77.
8. Fleming-Dutra KE, Hersh AL, Shapiro DJ, et al. Prevalence of inappropriate antibiotic prescriptions among US ambulatory care visits, 2010-2011. JAMA. 2016;315(17):1864.
9. Hand K. Antibiotic stewardship. Clin Med. 2013;13:499.
10. Honda H, Ohmagari N, Tokuda Y et al. Antimicrobial stewardship in inpatient settings in the asia pacific region: a systematic review and meta-analysis. Clin Infect Dis. 2017;64:S119-S126.
11. Howard P, Pulcini C, Hara GL, et al. An international cross-sectional survey of antimicrobial stewardship programmes in hospitals. J Antimicrob Chemother. 2015;70:1245-55.
12. Huttner B, Harbarth S, D Nathwani D. Success stories of implementation of antimicrobial stewardship: a narrative review Clin Microbiol Infect. 2014;20:954-62.
13. Johnson S, Lavergne V, Skinner AM, et al. Clinical practice guideline by the Infectious Diseases Society of America (IDSA) and Society for Healthcare Epidemiology of America (SHEA): 2021 focused update guidelines on management of Clostridioides difficile infection in adults. Clin Infect Dis. 2021;73(5):755-7.
14. Kaki R, Elligsen M, Walker S, et al. Impact of antimicrobial stewardship in critical care: a systematic review. J Antimicrob Chemother. 2011;66:1223-30.
15. Mas-Morey P, Valle M. A systematic review of inpatient antimicrobial stewardship programmes involving clinical pharmacists in small-to-medium-sized hospitals. Eur J Hosp Pharm Sci Pract. 2018;25(e1):e69-73.
16. Moehring R, Anderson D. Antimicrobial stewardship as part of the infection prevention effort. Curr Infect Dis Rep. 2012;14:592-600.
17. Rhee SM, Stone ND. Antimicrobial stewardship in long-term care facilities. Infect Dis Clin North Am. 2014;28:237-46.
18. Schuts EC, Hulscher MEJL, Mouton JW, et al. Current evidence on hospital antimicrobial stewardship objectives: a systematic review and meta-analysis. Lancet Infect Dis. 2016;16(7):847-56.
19. Shin DH, Kim HS, Heo EJ, et al. Stepwise expansion of antimicrobial stewardship programs and its impact on antibiotic use and resistance rates at a tertiary care hospital in Korea. Microbiol Spectr. 2022;10:e0033522.
20. Singh S, Ark R, Tatlock J, et al. Evaluating the long-term impact of an antimicrobial stewardship programme in a Central London mixed medical and surgical intensive care unit JAC Antimicrob Resist. 2022;4:dlac108.
21. World Health Organization. Global Action Plan on Antimicrobial. 2016.
22. Yoon YK, Kwon KT, Jeong SJ, et al. Guidelines on implementing antimicrobial stewardship programs in Korea. Infect Chemother. 2021;53(3):617-59.

Chapter — 02

항생제 적정사용관리의 핵심요소

권기태 경북대학교 의과대학 내과학교실

목적

- 항생제 적정사용관리를 위한 구조적, 절차적 핵심요소를 이해하고, 이를 통해 의료기관에서 효과적으로 항생제 적정사용관리를 수행할 수 있는 기반을 마련한다.

학습 성과

Learning outcomes

- 우리나라 항생제 적정사용관리 핵심요소의 내용과 활동을 이해한다.
- 우리나라 항생제 적정사용관리의 핵심요소를 소속 의료기관에 적용한다.
- 항생제 적정사용관리의 핵심요소에 대한 국제적인 현황을 이해한다.

01 서론

2014년 영국에서 발표된 항생제 내성 보고서(O'Neill, J. Antimicrobial Resistance: Tackling a Crisis for the Health and Wealth of Nations)에 따르면, 현재와 같은 항생제 내성문제가 2050년까지 지속될 경우 전 세계적으로 매년 1,000만 명이 항생제 내성으로 인해 사망할 것으로 예측되었으며, 이는 암으로 인한 사망자 수를 초과하는 수준으로 평가되었다. 세계보건기구(World Health Organization, WHO)는 2015년 5월 항생제 내성을 인류가 직면한 중대한 공중보건 위기로 선언하였고, 같은 해 세계보건총회에서는 '항생제 내성 글로벌 행동계획(Global Action Plan on Antimicrobial Resistance)'을 승인하여 전 세계적인 대응 전략을 수립하고 시행할 것을 촉구하였다.

대한민국은 이러한 국제적 흐름에 발맞추어 2016년부터 정부 주도의 항생제 내성관리 정책을 도입하였다. 범부처 차원의 국가정책조정회의를 통해 '제1기 국가 항생제 내성 관리대책(2016-2020년)'이 발표되었으며, 항생제 내성

표 1-2-1. 항생제 적정사용관리를 위한 핵심요소의 내용과 주요 활동

핵심요소	내용	주요 활동
리더십의 책무 (Leadership Commitment)	병원 경영진은 항생제 적정사용관리의 중요성을 인식하고 필요한 조직, 인력, 예산 및 정보기술 등 충분한 자원을 지원해야 한다.	병원 리더십이 공식적으로 항생제 적정사용 관리에 대한 지지와 헌신을 표명하고, 이를 위한 자원 할당을 보장
운영체계 (Operating System)	병원 경영진은 다학제로 구성된 항생제 적정사용관리 전담팀을 구성하여 운영할 책임이 있다. 전담팀은 항생제 사용에 대한 전문지식을 가진 의사를 책임자로 하며, 항생제 사용에 대한 지식을 가진 전담 약사와 기타 필요한 직원으로 구성된다.	항생제 적정사용관리 전담팀의 조직 및 역할 정의, 팀 구성원 간의 협력체계 구축
중재의 실행 (Action)	최적의 항생제 처방을 지원하기 위한 중재활동으로는 항생제 투약의 필요성 여부, 적절한 항생제의 선택, 올바른 용법 및 적절한 투여기간 등에 대한 평가 및 피드백이 포함된다.	항생제 처방 평가, 피드백 제공, 처방 중재활동의 실시간 모니터링 및 조정
추적조사 (Tracking)	항생제 사용 현황을 파악하고, 항생제 적정사용관리를 평가하기 위한 조사활동을 통해 항생제 처방과 관련하여 개선이 필요한 부분을 도출하고, 항생제 처방 중재활동의 효과를 평가한다.	항생제 사용 데이터 수집 및 분석, 항생제 내성 추적, 개선영역 식별 및 중재활동 평가
보고 (Reporting)	병원의 경영진과 항생제 처방과 관련 있는 모든 의료진에게 정기적으로 항생제 사용, 항생제 내성, 항생제 처방 중재활동 내용 등을 보고하고 공유하여 적절한 항생제 처방을 도모한다.	정기적인 보고서 작성 및 배포, 주요 지표 및 성과 공유, 경영진과의 정기적인 회의
교육 (Education)	항생제의 올바른 처방과 항생제 내성균에 대한 의료진 교육, 사용하고 있는 항생제에 대한 환자 교육을 포함하는 활동이다.	의료진을 위한 정기 교육 프로그램 운영, 환자 및 보호자를 위한 교육자료 제공, 최신 지침 및 연구결과 업데이트

억제를 위한 다양한 정책이 제시되었다. 그러나 인체 항생제 사용 및 내성문제의 개선은 기대에 미치지 못하였으며, 주요 항생제 내성률은 지속적으로 증가하는 양상을 보였다. 현재(2025년)는 '제2기 국가 항생제 내성 관리대책(2021-2025년)'이 시행 중이며, 해당 대책에서는 국내 의료기관 내 항생제 적정사용관리(antimicrobial stewardship program, ASP)의 정착이 항생제 내성문제 해결을 위한 주요 전략으로 명시되었다. 특히, 항생제 적정사용관리를 위한 구조적 및 절차적 핵심요소를 개발하고, 이를 통해 의료기관에서 효과적으로 항생제 적정사용관리를 수행할 수 있는 기반을 마련하는 것이 우선 과제로 설정되었다.

이에 따라, 우리나라 실정에 부합하는 항생제 적정사용관리 핵심요소 개발이 진행되었으며, 질병관리청의 지원을 받아 대한항균요법학회의 주관 하에 대한감염학회, 대한소아감염학회, 대한의료관련감염관리학회, 한국병원약사회, 건강보험심사평가원, 의료기관평가인증원을 포함하는 다학제 전문가 및 자문위원단이 참여하였다. 2021년 11월부터 2022년 9월까지 문헌고찰 및 델파이 조사기법을 활용한 전문가 합의를 통해 최종적으로 6가지 핵심요소가 도출되었으며, 이는 리더십의 책무(Leadership commitment), 운영체계(Operating system), 중재의 실행(Action), 추적조사(Tracking), 보고(Reporting), 교육(Education)으로 구성되었다(표 1-2-1). 이러한 핵심요소는 우리나라 의료기관이 효과적인 항생제 적정사용관리를 수행하는 데 필요한 구조화된 프레임워크로 기능할 것으로 기대된다.

02 우리나라 항생제 적정사용관리의 핵심요소와 체크리스트

1. 리더십의 책무(Leadership commitment)

1) 개념

병원 경영진은 항생제 적정사용관리를 실행하기 위해 병원의 다양한 부서들이 프로그램에 협조하도록 운영할 책

임이 있다. 따라서, 병원 경영진은 항생제 적정사용관리의 중요성을 인식하고 필요한 조직, 인력, 예산 및 정보기술 등의 충분한 자원을 지원해야 한다.

2) 체크리스트

- 병원 경영진이 참여하는 항생제 적정사용관리 위원회를 운영하기 위한 규정을 수립하고, 정기적으로 위원회를 개최하고 있다.
- 병원 경영진은 항생제 적정사용관리 시행에 필요한 예산을 배정하고 인력을 배치하고 있다.
- 병원 경영진은 항생제 적정사용관리 시행을 기관의 우선 목표로 정하고, 성과를 측정하기 위한 지표를 정하여 관리하고 있다.

3) 활용 예시

- 항생제 적정사용관리 활동에 필요한 자원(인력, 조직, 예산)을 지원하고, 결과에 대해서 책임을 질 수 있는 경영진이 항생제 적정사용관리 위원회에 참여하여야 한다.
- 항생제 적정사용관리 위원회는 정기적인 회의를 개최하여 항생제 적정사용관리의 수행내용과 결과 및 필요자원에 대해 심의하고 의결하도록 한다.
- 항생제 적정사용관리 위원회는 의료기관의 사정에 맞추어 독립적으로 운영하거나, 의약품관리(약사)위원회, 감염관리위원회, 질향상위원회 또는 환자안전위원회의 하부위원회 형태로 구성하여 운영할 수 있다. 항생제 적정사용관리 위원회를 독립적으로 운영하지 않는 경우에는 항생제 적정사용관리에 대한 안건을 반드시 고정된 별도의 항목으로 구분하여 운영한다.
- 항생제 적정사용관리의 성과를 측정하기 위한 지표는 항생제 적정사용관리 실행을 위한 핵심요소 중 추적조사의 구성요소에서 의료기관의 사정에 맞게 선택해 선정할 수 있다.

4) 해설

(1) 병원 경영진의 지원과 참여

병원의 고위 경영진, 특히 의료기관장, 간호 책임자 및 약제부서 책임자의 적극적인 지원은 항생제 적정사용관리의 성공에 있어 중요하며, 프로그램의 목표를 달성하기 위해 필요한 인적·물적 자원을 확보하는 데 중요한 역할을 한다. 항생제 적정사용관리의 중요성을 경영진이 명확히 인식하고, 프로그램 운영에 필수적인 인력, 재정, 정보기술(IT) 자원을 적절히 마련하는 것이 항생제 적정사용관리의 역량 및 영향력 강화를 위한 필수조건이다. 기관장은 항생제 적정사용관리 책임자들에게 프로그램을 일상적으로 관리하고 실행할 수 있는 충분한 시간을 할당해야 하며, 항생제 사용 개선이라는 병원의 목표를 효과적으로 달성하기 위해 필요한 자원을 평가하는 정기적인 회의를 개최하는 등의 조치를 취해야 한다. 아울러, 항생제 적정사용관리에 종사하는 직원들의 직무 기술서에 항생제 적정사용관리와 관련된 업무가 명확하게 명시되고, 이러한 업무에 전념할 수 있는 충분한 시간이 공식적으로 보장되어야 한다.

2. 운영체계(Operating system)

1) 개념

병원 경영진은 다학제의 항생제 적정사용관리 전담팀(이하 '전담팀'이라 함)을 구성하여 운영할 책임이 있다. 전담팀은 항생제 사용에 대한 전문지식을 가진 의사를 책임자로 하며, 항생제 사용에 대한 지식을 가진 전담 약사를 포함하고, 기타 의료기관이 필요로 하는 직원으로 구성하여 항생제 적정사용관리를 운영한다.

2) 체크리스트

- 항생제 적정사용관리를 운영하는 전담직원과 전담팀이 있고, 역할과 수행 절차에 대한 규정이 있다.
- 항생제 적정사용관리를 수행하는 전담팀은 의사, 약사, 간호사, 임상미생물 전문가, 감염관리전문가, 정보기술 전문가 등을 포함하는 다학제로 구성되어 있다.
- 항생제 적정사용관리를 책임지는 책임자가 있다.
- 항생제 적정사용관리에 대한 교육을 수료하고 활동하는 전담 약사가 있다.

3) 활용 예시

- 항생제 적정사용관리를 운영하는 전담 직원은 항생제 적정사용관리 업무 이외의 다른 업무는 하지 않는 직원을 이르며, 직무기술서에 관련 업무가 공식적으로 포함되어야 한다.
- 전담 직원은 항생제 적정사용관리에 대한 교육을 수료하고 주기적으로 이수하여야 한다.
- 항생제 적정사용관리를 성공적으로 구현하기 위해서는 의사, 약사, 간호사, 임상미생물 전문가, 감염관리 전문가, 정보기술 전문가들이 다학제팀을 구성하여 협업해야 한다.
- 임상 경험, 리더십 경험, 폭넓은 다학제 관계 및 수련과정을 기반으로 감염내과 혹은 소아청소년과 감염분과 전문의를 항생제 적정사용관리 다학제팀을 운영하는 책임자로 권장한다.
- 항생제 적정사용관리를 운영하는 전담팀의 구성, 역할 및 수행 절차, 업무시간은 공식 문서로 규정되어야 한다.
- 항생제 적정사용관리에 대한 교육을 받은 약사가 전담팀의 핵심 구성원이 되어야 한다. 약사는 중재 및 피드백을 통한 전향적 감시, 교육, 항생제 사용에 대한 업무 구조 개발 및 추적, 항생제와 감염병 관련 정책 및 지침 수립을 포함하는 적절한 항생제 사용을 지원한다.

4) 해설

(1) 리더십의 역할 및 책임

항생제 적정사용관리에서 리더십은 프로그램의 효과적인 구현과 지속 가능성을 보장하기 위해 명확하게 정의된 역할과 책임을 포함한다. 항생제 적정사용관리 책임자는 프로그램을 감독하고, 전략적 목표를 설명하며 부서 간 활동을 조정하는 역할을 한다. 내과와 소아청소년과 감염분과 전문의는 복잡한 감염질환의 진단과 치료, 적절한 항생제의 처방, 항생제 사용의 영향을 관리하는 업무를 일상적으로 수행하고 있으며, 많은 기관에서 감염관리 책임자나 질 향상 및 환자 안전 책임자의 역할을 통해 리더십 역량을 인정받고 있다. 감염분과 전문의는 항균제감수성 자료와 항생제 치료에 대한 연구결과를 바탕으로 항생제 사용에 대한 지침을 개발하고, 항생제를 처방하는 의사에게 항생제 선택에 대한 직접적인 피드백을 제공하는 중재를 수행한다. 임상 경험, 리더십 경험, 폭넓은 다학제 관계 및 수련과정을 고려하면, 감염분과 전문의는 항생제 적정사용관리 전담팀 구성원의 잠재력을 극대화하여 항생제 적정사용관리를 효과적으로 수행할 수 있는 리더로서 적합하다.

(2) 다학제팀 구성

성공적인 항생제 적정사용관리는 다학제팀의 협력에 의존한다. 이 팀은 일반적으로 감염병전문가, 임상약사, 미생물학자, 감염관리전문가, 병원 의사 및 정보기술 전문가를 포함한다. 각 구성원은 포괄적인 항생제 적정사용관리에 필수적인 고유한 전문지식을 제공한다. 감염병 전문가는 항균제 사용에 대한 임상 감독 및 지침을 제공한다. 임상약사는 약물 치료 최적화 및 의료 제공자에게 모범사례 교육에 중점을 둔다. 미생물학자는 진단검사가 정확하고 신속하게 수행되도록 보장한다. 감염관리전문가는 항생제 내성균의 확산을 줄이기 위한 감염관리 프로토콜을 개발하고 구현한다. 대부분의 입원 환자 치료를 관리하는 병원 의사는 일상적인 임상실무에 항생제 적정사용관리 원칙을 통합하는 데 중요한 역할을 한다. 정보기술 전문가는 항생제 사용 및 내성 패턴의 모니터링 및 보고를 용이하게 하는 전자건강기록 및 의사결정 지원도구를 개발 및 유지함으로써 팀을 지원한다. 이러한 다학제팀의 시너지는 항생제 적정사용관리의 성공에 중요하며, 항생제 관리에 대한 전체적인 접근 방식을 보장한다. 병원 경영진과 관련 위원회 구성원들은 이러한 다학제 전담팀을 지원하고 협력해야 한다(그림 1-2-1).

(3) 팀 기반의 항생제 관리

팀 기반 접근은 항생제 적정사용관리의 성공에 필수적이다. 이 접근방식은 다양한 의료 전문가의 전문 지식을 활용하여 항생제 사용을 최적화하고 환자 결과를 개선한다. 항생제 적정사용관리팀에는 감염병 의사, 임상약사, 미생물학자, 감염관리전문가, 간호사 및 병원 의사가 포함된다. 각 구성원은 관리과정에서 중요한 역할을 한다.

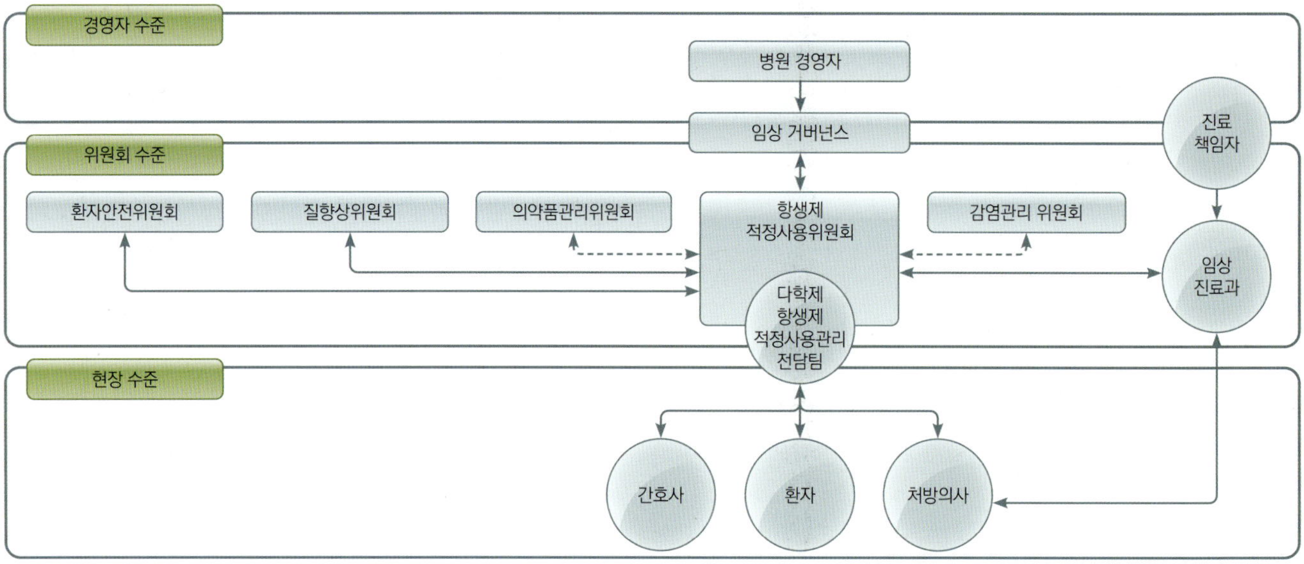

그림 1-2-1. 병원의 항생제 적정사용관리 전담팀의 활동에 대한 지원과 협력 구조

① 감염병 의사

항생제 선택과 사용에 대한 지침을 개발하고 제공하며, 전문적인 관리가 필요한 복잡한 사례를 감독한다. 이들의 전문지식은 미생물학 데이터를 해석하고 정보에 입각한 치료 결정을 내리는 데 필수적이다.

② 임상약사

약사는 항생제 적정사용관리에서 중요한 역할을 하며, 항균요법 최적화, 약물 검토 수행 및 적절한 용량과 기간을 보장하는 데 중점을 둔다. 이들은 약물 상호작용, 부작용 및 약동학/약력학적 고려사항에 대한 귀중한 통찰력을 제공한다.

③ 미생물학자

병원체를 식별하고 항균제감수성을 결정하는 데 중요한 역할을 한다. 미생물학 실험실의 신속하고 정확한 진단결과는 적시에 효과적인 항균요법을 제공하는 데 필수적이다.

④ 감염관리전문가

이들은 감염 예방 및 통제 조치를 개발하고 구현한다. 감염 통제 프로토콜 준수를 모니터링하고, 내성 생물의 확산을 방지하기 위한 교육을 제공한다.

⑤ 간호사

간호사는 항균제를 투여하고, 환자의 반응을 모니터링하며, 치료에 대해 환자를 교육하는 데 중요한 역할을 한다. 이들은 환자와 의료팀 간의 중요한 연결고리 역할을 한다.

⑥ 병원 의사

병원 의사는 입원 환자의 치료를 관리하며, 항생제 적정사용관리를 위한 노력을 통합하는 데 중요한 역할을 한다. 이들은 일상적인 임상실무에서 관리 원칙을 적용하고, 다양한 전문 분야 간의 치료를 조정한다.

효과적인 팀 기반 항생제 관리는 팀 구성원 간의 정기적인 의사소통, 협력 및 공동 의사결정을 요구한다. 다학제적 회진, 사례 토론 및 공동 회의는 이러한 협력적 접근 방식을 촉진하여 환자 치료에 모든 관점을 고려하도록 한다.

(4) 의사, 약사 간호사의 협력

의사, 약사, 및 간호사 간의 협력은 효과적인 항생제 적정사용관리의 핵심이다. 각 직종은 결합될 때 환자 치료의 질을 향상시키고 항생제 사용을 최적화하는 고유한 기술과 지식을 제공한다.

① **의사-약사 협력**

의사와 약사는 항생제 처방을 검토하고, 적절성을 평가하며, 환자별 요인에 따라 조정을 한다. 약사는 대체요법, 용량 조정 및 감량 전략에 대한 권장사항을 자주 제공한다. 협력적 실무 협약과 프로토콜은 이 파트너십을 공식화하고 의사결정 과정을 간소화할 수 있다.

② **의사-간호사 협력**

의사와 간호사는 협력하여 환자의 임상상태와 치료 반응을 모니터링한다. 부작용, 증상 변화 또는 항균요법에 영향을 미칠 수 있는 기타 관련 관찰사항을 보고한다. 의사와 간호사 간의 효과적인 의사소통은 치료계획의 적시 조정과 환자 안전을 강화한다.

③ **약사-간호사 협력**

약사는 간호사에게 항균제의 적절한 투여에 대한 교육과 지침을 제공하며, 여기에는 주입 시간, 호환성 문제 및 취급 지침이 포함된다. 이 협력은 약물이 올바르게 투여되고 잠재적인 문제가 신속하게 해결되도록 보장한다.

④ **다학제적 교육 및 훈련**

의사, 약사 및 간호사를 위한 공동 교육 세션 및 훈련 프로그램은 항생제 적정사용관리에 대한 통합된 접근 방식을 촉진한다. 이러한 세션은 항생제 내성, 적절한 처방 관행 및 최신 관리 지침과 같은 주제를 다룰 수 있다.

3. 중재의 실행(Action)

1) 개념

최적의 항생제 처방을 지원하기 위해서는 다양한 중재활동이 필요하다. 중재활동으로는 항생제 투약의 필요성 여부, 적절한 항생제의 선택, 올바른 용법 및 적절한 투여 기간 등에 대한 평가 및 피드백 등이 있다.

2) 체크리스트

- 항생제 사용에 대한 감시와 피드백을 시행하고 있다.
- 특정 항생제를 대상으로 처방 제한 및 승인 프로그램을 시행하고 있다.
- 의료기관내 항생제 관리지침에 근거하여 항생제 사용을 추천하고 항생제 처방을 지원하는 항생제 처방 서식 또는 전산화된 항생제 처방 지원시스템이 있다.
- 의료기관 내 주요 감염질환 대상 혹은 부수적인 항생제 적정사용관리 중재활동을 하고 있다.

주요 감염질환에는 요로감염, 지역사회폐렴, 혈류감염, *C. difficile* 감염 등이 있다.

부수적인 항생제 적정사용관리 중재활동에는 항생제 병합치료 최소화, 항생제 하강(de-escalation) 치료, 항생제 최적 투약기간 권고, 주사 항생제의 경구전환, 특정 항생제에 대한 치료 약물 모니터링(therapeutic drug monitoring, TDM) 활용, 미생물 검사결과의 신속한 보고 등이 있다.

3) 활용 예시

(1) 핵심 중재

- 특별히 관리가 필요한 항생제의 경우 사전 승인을 통해 항생제가 적절한 적응증에 올바르게 투약이 되는지 확인한다.
- 관리를 요하는 항생제에 대한 처방 제한과 승인 프로그램을 활용한다.
- 국내 지침이나 해당 지역의 항균제감수성 자료에 근거하여, 해당 의료기관에서 활용 가능한 항생제 치료지침을 개발한다.
- 해당 의료기관에서 특정 임상증후군별 표준화된 항생제 처방서식을 개발하고 활용한다.
  대한항균요법학회 홈페이지를 통해 안내되고 있는 Korean Society for Antimicrobial Therapy (KSAT) 항생제 처방 지원 프로그램(http://ksc.thepowerbrains.com/search/main.do)을 활용한다.
- 주요 감염질환 환자에 대한 최적화된 항생제 처방 프로토콜 개발을 위해 관련 부서들 간에 협력(예: 항생제 관리팀과 중환자실 협력)한다.
- 항생제 관리팀은 개별 의료진과 환자 치료에 대해 대면하여 협의한다.

(2) 추가 중재

- 항생제 투약 전 알레르기 여부를 평가한다.
- 항생제 초기 처방 48-72시간 후 처방된 항생제의 적절성을 평가하는 과정을 도입한다.
- 항생제 치료지침에 따라 주사 항생제를 경구제로 변경한다.
- 환자의 체중, 신장 혹은 간 기능 등에 맞추어 용량을 권유하는 지침을 만들어 활용한다.
- 원인 미생물의 항균제감수성에 맞추어 항생제 간소화 혹은 하강치료를 권유하는 지침과 시스템을 만들어 활용한다.
- 중복된 스펙트럼의 항생제 혹은 약물 상호작용에 근거한 자동 경보시스템을 만들어 활용한다.
- 일정 기간 처방된 항생제에 대한 자동 중지 프로그램(예: 수술 예방적 항생제, 경험적 항생제)을 만들어 활용한다.
- 특정 항생제에 대한 TDM을 수행한다.
- 미생물 검사결과의 신속한 보고를 위한 신속 진단 시스템을 구축하고 선택적 항균제감수성 보고를 도입한다.
- 프로칼시토닌(procalcitonin) 등의 바이오마커(biomarker)를 도입하여 항생제 투약기간 단축에 활용한다.
- 배양검체는 항생제 투약 전에 적절한 방법으로 수집할 수 있도록 지침을 만들고 실시간으로 운송될 수 있는 시스템을 구현한다.
- 특정 감염질환 및 의료기관별로 약속한 상황에서 항생제 사용을 개선하기 위한 방안에 대해 사전에 공유한다[예: 지역사회획득폐렴, 요로감염, 피부연조직 감염, 복강내 감염증, 패혈증, 혈류감염(중심정맥관 감염), 수술 예방적 항생제, 수술부위 감염, methicillin-resistant *Staphylococcus aureus* (MRSA) 감염증이 의심되는 상황, 새로운 *C. difficile* 감염증 환자에서 다른 목적으로 사용되던 항생제 치료에 대한 평가, 오염된 검체나 집락 상태에 대한 부적절한 항생제 사용].

4) 해설

(1) 핵심 전략

항생제 관리의 핵심 전략은 크게 두 가지가 있다. 전향적 감시와 피드백(prospective audit with feedback; back-end program) 프로그램과 처방 항생제 제한과 사전 승인(formulary restriction and preauthorization; front-end program) 프로그램으로 나눌 수 있다. 전향적 감시와 피드백은 항생제가 처방된 후 일정 시간이 지나서 관리자가 항생제 종류, 용량, 용법 등의 적정성을 평가하는 프로그램이고, 처방 항생제 제한과 사전 승인은 의료진이 환자에게 항생제를 처방하기 전에 특정 항생제에 대한 승인을 받아 사용함으로써 항생제 사용을 개선하는 프로그램이다. 두 가지 항생제 관리 전략은 서로 상호 배타적인 프로그램으로 둘 중 하나를 반드시 선택해야 하는 것이 아니라, 병원의 특성과 고유 문화, 의료진들의 태도, 활용 가능한 자원 그리고 핵심 전략 각각의 장점과 단점을 고려하여 대상 항생제나 환자 그룹에 따라 선별적으로 혼합하여 시행할 수 있다.

(2) 추가 전략

① 의사가 주도하는 중재

항생제 간소화(streamlining) 혹은 하강치료는 불필요한 항생제 병합요법을 줄이고, 더 좁은 항균범위의 항생제로 변경하는 전략이다. 교육(education)은 항생제 관리 중재의 중요한 요소로, 항생제 처방 행위에 직접적인 영향을 준다. 교육의 대상은 의료진, 약사, 의사 보조인력(physician assistant), 간호사 등 다양한 의료 인력을 포함해야 한다. 특히, 의과대학생이나 간호대학생에 대한 교육의 필요성이 강조되고 있다. 의료기관의 특성에 맞춘 질환별 임상진료지침이나 치료 방침(practical guidelines and clinical pathways)은 질환별 임상진료지침을 다면적으로 공유하여, 해당 의료기관의 진료 행위를 지침에 맞게 개선하고 적절한 초기 경험적 항생제 투약의 빈도를 향상시킬 수 있다.

② **약사가 주도하는 중재**

다양한 감염질환에 대한 항생제 용량과 투약기간의 최적화(dosage and duration optimization for infectious syndromes)는 항생제 치료효과를 극대화하고 부작용 발생을 최소화하는 데 매우 중요하다. 항생제 투약기간을 최적화하기 위해 일정 기간 항생제가 투약된 경우 전산화 항생제 처방 프로그램 등을 활용하여 처방을 중지하거나 경보 프로그램을 활용할 수 있다. 주사 항생제에서 경구 항생제로 전환(conversion from parenteral to oral therapy)은 병원의 특성이나 대상 환자에 적절한 항생제 사용에 대한 프로토콜을 수립하여, 일원화된 치료방침(clinical pathway)을 적용하는 중재 방법의 일부로 적절한 시기에 주사 항생제를 경구 항생제로 전환할 수 있다.

③ **미생물 검사 중심의 중재**

미생물 검사 결과의 신속한 보고(rapid diagnostic testing)는 항생제 관리팀과 미생물 검사실 사이의 협력적인 관계를 더욱 발전시킬 수 있다. 미생물 배양검사 결과가 신속하게 보고될수록 조기에 적절한 항생제가 처방될 수 있다. 선택적 항균제감수성 보고(selective antibiotic susceptibility reporting)는 원인균에 대한 적절한 항생제를 선택하는 것을 돕기 위해 특정 항균제감수성을 선택적으로 보고하는 것으로, 검사가 시행된 모든 항균제감수성 결과를 한꺼번에 보고하는 것보다 특정 항균제감수성을 선택적으로 보고하는 것이 항생제 관리를 도울 수 있다. procalcitonin 등의 바이오마커 활용으로 패혈증 혹은 지역사회획득폐렴 환자들에서 항생제 투약기간을 단축할 수 있다.

④ **항생제 관리 중재를 지원하는 시스템**

항생제 처방 서식(antimicrobial order forms)은 항생제 처방을 위해 약품명, 용량, 용법, 투약 기간, 감염질환명을 기입하는 표준화된 서식으로, 특정 임상증후군별 표준화된 항생제 처방 서식을 활용하여 적절한 항생제를 처방하는 비율을 개선할 수 있다. 전산화된 항생제 처방시스템을 통한 컴퓨터 임상적 결정 지원시스템(electronic medical records tools with clinical decision support system)은 연령과 신장 기능, 특정 감염질환에 맞춘 용량의 투약을 돕고, 항생제 내성 양상에 적합한 항생제 처방을 도울 수 있다.

4. 추적조사(Tracking)

1) 개념

추적조사는 항생제 사용 현황을 파악하고, 항생제 적정사용관리를 평가하기 위해 수행하는 일련의 조사 활동이다. 추적조사를 통하여 항생제 처방 관련 개선이 필요한 부분을 도출하고, 항생제 처방 중재활동의 효과를 평가한다.

2) 체크리스트

- 의료기관 내 항생제 사용량을 정기적으로 추적관찰하고 있다.
- 의료 관련 감염병에 포함된 다제내성균 6종[MRSA, vancomycin-intermediate/resistant *Staphylococcus aureus* (VISA/VRSA), vancomycin-resistant *Enterococci* (VRE), multidrug-resistant *Acinetobacter baumannii* (MRAB), multidrug-resistant *Pseudomonas aeruginosa* (MRPA), and carbapenem-resistant *Enterobacterales* (CRE)] 발생 현황을 정기적(분기별 1회 이상)으로 추적관찰하고 있다.
- *C. difficile* 감염증 발생 현황을 정기적으로 추적관찰하고 있다.
- 다빈도로 검출되는 세균들에 대한 항균제감수성 현황을 정기적으로 추적관찰하고 있다.
- 항생제 이상반응 발생현황을 정기적으로 추적관찰하고 있다.
- 항생제 사용에 대한 감시와 피드백에 따른 권고사항 수용 정도를 정기적으로 추적관찰하고 있다.
- 특정 항생제를 대상으로 처방 제한 및 승인프로그램에 포함된 항생제의 제한과 승인 정도를 정기적으로 추적관찰하고 있다.
- 의료기관 내에서 시행하고 있는 주요 감염질환을 대상으로 수행한 항생제 중재활동 혹은 그 외 부수적인 항생제 중재활동에 대해 정기적으로 추적관찰하고 있다.

- 주요 감염질환에는 요로감염, 지역사회획득폐렴, 혈류감염, *C. difficile* 감염 등이 있다.
- 부수적인 항생제 적정사용관리 중재활동에는 항생제 병합 치료 최소화, 항생제 하강치료, 항생제 최적 투약기간 권고, 주사 항생제의 경구 전환, 특정 항생제에 대한 TDM 활용, 미생물 검사결과의 신속한 보고 등이 있다.

3) 활용 예시

(1) 항생제 사용량 측정

계열별 항생제 사용량 측정, 의료기관 내에서 시간에 따른 항생제 사용량 변화의 측정(internal benchmarking), 다른 의료기관과의 항생제 사용량 비교 분석(external benchmarking), 항생제 사용량 지표[예: standardized antimicrobial administration ratio (SAAR)]를 이용한 항생제 사용패턴 파악 등이 있다.

(2) 항생제 적정사용관리의 효과 측정

항생제 적정사용관리 적용에 따른 항생제 내성률, *C. difficile* 감염 발생률, 비용 감소 정도, 항생제 이상반응, 감염질환 환자의 예후 개선 등을 이용하여 결과를 측정할 수 있다.

(3) 항생제 처방 중재활동 과정 평가

전향적 감시 및 피드백 활동의 수용 정도 측정, 항생제 제한과 사전 승인 활동에 포함된 항생제 제한과 승인 정도 측정, 기관 내 항생제 치료지침 순응도 측정, 주사용 항생제에서 경구용 항생제로의 전환 정도 측정, 불필요한 항생제 병용 투여 여부 측정, 항생제 투여기간 측정 등으로 항생제 처방 중재활동 과정을 평가할 수 있다.

4) 해설

우리나라는 2019-2021년 질병관리청 학술연구 용역과제로 수행한 "국가차원의 항생제 적정사용관리 프로그램 개발 및 운영평가" 연구를 통하여 개별 기관이 기관 내의 항생제 사용량을 측정하고, 타 기관의 항생제 사용량과 비교 분석할 수 있는 벤치마킹 체계인 '전국 의료기관 항생제 사용량 분석 및 환류 시스템(Korea National Antimicrobial Use Analysis System, KONAS)'이 구축되어 있기 때문에 의료기관에서는 해당 시스템을 적극 활용할 필요가 있다. 이 시스템은 의료기관에서 건강보험심사평가원에 청구한 항생제 관련 자료를 이용하여 계열별 항생제 사용량을 투여 일수(days of therapy, DOTs)와 일일 복용량(daily defined dose, DDDs)의 형태로 제공하고 있다. 이와 동시에 비슷한 특성을 가진 기관의 평균 항생제 사용량과 예상 항생제 사용과 실제 해당 기관의 항생제 사용을 비교하는 지표인 SAAR를 제공함으로써 해당 기관 내 항생제 사용량 정도를 효율적으로 파악할 수 있다.

항생제 적정사용관리를 통해 항생제 내성률과 *C. difficile* 감염 발생률을 감소시킬 수 있을 뿐 아니라, 의료비와 항생제 이상반응 빈도도 줄이며, 감염병 환자 예후를 개선시킬 수 있다. 항생제 적정사용관리의 의료비용 절감 효과는 주로 항생제 사용량 감소에 기인한다. 전향적 감시와 피드백 활동이나 항생제 제한과 사전 승인 활동 수행 시에 중재 대상 항생제의 사용량 감소가 두드러지게 나타났고, 이는 비용 절감으로 이어졌다. 미국 CDC에서는 비용 절감을 항생제 적정사용관리 성공의 중요한 결과 척도로 설정하는 것은 적절하지 않지만 비용을 절감해서 항생제 적정사용관리에 필요한 자원으로 활용한다면 도움이 될 수 있다고 제시하고 있다.

항생제 처방과 관련한 질 향상을 위한 항생제 처방 중재활동 과정의 평가는 병원에서 수행하는 특정한 중재에 초점을 맞출 수 있다. 전향적 감시 및 피드백의 유형과 수용 여부를 추적하여 더 많은 교육과 추가적인 중재가 유용할 수 있는 영역을 찾아낼 수 있다. 사전 승인과 제한 정도를 평가하고 이로 인해 치료가 지연되지 않는지 모니터링할 수도 있다. 그 외에도 기관별 치료지침 순응도, 항생제 타임아웃제 수행 여부, 주사용 항생제에서 경구용 항생제로 전환, 불필요한 항생제 병용투여 여부를 추적조사할 수 있으며 항생제 투여기간이 적절한지 검토할 수도 있다.

5. 보고(Reporting)

1) 개념

병원의 경영진에게 정기적으로 항생제 사용, 항생제 내성, 항생제 처방 중재활동 내용 등을 보고하고, 항생제 처방과 관련 있는 모든 의료진에게 공유하여 적절한 항생제 처방을 도모한다.

2) 체크리스트

- 항생제 사용에 대한 정보(항생제 사용량, 항생제 사용관리 프로그램에 따른 항생제 사용량 및 패턴 변화)를 경영진과 항생제 사용 관리위원회에 보고하고 관련 직원과 공유하고 있다.
- 항생제 내성 정보를 보고 및 공유하고 있다.
- 개인별 혹은 그룹별 처방된 항생제가 의료기관 내의 감염질환 치료지침에 부합되는지 보고 및 공유하고 있다.
- 항생제 처방 제한과 승인 프로그램 대상 항생제에 대한 내용을 처방 의료진과 공유하고 있다.
- 항생제 사용에 대한 감시와 피드백 프로그램의 권고에 대한 순응도를 처방 의료진과 공유하고 있다.

3) 활용 예시

(1) 항생제 사용 현황 보고 및 직원 공유

병원 전체 혹은 그룹(예: 응급실, 중환자실, 항생제 다빈도 사용 분과, 패혈증 등과 같은 특정 질환 등) 및 개인별 항생제 사용량을 보고한다. 항생제 사용 관리 프로그램에 따른 항생제 사용량과 패턴을 항생제 사용 관리위원회에 보고하고 관련 직원과 공유한다.

(2) 항생제 내성 보고 및 직원 공유

특정 세균의 항생제 내성정보를 보고하며, 병원 전체 혹은 그룹(예: 중환자실, 항생제 다빈도 사용 분과)의 항생제 내성정보를 관련 직원과 공유한다. 항생제 적정사용관리의 적용에 따른 특정 세균의 항생제 내성률과 패턴을 항생제 사용 관리위원회에 보고하고 관련 직원과 공유한다.

(3) 의료기관 내의 항생제 치료지침 순응도 보고 및 직원 공유

그룹(예: 응급실, 중환자실, 항생제 다빈도 사용 분과, 패혈증 등과 같은 특정 질환 등) 및 개인별 항생제가 항생제 치료지침과 부합되는지 등을 공유한다.

(4) 항생제 처방 중재활동 내용 보고 및 직원 공유

항생제 제한과 승인 프로그램 혹은 전향적 감시 및 피드백을 통해 관리 중인 항생제 목록을 전체 의료진과 공유하고 활동 내용을 항생제 처방 의료진과 공유한다. 또한 항생제 처방 권고에 대한 순응도를 처방 의료진과 공유한다.

4) 해설

(1) 항생제 사용 현황 보고 및 직원 공유

항생제 사용에 대한 정보(항생제 적정사용관리에 따른 항생제 사용량 및 패턴 변화)를 보고하고 공유함으로써 병원 전체 및 관련 직원에게 동기를 부여하고 행동을 변화시켜 항생제 처방을 향상시키는 것이 목적이다. KONAS와 같은 시스템을 활용하여 병원 전체의 항생제 사용량에 대한 자료를 얻어 보고할 수 있다. 항생제 사용 현황 보고는 맞춤형 자료를 제공하는 것이 항생제 사용 개선에 효과적이다.

(2) 항생제 내성 보고 및 직원 공유

세균의 항생제 내성정보는 항생제 선택에 중요한 영향을 미치기 때문에 의료기관 내 항생제 내성정보가 주기적으로(분기 또는 연 2회 등) 반드시 제공되어야 한다. 항생제 관리팀은 미생물검사실 담당자와 협업하여 분석 가능한 균주들의 항균제감수성 양상 및 항생제 적정사용관리 적용에 따른 세균의 항생제 내성 변화를 보고할 수 있다. 한 의료기관 내에서도 병상의 위치(예: 중환자실), 환자의 나이(예: 소아), 감염 종류(예: 혈류 감염), 감염 발생 유형(예: 지역사회 감염) 등에 따라 항균제감수성 양상이 매우 다를 수 있다. 이와 같이 환자들을 그룹화하여 항균제감수성 결과를 보고하는 것은 기관의 항생제 치료 가이드를 만드는 데 중요한 정보를 제공할 수 있다.

(3) 항생제 처방 중재활동 내용 보고

항생제 제한과 승인 활동 중 요청한 항생제의 처방 중재 내용, 전향적 감시와 피드백 활동 중 권고에 대한 순응도, 의료기관 내 항생제 치료지침 순응도 등을 검토하고 이 과정에서 발견되는 문제점들을 처방 의료진과 공유하는 것은 항생제 처방 향상에 도움이 될 수 있다.

6. 교육(Education)

1) 개념

항생제의 올바른 처방과 항생제 내성균에 대한 의료진 교육, 사용하고 있는 항생제에 대한 환자 교육을 포함하는 모든 활동으로, 항생제 사용을 개선하기 위한 포괄적인 노력의 핵심요소이다.

2) 체크리스트

- 의료진의 적절한 항생제 처방을 위해 임상진료지침이나 항생제 처방지침에 대한 교육을 주기적으로 제공하고 있다.
- 경영진과 병원 종사자에게 항생제 적정사용관리 교육을 주기적으로 제공하고 있다.
- 의료진 및 임상미생물 검체와 관련된 병원 직원들에게 임상미생물 검체의 확보(혈액배양 등) 및 운반, 관리, 해석에 대한 교육을 주기적으로 제공하고 있다.
- 환자 및 보호자의 참여(speak up)를 위해 환자와 보호자 대상의 항생제 적정사용관리의 홍보와 교육을 제공하고 있다.

3) 활용 예시

자료를 통한 교육(예: 국내 지침을 포함한 항생제 사용지침, 강의, 포스터, 전단 및 뉴스레터, 이메일을 통한 경보 등), 대면 교육이나 회진(악수 스튜어드십; handshake stewardship), 사례 중심의 교육 등이 있다. 이때 교육은 학생을 포함하는 의료진, 환자와 보호자를 대상으로 한다.

4) 해설

(1) 의료진 교육 프로그램

의료진 교육 프로그램은 효과적인 항생제 적정사용관리의 초석이다. 이러한 프로그램은 의료 전문가의 항생제 사용 및 내성에 대한 지식, 태도 및 관행을 향상시키는 것을 목표로 한다. 교육은 항생제 관리의 원칙, 적절한 처방 관행, 감염 관리 최신 지침 등 다양한 측면을 다루어야 한다. 이러한 교육 프로그램의 개발은 감염병 전문가, 임상 약사 및 교육자 간의 협력을 포함한다. 프로그램은 대면 워크숍, 온라인 강좌, 시뮬레이션 기반 교육 등 다양한 형식으로 제공될 수 있다. 사례 기반 학습과 인터랙티브 세션을 포함하면 교육을 더욱 흥미롭고 실질적인 시나리오에 적용할 수 있다. 지속적인 전문성 개발(Continuing Professional Development, CPD) 학점을 제공하여 참여를 유도할 수 있다. 이러한 교육 프로그램의 효과는 지식 향상 및 처방 행동 변화에 대해 사전 및 사후 평가를 통해서 측정된다. 정기적인 보수 교육 과정과 새로운 지침 및 내성 경향에 대한 업데이트는 의료 제공자가 항생제 사용에 대한 모범 사례를 지속적으로 인지하도록 하는 데 필수적이다.

(2) 지속적인 교육과 워크숍

지속적인 교육과 워크숍은 항생제 적정사용관리 노력을 유지하는 데 중요하다. 이러한 활동은 의료 제공자가 항생제 내성과 관리 전략의 최신 개발 사항을 지속적으로 업데이트할 수 있는 기회를 제공한다. 워크숍은 다제내성 감염 관리, 새로운 항생제 제제, 진단 기술의 발전 등 특정 주제에 초점을 맞출 수 있다. 상호작용 워크숍은 능동적 학습을 촉진하고 참가자들이 도전 과제를 논의하고 모범 사례를 공유할 수 있도록 한다. 이러한 워크숍은 의사, 약사, 미생물학자 및 감염 통제 전문가가 협력하고 서로 배울 수 있는 다학제 회의로 구성될 수 있다. 유명 기관의 초청 연사는 가치 있는 통찰력을 제공하고 성공적인 관리 모델을 공유할 수 있다. 또한, 지속적인 교육은 웹 세미나 및 온라인 토론 포럼과 같은 기술을 활용하여 더 넓은 청중에게 다가갈 수 있어야 한다. 이러한 플랫폼은 유연한 학습 일정을 허용하고 다양한 위치의 의료 제공자를 수용할 수 있다. 접근성과 편리성을 보장하는 것은 항생제 적정사용관리에서 지속적인 학습 및 개선 문화를 조성하는 데 핵심이다.

(3) 환자 교육 및 인식 제고

환자에게 항생제 사용 및 내성에 대해 교육하는 것은 항생제 적정사용관리의 중요한 구성요소이다. 치료의 이해와 준수가 결과에 직접적인 영향을 미치므로 환자 교육과 인식 제고는 항생제 적정사용관리의 성공에 중요한 역할을 한다. 환자 교육은 부적절한 항생제 사용의 위험성, 처방된 요법의 준수 중요성, 자가 투약 및 일반의약품 항생제 사용의 위험성에 대해 환자에게 알리는 데 중점을 두어야 한다. 환자 교육은 정보 브로셔, 의료시설의 포스터 및 의료 제공자의 직접 상담과 같은 다양한 채널을 통해 제공될 수 있다. 텔레비전, 라디오 및 소셜 미디어와 같은 미디어 플랫폼을 사용한 공공 인식 캠페인은 더 넓은 청중에게 도달할 수 있다. 이러한 캠페인은 문화적으로 민감하고 다양한 인구가 접근할 수 있도록 설계되어야 한다. 환자 워크숍 및 지원 그룹과 같은 인터랙티브 접근 방식은 더 개인화된 교육을 제공하고 특정 문제를 해결할 수 있다. 환자가 질문을 하고 건강 관리에 적극적으로 참여하도록 권장하면 항생제 요법에 대한 이해와 준수가 향상될 수 있다. 환자에게 올바른 지식을 제공함으로써 항생제 적정사용관리 프로그램의 전반적인 효과를 향상시킬 수 있다.

03 국제적인 현황

1. 미국

2014년 미국 질병통제예방센터(Centers for Disease Control and Prevention, CDC)는 모든 병원에서 항생제 적정사용관리를 도입할 것을 권고하며, 이를 지원하기 위해 병원 항생제 적정사용관리의 핵심요소(Core Elements of Hospital Antibiotic Stewardship Programs)를 발표하였다. 이 핵심요소는 성공적인 스튜어드십 프로그램과 관련된 구조적 및 절차적 구성요소를 포함하고 있다. 이후 2015년, 미국은 국가 항생제 내성 대응 계획(National Action Plan for Combating Antibiotic-Resistant Bacteria)을 통해 모든 연방 기금 지원 병원에서 이 핵심요소를 시행할 것을 목표로 설정했다. 이후 메디케어 및 메디케이드 서비스센터(Centers for Medicare and Medicaid Services, CMS)는 CMS 기금을 받거나 공동위원회(The Joint Commission) 인증을 획득한 의료기관에 항생제 적정사용관리의 도입을 의무화하고 있다. 이는 항균제의 과도한 사용을 방지하고, 보다 근거 중심적이고 합리적인 항균제 사용을 유도하기 위함이다. 이러한 노력에 힘입어 2018년 기준으로 미국 급성기 병원의 85%가 Core Elements의 7가지 요소를 모두 구현하였으며, 이는 2014년의 41%에 비해 크게 향상된 수치이다.

미국 CDC는 의료기관들의 크기(size), 인력 규모(staffing), 진료 유형(type of care)에 따라 핵심요소를 200병상 이상 급성기 병원, 200병상 미만 소규모 병원, 요양시설, 외래 진료, 자원이 부족한 시설 등 다양한 의료환경에 맞춘 항생제 적정사용관리의 핵심요소를 각각 제시하고 있으며, 최근에는 원격 의료환경에서의 항생제 적정사용관리도 제안하고 있다. 2014년에 가장 먼저 발표된 200병상 이상의 대형 및 종합병원을 위한 핵심요소는 7가지로 구성되어 있는데, 이를 간략히 정리하면 다음과 같다.

1) 리더십의 책무(Leadership commitment)

병원장 및 경영진의 효과적인 리더십은 항생제 적정사용관리 프로그램의 성공에 중요한 역할을 한다. 경영진이 항생제 적정사용관리의 필요성을 인식하고, 이에 필요한 인적·재정적·정보 기술(IT) 자원을 적극적으로 지원해야 한다. 이러한 리더십은 프로그램의 역량 강화와 영향력 확대에 기여한다. 예를 들어, 기관장은 항생제 적정사용관리 프로그램 책임자에게 프로그램 운영을 위한 충분한 시간을 보장하고, 항생제 사용 개선 목표를 달성하기 위한 자원을 확보하기 위해 정기적으로 회의를 개최해야 한다. 이를 통해 병원내 항생제 사용의 지속적인 개선이 이루어진다

2) 책임자 임명(Accountability)

항생제 적정사용관리 활동의 결과에 책임질 임상의사 또는 약사 리더를 임명하는 것은 프로그램 운영의 핵심이다. 단일 리더 또는 공동 리더가 프로그램을 총괄하며, 이를 통해 항생제 처방 및 사용 개선에 대한 책임성이 확보된다. 리더는 정기적으로 항생제 적정사용관리 회진을 수행하고, 항생제 처방 의료진과 협력하여 처방 행태를 개선한다. 또한, 프로그램 성과 및 결과를 경영진과 병원 위원회에 정기적으로 보고하여 프로그램의 지속적인 발전을 도모한다

3) 약제 전문성(Pharmacy expertise)

항생제 사용을 개선하는 데 있어 약사의 참여는 필수적이다. 항생제 적정사용관리에서 약사는 선도적인 역할을 수행해야 하며, 감염질환에 대한 전문 교육을 받은 약사가 이를 담당하는 것이 이상적이다. 특히, 대형 병원 및 의료시스템에서는 감염 전문 약사가 프로그램 운영을 주도하며, 항생제 처방의 적절성을 검토하고 피드백을 제공하는 데 중요한 역할을 한다.

4) 중재의 실행(Action)

항생제 처방을 개선하기 위한 조치로 처방 항생제 제한과 사전 승인(preauthorization), 전향적 감시와 피드백(prospective audit and feedback) 등과 같은 중재활동이 필요하다. 광범위한 중재방법으로는 항생제 처방 시 항생제의 필요성, 적절한 항생제의 선택, 항생제의 투여기간을 모니터링하며, 처방 48시간 후 재평가하여 지속적인 필요성과 적절성을 검토하는 것이 있다. 그리고, 약사 개입 중재 방법으로는 적절한 시기에 자동으로 정맥용 항생제에서 경구용 항생제로의 변경, 약물농도 모니터링, 불필요하게 중복되는 항생제 처방 시에 자동 경고, 적절한 기간 이상 항생제 사용 시 알림, 항생제 관련 약물과 약물의 상호작용 감지 등이 있다. 마지막으로 감염-질환 특이적 중재방법으로는 진단적 평가와 적절한 경험적 항생제의 사용, 그리고 최종 진단에 대해 처방된 항생제 재평가에 초점을 맞출 수 있다. 예를 들어, 지역사회폐렴, 요로감염, 피부연조직 감염 등 감염 부위에 따른 적절한 경험적 항생제의 선택을 위해서는 미생물 검사와 항균제감수성 검사가 중요하며, 불필요한 항생제 사용을 줄이기 위해서는 무균성 세균뇨나 오염균의 동정 등과 같이 항생제 사용이 필요 없는 경우를 중재해야 한다.

5) 추적조사(Tracking)

항생제 적정사용관리의 효과를 평가하기 위해 병원내 항생제 사용 현황 및 내성균 패턴을 지속적으로 모니터링하고 분석해야 한다. 사용된 항생제의 종류 및 양을 추적하고, 항생제 내성률을 평가하여 객관적 데이터를 확보하는 것은 필수적이다. 그리고, 각 의료기관에서 사용되는 항생제에 대한 데이터를 정부 차원에서 수집하여 분석하는 것도 중요한데, 미국 CDC는 환자 안전과 의료인 안전을 통합한 관리 체제인 미국보건안전네트워크(National Healthcare Safety Network, NHSN)를 통해 병원별 항생제 사용량을 전자적으로 월 단위로 수집·보고하고 있으며, 이를 통해 지역별 항생제 사용 패턴을 분석하는 시스템을 운영하고 있다.

6) 보고(Reporting)

항생제 적정사용관리는 병원내 항생제 처방, 내성균 발생률 및 감염질환 치료에 대한 정보를 정기적으로 업데이트하고 의료진 및 병원 경영진에게 제공해야 한다. 항생제 내성균 발생률 정보는 병원 미생물학 연구실, 감염관리실, 역학 부서와 협력하여 수집되며, 항생제 사용량 및 내성 데이터는 요약하여 병원 집행부와 의료진에게 보고된다. 이를 통해 의료진은 처방 행태를 조정하고, 병원은 내성균 확산을 억제할 수 있다.

7) 교육(Education)

항생제 처방 및 내성균에 대한 교육은 항생제 사용 개선을 위한 중요한 요소이다. 교육은 강의, 포스터, 뉴스레터, 전자 커뮤니케이션 등 다양한 형태로 제공될 수 있으며, 중재활동 및 결과 측정과 결합될 때 더욱 효과적이다. 의사와 약사로 구성된 항생제 적정사용관리팀은 처방된 항생제를 검토하며 직접적이고 개별적인 피드백을 즉시 제공하는 방

표 1-2-2. 의료기관 유형별 항생제 적정사용관리의 핵심요소 비교

핵심요소	200병상 이상 급성기 병원	200병상 미만 급성기 의료기관	요양시설	외래 진료
리더십의 책무	병원장 및 경영진의 적극적인 지원 및 자원 할당	기관 집행부의 직접 참여	관리자 및 책임자가 주요 역할 수행	항생제 처방과 환자 안전을 최적화 하기위한 헌신과 책임 보여주기
책임자 임명 및 약제 전문성	감염 전문 의사, 감염 전문 약사	외부 네트워크활용 또는 원격 상담(진료)	의료 책임자, 간호책임자, 외부 자문, 자문 약사	단일 리더 지정
중재의 실행	사전 승인, 처방 감사 및 피드백	간소화된 지침 및 단순화된 절차, 간호사의 참여, 온라인 리소스 활용	하나의 중재부터 단계적으로 시행	최소한 하나의 정책 시행 (상기도 감염 항생제 처방 중재 등)
추적조사 및 보고	전산 기반의 정교한 시스템	NHSN의 항균제 사용 및 내성 모듈에 참여, 상위 5개 항생제 사용량 추적 등 간소화한 추적조사	최소 하나의 항생제 사용 과정지표와 결과지표 모니터링 및 주기적 보고	항생제 처방 관행을 모니터링하고 임상의에게 정기적 피드백 또는 임상의 자가 평가
교육	정기적인 워크샵 및 임상 교육	개별화된 교육 제공	임상의사, 간호사, 환자 가족을 교육	임상의와 환자에게 교육 자료 제공하고 전문지식에 대한 접근성 보장

식의 대면 교육이나 회진(악수 스튜어드십)과 같은 방법을 효과적으로 활용할 수 있다. 그리고 해당 부서의 관련 활동과 관계되는 교육을 맞춤화 하여 제공할 때 가장 효과적인데, 예를 들어 처방의에게는 지역사회폐렴에 대한 항생제 처방의 가이드라인을 제공하고, 간호사에게는 배양 기술에 대한 교육을 제공하는 것이다. 환자 교육 또한 항생제 적정사용관리에 있어서 중요한 역할을 할 수 있는데, 환자는 본인이 어떠한 이유에서 어떤 항생제를 사용하고 있는지 아는 것이 중요하고 제공자와 공유해야 하는 항생제 부작용의 징후 및 증상에 대해서도 교육을 받아야 한다. 이러한 환자 교육의 노력에는 간호사들의 역할이 중요하며 적절한 항생제 사용을 위한 환자들의 교육 자료를 개발하는 데도 참여해야 한다.

의료기관 유형별 항생제 적정사용관리의 핵심요소를 비교하여 표 1-2-2에 나타내었다.

원격진료(telemedicine)는 환자와 의료진 간의 지리적 거리 및 물리적 장벽을 극복하고, 보다 접근성 높은 진료환경을 제공하는 혁신적인 의료방식이다. 이러한 원격 진료의 발전은 항생제 처방과 감염병 치료에 대해 새로운 기회를 제공하지만, 비대면 환경에서의 제한적인 진단도구와 신체검사 부재로 인해 항생제 오남용의 위험성 또한 증가할 수 있다. 이에 따라 미국 CDC는 외래 항생제 적정사용관리(Core Elements of Outpatient Antibiotic Stewardship)를 기반으로 외래 원격진료 환경에서의 항생제 적정사용관리(Antibiotic Stewardship in Outpatient Telemedicine)를 도입하도록 권장하고 있다. 이 프로그램은 리더십의 책무(Commitment), 정책 및 실행(Action for Policy and Practice), 추적 및 보고(Tracking and Reporting), 교육 및 전문성(Education and Expertise)의 네 가지 핵심요소(Core Elements)를 중심으로 구성된다.

원격 진료환경에서는 실시간 비디오 상담(synchronous visits) 및 비동기식 진료(asynchronous visits)를 통해 항생제 처방이 이루어지며, 필요시 환자를 대면 진료로 전환하는 체계가 마련되어야 한다. 또한, 임상 결정 지원 시스템(Clinical Decision Support System, CDSS) 및 전자의무기록(Electronic Health Records)을 활용하여 처방률을 추적하고 항생제 사용지침을 준수하도록 돕는 것이 권장된다. 원격 진료에서의 항생제 적정사용관리는 항생제 처방이 불필요한 경우 의료진이 환자에게 이를 설명하고, 지연 처방(delayed prescribing) 및 관찰 전략(watchful waiting)을 활용하여 항생제 사용을 줄이는 데 중점을 둔다. 환자와의 소통을 강화하고, 원격진료 플랫폼에서 항생제의 위험성

과 적절한 사용에 대한 교육자료를 제공하는 것도 프로그램의 핵심 전략 중 하나이다.

2. 영국

영국은 항생제 적정사용관리를 적용하는 데 필요한 구조적, 절차적 요소와 자원을 툴킷(toolkit)이라는 개념으로 정리하여 제시하고 있다. 최초로 개발된 툴킷은 2010년, 영국 National Pharmacy Reference Group (NPRG)이 항생제 내성과 의료관련감염(antimicrobial resistance and healthcare associated infection, ARHAI) 문제에 대응하기 위해 만든 Antimicrobial Self-Assessment Toolkit (ASAT)이다. 이 툴킷은 급성기 병원에서 항생제 적정사용관리의 도입 및 적용 상황을 자체적으로 평가하기 위해 개발되었으며, 의료기관에서 항생제 적정사용관리 프로그램을 도입할 때 준비해야 할 7가지 구조적, 절차적 요소를 제시하고 있다. ASAT의 7가지 요소는 미국 CDC의 항생제 적정사용관리 핵심요소 중 리더십의 책무(Leadership commitment)와 책임자 임명(Accountability) 항목을 제외하고 대부분의 내용을 포함하고 있다.

영국에서 두 번째로 개발된 툴킷은 2011년에 2차 의료기관에서 항생제 적정사용관리를 적용하기 위해 만들어진 SSTF (Start Smart, Then Focus) Antimicrobial Stewardship Toolkit이며, 2023년 9월에 최신 개정판이 발표되었다. SSTF는 영국에서 개발한 툴킷들 중 미국의 핵심요소와 가장 유사한 형태를 가지는데, 2차 의료 임상의사와 리더를 위한 증거기반 지침으로, 감염 환자의 치료결과를 보장하면서 항생제 내성의 위험을 줄이기 위해 고안되었다. Start Smart는 항생제를 시작할 때 시행하는 절차로, 각 단계의 첫 글자를 따서 AIPD로 표현된다. 이 절차는 평가(Assess), 조사(Investigate), 처방(Prescription), 문서화(Document)로 구성된다. 그 다음 단계인 Then Focus는 항생제 처방 후 48-72시간 내에 처방을 검토하는 과정이다. 검토 결과에 따라 항생제 처방을 수정하게 되며, 각 단계의 첫 글자를 따서 CARES로 표현된다. CARES는 중단(Cease), 수정(Amend), 참조(Refer), 연장(Extend), 전환(Switch)으로 구성되며, 이 단계를 거치면서 환자의 상태에 따라 가장 적절한 항생제 처방이 이루어진다. 그림 1-2-2에 SSFT의 과정을 알고리듬으로 나타내었다.

추가적으로 SSTF 툴킷에는 수술 예방적 항생제에 대한 항생제 적정사용관리 적용 알고리듬, 다학제 항생제 적정사용관리팀의 구성 및 활동, 근거기반 항생제 처방 가이드라인, 항생제 적정사용관리 활동에 대한 평가, 교육, 훈련, 책임, 간호, 약사 등에 대한 내용도 포함하고 있다.

마지막으로 영국에서 개발된 TARGET (Treat Antibiotics Responsibly, Guidance, Education, Tools) Toolkits은 2012년도에 전문인력이 부족한 영국의 1차 의료기관에서 항생제 적정사용관리의 적용을 장려하기위해 만들어진 온라인 교육자료들로 영국 공중보건국(Public

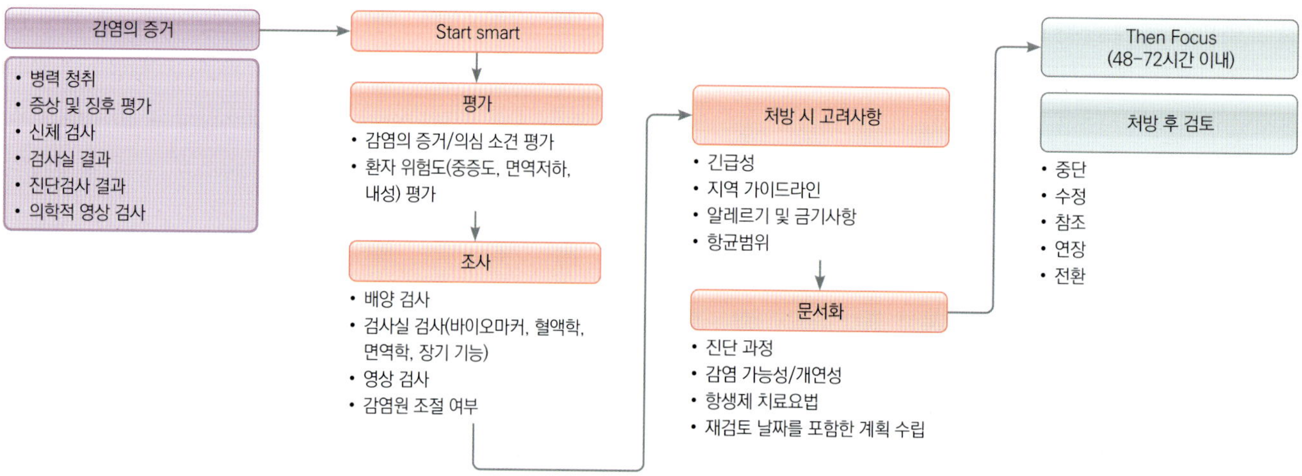

그림 1-2-2. Smart Start Then Focus의 수행절차 알고리듬

표 1-2-3. 영국에서 항생제 적정사용관리를 위해 개발된 툴킷

급성기 병원에서 항생제 항생제 적정사용관리를 위한 자체평가 툴킷(ASAT)
• 신뢰성 있는 항생제 관리에 대한 책임과 책무를 가지는 조직을 구성 및 의료기관 경영진 이사회에 통지 • 의료기관 내 우수한 항생제 적정사용관리를 위한 전략적 시스템 운영 • 의료기관 내 항생제 사용 요법에 대한 위험성 평가 • 의료기관 내 항생제 적정사용관리 표준지침에 대한 감사와 피드백 시행 • 항생제를 처방하고 관리하는 모든 사람에 대한 교육과 훈련 제공 • 항생제 전문 약사와 적절한 항생제 사용을 위한 시스템 구축 • 환자와, 보호자, 대중에게 항생제 관리에 대한 필요한 정보 제공
Start smart then focus: 입원 환자를 위한 항생제 적정사용관리 툴킷
• Start smart (AIPD) 평가(Assess), 조사(Investigate), 처방(Prescription), 문서화(Document) • Then focus (CARES) 중단(Cease), 수정(Amend), 참조(Refer), 연장(Extend), 전환(Switch)
TARGET (Treat Antibiotics Responsibly, Guidance, Education, Tools) 툴킷
• 항생제를 반복하거나 장기적으로 사용하는 질환에 대한 항생제 사용지침 • 감사 툴킷 • 자가 점검 체크리스트 • 활동 계획 수립 • 임상 또는 대기환경에서 사용할 수 있는 포스터 • 임상 또는 대기환경에서 사용할 수 있는 비디오

ASAT, Antimicrobial Self-Assessment Toolkit.

Health England, PHE)이 영국 일반의협회(Royal College of General Practitioners, RCGP) 및 기타 다른 전문 협회들과 함께 개발하였고, 현재 2021년 11월 버전으로 영국 일반의협회의 웹사이트에서 운영되고 있다. 이 툴킷은 앞서 언급한 항생제 적정사용관리의 적용을 위한 구조적, 절차적 요소와는 다른 개념으로 1차 의료기관의 진료실에서 항생제 적정사용관리를 지원하기 위한 리소스를 제공한다. 이 리소스들은 ① 항생제를 반복하거나 장기적으로 사용하는 질환에 대한 항생제 사용지침[How to…? Resources (repeat and long term antibiotics)], ② 감사 툴킷(Audit toolkits), ③ 자가 점검 체크리스트(Self-assessment checklist), ④ 활동 계획 수립(Action planning), ⑤ 임상 또는 대기환경에서 사용할 수 있는 포스터(Posters for clinical and waiting areas), ⑥ 임상 또는 대기환경에서 사용할 수 있는 비디오(Videos for clinical and waiting areas)들을 개발하여 온라인으로 제시되어 있다. 표 1-2-3에 영국에서 항생제 적정사용관리 적용을 위해 지금까지 개발한 툴킷을 간략하게 정리하였다.

3. 호주

호주에서는 항생제 적정사용관리가 국가안전 및 품질 보건 서비스(National Safety and Quality Health Service, NSQHS)의 '의료관련감염 예방 및 관리 표준'에 따라 필수적으로 시행되며, 이는 호주 보건안전 및 품질위원회(Australian Commission on Safety and Quality in Health Care, ACSQHC)의 '항생제 적정사용관리 임상 표준', 호주의 항생제 사용 및 내성 감시 시스템(Antimicrobial Use and Resistance in Australia, AURA), 그리고 다양한 정부 및 비정부 기관, 보건 서비스 기관, 전문 단체 및 연구 기관의 협력과 지원을 통해 이루어진다. 호주의 첫 번째 국가 항생제 내성 전략(2015-2019)은 인간 및 동물 보건, 그리고 농업 분야에 걸쳐 효과적인 항생제 적정사용관리 관행을 도입하고 정착시키는 것을 목표로 한다. ACSQHC는 2011년에 호주 병원에서의 항생제 적정사용을 위한 최초의 지침을 발간하였으며, 2018년에 이를 개정하였고, 2023년에 최신판이 출간되었다. 이 지침은 항생제 적정사용관리를 위한 필수요소와 전략들을 구조와 거버넌스 및 필수 실행 전략의 측면으로 제시하고 있으며, 표 1-2-4에 정리하여 나타내었다.

미국의 핵심요소와 마찬가지로 호주의 항생제 적정사용관리의 실행을 위한 필수요소와 실행 전략에서도 의료기관의 경영자와 고위 임상의의 리더십이 구조와 거버넌스에 필수적인 요소로 간주된다. 또한 항생제 적정사용관리의 적용을 위해서는 책임자인 의사나 약사를 포함한 항생제 적정사용관리 다학제팀이 구성되어야 하고, 정보 기술 자원이

표 1-2-4. 호주에서 항생제 적정사용관리를 위해 개발된 필수요소와 전략

구조와 거버넌스
• 의료기관의 경영진과 고위 임상의는 항생제 적정사용관리의 운영과 관리를 책임지며, 질향상 및 환자안전 거버넌스 구조 내에 효과적으로 통합되도록 보장 • 최소한 한 명의 의사 리더와 약사를 포함하는 다학제적 항생제 적정사용관리팀 구성 • 원활한 항생제 적정사용관리 활동을 위한 인적, 재정적, 정보기술 자원의 적절한 지원 • 항생제 처방의와 약사, 간호사, 조산사, 및 환자들을 대상으로 항생제 적정사용관리와 항생제 내성, 적절한 항생제 사용에 대한 인식을 제고하고 실천을 강화할 수 있도록 지속적인 교육과 훈련 보장
필수 실행 전략
• 항생제 치료지침과 일치하는 임상진료지침(표준 진료지침 및 케어 번들 포함)의 시행: 지역의 미생물 동정과 항균제감수성 결과에 따른 항생제 선택 • 항생제 처방 제한 및 승인 시스템의 도입 • 항생제 처방의 주기적인 검토를 통한 처방 중재 및 처방의에게 직접적인 피드백 • 주사 항생제의 경구 항생제 변환 및 항생제 용량 최적화 등 적절한 항생제 처방을 위한 중재활동 • 임상미생물학 서비스 제공(적절한 검체 채취를 위한 지침, 임상적으로 의미 있는 균과 항균제감수성에 대한 선택적 결과 보고, 매년 감염 부위별 균 동정 경향과 항균제감수성에 대한 결과 보고 등) • 항생제 사용과 결과에 대한 모니터링 및 임상 거버넌스와 경영진에게 결과 보고

적절히 제공되어야 하며, 처방의와 약사, 간호사, 그리고 환자들에 대한 교육도 주기적으로 제공되어야 한다. 이는 미국의 핵심요소 항목 중 리더십의 의지와 책임자 임명, 그리고 교육에 대한 내용과 유사하다. 항생제 적정사용관리의 적용을 위한 실행 전략에서는 항생제를 가이드라인에 따라 적절하게 선택하고 처방 승인이나 처방 제한 시스템으로 항생제 처방을 중재하며 항생제 처방 후 모니터링과 보고를 통해 사용된 항생제에 대해 검토하는 것이 주된 내용들인데 이는 미국의 핵심요소 항목들 중 중재의 실행과 추적 조사, 보고 항목에 대한 내용과 유사하다.

호주에서도 전문인력과 재정적 자원이 부족한 의료기관들의 시스템을 고려하여 항생제 적정사용관리의 적용을 위해 의료기관 종류별 필요한 요소들을 다르게 제시하고 있다. 예를 들어, 의료기관 내에 항생제 적정사용관리의 책임자는 감염 분과 전문의나 약사, 임상미생물학자가 하도록 되어있으나, 의료기관 내에서 전문인력이 부족한 경우에는 지역 약사 또는 네트워크를 통해 의견을 전달받을 수 있는 의료기관의 관리자가 책임자 역할을 하면서 지역의 감염 분과 전문의나 임상미생물학자의 조언을 받아 항생제 적정사용관리를 운영하거나, 의료기관의 관리자가 방문진료가 가능한 의사나 약사의 도움을 받아 프로그램을 운영하도록 되어 있다. 그리고 의료기관의 종류와 규모에 따라 항생제 적정사용관리팀을 구성하는 인력과 역할, 리더십의 책임을 다르게 제시하고 있다.

4. 세계보건기구(WHO)

WHO는 2019년에 저소득 및 중간 소득 국가 의료기관의 항생제 적정사용관리 실행을 위한 툴킷을 발표하였다. 이 툴킷은 국가(주 또는 지역) 단위와 의료기관 단위의 항생제 적정사용관리를 위한 구조적 핵심요소를 각각 제시하였다. 국가(주 또는 지역) 단위의 핵심요소는 ① 국가 계획 및 전략(National plan & strategies), ② 규제와 지침(Regulation & guidelines), ③ 인지도(Awareness) - 교육과 훈련(Education & training), ④ 지원(Supporting) - 기술과 정보(Technology & data)이며 각각의 핵심요소별 체크리스트를 제시하였다. 의료기관의 항생제 적정사용관리 실행 위한 핵심요소는 ① 리더십의 의지(Leadership commitment), ② 책임자 임명(Accountability & responsibilities), ③ 중재활동(Action), ④ 보고와 피드백(Reporting & feedback), ⑤ 모니터와 감시(Monitoring & surveillance), ⑥ 교육과 훈련(Education & training)이며 각각의 핵심요소별 체크리스트도 제시하였다. 이는 미국의 핵심요소와 거의 동일한 내용이다.

WHO는 2021년에 자원이 제한적인 의료환경에도 적용할 수 있는 항생제 적정사용관리 중재 실행지침을 발표하였다. 총 10가지 종류의 중재를 제시하였는데, 그중 6개의 중재는 항생제를 처방하기 이전에 적용하고, 나머지 4개의 중재는 항생제를 처방하고 난 이후에 적용한다.

[항생제 사용 전 중재]

(1) 임상의 교육(clinician education)

최적의 환자 치료를 제공하는 데 필수적인 항목으로 정책 입안자와 관리자는 임상의에게 임상교육과 새로운 치료 지침을 업데이트하여 의사들 사이의 정보 격차를 해결할 수 있도록 해야 한다.

(2) 환자 및 대중 교육(patient and public education)

환자와 일반 대중은 항생제의 올바른 사용, 투여, 보관 및 폐기에 대해 교육을 받아야 항생제 내성균 극복의 협조자가 될 수 있다. 교육은 두 가지 형태로 제시할 수 있는데, 첫째는 항생제가 바이러스 감염을 치료하지 않는다는 사실에 대한 대중 교육 캠페인이고, 둘째는 임상의가 환자에게 특정 의학적 상태에 대한 직접 교육 형태이다.

(3) 흔한 감염질환에 대한 의료기관별 치료지침 (institution-specific guidelines for the management of common infections)

국가적 또는 국제적인 근거기반 지침을 지역 역학, 진단검사 접근성과 치료제의 가용성을 반영하여 의료기관에서 수정하여 적용할 수 있고, 개별 의료기관에서 국가 지침에 프로그램적인 중재를 추가하여 이용할 수도 있다. 보통 흔한 감염질환으로 제시되는 치료지침에는 호흡기 감염, 피부 연조직 감염, 요로감염, 수술부위 감염 예방이 포함된다.

(4) 누적 항균제감수성 결과 (cumulative antibiograms)

진료현장에서 감염질환에 대한 경험적 항생제를 선택하는 데에 유용한 정보이다.

(5) 제한항균제의 사전 승인(prior authorization of restricted antimicrobials)

임상의가 특정 항생제를 환자에게 투여하기 전에 승인을 받는 중재이며, 항생제 승인은 항생제 관리팀의 구성원(감염내과 전문의나 감염전문 약사를 포함)이 부여할 수 있다. 사전 승인은 항생제에 대한 직접적인 통제를 할 수 있지만, 처방하는 임상의의 자율성이 손상되는 단점이 있다.

(6) 잘못된 항생제 알레르기 라벨의 제거 (de-labeling of spurious antibiotic allergies)

항생제는 환자들이 가장 빈번하게 보고하는 약물 알레르기 중 하나이며, 상당수의 경우 실제로는 임상적으로 유의미한 알레르기가 존재하지 않거나, 알레르기 반응이 전혀 없는 경우도 있다. 항생제 알레르기 라벨이 부착된 환자는 처방의사의 항생제 선택에 중대한 영향을 미치며, 이로 인해 광범위 항생제 또는 이차 선택 항생제의 사용이 증가할 수 있다. 이러한 상황은 경구용 항생제가 적절하게 사용될 수 있음에도 불구하고 정맥주사 항생제를 투여하거나, 부적절한 치료가 이루어지며, 항생제 투여기간이 불필요하게 연장되는 결과를 초래할 수 있다. 전문적인 알레르기 평가를 통해 항생제 알레르기를 명확하게 확인하는 과정은 항생제에 대한 반응이 없을 가능성이 높은 환자와 실제로 알레르기 반응 위험이 높은 환자를 구분할 수 있다.

[항생제 사용 후 중재]

(7) 전향적 감시 및 피드백 (prospective audit and feedback)

개별 환자의 항생제 사용에 대한 검토 및 권고사항을 항생제를 처방하는 의사에게 실시간으로 권장하는 과정으로 항생제 적정사용관리 실행의 대표적인 현장 중재방법이다.

(8) 자가 항생제 재평가[self-directed antibiotic reassessments (antibiotic timeouts)]

구조화된 알림이나 대화로 임상의가 항생제 처방을 재평가하는 것으로, 경험적 항생제를 사용한 후 항생제의 적절성을 다시 한번 평가하는 과정이다. 예를 들어 특정 미생물이 원인균으로 확인되면 임상의는 이 정보를 이용하여 항생제 처방을 조정해야 한다.

(9) 용량 최적화(dose optimization)

연령, 체중, 신장기능 등 개별 환자의 특성과 감염의 위치, 중증도, 표적 병원체 등의 질환별 요인을 개별적으로 평가하여 적절한 용량, 투여 간격, 투여 경로를 최적화한다.

(10) 사용기간 최적화(duration optimization)

최근의 문헌들은 복강내 감염 및 폐렴과 같은 몇 가지 일반적인 진단에 대해 이전보다 짧은 치료과정을 선호한다. 정확한 치료기간을 설정하려면 진단, 미생물학적 데이터, 환자의 임상반응과 환자의 치료환경(입원 및 외래)을 고려해야 한다.

5. 기타

자원 가용성과 관계없이 전 세계 모든 병원들이 항생제 적정사용관리 프로그램을 시행하기 위해 적용 가능한 핵심요소와 일련의 체크리스트를 개발하기 위해 6대륙 13개국 15명의 전문가들이 48개의 참고 문헌을 리뷰하고 델파이 합의 절차를 거쳐 최종적으로 7가지 핵심요소와 29개의 체크리스트를 선정하였다. 일곱 가지 핵심요소는 병원 경영진의 리더십, 책임과 책무, 감염 관리에 대한 전문성, 교육과 실습, 책임감 있는 항생제 처방을 목표로 하는 기타 중재의 실행, 지속적인 모니터링과 감시, 지속적인 보고와 피드백으로 미국 CDC가 발표한 "병원내 항생제 적정사용관리 실행을 위한 핵심요소" 일곱 가지와 매우 유사했다. 각 핵심요소 항목들에 대한 평가를 위해 작성된 체크리스트는 미국 CDC가 발표한 것보다 더 포괄적인 내용들이 포함되어 있다.

[성공 사례]

미국은 2014년 CDC가 병원 ASP (Antimicrobial Stewardship Program) 시행을 위한 7대 핵심요소를 처음 제시했고, 2015년 국가 항생제 내성 대책(The United States National Action Plan for Combating Antibiotic Resistant Bacteria)에서 연방정부의 지원을 받는 모든 병원들이 ASP 핵심요소를 수행하는 것을 목표로 설정했다. 2016년에는 National Quality Forum과 협력하여 National Quality Partners Playbook: Antibiotic Stewardship in Acute Care를 개발했다. 2017년 소규모 및 긴급 접근 병원의 핵심요소에 대한 구현 가이드를 개발하기 위해 Pew Charitable Trusts, American Hospital Association 및 연방 농촌 건강 정책국과 협력했다. 미국의 의료기관 인증 평가 기관인 The Joint Commission은 이 핵심요소를 항생제 관리 인증 기준의 토대로 활용했다. 미국 메디케어 및 메디케이드 서비스 센터의 2019년 병원 참여 조건은 병원 항생제 관리 프로그램에 대한 연방 규정을 제정했으며, 핵심요소를 참고하고 있다. 미국은 여러 기관과의 협력을 토대로 7가지 핵심요소를 모두 충족하는 병원의 비율을 2014년 41%에서 2023년 96%로 증가시킬 수 있었다. 또한, 7가지 핵심요소를 모두 충족하는 장기요양시설의 비율도 2016년 43%에서 2023년 82%로 증가하였다.

SUMMARY

항생제 적정사용관리의 핵심요소

- 우리나라 항생제 적정사용관리의 6대 핵심요소
  - 리더십의 책무: 병원 경영진의 자원 지원과 운영책임 강조
  - 운영체계: 다학제 전담팀(의사, 약사, 간호사, 미생물학자, IT 전문가 등) 구성 및 역할 명확화
  - 중재의 실행: 감시와 피드백, 처방 제한, 치료 지침, TDM 등 전향적/사전 중재 시행
  - 추적조사: 항생제 사용량, 내성률, 중재효과 등을 정량적으로 분석 및 평가
  - 보고: 항생제 사용 및 내성정보의 정기적 공유와 피드백
  - 교육: 의료진 및 환자 대상 정기 교육 및 인식 제고 프로그램 운영

- 항생제 적정사용관리의 국제 비교(미국, 영국, 호주, WHO)
  - 미국 CDC: 7가지 핵심요소(리더십, 책임자, 약제 전문성, 중재, 추적, 보고, 교육) 제시
  - 영국: 입원 환자를 대상으로 SSTF (Start Smart Then Focus)를 활용하고, 일차 의료를 대상으로 TARGET (Treat Antibiotics Responsibly, Guidance, Education, Tools) 툴킷 제공
  - 호주: ACSQHC가 구조 및 거버넌스와 실행 전략을 분류하여 제시
  - WHO: 저자원국 중심의 실행 툴킷 제공

참고문헌

1. Australian Commission on Safety and Quality in Health Care. Antimicrobial Stewardship in Australian Health Care. Sydney: ACSQHC; 2023
2. CDC [Internet]. Core Elements of Antibiotic Stewardship [Accessed 05 Jan 2025]. Available at: https://www.cdc.gov/antibiotic-use/hcp/core-elements/index.html
3. Cheong HS, Park KH, Kim BY, et al. Developing core elements and checklist items for implementing antimicrobial stewardship programs in Korean general hospitals: A modified delphi survey. Infect Chemother. 2023;55(1):59-68.
4. Cheong HS, Park KH, Kim HB, et al. Core elements for implementing antimicrobial stewardship programs in Korean general hospitals. Infect Chemother. 2022;54(4):637-73.
5. Cheong HS, Park KH, Kim HB, et al. Core elements for implementing antimicrobial stewardship programs in Korean general hospitals. Korean J Med 2023;98(1):11-39.
6. Cooke J, Alexander K, Charani E, et al. Antimicrobial stewardship: an evidence-based, antimicrobial self-assessment toolkit (ASAT) for acute hospitals. J Antimicrob Chemother. 2010;65:2669-73.
7. Hwang S, Kwon KT. Core elements for successful implementation of antimicrobial stewardship programs. Infect Chemother. 2021;53(3):421-35.
8. Pulcini C, Binda F, Lamkang AS, et al. Developing core elements and checklist items for global hospital antimicrobial stewardship programmes: a consensus approach. Clin Microbiol Infect. 2019;25:20-5.
9. Royal College of General Practitioners – Online Learning Environment [Internet]. Target antibiotics toolkit hub [Accessed 05 Jan 2025]. Available at: https://elearning.rcgp.org.uk/mod/book/view.php?id=12649
10. UK Health Security Agency [Internet]. Start smart then focus: antimicrobial stewardship toolkit for inpatient care settings[Acessed 05 Jan 2025]. Available at: https://www.gov.uk/government/publications/antimicrobial-stewardship-start-smart-then-focus/start-smart-then-focus-antimicrobial-stewardship-toolkit-for-inpatient-care-settings.
11. WHO. Antimicrobial stewardship interventions: a practical guide. Copenhagen: WHO Regional Office for Europe; 2021. Licence: CC BY-NC-SA 3.0 IGO
12. WHO. Antimicrobial stewardship programmes in health-care facilities in low- and middle-income countries. A practical toolkit. Geneva: World Health Organization; 2019. Licence: CC BY-NC-SA 3.0 IGO.
13. Yoon YK, Kwon KT, Jeong SJ, et al. Guidelines on implementing antimicrobial stewardship programs in Korea. Infect Chemother. 2021;53:617-59.

Chapter — 03

항생제 적정사용관리를 위한 제도적 지원체계

권기태 경북대학교 의과대학

목적

- **항생제 적정사용관리의 성공적인 정착과 효과적인 운영을 위한 제도적 지원체계를 이해하고 우리나라에서 진행 중인 노력들을 파악**

학습 성과

Learning outcomes

- 항생제 적정사용관리 전문인력을 양성하기 위한 제도적 지원체계를 이해한다.
- 의료기관 평가 인증제도는 항생제 적정사용관리를 어떻게 적용하고 있는지 이해한다.

항생제 적정사용관리(antimicrobial stewardship)의 성공적인 정착과 효과적인 운영을 위해서는 다각적이고 견고한 제도적 기반이 필수적이다. 그러나 국내에서는 이를 뒷받침할 제도적 기반과 실행력이 아직 부족한 실정이다. 특히, 전문인력의 부족, 재정적 지원의 한계, 그리고 의료기관 평가 인증제도에서 항생제 적정사용관리 항목의 실효성 부족 등 여러 구조적인 문제가 항생제 적정사용관리 운영의 큰 장애물로 작용하고 있다. 이러한 현실적인 문제를 극복하고, 항생제 적정사용관리를 효과적으로 운영하기 위해서는 보다 구체적이고 체계적인 지원 방안이 필요하다. 이에 본 장에서는 이러한 장애요소를 해소하기 위한 다양한 노력들을 살펴보고자 한다.

01 전문인력의 양성

1. 국내 항생제 적정사용관리 전문인력 현황

현재 국내에서 항생제 적정사용관리를 효과적으로 운영할 수 있는 감염분과 전문의 및 훈련된 임상 약사 인력은 매우 부족한 실정이다. 2020년 11월 기준, 항생제 적정사용관리를 운영할 수 있는 내과 및 소아청소년과 감염 분과 전문의는 350여 명에 불과했으며, 감염 전문약사도 86명에 그쳤다. 미국의 경우, 2017년 기준 감염 분과 전문의가 인구 10만 명당 1.76명으로 보고되었으며, 감염 분과 전문의의 수는 2008년 6,424명에서 2018년 9,136명으로 약 42%가 증가하였다. 그럼에도 불구하고 신종 감염병 및 항생제 내성균 확산으로 인해 여전히 감염 분과 전문의가 부족하며, 향후 더 많은 전문인력이 필요할 것으로 전망되었다.

이에 비해 우리나라는 2019년 기준 임상에서 활동 중인 감염분과 전문의가 인구 10만 명당 0.47명으로, 이는 미국의 절반에도 미치지 않는 수준이다. 특히, 경상북도와 울산 지역의 경우에는 인구 10만 명당 감염분과 전문의 수가 0.01명에도 미치지 못하는 등 지역 간 불균형도 심각한 상황이다. 2018년도에 시행된 500병상 이상 종합병원을 대상으로 한 항생제 적정사용관리 운영 현황 조사결과, 항생제 적정사용관리 프로그램에 참여 가능한 전문인력의 중앙값은 기관당 3명(사분위수 범위: 1-5)이었고, 전체 병원의 6.0% (5/84)만이 항생제 적정사용관리 전담인력을 보유하고 있는 것으로 나타났다. 이는 대다수 의료기관에서 항생제 적정사용관리 운영을 위한 전문인력이 부족함을 보여준다. 또한, 2020년에 시행된 150병상 이상 의료기관을 대상으로 한 설문조사에 따르면, 1차 및 2차 의료기관에서는 항생제 적정사용관리에 참여 가능한 전문인력이 전무했으며, 3차 의료기관의 경우에도 1,000병상당 항생제 적정사용관리에 참여 가능한 전문인력의 중앙값은 0.32명(사분위수 범위: 0.09-0.72명)에 불과했다. 이들 대부분은 감염내과 분과 전문의로 구성되어 있었다. 2020년 국내 8개 의료기관을 대상으로 항생제 적정사용관리 운영에 필요한 인적자원을 산출한 결과, 100병상당 필요한 전문인력(full time equivalent, FTE)의 중앙값은 1.2명(사분위수 범위: 1.02-1.38명)으로 나타났다. 또한, 항생제를 사용하는 환자 100명당 FTE의 중앙값은 2.28명(사분위수 범위: 1.93-2.62명)이었다. 이러한 결과는 현재 국내 의료기관의 항생제 적정사용관리의 운영을 위한 인력 자원이 매우 부족하며, 항생제 내성문제 대응을 위해 전문인력의 양성과 배치가 시급히 필요함을 뒷받침한다.

2. 항생제 적정사용관리 전문인력 양성을 위한 노력

대한항균요법학회는 한국병원약사회와 함께 2022년부터 2024년까지 질병관리청의 지원을 받아 "항생제 적정사용관리 전문인력 양성을 위한 교육과정 기본체계 마련"과 "항생제 적정사용관리 전문인력 양성 교육과정 개발 및 운영"의 연구를 체계적으로 수행하였다. 본 연구들은 항생제 적정사용관리 전문인력 양성을 위한 표준화된 교육과정을 개발함으로써, 국내 항생제 적정사용관리 전문인력 양성의 체계적 기반을 마련하는 것을 목표로 하였다.

대한항균요법학회는 "항생제 적정사용관리 전문인력 양성을 위한 교육과정 기본 체계 마련" 연구를 통하여 의사, 약사, 간호사를 포함한 다양한 직종을 대상으로 다학제 기반의 항생제 적정사용관리 전문가 교육과정을 개발하였다. 이를 위해 15개 주제의 학습 내용과 학습 목표를 도출하였으며, 항생제 적정사용관리 활동의 기초부터 심화 과정까지 포괄적으로 학습할 수 있도록 32시간의 신규 교육과정과 8시간의 보수 교육과정을 체계적으로 구성하였다(표 1-2-5). 교육과정 개발에는 감염내과 전문의, 임상미생물 전문의, 예방의학 전문의, 교육학 전문가, 소아 감염분과 전문의, 감염 전문 약사, 감염관리 전문 간호사 등 다양한 분야의 전문가들이 참여하였으며, 델파이 합의 방법을 활용하여 교육의 체계성과 실효성을 확보하였다. 또한, 한국병원약사회는 약사 분야에서 항생제 적정사용관리 교육 체계의 구축을 위해 민-관-학 협력 기반의 자문위원회를 구성하고, 항생제 적정사용관리 교육과정 및 항생제 적정사용관리 팀 운영을 위한 업무 매뉴얼 개발을 위해 다각적인 조사와 논의를 진행하였다. 이를 위해 국내외 교육 및 업무 매뉴얼 현황을 광범위하게 조사하였으며, 총 13개국 및 국제기구의 53종의 교육과 업무 매뉴얼을 분석하여 과정명, 목표, 대상, 제공 형태, 출처, 목차 등을 체계적으로 정리하였다. 이러한 분석 결과를 바탕으로 국내 상황에 적합한 항생제 적정사용관리 약사 교육과정을 개발하였으며, 교육 수강 조건과 이수 기준을 명확히 제시하고, 2개의 선택 과정을 포함한 총 8차시의 교육과정을 마련하였다.

대한항균요법학회와 한국병원약사회는 위에서 도출된 교육과정 기본 체계를 기반으로 직종별 맞춤형 교육과정을

표 1-2-5. 항생제 적정사용관리 전문인력 교육 프로그램의 내용

번호	장(Chapter)	영어 제목	강의법	시간		
				의사	약사	간호사
1	항생제 적정사용관리의 개념에 대한 이해(서론 교육)	Understanding of ASP	강의	1	1	1.5
2	항생제 내성의 문제와 항생제 적정사용관리에 대한 교육(항생제 내성의 문제와 항생제 적정사용관리의 역할)	Issues of antibiotic resistance and ASP	강의	1	1	1.5
3	항생제 적정사용관리를 위한 임상미생물학 교육(의료현장에서 업무를 위한 미생물 지식 교육)	Clinical microbiology for ASP	강의	2	3	3
4	항생제 적정사용관리를 위한 감염학 교육(의료현장에서 업무를 위한 감염병 임상 지식 교육)	Infectious diseases for ASP	강의	5	5	5
5	항생제 적정사용관리와 의료관련감염 교육(감염관리와의 협력 및 상승효과)	ASP and healthcare-associated infections	강의	1	1	1
6	항생제 적정사용관리를 위한 약리학 교육(의료현장에서 업무를 위한 항생제 약리학 지식 교육)	Pharmacology for ASP	강의	4	3	3
7	항생제 적정사용관리 수행 체계 교육(항생제 적정사용관리 수행을 위한 수행 조직과 그 업무: 핵심요소 교육)	Core elements of implementing ASP	강의	2	2	2
8	항생제 적정사용관리 전략 교육(항생제 적정사용관리의 전략 교육: 핵심 전략 및 부가 전략들)	ASP strategies	강의	4	4	3
9	항생제 적정사용관리 활동의 실무 교육(항생제 적정사용관리팀에서 관리하는 지표, 보고서 작성 및 공유 교육)	Practical applications of ASP activities	실습	4	4	4
10	항생제의 적합한 사용을 위한 임상미생물 검사의 역할과 활용 교육	Diagnostic stewardship in ASP	강의	2	2	2
11	항생제의 적합한 사용을 위한 임상진료지침의 중요성 및 활용 교육	ASP and clinical practice guidelines	강의	2	2	2
12	원헬스(One-health)(항생제 내성 억제 대책: 동물 및 환경의 항생제 노출 제한) 교육	One-health approach in ASP	강의	1	1	1
13	환자 안전 측면의 항생제 적정사용관리 적용: 환자와 보호자의 참여	ASP and patient safety, ASP and patient rights, and encouraging speak-up culture in ASP	강의	1	1	1
14	외과 분야의 항생제 적정사용관리 교육(수술 전후 항생제 등 외과 분야의 항생제 사용에 대한 교육)	ASP in the surgical field	강의	1	1	1
15	항생제 적정사용관리 적용 시 의료현장에서의 비협조에 대한 대응 방안 교육	Challenges in engaging healthcare providers in ASP implementation	강의	1	1	1
합계				32	32	32

체계적으로 개발하였다. 의사 대상 교육과정은 총 28시간(온라인 24시간+실시간 온라인 4시간)으로 구성되었으며, 24시간의 온라인 교육과정은 55개의 세부 강좌로 구성되어 항생제 적정사용관리의 기본 개념부터 실제 임상에서의 실무 적용까지 포괄적인 내용을 체계적으로 다루도록 설계되었다. 교육 내용은 항생제 적정사용관리의 개념, 항생제 내성 관리, 임상미생물학, 감염학, 약리학 등 기초 이론부터 실제 적용 전략에 이르기까지 폭넓게 구성되었다. 약사 대상 교육과정은 총 24시간(필수 20시간, 실시간 온라인 4시간)으로 구성되었으며, 기존 감염약료 심화교육과의 연계성을 고려하여 개발했다. 약사 교육과정은 항생제 적정사용관리 약사의 역할과 책임, 지표관리, 운영실무, 미생물학

기초 등 실무 중심의 내용으로 구성되었으며, 실제 의료현장에서의 적용성을 높이기 위해 사례기반 학습과 실습요소를 강화하였다. 교육자료는 최신 가이드라인과 연구결과를 반영하여 표준화된 강의자료로 개발되었고, 모든 교육자료는 전문가 연구원의 검수를 거쳐 완성도를 높였다. 특히 온라인 학습환경에 최적화된 형태로 제작되어 학습자 접근성을 향상시켰으며, 실무 중심의 학습자료와 평가 문항을 통해 교육의 실효성을 강화하였다. 또한 차시별 강의계획서를 통해 교육과정의 체계성을 확보하였다. 모든 슬라이드 교육자료는 대한감염학회의 검토와 승인을 받아 교육의 신뢰성과 전문성을 확보하였다. 향후 교육 체계의 지속가능성을 확보하기 위해 연 2회 이상, 8시간의 정기적 보수교육 체계를 수립했으며, 수료증 발급 및 자격관리 시스템도 구축하여 체계적인 관리 방안을 마련하였다. 본 연구의 결과는 국내 의료기관의 항생제 적정사용관리 운영 역량을 강화하고, 항생제 내성관리의 효과적 대응 기반을 마련하는 데 중요한 역할을 할 것으로 기대된다. 특히, 교육과정의 표준화와 체계화를 통해 전문인력의 질적 수준을 향상시키고, 궁극적으로 항생제 적정사용 문화의 정착과 항생제 내성문제 해결에 기여할 것으로 전망된다.

02 재정적 지원

보건복지부는 의료기관의 항생제 사용에 대한 인식 제고와 적절한 항생제의 선택 및 사용을 유도하고, 의료기관 내 항생제 적정사용관리 체계를 마련하여 항생제 적정사용 활동을 활성화할 목적으로 2024년 9월 27일 "항생제 적정사용관리 시범사업"의 참여 기관을 공모하였다. 300병상을 초과하는 종합병원 및 상급종합병원을 대상으로 2024년 11월 1일부터 2027년 12월 31일까지 총 3년 2개월 동안 시행되며, 매년 참여기관을 추가로 공모한다고 발표하였다. 이 사업에 참여하는 의료기관은 항생제 적정사용관리를 위한 핵심요소를 기반으로 도출된 평가기준을 충족하여야 하며, 평가결과와 병상 규모에 따라 연간 3.2억 원에서 14.5억 원의 지원금을 지급받게 된다.

의료기관의 항생제 적정사용관리 활동을 평가하기 위해 ① 전담팀 구성 및 운영, ② 지침마련, ③ 항생제 사용관리 활동, ④ 결과 보고의 4개 영역의 10개 평가지표를 모두 충족한 경우 "적합등급"으로 평가하고, 기본 항목을 모두 충족하고 ① 전담팀 구성 및 운영(전문인력 배치, 예산의 재배정), ② 항생제 사용 관리 활동(중재활동의 적극 이행, 관리 프로그램의 전산화)의 2개 영역 4개 지표의 이행 정도에 따라 등급을 차등화 하게 된다. 향후 시범 사업의 목표가 달성되어 항생제 적정사용관리에 대한 국민건강보험 수가가 정착되기를 기대한다.

2012년 일본에서는 각 병원의 감염관리 전담인력의 구성 수준에 따라, 입원 환자 1인당 4,000엔 또는 1,000엔의 감염관리 관련 의료보험 수가가 신설되었다. 이 재정 지원 항목에는 항생제 승인시스템 및 항생제 장기 사용에 대한 중재 등 항생제 적정사용관리가 포함되어 있었다. 이후 2018년에는 항생제 적정사용관리의 중요성이 더욱 강조되면서, 해당 프로그램에 대해 별도의 보험급여가 추가로 제공되도록 제도가 개정되었다. 이러한 정책을 통해 소아 환자에게 항생제 처방 총량이 감소하는 성과를 거둘 수 있었다.

03 의료기관 평가 인증제도

1. 국내 현황

국제보건의료질향상학회(The international Society for Quality in Health Care, ISQua)의 국제 인증기준에 부합하기 위해, 2018년도 제3주기 급성기 병원 인증기준의 "감염예방 및 관리체계" 항목에 "적절한 항생제 사용을 위한 관리 체계(기준 8.1 조사항목 5)"가 시범적으로 최초 도입되었다. 이후, 2022년부터 시행된 제4주기 급성기 병원 인증 기준에서는 해당 항목이 정규 평가항목으로 공식화되었다. 그러나, 현재 항생제 적정사용관리 항목은 항생제 사용관리 위원회의 운영과 항생제 사용지침 확인이라는 두 가지 내용만을 포함하고 있어, 실질적인 항생제 적정사용관리 활동 전반을 포괄적으로 평가하기에는 한계가 있다. 이러한 인증 기준의 실효성을 강화하기에는 전문인력 부족과 재정적 지원의 부재가 중요한 장애요인으로 작용해 왔다. 하지만, "항생제 적정사용관리 전문인력 양성 교육과정 개발 및 운영"과 "항생제 적정사용관리 시범사업"의 추진을 통해 전문인력의 양성과 재정적 지원이 확대될 것으로 예상됨에 따라, 향후 제5주기 급성기 병원 인증기준에서는 항생제 적정사용관리 항목이 보다 강화된 방향으로 개정될 가능성이 높다.

2. 국외 현황

항생제 적정사용관리 관련 항목을 기술한 영역을 살펴보면, 미국과 캐나다는 의약품관리(medication management) 영역에서 다루고 있으며, 호주와 대만은 감염 예방 및 관리(prevention and control of infection) 영역에서 이를 포함하고 있다. 이러한 국가들은 공통적으로 효과적인 항생제 적정사용관리 구현 및 실행을 위해 의료기관의 리더십과 감염 예방 및 관리 체계 간의 긴밀한 연계, 그리고 직원과 환자의 적극적인 참여가 필수적임을 강조하고 있다.

미국의 The Joint Commission (TJC)는 항생제 적정사용관리 관련 기준을 의약품 관리영역 내에 독립적으로 구성하였다. TJC는 항생제 적정사용관리의 효과적인 운영을 위해 7가지 핵심요소를 구체적으로 언급하며, 이를 공식 문서화할 것을 요구하고 있다. 특히, 항생제 적정사용관리가 조직의 우선순위로 설정되도록 리더십의 적극적인 참여를 강조하고 있으며, 이는 최고 의사결정기구가 항생제 적정사용관리의 운영에 필요한 자원을 적시에 제공하도록 요구하는 리더십 기준과 긴밀히 연계되어 있다. 또한, TJC는 의료기관이 승인한 다학제 기반 프로토콜을 적용하도록 요구하며, 다학제팀 구성을 규정하고 있다. 항생제 적정사용관리의 운영과정에서 개선이 필요한 부분의 성과를 확인하고 평가하는 항목은 의약품 관리 시스템의 효율성 평가기준과 연계되어, 프로그램의 지속적인 개선을 유도하고 있다. 아울러, 교육 항목은 감염관리 기준과 긴밀히 연결되어 있으

[성공 사례]

항생제 과다 사용 문제를 해결하기 위해 일본 정부는 2018년 소아 환자 대상 항생제 비처방에 대해 재정적 인센티브를 제공하는 새로운 정책을 도입하였다. 3세 미만의 급성 상기도 감염 또는 위장염 환자에게 항생제를 처방하지 않는 경우, 의료기관이 환자 1건당 800엔(약 5.7달러)을 청구할 수 있도록 하였다. 의사는 부모나 보호자에게 항생제를 처방하지 않는 이유를 설명하고 가정 간호 지침을 제공하였다. 이 정책은 일본의 항생제 내성 국가 행동 계획의 일환으로, 2015년 전 세계 조사 결과, 어린이를 위한 적절한 항생제 처방에서 일본이 36개 고소득 국가 중 최하위를 기록한 데 힘입어 마련되었다. 2020년 4월, 후생노동성은 이 정책의 적용 연령을 3세에서 6세로 확대했다. 2017년 4월부터 2019년 3월 사이에 출생한 아동 165,113명의 자료를 전국 행정 데이터베이스 두 곳에서 추출하여 2022년 5월까지 추적하였다. 이 정책에 노출된 집단과 노출되지 않은 집단 간 항생제 사용 변화를 비교하였다. 정책 도입 후 첫 한 달 동안 항생제 처방이 44.9% (95% 신뢰구간: 41.1-47.7%) 감소하였고, 48개월 후까지도 19.5% (95% 신뢰구간: 8.7-29.1%)의 감소 효과가 유지되었다. 같은 기간 동안 광범위 항생제 사용도 24.4% (95% 신뢰구간: 14.0-33.6%) 감소하였다. 입원율, 야간진료, 의료비는 증가하지 않았으며, 진료 횟수가 다소 증가하는 경향만 관찰되었다. 인센티브 횟수가 증가할수록 항생제 처방은 감소하는 경향을 보였으나, 5회 이상부터는 감소폭이 둔화되는 경향(dose-response relationship)이 관찰되었다. 재정적 인센티브를 활용한 항생제 적정사용 개입은 소아 환자에서 항생제 처방을 안전하게 줄이는 데 효과적이며, 4년 이상 장기적인 효과가 지속되었다. 또한, 의사들은 보호자에게 항생제를 처방하지 않는 이유를 설명하는 데에 익숙해질 수 있었으며, 보호자들은 일관되고 반복적인 설명으로 바이러스 감염을 자연스러운 과정으로 받아들이게 되었고, 불안감을 해소할 수 있었다.

며, 이는 항생제 적정사용관리가 감염 예방 및 관리 활동의 중요한 부분임을 명시하고 있다. 특히, 항생제 적정사용관리의 실행이 다제내성균(multidrug-resistant organisms, MDROs), 중심 정맥관 관련 혈류감염(central line-associated bloodstream infections, CLASI), 카테터 관련 요로감염(catheter-associated urinary tract infections, CAUTIs), 수술부위 감염(surgical site infections, SSIs) 등 주요 감염의 위험요인을 감소시키는 성과에 반영되었는지 여부를 모니터링하도록 요구하고 있다. 이러한 접근은 항생제 적정사용관리의 실효성을 강화하고, 감염관리 활동과의 유기적 연계를 통해 환자 안전과 의료의 질 향상에 기여하도록 설계되었다.

호주는 의료기관별로 항생제 적정사용관리 적용을 장려하기 위해 2013년도부터 NSQHS가 개발한 국가 보건서비스의 안전과 질 평가(National Safety and Quality Health Service Standards) 지침 기준의 의료관련감염 예방과 관리 항목에 항생제 적정사용관리의 적용에 대한 평가를 지표로 넣고 4년 주기로 의료기관 인증평가를 의무화하여 실시하고 있다. 또한 2014년도부터 호주보건안전위원회가 설립한 호주의 항생제 사용량과 항생제 내성률 감시체계(Antimicrobial Use and Resistance in Australia Surveillance System, AURA Surveillance system)를 통하여 의료기관들의 항생제 내성 발생률과 항생제 사용량에 대한 패턴과 경향을 모니터링하였고, 2016년도부터는 수집된 데이터를 바탕으로 주요 항생제 내성균에 대해 국가 차원의 보고서를 만들어 제공하고 있다.

SUMMARY

항생제 적정사용관리를 위한 제도적 지원체계

- 전문인력 양성
  - 대한항균요법학회-한국병원약사회 공동연구 수행(질병관리청 지원)
  - 의사·약사 대상 다학제 교육과정 개발
  - 항생제 적정사용관리 시범사업 참여 인력에 대한 필수 교육으로 시행
- 재정적 지원
  - 보건복지부의 항생제 적정사용관리 시범사업 실시(2024.11-2027.12)
  - 300병상 이상 종합병원 대상
  - 평가 등급에 따라 연간 3.2억-14.5억 원 지원
  - 10개 평가지표(전담팀 운영, 지침 제정, 중재활동 수행, 보고 체계 등)에 따른 등급 분류
  - 항생제 적정사용관리 활동을 국민건강보험 수가화 하기 위한 선행단계
- 의료기관 평가 인증제도
  - 2018년 제 3주기 인증 항목에서 신설 → 2022년 제 4주기부터 정규 평가 항목화
  - 위원회 운영 여부와 지침 보유 여부 정도만 평가하고 있어 실효성이 부족함
  - 전문인력 및 재정지원 확대에 따라 제5주기에서는 평가기준 강화 예정
  - 미국 The Joint Commission은 의약품관리 항목 내에 항생제 적정사용관리를 독립적으로 구성하고 7대 핵심요소 기준을 도입하였으며, 리더십·다학제·성과평가·교육을 강조하고 있음
  - 호주의 NSQHS에서는 감염관리 항목에 항생제 적정사용관리를 포함하고, AURA Surveillance System을 통한 항생제 사용 및 내성률 국가 감시체계를 구축하고 있음

참고문헌

1. 김신우. 항생제 적정 사용관리(ASP) 전문인력 양성 교육과정 개발 및 운영. 질병관리청 정책연구용역사업 최종결과 보고서.
2. 김신우. 항생제 적정사용 관리(ASP) 전문인력 양성을 위한 교육과정 기본체계 마련. 질병관리청 정책연구용역사업 최종결과 보고서.
3. 보건복지부[인터넷]. 항생제 적정사용관리 시범사업 안내[Accessed 13 Jan 2025]. Available at: https://www.mohw.go.kr/board.es?mid=a10501010200&bid=0003&act=view&list_no=1483232&tag=&nPage=1
4. Australian Commission on Safety and Quality in Health Care. Antimicrobial Stewardship in Australian Health Care. Sydney: ACSQHC; 2023
5. Cheong HS, Park KH, Kim HB, et al. Core elements for implementing antimicrobial stewardship programs in Korean general hospitals. Infect Chemother. 2022;54(4):637-73.
6. Cheong HS, Park KH, Kim HB, et al. Core elements for implementing antimicrobial stewardship programs in Korean general hospitals. Korean J Med. 2023;98(1):11-39.
7. Hwang S and Kwon KT. Core elements for successful implementation of antimicrobial stewardship programs. Infect Chemother. 2021;53(3):421-35.
8. Okubo Y, Uda K, Miyairi I. Long-term effectiveness of financial incentives for not prescribing unnecessary antibiotics to children with acute respiratory and gastrointestinal infections: A Japan's nationwide quasi-experimental study. Clin Infect Dis. 2024:ciae577.

항생제는
필요할 때만
제대로
사용하기

Part 3

항생제 적정사용관리 프로그램 구축하기

1. 항생제 적정사용관리 시작 단계별 체크리스트
2. 핵심 인력과 그들의 역할:
   항생제 적정사용관리 위원회, 실무운영진
3. 기관 항생제 사용지침 작성과 개정
4. 교육 프로그램 개발
5. 병원 경영진 설득 및 의료진과의 신뢰 구축

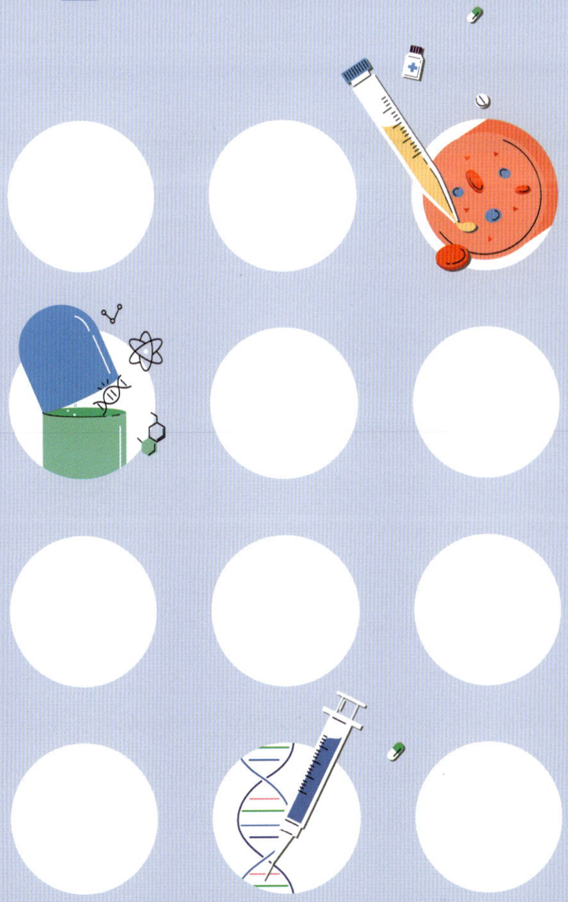

Chapter — 01

항생제 적정사용관리 시작 단계별 체크리스트

정혜숙 성균관대학교 의과대학 내과학교실

목적

- 의료기관에서 항생제 적정사용관리 구축 시 필요한 사항에 대한 기술
- 항생제 적정사용관리 필요성 평가, 리더십 의지, 행동 계획 개발에 대한 이해
- 개발 단계에 필요한 팀 구성, 지침 및 정책 개발, 이에 대한 교육 및 훈련에 대해 기술
- 실행 단계의 임상 개입, 모니터링 및 보고, 항생제 사용 최적화 전략에 대해 기술
- 평가 및 개선 단계에서 결과 평가, 피드백 루프, 지속적인 개선 전략에 대해 기술

학습 성과

Learning outcomes

- 의료기관에서 항생제 적정사용관리를 구축할 수 있다.

항생제 내성은 전 세계적으로 주요한 보건 문제로 대두되고 있으며, 환자 안전과 의료서비스의 질을 위협하고 있다. 특히 의료기관에서는 항생제 내성으로 인해 치료 실패와 사망률 증가, 의료 비용 상승이라는 심각한 결과에 직면하고 있다. 이러한 문제를 해결하기 위해 항생제 적정사용관리는 필수적인 도구로 자리잡았다. 항생제 적정사용관리는 항생제 사용의 최적화를 목표로 하며, 이를 통해 적절한 항생제 선택, 치료기간 단축 그리고 불필요한 항생제 사용감소를 추구한다. 궁극적으로, 이는 환자의 치료 성과를 개선하고 항생제 내성의 발생률을 낮추는 데 기여할 수 있다. 항생제 적정사용관리를 성공적으로 구축하려면 병원의 특성과 자원을 고려한 체계적이고 단계적인 접근이 필요하다. 이는 단순히 특정 부서나 개인의 노력이 아닌, 병원 전체가 협력하여 지속 가능한 체계를 만드는 것을 요구한다. 후술되는 내용은 의료기관에서 항생제 적정사용관리를 단계적으로 구축하는 방법을 제시하며, 준비부터 실행, 평가 및 지속 가능성 확보까지의 과정을 구체적으로 기술하였다. 이를 통해 의료기관이 항생제 사용을 보다 효과적으로 관리하고, 환자와 의료 시스템 전반에 긍정적인 영향을 미칠 것으로 기대한다.

항생제 적정사용관리 구현은 항생제 사용을 개선하고, 내성을 줄이며, 환자 결과를 향상시키기 위한 전략으로 단계적인 접근이 필요하다. 이 단계적 접근은 여러 단계로 나눌 수 있으며, 각 단계마다 특정 목표와 행동이 있다

01

1단계: 평가 및 계획

1. 필요성 평가

병원에서 항생제 적정사용관리를 도입하기 위해서는 의료진이 감염병 환자에게 최상의 치료를 제공해 치료 성공률을 높이겠다는 동기부여가 있어야 한다. 또한 최근 악화되고 있는 항생제 내성문제의 심각성과 그로 인한 잠재적 위험을 인식하고, 이를 해결하기 위한 적극적인 대응이 필요하다는 공감대가 형성되어야 한다. 의료진은 항생제 적정사용을 통해 환자에게 발생할 수 있는 위험을 최소화하고, 최적의 치료 성과를 가져오기 위한 노력을 해야 하며, 병원 경영진은 프로그램의 성공을 위해 지지와 지원을 아끼지 않아야 하고, 환자 안전을 위해 항생제 적정사용관리의 필요성을 인식해야 한다. 그리고, 병원에 항생제 적정사용관리를 효과적으로 구축하기 위해서는 병원내 항생제 사용현황과 관련된 기존 데이터를 수집하고 평가하는 것이 필수적이다.

1) 데이터 수집

우선 병원내 항생제 사용 현황, 항생제 내성률, 감염 발생률 데이터를 체계적으로 수집한다. 기존 데이터를 수집하고 분석하는 과정은 항생제 적정사용관리 구축의 첫걸음으로, 병원의 항생제 사용 및 내성 상황을 객관적으로 이해하고, 프로그램의 목표와 우선 순위를 설정하는 데 중요한 역할을 한다. 이 과정에서 얻어진 결과는 항생제 적정사용관리의 필요성을 설득하고, 병원 경영진과 의료진의 참여와 지원을 이끌어내는 근거로 활용될 수 있다.

(1) 항생제 사용 데이터

현재 의료기관 내 항생제 사용량, 주로 사용되는 항생제 종류, 주된 처방 진료과 등을 분석한다. 이는 의료기관 내에서 항생제의 사용 양상과 부적절한 사용을 파악하는 데 필수적이다.

(2) 항생제내성 데이터

병원내 미생물 감염의 주요 원인균, 항생제 내성률 그리고 다제내성균의 발생빈도를 확인한다. 그리고, 주요 세균의 항생제 내성 양상을 분석하여 특정 항생제의 내성률 증가 여부를 파악한다. 이러한 정보는 항생제 선택을 위한 지침 개발의 근거 자료가 될 수 있다.

(3) 감염 발생률

특정 병동(중환자실, 종양환자 병동, 이식병동 등)의 감염 발생률을 확인하고, 의료기관 내 감염발생의 유행 상황과 가능하다면 유행 원인을 분석한다. 의료관련감염 감시자료도 항생제 적정사용관리 목표 설정에 필요한 자료가 될 수 있다.

2) 갭 식별

갭 식별(gap identification)은 병원의 항생제 사용 현황, 항생제 내성문제, 감염관리 체계 그리고 의료진의 처방 행태에서 개선이 필요한 영역을 구체적으로 밝혀내는 작업이다. 갭 식별과정을 통해 확인된 문제는 항생제 적정사용관리 구축의 구체적인 목표와 전략을 수립하는 데 활용된다.

(1) 오용 사례

초기 경험적 항생제 적합성 여부를 확인, 과도한 광범위 항생제 사용에 대한 사례, 불필요한 항생제가 사용되는 사례를 확인하고 분석한다.

(2) 항생제내성 위험군

병원내 다제내성균의 발생 빈도와 분포를 분석하여 고위험 부서를 확인한다.

(3) 병원내 프로세스의 비효율적 요소

병원내 프로세스의 비효율적 요소(예: 항생제 처방지침 미비, 교육 부족)를 식별한다.

3) 이해관계자 분석

항생제 적정사용관리는 다학제 접근을 기반으로 하며, 병원내 여러 부서와 전문가들의 협력 없이는 효과적으로 운영될 수 없다. 따라서 이해관계자 분석을 통해 각 이해관계자의 역할과 책임을 명확히 정의하여 프로그램의 효율성을 높이고, 잠재적 반대의견이나 저항요인을 사전에 파악하고 해결 방안을 마련할 수 있다. 따라서 주요 이해관계자를 식별하고, 항생제 적정사용관리에서의 역할을 명확히 정의한다. 그리고 이해관계자 설문조사나 인터뷰를 통해 항생제 적정사용관리 도입에 대한 기대와 우려를 수렴한다.

(1) 내부 이해관계자

의사, 약사, 간호사, 감염관리팀, 병원 경영진, IT 및 데이터 분석가, 환자 및 보호자

(2) 외부 이해관계자

지역 보건당국, 학회, 인증기관 등

각 이해관계자에 맞는 커뮤니케이션 전략을 개발하되, 경영진에게는 데이터 기반 보고 및 경제적 이점을 강조하고, 의료진에게는 교육 프로그램과 실시간 피드백을 제공하고, 환자에게는 이해하기 쉬운 정보 제공 및 참여를 독려한다.

2. 리더십 의지

의료기관의 고위 경영진, 특히 의료기관장, 간호책임자 및 약제부서 책임자의 지원은 항생제 적정사용관리의 성공에 매우 중요하며, 항생제 적정사용관리의 목표를 달성하는 데 필요한 인적, 물적 자원을 확보하는 데 중요한 역할을 한다. 병원 경영진이 항생제 적정사용관리의 중요성을 인식하고 이에 필요한 인적, 재정적, 정보기술 자원을 마련해 주어야 항생제 적정사용관리의 역량과 영향력을 증가시킬 수 있기 때문이다.

1) 의지 확보

병원 경영진이 항생제 적정사용관리의 중요성을 이해하고 프로그램을 지원하도록 설득한다.

- 전 세계적으로 증가하는 항생제 내성의 심각성을 강조하고, 내성 증가가 환자 치료 실패, 입원기간 연장, 의료비용 증가로 이어질 수 있다는 점을 강조한다. 그리고 병원내 현재 상황을 데이터로 시각화하여 경영진에게 문제를 명확히 전달한다(예: 항생제 사용량 증가, 항생제 내성률 변화, 비용 분석 등).
- 항생제 적정사용관리를 통해 적절한 항생제 사용이 환자 치료 성과에 긍정적 영향을 미친다는 사례를 제시(예시, 감염률 감소, 비용 절감 등)하고, 항생제 적정사용관리가 의료기관 인증 프로그램의 필수요소임도 강조한다.
- 해당 병원의 항생제 사용 및 내성관리 수준이 어떤 위치에 있는지를 보여주고, 개선이 필요한 부분과 항생제 적정사용관리를 통해 이를 해결할 수 있는 방법을 제시한다.

2) 비전 설정

비전 설정 시 병원의 목표와 가치에 부합하며, 항생제 사용의 최적화를 통해 환자 치료 성과와 의료의 질을 향상시키는 방향으로 설정해야 한다. 그리고, 항생제 적정사용관리가 단기적 효과뿐만 아니라 지속 가능한 병원의 장기적인 발전에 기여하는 방향으로 비전을 수립해야 한다.

- 예시: "우리는 환자 치료 성과를 향상시키고 항생제 내성 문제를 해결하기 위해 항생제 관리 최적화를 목표로 한다.", "항생제 사용 최적화를 통해 의료의 질을 높이고, 내성문제 해결을 위해 지속 가능한 관리체계를 구축한다."

3) 자원 배분

병원 리더십은 항생제 적정사용관리의 성공적인 도입과 운영을 위해 자원을 효과적으로 배분해야 한다. 이 과정은 인력, 예산, 기술, 교육 등 다양한 측면에서 이루어져야 한다.

(1) 인력

항생제 적정사용관리의 핵심은 다학제팀 구성이며, 핵심인력에 대한 적절한 배분이 필요하다. 필수 인력은 감염내과 전문의, 약사, 진단검사의학과 전문의, 감염관리 간호사, IT 전문가로 우선적으로는 감염내과 전문의와 약사를 충원해야 한다.

(2) 예산

프로그램 초기 도입 및 운영을 위해 충분한 예산이 필요하다. 초기 비용은 주로 추가 인력 채용(항생제 적정사용관리 팀원), 데이터 분석 소프트웨어, 교육 프로그램 개발에 대한 예산이 필요하고, 지속 운영 시 의료진 교육과 프로그램 업데이트, 추가 인력 급여 등이 필요하다.

(3) 기술

효과적인 항생제 적정사용관리 중재 및 모니터링을 위해 기술적 인프라 구축이 필요하다. 기존 EMR 시스템에 항생제 적정사용관리 관련 기능을 추가하는 것이 가장 효율적이고, 필요시 외부 벤더와 협력하여 맞춤형 기술 솔루션을 개발할 수 있다.

(4) 교육

항생제 적정사용관리의 성공적인 적용을 위해 의료진의 인식, 지식, 전문성을 높이는 교육에 자원을 배분해야 한다. 정기적인 교육 프로그램 운영에 필요한 비용을 확보하고, 체계적인 교육 자료 제작과 더불어 외부 전문가를 초청하는 등의 심화 교육을 지원하는 추가적 자원 배정이 필요하다.

3. 행동 계획 개발

1) 목표 설정

항생제 적정사용관리를 시작할 때, 명확하고 구체적인 목표를 설정하는 것은 성공적인 프로그램 운영의 핵심이다. 목표는 항생제 적정사용관리의 방향성을 제시하고, 성과를 평가하며, 개선을 위한 기준을 제공하는 역할을 한다.

- 목표 설정 시 병원의 규모, 환자 구성, 항생제 내성률, 자원 가용성을 고려하여 현실적인 목표를 설정해야 하며, 모든 병동에서 동시에 목표를 추진하기보다는 특정 병동에서 우선 시작하는 방법을 고려할 수 있다. 그리고 설정된 목표가 병원 경영진의 비전과 맞아야 하며, 이를 통해 자원 지원을 받을 수 있어야 한다.
- 예시: "1년 내 광범위 항생제 사용량 20% 감소", "폐렴 환자에서 초기 경험적 치료 적절성 85% 달성" 등

표 1-3-1. 항생제 적정사용관리 도입 시 타임라인 예시

단계	활동	기간	책임자
준비	항생제 적정사용관리팀 구성	1개월	경영진, 감염내과 전문의
	병원 데이터 수집 및 분석	1-2개월	IT 팀, 약사, 미생물학자
	비전 및 목표 설정	2개월	항생제 적정사용관리팀, 경영진
실행	지침 및 정책 개발	2-4개월	항생제 적정사용관리팀, 약사, 감염내과
	교육 및 훈련	4-5개월	항생제 적정사용관리팀, 약사, 감염내과
	IT 시스템 구축	3-5개월	IT팀
	파일럿 병동 선정 및 실행	5-7개월	항생제 적정사용관리팀, 병동
평가	파일럿 평가 및 수정	8-9개월	항생제 적정사용관리팀, 데이터분석가
	병원 확장 실행	10개월	항생제 적정사용관리팀, 경영진

2) 타임라인 작성

항생제 적정사용관리 도입과 각 활동의 구현에 대한 현실적인 타임라인을 설정한다.

- 항생제 적정사용관리의 도입을 준비, 실행, 평가의 주요 단계로 나누고, 각 단계에 필요한 세부 활동을 정의한다. 각 병원의 자원, 인력, 기술 수준에 맞는 현실적인 일정을 설정한다. 각 활동의 책임자와 팀을 명확히 지정하여 진행 상황을 추적 가능하게 한다.
- 타임라인 예시: 표 1-3-1

3) 소통 전략

항생제 적정사용관리의 목표와 계획을 병원 직원들에게 효과적으로 전달하기 위한 커뮤니케이션 전략을 수립한다.

- 항생제 적정사용관리의 필요성과 목표를 모든 이해관계자(의사, 약사, 간호사, 경영진 등)에게 명확히 전달한다. 각 직군별 관심사와 우선 순위에 맞춘 메시지를 전달해야 하며, 일방적 전달이 아닌, 피드백과 의견 수렴을 포함하는 쌍방향 소통이 될 수 있게 한다.
- 소통 도구: 대면 소통(회의, 워크숍), 디지털 소통(이메일, 인트라넷, 모바일 앱), 시각 자료(포스터, 인포그래픽), 문서(체크리스트, 간단한 안내서, 사례집) 등을 활용한다.
- 핵심 메시지: 항생제 적정사용관리의 중요성, 기대효과, 직원의 역할에 대한 내용을 담는다.

02

2단계: 프로그램 개발

1. 항생제 적정사용관리팀 구성

항생제 적정사용관리를 효과적으로 운영하기 위해서는 다학제적이고 전문화된 팀 구성이 필요하다. 항생제 적정사용관리팀은 병원내 여러 전문가들의 협력을 통해 항생제 사용을 최적화하고, 항생제 내성을 줄이며, 환자 안전을 개선하는 데 중추적인 역할을 한다. 항생제 적정사용을 위해서는 감염병의 진단, 치료, 항생제 처방, 감염예방 관리, 그리고 의료정보 시스템 활용 등 다양한 방면의 전문성을 가진 인력으로 구성되어야 한다. 팀 구성은 병원의 규모, 자원, 특성에 따라 유연하게 설계되어야 하지만, 핵심 구성원을 포함하는 것이 바람직하다. 핵심 구성원에는 감염내과 전문의, 약사, 진단검사의학과 전문의, 감염관리팀, 간호사, 데이터 분석 전문가 또는 IT팀이 있다. 항생제 적정사용관리 핵심 팀 구성원의 역할과 책임에 대해서는 표 1-3-2에서 간략하게 정리하였고, 각 구성원의 역할과 책임에 대해서는 다음 장에 자세히 기술되어 있다.

2. 지침 및 정책 개발

항생제 적정사용관리를 성공적으로 구축하려면 모든 의료진이 일관되고 효과적으로 항생제를 사용하도록 지침과 정책을 개발해야 한다. 이는 해당 병원의 특성과 가용 자원을 반영한 실질적이고 실행 가능한 도구로 설계되어야 한다.

1) 지침 개발

항생제 적정사용관리팀은 의료진이 근거 중심의 항생제 처방을 하도록 지원해야 한다. 따라서 해외와 국내 진료지침을 기반으로 병원 맞춤형 지침을 설계한다. 임상진료지침에 대한 내용은 다음 장에서 보다 자세히 설명되어 있다.

- 예시: 감염 유형별로 경험적 및 확정 항생제 치료, 치료기간, 특정 항생제의 사용 제한 기준 등을 설정한다.

2) 정책 개발

지침 이행을 지원하기 위해 병원 정책을 수립해야 한다. 정책은 병원내 항생제 사용에 대한 규칙과 의사결정 과정을 명확히 규정해야 한다. 예를 들어, 항생제 처방 사전승인제, 제한항생제, 처방 권한 지정 등과 같은 정책이 있다.

3) 표준 운영 절차(Standard operating procedure, SOP)

감염 및 항생제 사용관련 표준 절차를 정의한다. 항생제 적정사용관리 정책과 지침을 구체적으로 실행하기 위한 단계별 프로세스를 제시한다.

(1) 예시 1: 확정 항생제 결정 절차 SOP

- 항생제 처방 후 48-72시간 경과 시 약사가 항생제 적정사용관리팀에게 알림
- 검사 결과 및 치료반응 검토
- 항생제 유지, 변경, 중단 여부 결정

(2) 예시 2: 제한항균제 승인 절차 SOP

- 의료진이 제한항균제 처방 후 승인 요청

표 1-3-2. 항생제 적정사용관리 핵심 팀 구성원의 역할과 책임

직책	역할과 책임
감염내과 전문의 (항생제 적정사용관리 책임자)	• 주기적인 항생제 적정사용관리팀 회의 주관(진행 상황 및 피드백 논의) • 주요 병동 책임자 및 관련 이해관계자들과 협력 촉진
감염내과 팀	• 항생제 사용량 데이터, 품질 지표, 항생제 제한 요청 양식 검토 • 항생제 처방에 대한 논의 및 최신 정보 제공 • 매일 항생제 처방 제한 여부 검토 및 임상약사와 함께 처방 적절성 평가 및 승인 업무 수행 • 제한항균제 사용 승인 업무 담당
감염약료 약사 (항생제 적정사용관리 운영 관리자)	• 항생제 적정사용관리 일상 업무의 전반적인 감독 및 조정 • 임상약사 팀의 활동 관리, 감염내과팀, 미생물 검사실 및 감염관리팀과 의사소통 촉진 • 항생제 사용량 데이터 수집 및 관리
임상약사팀	• 제한된 항생제 처방 환자 식별 및 관리 • 항생제 제한 요청 양식 제출 및 승인 확인 • 처방된 항생제가 여전히 필요한지, 치료기간이 적절한지 평가 • 감염내과팀과 협력하여 대체 가능한 항생제, 용량 및 치료기간의 적절성 논의 • 신장 기능 및 미생물 검사 결과를 반영하여 항생제 용량 최적화
임상미생물 검사팀	• 미생물 검사 및 항균제감수성 검사 결과 보고 • 항생제 내성률에 대한 정보를 주기적으로 이메일로 감염내과팀, 임상약사팀, 감염관리팀과 지속적으로 공유 • 연간 항균제감수성 보고서 작성
감염관리팀	• 의료관련 감염 발생률 및 다제내성균 감염 발생률 모니터링 • 매월 항생제 적정사용관리팀 및 주요 이해관계자들과 감염 발생 데이터 공유 및 논의

- 약사와 감염내과 전문의가 검토
- 승인 여부를 48시간 이내에 결정
- 승인된 항생제만 지속 사용 유지

3. 교육 및 훈련

1) 교육 자료 개발

항생제 적정사용 원칙과 지침 관련 교육자료를 교육 형식에 따라 맞춤형으로 제작한다. 대면교육 시에는 슬라이드 형태로, 디지털 학습 시에는 온라인 강의, 이러닝 모듈, 모바일 앱 형태로, 현장 교육 시에는 사용하는 포켓 가이드 등을 이용할 수 있다.

2) 훈련 세션

의료진을 대상으로 정기적인 워크숍 및 교육 세션을 개최한다. 강의 및 세미나를 통해서는 항생제 내성 및 최신 지견에 대한 전문 강의를 하고, 워크숍을 통해서는 사례 기반 학습으로 실제 환자 사례에 지침을 적용하는 실습을 해 볼 수 있다.

3) 지속적인 교육

교육 성과를 평가하되, 교육 참가자의 피드백을 수렴하여 개선점을 반영하고, 의료진이 제안하는 학습 주제를 확인한다. 최신 연구결과 및 변경된 지침을 반영하여 교육 내용을 정기적으로 업데이트 한다.

03 3단계: 실행

1. 임상 개입

1) 전향적 감사 및 피드백

의료진의 항생제 처방 패턴을 감사하고, 부적절한 처방에 대해 즉각적인 피드백을 제공한다. 이는 항생제가 처방된 후 일정 시간이 지나서 관리자가 항생제 처방의 적정성을 평가하는 전략이다. 이 방법은 처방의가 초기 경험적 항생제 선택을 할 수 있고, 추후 항생제 적정사용관리팀이 항

생제 하강치료 및 치료기간에 대해 권고가 가능하다. 이는 인력이 부족할 경우 간헐적 수행이 가능하다.

2) 처방 제한

관리를 요하는 특정 항생제(예: cabapenem, vancomycin 등 병원내 제한항균제)는 반드시 필요한 상황에서만 사용하도록 한다. 처방 제한 항균제는 각 의료기관의 내성균 유행 상황과 항생제 관리원칙 등을 고려하여 선정 가능하다.

3) 사전 승인

병원에서 지정한 고위험 항생제 사용 시 항생제 적정사용관리팀의 사전 승인제도를 이용할 수 있다. 이를 통해 경험적 항생제 사용에 큰 영향을 미치게 되어 불필요하거나 부적절한 항생제 투약 빈도를 줄일 수 있다는 장점이 있지만, 관리자의 업무량이 늘어나고, 바로 승인이 되지 않을 경우 치료 지연 가능성도 있다.

2. 모니터링 및 보고

1) 데이터 수집 시스템

항생제 사용량, 항생제 내성률, 감염 발생 데이터를 모니터링하는 시스템을 구축할 필요가 있다. 의료기관내 항생제 사용량 측정은 항생제 계열별, 기간에 따른 항생제 사용량 변화, 다른 의료기관과의 항생제 사용량 비교 등을 해볼 수 있다. 국내 다른 의료기관과의 항생제 사용량 비교를 위해서 '전국 의료기관 항생제 사용량 분석 및 환류 시스템(Korea National Antimicrobial Use Analysis System, KONAS)'이 구축되어 있기 때문에 이 시스템을 적극 활용할 필요가 있다. 항생제 적정사용관리를 통해 유의한 항생제 내성률 감소, *Clostridioides difficile* 감염증 감소를 기대할 수 있어 이에 대한 모니터링이 필요하다.

2) 정기 보고

항생제 적정사용관리팀과 병원 리더십에 데이터 기반 보고서를 정기적으로 제출한다. 보고하는 데이터는 항생제 사용(항생제 사용량, 항생제 적정사용관리에 따른 항생제 사용량 및 패턴 변화), 항생제 내성, 항생제 처방 중재활동 내용(처방 항생제의 지침 부합 여부, 항생제 처방 제한 및 승인프로그램 경과, 전향적 감사와 피드백 순응도) 등을 보고 할 수 있다.

3) 벤치마킹

병원 데이터를 지역 또는 국가 기준과 비교하여 개선이 필요한 영역을 식별한다. 벤치마킹 대상은 유사한 환경의 병원이나 항생제 적정사용관리 성공사례가 알려진 병원이 될 수 있다. 소속된 병원의 데이터와 벤치마킹 대상 병원의 데이터를 비교하여 항생제 적정사용관리 전략을 개선할 수 있다. 개선안은 실행 가능해야 하며 병원 상황에 맞게 수정해야 한다.

3. 항생제 사용 최적화

1) 항생제 검토

처방된 항생제를 적합성, 용량, 치료기간 측면에서 정기적으로 검토한다. 초기 경험적 항생제 처방이 적절한지 확인하고, 경험적 항생제 사용 48-72시간 내 미생물 검사 결과와 환자 증상 확인 후 처방을 재평가하여 조정한다. 지속적인 모니터링을 통해 적절성을 평가하여 부적절한 처방 확인시 처방의에게 피드백을 제공한다. 효율적인 검토를 위해 EMR 시스템에 처방 검토 경고 등의 알림 기능을 추가할 수 있다.

2) 감소 전략

환자 상태와 검사 결과에 따라 항생제 하강치료(de-escalation)를 한다. 이를 위해 초기 경험적 항생제 사용 시 불필요한 광범위 항생제 사용을 감소시켜야 하며 이를 위해 항생제 사전 승인 제도를 이용할 수 있다. 경험적 항생제 사용 후 미생물 검사결과가 나오면 결과에 따라 좁은 스펙트럼의 항생제로 전환을 하거나, 세균 감염의 가능성이 떨어지면 항생제 사용 중단을 고려할 수 있다. 그리고 장기간의 항생제가 투여되지 않도록 임상진료지침에 따라 명확한 치료 종료 기준을 설정하여 적용한다.

3) 정주(IV) 항생제에서 경구(PO) 항생제로 전환

임상적으로 적절한 시기에 정주항생제에서 경구항생제로 전환을 촉진한다. 이를 통해 항생제 치료의 효율성을 높이고 입원기간을 단축시킬 수 있다. 이를 위해 경구항생제 전환기준 및 권장 약물을 명확히 정의하여야 한다. 역시 효율적인 검토를 위해 EMR에 환자 상태와 적합성을 평가하는 알림기능 추가를 고려해 볼 수 있다.

04

4단계: 평가 및 개선

1. 결과 평가

1) 영향 분석

항생제 적정사용관리 개입이 항생제 사용, 항생제내성 패턴, 환자 치료결과에 미친 영향을 평가한다. 이를 위해 항생제 사용량, 항생제 내성률, 환자 치료 성과에 대한 데이터를 정기적으로 수집하고, 항생제 적정사용관리 도입 전후 데이터와 비교한다. 이에 대한 결과를 명확히 평가한 후 이를 시각화하여 의료진 및 경영진과 공유한다.

2) 지표 개발

주요 성과 지표(key performance indicator, KPI)를 설정하고 추적한다.

(1) 구조지표

항생제 적정사용관리팀 구성 여부, 항생제 사용지침 및 정책의 존재 여부, 항생제 적정사용관리 관련 교육 시행 횟수 등

(2) 과정지표

항생제 사용량 변화, 초기 경험적 항생제 적절성 비율, 지침 준수율 등

(3) 결과지표

항생제 내성률, 환자 사망률, 다제내성균 발생률, 재입원율, 환자 재원기간 등

2. 피드백 루프

결과 평가를 기반으로 이해관계자에게 정보를 제공하여 항생제 적정사용관리의 개선을 유도하는 과정이다.

1) 정기 피드백

처방자와 이해관계자에게 데이터 기반 피드백을 제공한다. 월별 또는 분기별로 성과 데이터를 정리하여 의료진과 경영진에게 보고하여 긍정적 성과는 격려하고, 문제 영역은 협력적 해결방안을 논의한다.

2) 이해 관계자 참여

이해관계자의 의견을 지속적으로 수렴하여 문제를 해결한다. 의료진, 병동별로 맞춤형 피드백을 제공하거나, 처방 감사를 통해 개별 의료진의 처방 패턴을 분석하여 부적절한 처방에 대해 개선 방안을 제공할 수 있다.

3. 지속적인 개선

1) 데이터 기반 조정

데이터와 피드백을 바탕으로 항생제 적정사용관리 전략을 조정한다. 이를 통해 프로세스를 개선함으로 항생제 적정사용관리의 유연성과 적응성을 유지한다.

2) 최선 실천 통합

새로운 근거 기반 실천을 프로그램에 통합한다. 최신 항생제 관련 권고안을 반영하여 지침을 업데이트 한다. 최신 연구 결과와 사례를 반영한 워크숍을 운영한다.

3) 지속 가능성 계획

성공적인 항생제 적정사용관리 개입을 유지하고 확대하기 위한 계획을 수립한다. 초기 목표가 달성되었을 경우 새로운 목표를 설정하여 항생제 적정사용관리의 장기적 성공과 지속 가능성을 보장한다.

[성공 사례]

1. 스위스 StAR-3 프로젝트(2024)

스위스 공공병원에서 항생제 적정사용관리를 처음부터 체계적으로 도입하기 위해 연방보건청(FOPH)의 지원 아래 시작된 국가사업이다. 여기서 제안한 항생제 적정사용관리 도입 절차를 요약하면,

- 병원 경영진의 전략적 지지 확보: 병원의 질 향상 전략과 연계된 공식 지원 문서를 확보
- 다학제 항생제 적정사용관리팀 구성
  - 감염내과, 약제부, 감염관리, 진단검사실, IT 부서 인력으로 구성
  - '프로젝트 챔피언' 지정 → 조직내 설득과 자원 확보 담당
- 자원 확보
  - 초기 항생제 적정사용관리 운영을 위한 인력(0.5-2.5 FTE)과 예산을 확보
  - 중소 병원은 상급기관과의 협업을 통한 네트워크 기반 운영 권장
- 핵심 활동 시작
  - 항생제 사용 모니터링(ANRESIS 시스템 활용)
  - 항균제 내성 및 *C. difficile* 감염률 정기 보고
  - 병원 맞춤형 치료 가이드라인 수립 및 정기적 개정
  - "Start Smart-Then Focus" 처방 알고리즘 교육
  - 감사 및 피드백 시스템 구축
  - IT 시스템과의 연동: 처방 알림, 가이드라인 통합 등
- 정기적 평가 및 보고
  - 연간 활동 보고서 제출: 사용량, 항생제 적정사용관리 활동, 성과 및 향후 계획 포함

2. Alghamdi 등(2021)

사우디아라비아 King Abdullah Medical City 병원의 ICU·종양·이식 예정 환자에서 MDR 감염이 증가하면서 항생제 적정사용관리의 필요성이 대두되면서 병원 CEO의 직접적인 지시로 시작되었다. 항생제 적정사용관리 구축 과정을 요약하면,

- 1단계: 준비 및 계획
  - 외부 감염병 전문 약사(ID pharmacist)를 단기 고용하여, 병원내 항생제 사용 실태와 문제점 분석
  - 이후 전담 항균제 책임 약사를 임명하고 감염내과·약제팀·미생물·감염관리전문가로 구성된 항생제 적정사용관리 다학제팀을 구성
  - 병원 맞춤형 제한항균제 리스트를 선정하고, 감염내과 승인 기반의 사용 체계 설계
- 2단계: 정책 도입 및 시행
  - 항생제 제한 처방 양식 도입 및 전 직원 대상 교육
  - WHO 항생제 주간에 맞춰 병원 차원의 인식 개선 캠페인 시행
  - 2016년부터 전 병동으로 확대 시행, 24시간 감염내과 승인 시스템 구축
- 3단계: 모니터링 및 피드백
  - 감염내과팀 및 임상약사들이 처방 검토, 피드백, 환자 차트에 평가 기록
  - 선별 보고(cascade reporting) 도입으로 불필요한 광범위 항생제 사용 억제
  - 정기적인 회의를 통해 사용량(DOT), 내성률, 처방 경향 검토 및 대응

SUMMARY

[항생제 적정사용관리 시작 단계별 체크리스트]

- 항생제 적정사용관리 필요성 평가 및 계획
  - 항생제 내성문제의 심각성
  - 병원내 항생제 오남용과 내성균 발생의 주요 원인 분석
  - 경영진 및 이해관계자 설득
  - 항생제 적정사용관리 목표 설정 및 타임라인 작성
- 항생제 적정사용관리 개발
  - 항생제 적정사용관리팀의 다학제적 구성
  - 지침 개발: 국제 지침을 기반으로 병원 맞춤형 항생제 사용지침 설계
  - 정책 수립: 항생제 사용 규칙 및 사전 승인 제도 구축
  - 표준 운영 절차(SOP): 감염 관리 및 항생제 처방 절차 정의
  - 교육 및 훈련 실행
- 항생제 적정사용관리 실행
  - 임상 개입: 전향적 감사 및 피드백, 처방 제한, 사전 승인
  - 모니터링 및 보고: 항생제 사용 및 내성 패턴을 모니터링하기 위한 시스템을 구축
  - 정기 보고: 항생제 적정사용관리팀과 병원 리더십에 항생제 사용 및 내성 추세에 대한 정기적인 보고서를 생성
- 항생제 적정사용관리 평가 및 개선
  - KPI를 활용한 정량적 평가(항생제 사용량, 내성률, 치료 성공률 등)
  - 정기적인 피드백과 이해관계자 참여를 통해 지속 가능한 프로그램 개선
  - 데이터 기반 조정: 데이터 및 피드백을 사용하여 항생제 적정사용관리 전략을 필요에 따라 조정
  - 최신 지침과 연구 결과를 항생제 적정사용관리에 통합

참고문헌

1. Agency for Healthcare Research and Quality [Internet]. Antibiotic Stewardship Toolkits 2023. Available at: https://www.ahrq.gov/antibiotic-use/index.html
2. Alghamdi S, Berrou I, Bajnaid E, et al. Antimicrobial stewardship program implementation in a Saudi medical city: An exploratory case study. Antibiotics (Basel). 2021;10(3):280.
3. Barlam TF, Cosgrove SE, Abbo LM, et al. Implementing an antibiotic stewardship program: Guidelines by the Infectious Diseases Society of America and the Society for Healthcare Epidemiology of America. Clin Infect Dis. 2016;62(1):51–77.
4. Centers for Disease Control and Prevention. Global Core Standards for Hospital Antimicrobial Stewardship Programs. CDC; 2018.
5. Cheong HS, Kim ES, Song KH, et al. Core elements for implementing antimicrobial stewardship programs in Korean general hospitals. Infect Chemother. 2022;54(4):637-73.
6. Davey P, Marwick CA, Scott CL, et al. Interventions to improve antibiotic prescribing practices for hospital inpatients. Cochrane Database Syst Rev. 2017;2:CD003543.
7. Fleming A, Bradley C, Cullinan S, et al. Antibiotic prescribing in long-term care facilities: A qualitative, multidisciplinary investigation. BMJ Open. 2014;4:e006442.
8. Mendelson M, Morris AM, Thursky K, et al. How to start an antimicrobial stewardship programme in a hospital. Clin Microbiol Infect. 2020;26(4):447-53.
9. Minnesota Department of Health [Internet]. Antimicrobial Stewardship Gap Analysis Tool. Available from: https://www.health.state.mn.us/diseases/antibioticresistance/hcp/asp/ltc/apxc.pdf
10. Public Health England, National Institute for Health and Care Excellence (NICE). Antimicrobial stewardship: Start smart - then focus. GOV.UK; 2015.
11. Swissnoso [Internet]. StAR-3: Implementing Antimicrobial Stewardship Programs (ASP) in Swiss Acute Care Hospitals. Bern: Swissnoso; 2024. Available at: https://www.swissnoso.ch/fileadmin/swissnoso/Dokumente/5_Forschung_und_Entwicklung/3_Umsetzung_StAR/StAR_3/240529_Callforproposalswithhandbook.pdf
12. World Health Organization [Internet].. WHO releases the 2019 AWaRe Classification Antibiotics. WHO; 2019. Available at: https://www.who.int/publications/i/item/WHOEMPIAU2019.11
13. Yoon YK, Kim ES, Song KH, et al. Guidelines on implementing antimicrobial stewardship programs in Korea. Infect Chemother. 2021;53(4):617-59.

Chapter — 02

핵심 인력과 그들의 역할: 항생제 적정사용관리 위원회, 실무운영진

정혜숙 성균관대학교 의과대학

목적

- 항생제 적정사용관리 운영의 핵심 인력과 역할에 대한 기술
- 항생제 적정사용관리 위원회의 역할과 기능 제시
- 항생제 적정사용관리 실무운영진의 구성과 각 구성원의 역할 제시
- 실무 운영진의 책임자 선정에 대해 설명

학습 성과

Learning outcomes

- 항생제 적정사용관리의 핵심 인력에 대해서 설명할 수 있다.
- 항생제 적정사용관리 위원회와 실무운영진의 구성원과 그 역할에 대해 설명할 수 있다.

의사, 약사, 간호사, 임상미생물전문가 및 감염관리전문가, 정보기술 전문가들의 다학제적인 협력은 항생제 적정사용관리의 핵심 활동이다. 효과적인 항생제 적정사용관리의 운영은 관련 전문 지식을 갖춘 헌신적인 의료진의 참여에 크게 의존한다. 프로그램의 성공은 다양한 영역을 감독하고 실질적으로 기여할 수 있는 책임자들을 신중히 선정하는 데 달려 있다. 항생제 적정사용관리를 성공적으로 실행하려면 이들의 전문성을 바탕으로 한 다학제 전담팀이 필요하며, 병원 경영진을 포함한 항생제관리 운영회는 이러한 전담팀을 적극 지원하고 긴밀히 협력해야 한다(그림 1-3-1).

01 항생제 적정사용관리 위원회

항생제 적정사용관리 위원회(Antibiotic Stewardship Committee)는 병원내 항생제 적정사용관리에 대한 전략과 정책을 수립하고, 프로그램의 성과를 평가하는 핵심 의사결정 기구이다. 이 위원회는 포괄적인 감독과 협력을 보장하기 위해 다양한 부서의 대표가 포함된다.

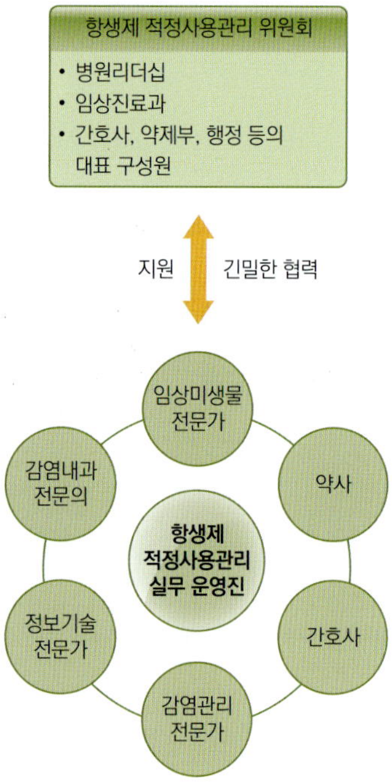

그림 1-3-1. 항생제 적정사용관리 실행을 위한 다학제 전담팀과 항생제 적정사용관리 위원회

1. 위원장과 위원 구성

항생제 적정사용관리 활동에 필요한 자원을 지원하고, 결과에 대해 책임질 수 있는 병원 리더십이 반드시 참여하여야 하고, 국내 상황에서는 항생제 적정사용관리 위원회의 위원장은 병원장 또는 이사장이 적절하다. 위원회의 구성원은 병원내 항생제를 처방하는 다양한 진료과(내과, 외과, 산부인과, 소아청소년과 등)가 참여하며, 간호부, 약제부, 행정부(보험심사 등)가 대표 구성원이 될 수 있다.

2. 위원회의 운영

위원회는 정기적으로 개최되어야 하고, 국내 의료환경을 고려하면 최소 연 2회는 개최하는 것을 권고한다.

3. 위원회의 역할

항생제 적정사용관리 정책과 전략 수립, 항생제 적정사용관리 관련 규정 및 지침 승인, 연간 계획 및 예산 승인, 항생제 사용 관련 주요 의사결정, 성과 평가 및 개선방안 검토와 부서 간 협력체계 구축 등의 역할을 한다.

02 항생제 적정사용관리 실무운영진

항생제 적정사용관리 실무운영진은 전담직원을 포함한 전담팀으로, 항생제 적정사용관리를 운영하는 전담직원은 항생제 적정사용관리 업무 이외의 다른 업무는 하지 않는 직원으로 직무기술서에 관련 업무가 공식적으로 포함되어야 하며, 항생제 적정사용관리에 대한 교육을 수료하고 주기적으로 보수교육을 받아야 한다. 실무운영진은 감염내과 혹은 소아청소년과 감염분과 전문의를 포함한 진료의사, 약사, 간호사, 임상미생물전문가, 감염관리전문가, 정보기술 전문가 등 다학제팀을 구성하여 협업해야 한다(표 1-3-3). 이 중 항생제 적정사용관리에 대한 교육을 받은 약사가 전담팀의 핵심구성원이 되어 중재 및 피드백을 통한 전향적 감사, 교육, 항생제 사용에 대한 업무구조 개발 및 추적, 항생제와 감염병 관련 정책 및 지침 수립을 포함하는 적절한 항생제 사용을 지원한다.

표 1-3-3. 항생제 적정사용관리 실무운영진의 역할

직책	역할
의사	• 항생제 처방 및 치료 지침 제공 • 항생제 사용 중재 및 조정 • 항생제 적정사용관리 준수 여부 모니터링 • 실무운영팀의 책임자
약사	• 항생제 사용 최적화와 약물 상호작용 검토 • 적정 항생제 용량 및 투여 경로 조언 • 교육 및 항생제 사용 모니터링
간호사	• 항생제 투여 모니터링 및 부작용 관찰 • 생체 활력징후 감시 및 보고 • 환자 및 의료진 교육
임상미생물 전문가	• 원인 미생물 분석 및 감수성 검사 수행 • 미생물의 항생제 내성 양상 분석 • 의료진 대상 항생제 내성과 올바른 검체 채취 등에 대한 교육
정보기술 전문가	• 데이터 관리 시스템 및 분석 시스템 구축 • 항생제 처방 시스템 구축 및 알림 시스템 개발 • 통계 및 데이터 분석 지원

1. 책임자 선정

감염내과와 소아청소년과 감염분과 전문의는 복잡한 감염 질환의 진단과 치료, 적절한 항생제의 처방, 항생제 사용의 영향을 관리하는 업무를 일상적으로 수행하고 있으며, 많은 의료기관에서 감염관리 책임자나 질 향상 및 환자 안전 책임자의 역할을 통해 리더십 역량을 인정받고 있다. 감염내과 전문의는 항균제감수성 자료와 항생제 치료에 대한 연구결과를 바탕으로 항생제 사용에 대한 지침을 개발하고, 항생제를 처방하는 의사에게 항생제 선택에 대한 직접적인 피드백을 제공하는 중재를 수행한다. 임상 경험, 리더십 경험, 폭넓은 다학제 관계 및 수련과정을 고려하면, 감염내과 전문의는 항생제 적정사용관리 전담팀 구성원의 잠재력을 극대화하여 항생제 적정사용관리를 효과적으로 수행할 수 있는 전담팀의 책임자로 적합하다. 다만, 국내에서 활동하고 있는 감염내과 전문의 수가 많지 않아 감염내과 전문의가 1명 혹은 없는 의료기관도 있기 때문에 비감염내과 의사도 적절한 교육을 통해 항생제 적정사용관리팀을 이끌 수 있도록 질병관리청과 대한항균요법학회 주관으로 교육 프로그램을 개발하였고, 일정 시간 이상의 교육과 평가시험을 통과해야 하며 매년 보수교육도 필요하다. 장기적으로 감염내과 및 소아청소년과 감염분과 전문의를 양성하는 정책이 시급하다. 다음은 책임자 선정 시 주요 고려사항이다.

1) 전문 지식 및 경험

책임자는 감염병, 임상 약리학, 미생물학 또는 관련 분야에서 강력한 배경을 가져야 한다. 항생제 적정사용 관리 경험이 있는 것이 매우 바람직하다.

2) 대인관계 능력

효과적인 의사소통 및 협력 능력은 항생제 적정사용관리가 여러 부서와 분야 간의 조정을 요구하기 때문에 필수적이다.

3) 적정사용에 대한 헌신

책임자는 항생제 적정사용 원칙에 헌신하고 항생제 사용 관행을 개선하려는 의지가 있어야 한다.

4) 리더십 및 주도력

항생제 적정사용관리팀의 리더는 문제를 식별하고, 해결책을 개발하며, 프로그램 이니셔티브를 추진하는 데 적극적이어야 한다.

5) 교육 배경

감염병, 약학, 미생물학 또는 감염관리에서 고급 훈련이나 인증은 프로그램 내 주요 역할을 수행하는 데 도움이 될 수 있다.

03 항생제 적정사용관리 약사

김형숙 분당서울대학교병원 약제부

약사는 다양한 전문 분야와 부서에 적절한 항생제 사용에 대한 맞춤형 조언을 제공할 수 있는 고유한 기술과 전문 지식을 갖추고 있다. 약사는 전문지식과 임상지식을 충분히 활용하여 항생제의 적절한 사용을 위하여 약학 전문가로써 역할을 수행해야 하며, 특히 항생제 적정사용관리 활동 등을 통해 궁극적으로 항생제 사용과 관련된 최적의 임상결과를 달성하고, 항생제 적정사용관리의 결과에 책임 있는 동반 지도자로 항생제 적정사용관리의 적용과 발전 및 추적, 보고 동향을 관리하는 역할을 수행하여야 한다.

약사들이 프로그램의 리더 또는 공동 리더로서 적극적으로 참여함으로써 병원에서 항생제 적정사용관리를 매우 효과적으로 운영할 수 있다. 감염병 교육을 받은 약사는 항생제 사용 개선에 매우 적극적이며 종종 대형 병원 및 의료 시스템의 프로그램을 주도하는 데 도움이 된다. 현재 우리나라에서는 '감염약료' 전문약사가 중심이 되어 항생제 적정사용관리 업무를 하고 있으며, 주로 항생제 적정사용관리의 여러 활동 중 약사가 주도하는 항생제 관리는 최적의 항생제 요법, 용량, 치료기간 및 적절한 투여 경로 등을 추천하여 항생제의 적절한 사용이 이루어질 수 있게 하는 중재

표 1-3-4. 항생제 적정사용관리에서 약사의 역할

구분	역할
항생제 사용량 관리 업무	• 항생제 사용량 모니터링 및 평가 • 항생제 사용량을 분기별로 평가 • 병원내 수술의 예방적 항생제 사용이 적절한지 분기별로 평가 • 유관 위원회와 다른 직종과의 협동을 통해 항생제 사용을 관리 • 항생제 사용기간 모니터링 및 불필요한 장기간 사용 처방 중재 • 정주투여 항생제의 경구용 항생제로의 투여 경로 변경 중재 • 적절한 항생제 사용 증진 및 잘못된 항생제 사용 최소화
항생제 사용지침 개발	• 감염병에 대한 원내 내성균 동정 현황을 고려하여 유관 진료과와 치료지침 개발에 참여 • 처방 오류가 발생 가능한 질환 및 약제에 대해 항생제 사용지침 개발 • 원내의 항생제 처방시스템의 관리 및 업데이트를 통해 각 질환에 맞는 항생제와 적절한 용량 용법이 추천될 수 있도록 함 • 항생제 관련 최신 정보 제공 및 항생제 처방시스템 관리 • 항생제 적정사용관리 결과에 책임 있는 동반 지도자로, 항생제 적정사용관리의 적용과 발전 및 추적, 보고 동향을 관리
항생제 적정사용관리 위원회 참여	• 항생제적정사용관리위원회(각 병원마다 명칭은 다를 수 있음) 구성 • 항생제 적정사용을 위한 정책 수립 및 시행 • 항생제 사용에 대한 교육 및 항생제 처방시스템 관리 등을 심의 • 항생제 및 백신 신약 심의 시행에 참여 • 항생제 내성 발생 현황 보고 • 항생제 적정사용관리팀의 활동을 심의 및 공표할 수 있음 • 위원회 활동을 통해 병원의 경영진에게 항생제 적정사용관리팀 업무를 보고
회진 및 컨퍼런스 참여	• 항생제 치료 관련하여 의료진과 협력 • 항생제 적정사용관리팀의 일원으로서 회진 및 컨퍼런스에 참석하여 환자의 상태, 치료계획 등을 파악하며 환자 치료에 필요한 최신 정보를 공유 • 의료진에게 약물에 대한 정보를 제공하고 약물 치료에 대하여 조정 및 중재하며, 필요시 약동학 자문, 집중영양치료 자문 등의 추가적인 약료서비스를 제공 • 항생제 관련 약물 상호작용 모니터링 및 정보 제공
항생제 부작용 모니터링 및 보고	• 과거력 혹은 재원 중 발생한 환자의 약물 부작용으로 의심되는 증상 등을 파악하고 정보를 수집 평가하여 약물 부작용의 인과관계를 확인 • 원내 부작용 보고 시스템에 따라 보고하고, 의료진에게 대응방법 및 대체약물을 추천하며 중재 • 항생제 관련 약물 이상반응 모니터링 및 정보 제공 • 항생제 관련 알레르기 반응 등 이력 관리
최신 치료 경향 파악 및 정보 제공	• 감염질환 및 치료와 관련된 국내외 지침을 숙지하고 신약 또는 국내 도입 신약, 보험 급여 변경 등 발생을 파악 • 필요시 의료진에게 최신의 정보를 제공 • 원내 처방 가능한 항생제 목록 및 의약품집 관리
교육 및 학술 연구, 질 향상 활동 수행	• 의료진, 약사, 약대학생 등을 대상으로 감염약료 관련 교육을 시행하고 정보를 제공 • 감염약료에 대한 연구를 수행하여 학술 논문을 발표 • 뉴스레터 발간 • 환자 및 보호자, 내원객 교육 • 관련 원내 위원회, 협의체 등의 업무 개선 활동에 참여하여 효율적인 항생제 적정사용관리 활동을 도모 • 환자와 보건의료전문가 대상 항생제 관련 주요 정보 제공 및 조언 • 항생제 관련 지역 및 국가 차원의 공공캠페인 참여
지역약국	• 지역사회에서 환자 접근성이 용이한 이점 등을 활용하여 항생제 교육, 복용력, 이상반응 등 관리 • 병·의원에 방문해야 하는 감염병 증상 등을 인지하여 진료 추천 • 공중 보건 위생 교육 • 독감 예방접종과 같은 예방 접종 프로그램 안내 제공

들을 의미한다.

약사는 성공적인 항생제 적정사용관리 활동을 위한 효과적인 정책 및 절차를 설계하기 위해 의료 책임자 및 기타 다학제 간 팀 구성원과 협력하여야 한다. 항생제 적정사용관리 활동을 통해 궁극적으로 항생제 사용과 관련된 최적의 임상 결과를 달성하고, 독성 및 기타 부작용을 최소화하고, 감염에 대한 의료비용을 줄이고, 항생제 내성 균주의 선택을 제한하려고 한다. 약사는 약물 전문가로서 안전하고 효과적이고 비용 효율적인 의약품 사용을 제공해야 한다. 따라서 약사가 항생제 적정사용관리에서 역할을 수행할 수 있는 방법의 예는 아래와 같이 제시하며, 더 확장된 업무를 할 수도 있다(표 1-3-4).

전반적으로, 항생제 적정사용관리의 일환으로 약사가 주도한 개입은 항생제 처방 관행을 크게 개선하고 불필요한 항생제 사용을 줄이며 항생제 선택과 치료를 최적화하고 환자의 임상 결과를 향상시켰다. 여러 연구에서 약사가 세균배양검사 결과 검토와 치료 약물 모니터링을 통해 적절한 항생제로 투약기간을 단축하고 병원 재입원이나 재방문율에 부정적인 영향을 미치지 않으면서 지역 및 국가 처방지침 준수를 개선했다고 밝혔다. 약사가 주도하는 하강치료 프로그램은 임상 개선을 기반으로 한 정맥에서 경구로의 전환과 치료기간 단축을 포함하여 과도하게 긴 항생제 투약기간을 안전하게 줄이고 병원 입원기간을 단축했다. 의사들이 약사의 권고를 높은 비율로 수용한 것은 항생제 적정사용관리에서 약사의 신뢰성을 보여준다. 약사 관리 프로그램은 다양한 병원 부서에서 전반적인 항생제 사용, 관련 비용 및 과도한 치료기간을 크게 줄여 상당한 비용 절감을 가져왔다. 이러한 결과는 약사가 항생제 적정사용관리 팀 내에서 중요한 역할을 수행하여 항생제 사용과 환자 결과를 개선한다는 것을 보여준다(표 1-3-5).

1. 국내에서 약사가 참여하는 항생제 사용관리 도입 성과

약사를 포함하는 다학제 항생제 적정사용관리팀을 운영 중인 국내 1개 상급종합병원에서, 항생제 적정사용관리 도입에 따른 항혐기성 중복 및 항생제 경구제로의 전환 등 항생제 사용 적정성 개선 및 유의한 재원기간 감소 및 항생제 비용 감소를 보고한 바 있다. 항생제 관리 약사의 항생제 처방 중재활동으로 인하여 3개월간 약 630만 원의 의료비가 감소하였으며, 부적절 처방 비율은 23.8%에서 9.7%로 감소하였다. 또한, 의사와 약사로 구성된 항생제 관리팀 중재 이후 불필요한 항혐기 항생제를 병용하는 사례가 중재 전후로 73.9% 감소하였고, 3일 이상 투여하는 건수는 67.8% 감소한 것으로 나타났다.

국내에서 항생제 관련 이상반응 발현율을 살펴보기 위해 5곳의 상급종합병원 대상으로 시행된 다기관 연구에 따르면, 약사가 포함된 다학제 항생제 적정사용관리를 적용하는 병원이 그렇지 않은 병원보다 항생제 관련 이상반응 발현율이 유의하게 낮았고(8.9% vs. 14.7%, p value<0.001), 약사가 포함된 다학제팀 항생제 적정사용관리를 운영하는 것이 항생제 관련 이상반응 발현율을 38% 감소시키는 것으로 분석되었으며(교차비 0.62), 항생제 처방 검토에 따른 중재는 항생제 적정사용관리 프로그램을 시행하는 병원에서 높게 관찰되었다.

또한, 적절한 항생제 사용을 위한 임상 의사결정지원 시스템의 사용자들의 순응도를 조사를 통해 항생제 처방 시스템에 필요한 보완점을 묻는 질문에서는 신기능에 따른 항생제 용량/용법 추천의 응답이 69.5% (41명)으로 가장 많았다는 점 등을 고려할 때, 전담 약사에 의한 임상적 상황을 고려한 적절한 약 용량 추천 등은 항생제 적정사용관리 구축을 위해서 필수적임을 확인할 수 있었다.

표 1-3-5. 항생제 적정사용관리에 약사 참여로 기대할 수 있는 효과

• 항생제 처방 적절성 증진 및 항생제 관련 약물이상반응 감소
• 항생제 오남용 및 항생제 내성 감소
• 항생제를 포함한 의료 비용 감소
• 의료질 향상

04 항생제 적정사용관리 간호사

간호사는 환자와 가장 가깝게 접촉하는 직군으로서 항생제의 적정사용을 모니터링하고, 이를 기반으로 한 중재와 의사소통을 통해 환자의 건강과 안전을 보호하는 데 중요한 역할을 할 수 있다. 외국에서는 항생제 적정사용관리에서 간호사의 역할이 인증요건이나 경제적 요인이 결합되면서 간호사의 참여가 증가하고 있다. 하지만, 국내에서 항생제 적정사용관리 활동이 아직 활성화되지 않은 상태라 전담팀 내에서 간호사의 역할에 대한 명확한 지침은 없다. 하지만 다음과 같은 역할을 담당할 수 있을 것으로 기대한다.

1. 적정사용 프로토콜 구현

1) 프로토콜 준수

항생제 적정사용관리 간호사는 임상 직원이 설정된 적정사용 프로토콜을 철저히 따르도록 보장한다. 이 활동에는 항생제 사용지침 준수 여부를 정기적으로 확인하고 모니터링하는 것이 포함된다.

2) 현장 구현

항생제 적정사용관리 간호사는 항생제 선택, 용량 및 치료기간이 적절하도록 임상 제공자와 직접 협력한다. 여기에는 배양결과와 감수성 데이터를 임상 결정에 효과적으로 사용하는 것이 포함된다.

2. 환자 및 직원 교육

1) 환자 교육

항생제 적정사용관리 간호사는 환자와 그 가족에게 적절한 항생제 사용의 중요성에 대해 교육한다. 항생제 오용의 위험과 내성 발달에 대해 설명하고 처방된 치료를 준수하도록 권장한다.

2) 직원 교육

항생제 적정사용관리 간호사는 간호 직원 및 기타 의료 제공자에게 항생제 적정사용관리 원칙에 대한 지속적인 교육과 훈련을 제공한다. 여기에는 워크숍, 세미나 및 비공식 교육 과정이 포함된다.

3. 모니터링 및 보고

1) 환자 모니터링

항생제 적정사용관리 간호사는 항생제 효능 및 부작용 징후를 모니터링한다. 또한, 처방 항생제가 적정 농도로 유지되고, 부작용이 신속하게 해결되도록 도움을 줄 수 있다.

2) 데이터 수집

항생제 사용, 내성 패턴 및 임상결과에 대한 데이터를 수집하고 보고한다. 이 데이터는 항생제 적정사용관리의 효과를 평가하고 필요한 조정을 하는 데 필수적이다.

4. 임상 결정 지원

1) 임상 회진

항생제 적정사용관리 간호사는 임상 회진에 참여하여 항생제 관리에 대한 의견과 권고를 제공한다. 의사, 약사 및 기타 의료 전문가와 협력하여 항생제 치료를 최적화한다.

2) 결정 지원

항생제 처방 및 조정에 대한 실시간 지침을 제공하는 CDSS의 구현 및 활용을 지원한다.

5. 감염 예방 및 감염관리

1) 감염 예방 및 감염관리

항생제 적정사용관리 간호사는 감염 예방 및 감염관리가 항생제 적정사용관리에 통합되도록 한다. 여기에는 손위생, 개인보호장비(personal protective equipment, PPE)의 적절한 사용 및 환경 청소 등이 포함된다.

2) 항생제 내성균 발생관리

항생제 내성균 감염의 발병을 관리하고 예방하는 데 중요한 역할을 한다.

6. 질 개선 이니셔티브

1) 개선 영역 식별

항생제 적정사용관리 간호사는 항생제 사용 관행 및 환자 결과를 개선할 기회를 식별한다. 이러한 영역을 해결하기 위한 질 개선 프로젝트를 개발하고 구현한다.

2) 결과 평가

항생제 적정사용관리 개입의 결과를 평가하여 프로그램의 영향과 효과를 측정한다. 여기에는 감염 치료율, 입원기간 및 재입원율 분석이 포함된다.

7. 협력 및 의사소통

1) 다학제 간 협력

항생제 적정사용관리 간호사는 감염병 전문가, 약사, 미생물학자 및 감염관리전문가를 포함한 다학제팀과 협력한다. 이 팀워크는 포괄적인 항생제 적정사용 접근을 보장한다.

2) 효과적인 의사소통

항생제 적정사용관리팀과 일선 의료제공자 간의 효과적인 의사소통을 촉진한다. 여기에는 내성 동향, 정책 변경 및 새로운 지침에 대한 정기적인 업데이트가 포함된다.

8. 정책 개발 및 구현

1) 정책 입력

항생제 적정사용관리 간호사는 항생제 사용 정책 및 지침 개발에 기여한다. 현장 간호 경험에서 얻은 실질적인 통찰력은 현실적이고 효과적인 정책을 만드는 데 매우 중요하다.

2) 지침 구현

항생제 적정사용관리 간호사는 모든 임상 직원이 새로운 지침과 정책을 숙지하고 준수하도록 돕는다. 이들은 임상전문지식, 교육, 모니터링 및 감염 통제를 통합하여 항생제가 효과적이고 안전하게 사용되도록 보장한다. 이 역할은 항생제 사용을 최적화하는 것뿐만 아니라 항생제 적정사용관리의 전반적인 성공과 환자 결과 개선에 크게 기여한다.

최근 항생제 적정사용관리 활동에 있어 간호사의 역할이 강조되고 있다. 2016년 미국의 임상감염학회에 의해 발표된 문서에서는 간호사가 항생제 적정사용관리에서 중요한 역할을 할 수 있음을 강조했으며, 이는 간호사를 항생제 적정사용관리의 필수 구성원으로 통합하는 데에 중요한 계기가 되었다. 그러나 간호사가 항생제 적정사용관리에서 적극적으로 활동하려면 적절한 교육과 훈련이 필요하다. 현재 많은 간호사들이 항생제 적정사용관리에 대해 이해가 부족한 상태이며, 일부 병원에서는 항생제 적정사용관리의 존재조차 인지하지 못하는 경우가 있다. 따라서 간호사들이 항생제 적정사용관리의 개념을 이해하고 적극적으로 참여할 수 있도록 하는 교육 프로그램이 병원 내외에서 더 많이 이루어지는 것이 필요하다.

05 임상미생물학 전문가

임상미생물학 전문가는 항생제 적정사용관리의 성공에 중요한 역할을 한다. 이들은 병원체 식별, 내성패턴 이해 및 적절한 항생제 치료지침 제공에 필요한 미생물학 및 실험실 진단에 대한 전문지식을 제공한다. 이들의 기여는 정확한 진단과 효과적인 치료를 보장하는 데 필수적이다. 임상미생물학 전문가의 역할과 책임은 다음과 같다.

1. 병원체 식별 및 내성 탐지

1) 신속한 식별

임상미생물학 전문가는 병원체의 신속하고 정확한 식별을 보장한다. 신속하고 정확한 식별은 효과적인 항생제 치료를 안내하는 데 중요하다.

2) 내성 검사

항균제감수성 검사를 수행하고 해석하여 내성패턴을 감지한다. 이 정보는 적절한 항생제 선택과 경험적 치료지침에 필수적이다.

2. 항균제감수성 표 개발 및 업데이트

1) 데이터 수집

임상미생물학 전문가는 항균제감수성 검사 데이터를 수집하여 항균제감수성 표를 작성한다. 이는 지역 내성패턴을 요약하고 임상의가 가장 효과적인 항생제를 선택하는 데 도움이 되는 필수 도구다.

2) 정기적 업데이트

항균제감수성 표를 정기적으로 업데이트하여 현재 내성 동향을 반영하도록 한다. 이를 위해 지속적인 감시와 데이터 분석이 필요하다.

3. 임상 결정 지원

1) 상담 제공

임상미생물학 전문가는 임상의에게 미생물학 결과 해석과 항생제 치료에 대한 상담 서비스를 제공한다. 배양 및 감수성 데이터를 기반으로 적절한 항생제 선택을 지원한다.

2) 지침 개발

최신 미생물학 데이터 및 내성패턴에 기반하여 항생제 처방지침의 개발 및 업데이트에 기여한다.

4. 감염 통제 협력

1) 발병조사

내성 감염 발병조사를 주도하며, 감염원의 식별과 추가 확산을 방지하기 위한 통제 조치를 구현한다.

2) 감시 프로그램

감염관리팀과 협력하여 의료시설내 내성패턴 및 감염률 추적을 위한 감시프로그램을 수립하고 유지한다.

5. 교육 및 훈련

1) 의료제공자 교육

미생물학의 중요성과 항생제 적정사용관리에서의 역할에 대해 의료제공자를 교육한다. 미생물학 보고서 해석 및 임상실습에 이 정보 적용에 대한 교육을 포함한다.

2) 실험실 직원 훈련

최신 진단기술 및 프로토콜에 대한 실험실 직원 훈련을 시행한다. 이는 높은 수준의 실험실 실습과 정확한 검사결과를 유지하는 데 도움이 된다.

6. 진단 스튜어드십 강화

1) 검사 이용 최적화

진단검사는 적절하게 시행되고 불필요한 검사는 최소화되도록 하여 검사 이용을 최적화한다. 이를 통해 의료비를 절감하고 환자 예후를 개선할 수 있다.

2) 신속 진단도구

신속한 진단을 위해 분자 검사 및 현장 검사와 같은 기술의 도입을 확대하여, 진단의 정확성과 속도를 향상시킨다.

7. 데이터 분석 및 보고

1) 추세 분석

항생제 내성 추세를 분석하고 항생제 적정사용관리 위원회 및 임상 직원에게 결과를 보고하며, 이러한 데이터는 새로운 내성 위협을 파악하고 치료지침을 조정하는 데 필수적이다.

2) 결과 보고

항생제 적정사용관리 개입의 결과에 대한 상세 보고서를 제공하여 내성패턴 변화와 임상결과에 미치는 영향을 평가한다.

8. 연구 및 개발

1) 임상 연구

새로운 진단방법, 내성기전 및 치료전략을 탐구하기 위한 임상 연구에 참여하며, 이러한 연구는 항생제 적정사용관리의 지속적인 개선에 기여한다.

2) 연구 자금 신청

항생제 적정사용관리 관련 연구 및 개발 프로젝트 자금을 확보하기 위한 보조금 신청 지원을 할 수 있다.

임상미생물학 전문가는 항생제 적정사용관리팀의 필수 구성원으로, 병원체 식별, 내성 탐지 및 진단 스튜어드십에 대한 전문 지식을 통해 항생제가 효과적이고 적절하게 사용되도록 한다. 또한 데이터 분석, 교육 및 연구에서 중요한 지원을 제공함으로써 항생제 적정사용관리의 전반적인 성공과 환자 예후 개선에 크게 기여한다.

06 정보기술(IT) 전문가

항생제 적정사용관리에서 IT 전문가의 역할은 데이터 관리, 의사결정 및 의료 전문가 간의 의사소통을 촉진하기 위해 필요한 기술적 지원을 제공하는 것이다. IT 전문가의 역할은 다음과 같다.

1. 데이터 관리 및 통합

1) 전자건강기록(EHR) 통합

IT 전문가는 항생제 적정사용관리 프로토콜이 병원의 EHR 시스템에 원활하게 통합되도록 한다. 여기에는 약물 상호작용이나 지침 준수 문제와 같은 처방 문제를 경고하는 CDSS를 포함한다.

2) 데이터 수집 및 저장

항생제 처방, 사용 패턴 및 내성 동향과 관련된 데이터의 안전하고 효율적인 수집, 저장 및 검색을 감독한다.

2. 임상 결정 지원

1) CDSS 도구 개발

IT 전문가는 항생제 적정사용관리팀과 협력하여 처방자에게 실시간 근거 기반 권고를 제공하는 CDSS 도구를 개발하고 구현한다.

2) 알림 시스템

EHR 내에 경고 시스템을 설정하고 유지하여 항생제 적정사용지침 및 처방 결정에 영향을 미칠 수 있는 환자별 요소와 같은 중요한 정보를 임상의에게 알린다.

3. 데이터 분석 및 보고

1) 추세 분석

IT 전문가는 데이터 분석을 도와 항생제 사용 및 내성의 추세를 파악한다. 이러한 분석은 항생제 적정사용관리팀이 정보에 입각한 결정을 내리고 활동 목표를 개발하는 데 도움이 된다.

2) 맞춤형 보고서

항생제 적정사용관리의 주요 지표와 결과를 요약하는 맞춤형 보고서를 생성하여 프로그램의 효과에 대한 귀중한 통찰력을 제공한다.

4. 교육 및 지원

1) 기술 교육

IT 전문가는 의료 직원에게 EHR 시스템 및 CDSS 도구의 효과적인 사용에 대한 교육 및 지원을 제공한다.

2) 문제 해결

항생제 적정사용관리 관련 기술 사용과 관련된 문제를 해결하기 위해 지속적인 기술 지원을 제공한다.

07 역학전문가

의료역학자는 감염 패턴을 모니터링하고 분석하며, 근거 기반 개입을 구현하고 항생제 적정사용관리 활동의 영향을 평가하는 데 중요한 역할을 한다.

1. 감시 및 데이터 분석

1) 감염 감시

의료 역학자는 병원내 감염률과 내성균의 유행 양상을

지속적으로 모니터링하며, 이를 통해 감염 확산을 조기에 인지하고 효과적인 대응 전략을 수립하는 데 기여한다.

2) 데이터 해석

역학자는 역학 데이터를 분석하여 감염 추세와 발병 양상을 파악하고, 이를 바탕으로 항생제 적정사용관리 전략과 개입에 유용한 통찰을 제공한다.

2. 개입 지침

1) 근거 기반 접근(Evidence-based approach)

역학자는 감염률 감소와 내성균 확산 억제를 목표로, 근거 기반의 개입 방안을 개발하고 실행한다. 이러한 개입에는 감염 예방 및 관리 전략도 포함된다.

2) 정책 개발

역학자는 최적의 항생제 사용과 감염 통제를 촉진하기 위한 정책과 지침의 수립 및 개정과정에 적극적으로 참여한다.

3. 결과 평가

1) 영향 평가

역학자는 항생제 적정사용관리 개입이 감염률, 항생제 사용량 및 내성 양상과 같은 주요 임상지표에 미치는 영향을 평가한다.

2) 질 향상

항생제 적정사용관리 활동이 환자 치료에 실질적인 개선을 가져올 수 있도록, 데이터 기반의 지속적인 질 향상(QI) 이니셔티브를 주도한다.

4. 교육 및 협력

1) 의료 제공자 교육

역학자는 감시 데이터의 중요성과 이를 활용한 항생제 적정사용 개선방법에 대해 의료진을 교육한다.

2) 다학제 간 협력

역학자는 항생제 적정사용관리팀, 감염관리전문가 및 기타 의료전문가와 긴밀히 협력하여 감염 예방 및 항생제 적정사용을 위한 통합적 접근을 실현한다.

항생제 적정사용관리팀에 IT 전문가와 의료 역학자를 포함시키는 것은 프로그램의 효과성을 높이는 데 중요하다. 이들은 정확한 데이터 관리, 정보에 입각한 의사결정 및 근거 기반 개입의 성공적인 실행을 지원하며, 궁극적으로 항생제 적정사용과 환자 예후 개선에 기여한다.

08 항생제 적정사용관리의 직종별 협업 방안

항생제 적정사용관리는 다학제 간 협력이 핵심이며, 아래와 같은 직종별 협업 방안이 필요하다.

1. 감염내과 전문의와 약사의 협업

1) 공동 회진 및 처방 평가

환자 치료 계획 수립 및 항생제 처방 결정과정에서 긴밀하게 협력하여 최적의 치료전략을 도출한다.

2) 정기적 회의 개최

항생제 처방 경향 분석, 처방 중재효과 평가를 위한 정기적인 회의를 운영한다.

3) 처방 최적화 프로토콜 공동 개발

항생제 하강치료(de-escalation) 기준, 정맥주사(IV)에서 경구투여(PO)로의 전환기준 등을 포함한 처방 최적화 프로토콜을 공동으로 수립한다.

2. 감염내과 전문의와 임상미생물 전문가의 협업

1) 원내동정 미생물의 항생제 내성률 공유 및 공동 분석

병원내 주요 병원체의 항균제감수성 및 내성률 데이터를 공유하고 공동 분석하여, 병원 맞춤형 항생제 처방지침에 반영한다.

2) 신속 진단검사 적용 협력

신속 진단검사 결과를 기반으로 신속하고 정확한 항생제 처방 결정이 가능하도록 협력 체계를 마련한다.

3) 정기적인 미생물 검사 결과 회의

병원내 주요 내성균 발생 현황을 주기적으로 분석하고, 이에 대한 효과적인 대응 전략을 수립한다.

3. 약사와 간호사의 협업

1) 항생제 투여 경로 최적화

IV에서 PO로의 적절한 전환 시점을 판단하고, 안전한 투약 관리를 공동 수행한다.

2) 부작용 및 이상 반응 모니터링

환자의 약물 관련 부작용을 간호사가 신속하게 인지하고 약사와 정보를 공유하여 적절한 대응 방안을 마련한다.

3) 환자 교육 프로그램 공동 운영

환자 및 보호자를 대상으로 항생제 적정사용과 복약 순응도 향상을 위한 교육을 함께 제공한다.

4. 간호사와 IT 전문가의 협업

1) CDSS 운영

투약 정보와 환자 상태 데이터를 통합하여 임상 현장에서 즉시 활용 가능한 전산 시스템을 공동 운용한다.

2) 항생제 부작용 관리 시스템 구축

항생제 부작용 발생 시 간호사가 즉시 보고하고, IT 전문가와 함께 실시간 관리가 가능한 시스템을 설계한다.

5. 약사와 IT 전문가의 협업

1) 실시간 처방 모니터링 시스템 구축

항생제 처방 데이터를 실시간으로 분석하여 처방 오류를 예방하고, 적절한 항생제 사용을 지원한다.

2) 처방 감사 및 피드백 시스템 설계

항생제 처방 이력을 분석하고 이를 활용한 피드백 시스템을 공동 개발하여 의료진의 항생제 처방 개선을 유도한다.

6. 임상미생물 전문가와 IT 전문가의 협업

1) 미생물 검사자료 관리

병원내 항균제감수성 자료를 전산화하고, 의료진이 손쉽게 접근할 수 있도록 시스템을 구축한다.

2) 감염병 유행 감시 시스템 운영

내성균 발생 추세 분석 및 경고 시스템을 구축한다.

7. 모든 직종 간의 공통 협업 방안

1) 정기적인 다학제 항생제 적정사용관리 회의 개최

직종 간 효과적인 소통과 문제 해결을 위해 최소 월 1회 이상 정기 회의를 운영한다.

2) 항생제 적정사용관리 워크숍 및 교육 프로그램 운영

최신 지견과 사례를 공유하는 다직종 교육 프로그램을 통해 각 분야의 전문성 강화와 상호 이해를 증진시킨다.

3) 항생제 적정사용관리 성과 공유 및 홍보

프로그램의 주요 성과와 우수 사례를 병원 내외에 주기적으로 공유하여 항생제 적정사용관리의 가시성을 높이고 지속적인 참여를 유도한다.

[성공 사례]

미국 John's Hopskinson 병원의 항생제 적정사용관리팀

- 항생제 적정사용관리팀은 감염내과 전문의와 감염 약료 전문약사가 공동 리더십을 맡고, 임상 데이터 분석가, 연구자, 레지던트, 전임의 등 다양한 직종이 포함된 다학제팀이다.
- 소아, 성인, 외래 등 진료영역별로 별도의 항생제 적정사용관리 팀이 조직되어 있으며, 각 팀은 해당 영역의 책임자(감염내과 전문의)와 약제부 책임자가 주축이 된다.
- 임상미생물학자, 감염관리전문가, IT 담당자 등도 필요에 따라 협력하며, 병원 전체 차원의 감염관리 및 항생제 사용 최적화에 기여한다.
- 연구 및 교육, 데이터 분석, 정책 개발 등 다양한 역할을 분담하여 운영한다.

영국 APRHAI (Advisory Committee on Antimicrobial Prescribing, Resistance and Healthcare Acquired Infections) 핵심 인력과 위원회 구성

APRHAI는 영국 정부의 항생제 내성 관리와 의료관련 감염 예방을 위한 전문적인 과학 자문을 제공하는 독립적이고 공신력 있는 위원회이다.

- 위원회 구성
  - 위원장: 독립적인 전문가로서 위원회를 주관하며, 효과적 리더십 제공 및 위원회의 결정이 정확히 기록되고, 정부에 정확히 보고되도록 하는 책임이 있음.
  - 부위원장: 위원장 부재 시 회의 주관 및 리더십 제공.
  - 위원회 구성원: 감염내과 전문의, 임상미생물학 전문가, 공중보건전문가, 행동과학전문가, 일반 진료의사, 간호사, 약사, 일반인 위원 포함 필수
- 핵심인력의 역할
  - 감염내과 전문의: 항생제 처방 지침 수립 및 항생제 사용관리의 전반적 감독
  - 임상미생물 전문가: 미생물 검사 및 항생제 내성 현황을 평가하여 적절한 진단과 치료에 자문 제공
  - 약사: 항생제 처방의 적정성 평가, 처방 모니터링 및 의료진 교육
  - 간호사: 항생제 투약 및 부작용 모니터링, 프로토콜 준수 관리 및 환자 교육
  - 공중보건 및 행동과학 전문가: 항생제 사용 정책 및 프로그램이 효과적으로 구현될 수 있도록 지원
  - IT 전문가: 항생제 사용 데이터를 관리하고, 전자처방 시스템 등 데이터 분석 지원 및 의사결정 시스템 구축

SUMMARY

항생제 적정사용관리의 핵심 인력을 선정하고 그들의 역할을 정의하는 것은 프로그램의 성공에 필수적이다. 다양한 전문 지식을 가진 헌신적인 전문가 팀을 구성함으로써 의료기관은 적정사용 활동을 효과적으로 구현하고, 항생제 사용을 최적화하며, 환자 치료결과를 개선할 수 있다.

[항생제 적정사용관리 운영회(Antibiotic Stewardship Committee, ASC)]

- 구성: 병원 리더십(병원장/이사장), 주요 진료과 대표(내과, 외과, 소아청소년과 등), 약제부, 간호사, 행정부 등이 포함
- 역할: 항생제 적정사용관리 정책과 전략 수립, 연간 계획 및 예산 승인, 주요 항생제 사용 관련 의사결정, 성과 평가 및 개선방안 도출, 부서 간 협력 체계 구축

[항생제 적정사용관리 실무운영진]

- 구성: 전담직원이 포함된 다학제팀으로, 감염내과 전문의, 약사, 간호사, 임상미생물 전문가, 감염관리전문가, IT 전문가 등
- 역할: 항생제 사용 모니터링 및 피드백, 항생제 사용 정책 및 지침 개발, 항생제 사용 데이터 분석과 개선 전략 실행
- 책임자 선정: 감염내과 전문의가 이상적 리더로 권장되며, 교육 및 보수교육을 통해 역량 강화 필요. 리더는 전문 지식, 대인 관계 능력, 리더십을 갖춘 인물이어야 한다.

[항생제 적정사용관리 약사]

- 약사는 항생제 적정사용관리에서 항생제 사용의 적절성을 개선하고, 환자의 임상결과 향상에 중요한 역할을 한다. 약사는 최적의 항생제 요법과 용량, 치료기간을 추천하며, 특히 감염약료 전문 약사가 항생제 적정사용관리를 주도한다. 약사 주도의 개입은 병원에서 항생제 처방 관행을 개선하고 불필요한 항생제 사용을 줄이는 데 효과적이었으며, 이를 통해 치료기간을 단축하고 의료비용을 절감할 수 있었다. 국내 연구에서도 다학제팀에서 약사가 포함된 항생제 적정사용관리가 항생제 관련 이상반응을 크게 줄였다는 결과가 보고되었다.

항생제 적정사용관리 관련 참고

- **항생제관리팀 매뉴얼, 가이드라인, 최신문헌**
  https://www.idstewardship.com/
- **미국 감염전문약사 홈페이지 및 교육 관련**
  https://www.sidp.org/Home
  https://pids.org/ (소아)
  https://www.rxcertifications.org/infectious-diseases
  https://www.mad-id.org/
- **한국병원약사회 감염약료 교육**
- **감염약료심화교육**
- **감염약료 항생제 적정사용관리 심포지엄**
- **항생제 적정 사용관리 전문인력 양성 교육과정 – 약사**

참고문헌

1. Advisory Committee on Antimicrobial Prescribing, Resistance and Healthcare Acquired Infections (APRHAI) [Internet]. APRHAI Code of Practice for Members 2024 [Internet]. London: Department of Health and Social Care (UK); 2024 [Accessed 2024 May 24 2024]. Available at: https://assets.publishing.service.gov.uk/media/65c3817b3f634b000d42c632/APRHAI_Code_of_Practice_-_2024-1__1_.pdf
2. Agency for Healthcare Research and Quality [Internet]. Antibiotic Stewardship Toolkits 2023 [Internet]. Available atfrom: https://www.ahrq.gov/antibiotic-use/index.html
3. American Nurses Association, Centers for Disease Control and Prevention [Internet]. Redefining the antibiotic stewardship team: Recommendations from the American Nurses Association/Centers for Disease Control and Prevention workgroup on the role of registered nurses in hospital antibiotic stewardship practices. [Internet]. Available atfrom: https://www.cdc.gov/antibiotic-use/healthcare/pdfs/ANA-CDC-whitepaper.pdf
4. Barlam TF, Cosgrove SE, Abbo LM, MacDougall C, Schuetz AN, Septimus EJ, et al. Implementing an antibiotic stewardship program: Guidelines by the Infectious Diseases Society of America and the Society for Healthcare Epidemiology of America. Clin Infect Dis. 2016;62(1):51--77.
5. Campion M, Scully G. Antibiotic use in the intensive care unit: Optimization and de-escalation. J Intensive Care Med. 2018;33(11):647--655.
6. Centers for Disease Control and Prevention. Global Core Standards for Hospital Antimicrobial Stewardship Programs. CDC; 2018.
7. Cheong HS, Kim ES, Song KH, Sohn JW, Peck KR, Kim YK, et al. Core elements for implementing antimicrobial stewardship programs in Korean general hospitals. Infect Chemother. 2022;54(4):637--673.
8. Cyriac JM, James E. Switch over from intravenous to oral therapy: A concise overview. J Pharmacol Pharmacother. 2014;5(2):83--87.
9. Davey P, Marwick CA, Scott CL, Charani E, McNeil K, Brown E, et al. Interventions to improve antibiotic prescribing practices for hospital inpatients. Cochrane Database Syst Rev. 2017;2:CD003543.
10. Fleming A, Bradley C, Cullinan S, Byrne Set al. Antibiotic prescribing in long-term care facilities: A qualitative, multidisciplinary investigation. BMJ Open. 2014;4:e006442.
11. Garnacho-Montero J, Gutiérrez-Pizarraya A, Escoresca-Ortega A, Fernández-Delgado E, López-Sánchez JM, Corcia-Palomo Yet al. Antibiotic de-escalation in the ICU: How is it best done? Curr Opin Infect Dis.

2015;28(2):193--198.

12. Johns Hopkins Medicine [Internet]. About the Antimicrobial Stewardship Program [Internet]. Baltimore (MD): Johns Hopkins Medicine; c2024 [Accessed 2024 May 24 2024]. Available at: https://www.hopkins-medicine.org/antimicrobial-stewardship/about
13. McMullan BJ, Andresen D, Blyth CC, Avent ML, Bowen AC, Britton PN, et al. Antibiotic duration and timing of the switch from intravenous to oral route for bacterial infections in children: Systematic review and guidelines. Lancet Infect Dis. 2016;16(2):139--152.
14. Ostrowsky B. Infectious diseases physicians: Leading the way in antimicrobial stewardship. Clin Infect Dis. 2018;66(7):995--1003.
15. Public Health England, National Institute for Health and Care Excellence (NICE). Antimicrobial stewardship: Start smart - then focus. GOV.UK; 2015.
16. World Health Organization [Internet]. WHO releases the 2019 AWaRe Classification Antibiotics [Internet]. WHO; 2019. Available atfrom: https://www.who.int/publications/i/item/WHOEMPIAU2019.11
17. Yoon YK, Kim ES, Song KH, Sohn JW, Peck KR, Kim YK, et al. Guidelines on implementing antimicrobial stewardship programs in Korea. Infect Chemother. 2021;53(4):617--659.

Chapter — 03

기관 항생제 사용지침 작성과 개정

정혜숙 성균관대학교 의과대학

목적

- **임상진료지침과 임상경로의 개발과 활용에 대한 기술**
  - 임상진료지침과 임상경로에 대한 개념에 대한 기술
  - 임상진료지침의 개발과정, 적용, 평가와 업데이트 및 개정에 대해 기술
  - 주요 감염병의 임상진료지침과 항생제 적정사용관리 적용 사례 제시
  - 임상경로의 개발, 실행, 평가 및 개선에 대해 기술
  - 주요 감염병의 임상경로와 항생제 적정사용관리 적용 사례 제시
  - 임상진료지침 및 임상경로의 성과 측정 및 운영전략에 대한 기술
- **기관 항생제 사용 전략**
  - 항생제 투약이 필요한 상황, 적절한 항생제의 선택, 항생제의 최적화된 투약기간에 대한 기술

학습 성과

Learning outcomes

- 임상진료지침과 임상경로를 항생제 적정사용관리에 적용할 수 있다.
- 항생제 투약의 필요성, 적절한 항생제 사용, 적절한 투약기간을 항생제 적정사용관리에 적용할 수 있다.

Section I

01 임상진료지침의 활용 및 임상경로 개발

1. 임상진료지침과 임상경로

임상진료지침(clinical practice guidelines)은 특정 질환, 상태 또는 건강 문제에 대한 최적의 진단 및 치료전략을 제시하는 권고사항이다. 근거중심 의학(evidence-based medicine)에 기반하여 작성되며, 대규모 연구, 메타분석, 전문가 합의 등을 반영한다. 특정 지역, 국가, 또는 국제적인 수준에서 발표되며, 광범위한 근거와 데이터를 바탕으로 하기 때문에 특정 의료기관이 아니라 일반적이고 넓은 적용 범위를 가진다. 이는 표준화된 치료방법을 권장하여 진료 변이를 줄이고, 환자 치료의 안전성과 효과를 증진시킬 수 있다.

임상경로(clinical pathway)는 특정 질환이나 건강 상태에 대해 병원 또는 의료기관에서 환자 치료과정을 표준화하고 단계적으로 정의한 구체적인 치료 계획이다. 환자의 진단, 검사, 치료, 간호, 재활까지 포함하여 일정 기간 동안 제공해야 할 의료서비스를 체계적으로 정의함으로써 특정 의료기관의 실제 운영상황과 환자 특성을 반영하여 실질적으로 적용할 수 있게 한다. 따라서 특정 병원이나 의료기관의 실정에 맞추어 설계된다. 질환별로 표준화된 프로세스를 제시하며, 예를 들어 치료 시작과 종료 시점, 주요 검사, 약물 사용 기준 등이 포함될 수 있다.

임상진료지침과 임상경로를 비교하면 다음과 같다(표 1-3-6).

2. 임상진료지침의 개발 과정

임상진료지침의 개발은 증거 기반 권고안을 제공하기 위한 체계적이고 세심한 과정이다. 일반적으로 다음 단계를 포함한다.

1) 주제 선정

지침 개발이 필요한 관련 임상문제나 질문을 선택한다. 우선순위는 다빈도로 발생하면서 최근에 검사 및 치료 방법에 변화가 있는 질환이 우선적으로 고려된다.

표 1-3-6. 임상진료지침과 임상경로의 비교

측면	임상진료지침	임상경로
정의	특정 상황에 대한 적절한 의료에 대해 의료 제공자와 환자의 결정을 지원하기 위해 체계적으로 개발된 진술	특정 임상문제를 가진 환자의 치료에서 필수 단계를 설명하는 구조화된 다학제 진료 계획
목적	임상 조건 관리에 대한 증거 기반 권고 제공	환자 진료를 표준화하고 임상 실습의 변동성을 줄이며 결과를 개선
개발 과정	증거와 전문가 합의를 체계적으로 검토하여 개발	특정 임상상황 관리에 대한 단계를 자세히 설명하기 위해 다학제팀에 의해 작성
범위	진단, 관리 및 치료의 다양한 측면을 포괄하는 광범위한 지침	특정 조건이나 절차에 대한 환자 관리의 특정 단계를 자세히 설명하는 집중된 지침
유연성	더 유연하며, 개별 환자의 필요와 다양한 임상상황에 맞게 조정 가능	더 규범적이며, 일관된 환자 관리를 보장하기 위해 밀접하게 따라야 함
구현	의료제공자가 임상 결정을 안내하기 위한 참고 자료로 사용	진료 제공 팀의 업무흐름에 통합되어 진료 제공을 간소화
평가 및 업데이트	새로운 증거와 의학 연구의 발전에 따라 정기적으로 업데이트	피드백을 통합하고 효율성을 개선하기 위해 주기적으로 검토 및 수정
예시	고혈압 치료지침, 당뇨병 치료지침, 항생제 사용지침	패혈증 관리, 수술 후 관리, 폐렴 치료 경로

2) 지침 개발 그룹 구성

임상 의사, 방법론 전문가 및 환자 대표 등 다양한 분야의 전문가로 구성된 그룹을 만든다.

3) 증거의 체계적 검토

체계적 문헌검토를 통해 고품질 연구(무작위 대조시험, 메타분석 등)를 분석하는데, PubMed, Cochrane Library, Embase 등의 데이터베이스를 활용한다. 근거 수준을 평가하고 보통은 무작위 대조시험, 코호트 연구, 사례 보고 순으로 신뢰도에 따라 분류를 하고, 데이터 평가를 통해 근거를 조직화한다.

4) 권고안 개발

근거를 바탕으로 전문가들이 논의하여 주요 권고사항을 도출하는데, 보통은 GRADE (Grading of Recommendations, Assessment, Development, and Evaluations) 체계를 사용하여 권고사항의 근거 수준과 권고 강도를 명확히 표시한다.

5) 권고안 초안 작성

수집된 근거와 전문가 합의를 바탕으로 권고안 초안을 작성한다.

6) 외부 검토

초안 지침을 외부전문가, 학회 등 독립 전문가와 이해관계자가 검토하여 피드백을 수집한다.

7) 최종화 및 출판

피드백을 반영하여 지침을 수정하고, 의료 전문가들이 사용할 수 있도록 학회, 보건당국 또는 관련기관의 공식 웹사이트 및 학술지에 출판한다.

3. 주요 감염병에 대한 임상진료지침

임상진료지침은 주요 감염병 관리를 위해 표준화된 치료 프로토콜을 제공한다. 주요 지침은 다음과 같다.

1) 패혈증 및 패혈성 쇼크

조기 인식, 신속한 항생제 투여 및 지원 치료 조치를 강조한다. 알려진 주요 진료지침에는 Surviving Sepsis Campaign Guidelines이 있다.

2) 폐렴

지역사회획득폐렴, 병원획득폐렴 및 인공호흡기관련 폐렴을 구분하고 각각에 대한 적절한 항균요법을 권고한다.

3) 요로감염

급성 단순 방광염 및 급성 신우신염, 복잡성 요로감염, 카테터관련 요로감염에 대한 진단기준과 치료옵션을 제공한다.

4) 피부연조직 감염

봉와직염 및 농양, 괴사성 근막염, 당뇨병성 족부감염의 관리와 적절한 항생제 선택을 지침에 포함한다.

5) 복강내 감염

복잡성 복강내 감염, 담도감염 및 간농양 등의 항생제 선택과 외과적 치료 병행에 대해 권고한다.

6) 중추 신경계 감염

뇌수막염, 뇌농양 및 뇌염 등에 대한 적적한 진단법과 치료 전략을 권고한다.

7) 다제내성 병원체 관련 감염

MRSA, VRE, CRE 등에 의한 감염병에서의 적절한 치료 전략을 권고한다.

8) 기타

성매개 감염, 결핵, 말라리아 등

4. 임상진료지침의 적용 및 준수 평가

임상진료지침의 성공적인 적용은 지침의 권고사항이 임상 현장에서 효과적으로 실행되고, 이를 통해 환자 치료결과가 개선되는 것을 목표로 한다. 이를 위해 전략적인 계획과 모니터링이 필요하다. 주요 단계는 다음과 같다(표 1-3-7).

1) 교육 및 훈련

정기적인 교육 세션 및 워크숍이나 세미나, 온라인 모듈(지침, 지침 내용을 요약한 간단한 자료) 등을 통해 의료제공자에게 지침에 대해 교육한다.

2) 임상 실습에 통합

전자의무기록(EMR) 및 임상 업무흐름에 지침을 통합하여 진료과정에서 지침에 쉽게 접근하고 준수할 수 있도록 한다.

3) 준수 모니터링

지침 준수를 보장하기 위해 임상 적용을 정기적으로 감사하고 개선 영역을 평가한다.

4) 피드백 메커니즘

지침에 대한 성과와 필요한 변경사항을 의료제공자에게 피드백으로 제공한다.

5. 최신 임상진료지침의 업데이트 및 개정

임상진료지침은 새로운 증거와 변화하는 임상 적용 환경을 반영하기 위해 정기적으로 업데이트해야 한다. 업데이트 과정은 다음을 포함한다.

1) 지속적인 문헌 감시

지침과 관련된 최신 연구 및 임상시험을 계속해서 추적한다.

2) 이해관계자 참여

전문가와 최종 사용자를 개정 과정에 참여시켜 지침이 실용적이고 적용 가능하도록 한다.

3) 주기적 검토 주기

일반적으로 2-3년마다 정기적인 검토 및 업데이트 일정을 수립한다.

4) 변경사항 전달

모든 관련 의료제공자에게 업데이트를 효과적으로 전달하고, 임상 현장에 변경사항을 통합한다.

6. 임상진료지침을 활용한 항생제 적정사용관리 사례 연구

임상진료지침을 활용한 항생제 적정사용관리 사례연구는 임상진료지침을 기반으로 항생제 사용을 최적화하고, 그 효과를 분석하여 환자 치료결과와 병원내 항생제 관리의 효율성을 높이는 것을 목표로 한다. 예시는 다음과 같다.

1) 광범위 항생제 사용 감소 및 치료기간 최적화

지역사회획득폐렴 환자에서 초기 광범위 항생제 사용이 과도하고, 치료기간이 불필요하게 길어지는 문제가 발생하여 임상진료지침을 기반으로 항생제 초기 선택의 적절성을 높이고, 치료기간을 최적화하여 광범위 항생제 사용을 감소시키고 적절한 치료기간을 준수했다.

2) 패혈증 환자의 결과 개선

패혈증 환자에서 초기 항생제 투여시간이 지연되어 치료 성과에 부정적인 영향을 미칠 수 있어, 패혈증 환자에서 내원 1시간 이내 초기 항생제 투여율을 향상시켜 패혈증 관련 사망률이 감소하였다.

3) 요로감염 관리에서 비용 절감

요로감염에서 불필요한 영상검사가 진단 초기에 많이 시행되고 있고, 치료 종료 시점이 불명확한 문제가 있어 표준화된 요로감염 임상진료지침을 준수함으로써 불필요한 영상검사와 장기 항생제 치료를 줄여 비용 절감을 가져왔다.

이렇게 임상진료지침을 활용한 항생제 적정사용관리 사례 연구는 항생제 사용의 최적화를 통해 환자 치료 성과를 개선하고, 항생제 내성문제를 해결하는 데 필수적이다. 성공적인 사례 연구를 위해 지침의 철저한 분석, 의료진 교육,

기술적 도구 활용, 지속적 모니터링이 필요하다.

7. 임상경로의 정의와 목적

임상경로는 특정 질환, 상태, 또는 시술에 대한 환자 관리 과정을 표준화하기 위해 설계된 구조화된 다학제적 진료 계획이다. 이는 환자의 진단, 치료, 간호, 재활 등의 과정에서 수행해야 할 구체적인 단계와 시간표를 명확히 정의한 지침이다. 이를 통해 임상 진료과정의 변동성을 줄이고, 환자에게 증거 기반 진료를 제공하며, 의료 제공의 효율성을 높여 진료의 질을 향상시킬 수 있다.

임상경로의 목적은 다음과 같다.

- 최상의 증거를 기반으로 진료 과정을 표준화한다. 이를 통해 의료진 간 진료 방식의 변이를 줄이고, 모든 환자에게 근거 중심의 표준화된 치료를 제공할 수 있다.
- 적시에 표준화된 진료를 제공하여 환자 치료결과를 향상시킨다.
- 병원 입원기간과 의료비용을 줄인다. 즉, 진료를 표준화함으로써 불필요한 치료나 검사를 줄일 수 있다.
- 의료제공자 간의 의사소통을 촉진한다. 임상경로를 통해 의사, 간호사, 약사 등 다양한 직종 간 다학제적 협력을 촉진할 수 있고, 환자 관리과정을 통합함으로써 팀 기반의 효율적인 의료서비스를 제공할 수 있다.
- 진료과정을 감사하고 개선할 수 있는 틀을 제공한다. 임상경로를 통해 진료과정에서 발생하는 문제를 식별하고 개선점을 반영할 수 있고, 치료 성과를 정량적으로 평가하여 지속적인 품질 개선을 도모할 수 있다.

8. 임상경로의 개발 및 실행

임상경로의 개발 및 실행에는 여러 주요 단계가 포함된다 (표 1-3-7).

표 1-3-7. 의료기관내 임상진료지침과 임상경로의 적용과정

단계	설명
주제 선정	관련 임상 문제 식별
지침 개발 그룹	다학제팀 구성
증거 검토	포괄적인 문헌 검토 수행
권고안 초안 작성	증거를 바탕으로 지침 초안 작성
외부 검토	초안 지침을 외부 검토에 부침
최종화 및 출판	피드백을 반영하여 지침을 수정하고 출판
교육 및 훈련	의료제공자에게 새로운 지침에 대해 교육
구현	임상에 지침을 통합
모니터링 및 평가	지침의 효과를 지속적으로 모니터링하고 평가

1) 주제 선정

구조화된 진료 계획의 혜택을 받을 수 있는 특정 질환, 상태 또는 시술을 선택한다. 유병률이 높은 질환, 치료 과정에서 진료 변이가 크거나 표준화가 필요한 질환, 병원 또는 지역사회에서 중요한 공중보건학적 문제가 있는 질환으로 선정한다.

2) 다학제팀 구성

의사, 간호사, 약사 및 보건전문가를 포함한 팀을 구성하여 각 분야의 전문성을 바탕으로 경로를 개발하는데, 실제 임상 환경에서 적용이 가능한지가 검토되어야 한다.

3) 기존 자료 검토 및 분석

관련 임상진료지침, 연구문헌, 데이터 분석을 통해 표준 치료법과 권고사항을 도출하는데, 병원내 특정 질환에 대한 진료 방식, 항생제 사용패턴, 내성률, 치료성과 등도 검토해야 한다.

4) 경로 초안 작성

평가, 진단, 치료 및 추적관리를 포함한 상세한 진료계획을 개발한다.

5) 파일럿 테스트

잠재적인 문제를 식별하고 필요한 조정을 하기 위해 소규모로 임상경로를 실행해 본 후 피드백을 반영하여 임상경로를 최종 확정한다.

6) 전체 실행

모든 직원이 새로운 임상경로의 내용과 적용방법을 이해하도록 교육하고 임상경로를 활용한 실제 사례 중심 교육으로 훈련을 한 후 의료시설 전체에 임상경로를 도입한다.

7) 모니터링 및 평가

임상경로 준수율, 환자 상태 변화, 치료 성과를 모니터링하고, 경로 실행 효과를 평가한다. 그리고, 의료진이 임상경로 적용 중 겪은 문제를 해결하고, 최신 근거를 반영하여 경로를 업데이트 한다.

9. 주요 감염병에 대한 임상경로

임상경로는 적시에 적절한 항균요법을 보장하여 감염병 관리에 특히 효과적일 수 있다. 예시는 다음과 같다.

1) 패혈증 임상경로

조기 인식과 항생제 및 수액의 신속한 투여에 중점을 두며, 패혈증 생존 캠페인 지침을 따른다.

2) 폐렴 임상경로

지역사회획득, 병원획득 폐렴의 진단 및 치료를 위한 구조화된 접근 방식을 제공하며, 적절한 항생제 선택과 치료기간을 포함한다.

3) 요로감염 임상경로

적절한 항생제 사용과 환자 추적 관리의 중요성을 강조하며, 요로감염의 진단 및 관리를 위한 단계를 설명한다.

4) 수술부위감염(SSI) 임상경로

예방적 항생제 사용을 포함한 수술 전, 수술 중 및 수술 후 개입을 통해 SSI를 예방하는 것을 목표로 한다.

10. 임상경로의 평가 및 개선

임상경로의 효과와 관련성을 보장하기 위해 정기적인 평가와 개선이 필요하다. 주요 전략은 다음과 같다.

1) 성과 지표

감염률, 병원 입원기간, 재입원율과 같은 환자 결과에 대한 경로의 영향을 평가하기 위한 지표를 설정한다.

2) 피드백 메커니즘

의료제공자와 환자로부터 피드백을 수집하여 개선영역을 식별한다.

3) 데이터 분석

경로 준수와 결과를 모니터링하기 위해 데이터를 정기적으로 분석한다.

4) 지속적인 교육

의료직원이 경로와 업데이트에 익숙하도록 지속적인 훈련을 제공한다.

5) 검토 및 업데이트

새로운 증거와 임상지침에 따라 주기적으로 경로를 검토하고 필요한 조정을 한다.

11. 임상경로를 활용한 항생제 적정사용관리 사례연구

임상경로를 활용한 항생제 적정사용관리 사례연구는 항생제 사용을 표준화하고 최적화함으로써 감염관리 및 치료 성과를 개선하는 데 중점을 둔다. 예시는 실제 병원에서 항생제 적정사용관리와 임상경로를 결합한 사례로 다음과 같다.

1) 패혈증

패혈증 임상경로를 구현하여 내원 1시간 이내 항생제 투여, 6시간 이내 혈액배양 검사 완료, 혈액배양 검사 결과 확인 시점에 약사가 항생제 변경을 권장함으로써 패혈증 관련 사망률이 감소하고 패혈증 지침 준수가 개선되었다.

2) 폐렴

지역사회획득폐렴에서 임상경로를 사용하여 초기 경험적 항생제를 적절하게 선택하고, 경로에 따라 치료기간을 준수함으로 부적절한 항생제 사용이 감소하고 병원 입원 기간이 단축되고, 환자 치료결과(재입원율, 사망률)의 변화가 없었다.

3) 요로감염

단순 요로감염 환자에서 경구 항균제 사용을 권고하고, 적절한 치료기간(3-7일)을 적용하고, 복잡성 요로감염 환자에서 항균제감수성 결과에 따른 항생제 조정을 최적화함으로써 항생제 지침 준수율이 개선되고, 불필요한 처방이 줄어들고, 치료 실패율에 변화가 없으므로 환자 만족도가 향상되었다.

12. 임상진료지침 및 임상경로의 성과 측정 및 지속 가능성

성과 측정은 임상진료지침과 임상경로의 효과와 효율성을 평가하고 개선점을 식별하기 위한 필수적인 과정이다. 성공적인 성과 지표 개발을 위해서는 체계적인 접근과 다학제적 협력이 필요하다.

02 임상진료지침 및 임상경로의 개발

임상진료지침과 임상경로의 효과를 평가하기 위해 성과 지표를 개발하는 것은 중요하다. 성과지표 개발의 주요 단계는 다음과 같다.

1. 핵심 결과 식별

항생제 적정사용관리 목표와 관련된 감염률, 항균제 내성률, 환자 이환율 및 사망률, 전체 의료비용과 같은 중요한 결과를 결정한다.

2. 프로세스 측정 선택

항균제의 적시 투여, 지침 준수, 항균제 선택 및 용량의 적절성과 같은 결과에 직접 영향을 미치는 프로세스를 식별한다.

3. 기준 설정

현재의 모범 사례와 문헌을 기반으로 기준과 목표를 설정하여 성과를 측정할 수 있는 표준을 제공한다.

4. 지속적인 개선

임상 실습의 변화와 새로운 증거를 반영하기 위해 정기적인 검토와 지표 조정 시스템을 구현한다.

03 임상진료지침 및 임상경로의 성과평가 방법론

임상진료지침과 임상경로의 성과를 평가하는 방법론에는 다음이 포함된다.

1. 정량분석

감염률, 병원 입원기간, 재입원율, 항균제 사용패턴을 분석하여 임상진료지침과 임상경로가 주요 성과 지표(KPI)에 미치는 영향을 평가하기 위해 통계적 방법을 사용한다.

2. 정성적 피드백

의료제공자와 환자로부터 정성적 데이터를 수집하여 임상진료지침과 임상경로 구현의 도전과 성공을 이해한다. 이 피드백은 개선 영역을 식별하는 데 도움이 된다.

3. 감사 및 검토

지침과 경로 준수를 보장하기 위해 정기적으로 임상현장을 감사한다. 감사는 과거 사례를 검토하는 회고적 감사 또는 진행 중인 검토를 위한 전향적 감사가 있다.

4. 임상 결과 측정

환자의 회복률, 합병증 발생률, 전반적인 치료 성공률을 추적하여 임상진료지침과 임상경로의 효과를 평가한다.

04

지속 가능한 임상진료지침 및 임상경로 운영 전략

임상진료지침과 임상경로의 지속 가능성을 보장하려면 전략적 계획과 지속적인 지원이 필요하다. 효과적인 전략은 다음과 같다.

1. 리더십 헌신

임상진료지침과 임상경로의 지속적인 구현 및 유지 관리를 지원하기 위해 리더십의 헌신을 확보한다.

2. 자원 할당

이러한 이니셔티브를 지원하기 위해 적절한 자금, 인력 및 기술 자원을 보장한다.

3. 교육 및 훈련

의료제공자에게 최신 지침과 모범 사례에 대해 지속적인 교육을 제공한다.

4. 모니터링 및 피드백

임상진료지침과 임상경로 준수를 추적하고 의료 제공자에게 정기적으로 피드백을 제공하는 견고한 모니터링 시스템을 구축한다.

5. 적응성 및 유연성

변화하는 상황과 새로운 근거에 적응할 수 있는 임상진료지침과 임상경로를 개발하여 관련성과 효과를 유지한다.

05

항생제 투약이 필요한 상황

효과적인 항생제 적정사용관리를 위해서는 항생제를 투약해야 하는 상황에 대한 명확한 지침이 필요하다. 항생제 사용이 적절한 상황을 식별하면 항생제가 신중하게 사용되어 내성 위험이 줄어들고 환자 치료결과가 개선된다. 이 섹션에서는 항생제 투약이 필요한 주요 상황을 설명하며, 근거기반 실습과 임상적 판단을 강조한다.

1. 세균 감염

항생제는 확진된 세균 감염 또는 강력히 의심되는 세균 감염에 투약해야 한다. 임상 징후, 실험실 결과 및 영상 검사가 이 결정을 안내하는 경우가 많다.

1) 호흡기 감염

- 지역사회획득폐렴: 임상적 폐렴 징후(예: 기침, 발열, 호흡곤란)와 방사선학적 확인이 있는 환자에게 항생제가 필요하다.
- 병원획득폐렴 및 인공호흡기관련폐렴: 임상기준에 따라 경험적 항생제 치료를 시작하고, 배양결과에 따라 경험적 항생제를 조정한다.

2) 요로감염

- 급성 방광염: 소변검사 및/또는 소변배양으로 확인된 증상이 있는 급성 방광염에 항생제를 처방한다.
- 신우신염: 소변검사 및 소변배양으로 확인된 상부 요로감염 증상(발열, 측복통) 환자에게 신속히 항생제를 투약한다.

3) 피부연조직 감염

- 봉와직염 및 농양: 전신 감염 징후(발열, 백혈구 증가) 또는 심각한 국소 감염이 있는 환자에게 항생제가 필요하다.

4) 패혈증

- 중증 패혈증 및 패혈성 쇼크: 패혈증 기준(저혈압, 장기 기능 장애)으로 나타나는 환자에게 즉각적인 경험적 항생제 치료가 중요하다. 치료는 배양결과에 따라 조정한다.

2. 수술 예방적 항생제

항생제는 수술 후 감염을 예방하기 위해 예방적으로 사용된다. 항생제 선택과 투약시기는 중요한 요소다.

1) 수술 종류

- 청결-오염 수술: 위장관, 호흡기 또는 비뇨기계와 관련된 수술로 감염 위험이 높은 경우
- 청결 수술: 고위험 환자 또는 보형물 삽입 수술에서 선택적으로 사용한다.

2) 시기 및 기간

- 수술 전 투여: 수술 중 적절한 조직 수준을 보장하기 위해 절개 1시간 이내에 항생제를 투여해야 한다.
- 수술 후 사용: 일반적으로 예방적 항생제는 수술 후 24시간 이내에 중단하여 내성 위험을 최소화한다.

3. 특정 환자군

일부 환자군은 세균 감염 위험이 높아 맞춤형 항생제 치료가 필요하다.

1) 면역저하환자

- 호중구감소성 발열: 중증 감염을 예방하기 위해 호중구감소성 발열 환자에게 경험적 항생제 치료가 중요하다.
- HIV/AIDS: 진행된 HIV/AIDS 및 낮은 CD4 수치를 가진 환자는 기회 감염을 예방하기 위해 예방적 항생제가 필요할 수 있다.

2) 임산부

- Group B streptococcus (GBS) 예방: 신생아 감염을 예방하기 위해 GBS 양성 임산부에게 분만 중 항생제를 투여한다.
- 요로감염: 임산부의 증상성 요로감염은 합병증(신우신염 등)을 예방하기 위해 신속히 치료해야 한다.

4. 노출 후 예방

특정 상황에서 감염 발병을 예방하기 위해 항생제를 사용한다.

1) 감염질환의 밀접 접촉자

- 수막구균 질환: 수막구균성 뇌수막염 환자의 밀접 접촉자에게 전염을 예방하기 위해 예방적 항생제를 투여한다.
- 백일해: 백일해 환자의 가정 내 접촉자에게 항생제를 투여하여 감염을 예방한다.

2) 직업적 노출

- 주사바늘 사고: 혈액 매개 병원체에 노출된 의료 종사자에게 세균 감염을 예방하기 위해 항생제를 투여한다.

5. 기타 상황

다른 특정 임상 시나리오에서도 항생제 투여가 필요하다.

1) 심내막염 예방

- 고위험 환자: 특정 치과시술 또는 외과시술 전 고위험 환자에게 항생제를 투여하여 감염성 심내막염을 예방한다.

2) 여행 관련 감염

- 여행자 설사: 면역저하자 등 여행자 설사 증상이 심각할 경우에 항생제를 처방할 수 있다.

항생제 투여가 요구되는 상황에 대한 명확한 지침의 수립은 항생제 적정사용관리의 핵심요소이다. 이러한 지침은 항생제의 적절한 사용을 보장함으로써 내성 발생위험을 감소시키고 환자의 임상적 결과를 향상시키는 역할을 한다. 또한 근거 기반의 임상 실천과 의학적 판단을 강조함으로써, 의료진이 항생제 치료 시작 여부에 대해 합리적이고 정보에 근거한 결정을 내릴 수 있도록 지원한다.

06

적절한 항생제의 선택

적절한 항생제 선택은 항생제 적정사용관리의 기본적인 측면으로 환자의 상태와 병원체의 특성을 고려해 치료효과를 극대화하고, 항생제 내성문제를 최소화하는 것이 핵심요소이다. 적절한 항생제 선택은 환자 치료 성과를 개선하는 동시에 공중보건 차원에서 항생제 내성 확산을 방지하는 데 중요한 역할을 한다. 아래 내용을 통해 적절한 항생제를 선택하는 주요 원칙과 고려사항을 설명하고자 한다.

1. 병원체 식별

적절한 항생제를 선택하는 첫 번째 단계는 감염을 일으키는 병원체를 정확하게 식별하는 것이다. 이는 다음을 포함한다.

1) 임상진단

- 증상 분석: 환자의 증상과 임상징후를 평가하여 초기 진단을 내린다.
- 역학적 요인: 지역사회 역학, 최근 여행이력 및 노출 위험을 고려한다.

2) 실험실 검사

- 배양 및 감수성 검사: 병원체를 분리하고 항균제감수성 프로필을 결정하기 위해 배양 검사를 수행한다.
- 신속 진단 검사: PCR과 같은 신속 진단 검사를 활용하여 특정 병원체와 내성 유전자를 신속하게 식별한다.

2. 경험적 치료

즉각적인 치료가 필요한 경우, 경험적 치료는 가능성 높은 병원체와 지역사회 내성패턴에 따라 시작된다. 주요 고려사항은 다음과 같다.

1) 광범위 항생제 vs. 좁은 범위 항생제

- 광범위 항생제: 병원체가 알려지지 않았지만 다양한 잠재적 세균을 포함해야 할 때 사용한다. 이는 임시적으로 사용하며 감량이 필요하다.
- 좁은 범위 항생제: 예상되는 병원체가 알려진 경우 선호되며, 특정 세균을 목표로 하여 부수적인 피해와 항생제 내성 위험을 줄인다.

2) 지역 내성패턴

- 항균제감수성 표: 지역사회 항균제감수성 표를 사용하여 항생제 선택을 안내하고, 지역사회 유행 균주에 효과적인 항생제를 보장한다.

3. 확정적 치료

병원체가 식별되면 치료는 효과적이고 부작용이 적은 항생제를 사용하는 것으로 표적화해야 한다. 이는 다음의 사항을 고려해야 한다.

1) 감수성 결과

- 치료 조정: 배양 및 감수성 결과를 기반으로 초기 경험적 치료를 수정하여 병원체에 효과적인 가장 좁은 범위의 항생제를 사용한다.

2) 약동학 및 약력학

- 최적 용량: 감염 부위에서 효과적인 농도에 도달하면서 독성을 유발하지 않도록 적절한 항생제를 투여한다.
- 치료기간: 항생제 내성 발생과 부작용을 최소화하기 위해 가급적 짧으면서도 효과적인 기간을 결정한다.

4. 특수 고려사항

특정 환자군의 임상 시나리오는 항생제 선택 시 특수한 고려사항이 있다.

1) 환자 요인

- 알레르기: 환자가 알레르기가 있는 항생제를 식별하고 피한다.
- 동반 질환: 항생제 선택과 용량에 영향을 미칠 수 있는 기저 질환을 고려한다.

- 임신 및 수유: 임산부나 수유부에게 안전한 항생제를 선택한다.

2) 감염 부위

- 침투력: 수막염에서 혈액-뇌 장벽을 잘 통과하는 항생제를 선택한다.
- 국소 요인: pH와 산소 수준과 같은 감염 부위의 국소 환경을 고려하여 항생제 효능에 영향을 미칠 수 있다.

3) 내성 고려사항

- 이전 항생제 사용: 최근 항생제 사용 이력을 검토하여 이전 노출로 인해 비효과적일 수 있는 항생제를 피한다.
- 다제내성균: 필요시 다제내성균과 싸우기 위해 병합요법이나 최신 항생제를 사용한다.

5. 항생제 적정사용 원칙

항생제 선택 시 항생제 적정사용 원칙을 준수하는 것이 중요하다.

1) 감량

- 항균범위 축소: 병원체가 식별되면 가장 좁은 항균 스펙트럼의 항생제로 변경한다.
- 투약 중단: 임상 및 미생물학적 증거를 기반으로 더 이상 필요하지 않은 경우, 즉시 항생제 사용을 중단한다.

2) 모니터링 및 조정

- 치료 약물 모니터링(therapeutic drug monitoring, TDM): 독성 가능성이 있는 항생제를 투여 받는 환자에서 적절한 약물 농도를 정기적으로 측정하여, 치료효과를 유지하면서도 독성을 최소화할 수 있도록 적절한 혈중 농도를 확보한다.
- 부작용 관리: 항생제 치료와 관련된 이상반응이나 합병증 발생 여부를 면밀히 관찰하고, 발견 시 즉각적으로 적절한 조치를 취하여 환자 안전을 보장한다.

3) 교육 및 준수

- 의료진 교육: 항생제 사용과 관련된 최신 지침과 근거를 의료 제공자에게 지속적으로 교육하여 임상 현장에서 이를 적절히 적용할 수 있도록 한다.
- 환자 준수 향상: 환자가 처방된 항생제 치료를 올바르게 이행하는 것이 치료 성공과 내성 예방에 필수적임을 이해하도록 교육하고, 복약 순응도를 높일 수 있는 전략을 제공한다.

이렇게 적절한 항생제 선택은 병원체 식별, 환자 특성 및 지역사회 내성 패턴을 신중히 고려해야 하는 복잡한 과정이다. 항생제 적정사용 원칙을 준수함으로써 의료 제공자는 항생제 사용을 최적화하고 내성을 줄이며 환자의 치료 결과를 개선할 수 있다.

07

항생제의 최적화된 투약기간

항생제 치료기간을 최적화하는 것은 치료효과를 극대화하면서 부작용과 항생제 내성의 위험을 최소화하는 데 중요하다. 아래 내용을 통해 다양한 임상 시나리오에서 적절한 항생제 치료기간을 결정하는 원칙과 전략을 알아보도록 한다.

1. 항생제 투여 기간 최적화의 원칙

1) 근거 기반 지침

- 임상진료지침: 특정 감염에 대한 권장 항생제 치료기간을 결정하기 위해 근거 기반 임상진료지침을 사용한다(표 1-3-8). 미국 감염병학회(IDSA) 및 세계보건기구(WHO)와 같은 신뢰할 수 있는 출처의 지침이 표준화된 권장사항을 제공한다(표 1-3-9).
- 개별 환자 맞춤: 환자의 임상 반응, 기저 질환 및 특정 병원체 특성에 따라 기간을 조정한다.

표 1-3-8. 주요 감염에 대한 권장 치료기간

감염 유형	특정 상태	권장 치료기간
호흡기 감염	지역사회획득폐렴	외래 환자 및 비중증 사례의 경우 5-7일간, 임상적으로 안정적인 경우
	병원획득 폐렴	병원획득 폐렴 및 인공호흡기 관련 폐렴의 경우 임상적 개선이 명확한 경우 7-8일
요로감염	단순 방광염	단순 방광염의 경우 일반적으로 3-5일간 항생제 치료
	복잡성 요로감염 및 신우신염	복잡성 요로감염 및 신우신염의 경우 7-14일간, 중증도와 치료 반응에 따라 다름
피부연조직 감염	봉와직염	비복잡성 봉와직염의 경우 일반적으로 5-7일간 항생제 치료
	농양	농양의 적절한 배액 후 5-7일간 항생제 필요할 수 있음
패혈증 및 혈류 감염	중증 패혈증 및 패혈성 쇼크	초기 광범위 치료는 배양 결과에 따라 강량되며, 전체 치료기간은 감염원과 임상 반응에 따라 7-10일
	카테터 관련 혈류 감염	치료기간은 일반적으로 7-14일, 복합 사례의 경우 더 긴 기간 필요

표 1-3-9. 주요 가이드라인의 항생제 기간 비교

감염 유형	IDSA 지침	NICE 지침	WHO 지침
지역사회획득폐렴	5-7일	5일	5-7일
요로감염	합병증 없는 요로감염 3-5일	합병증 없는 방광염 3일	합병증 없는 요로감염 3-5일
패혈증	임상적 안정성에 따라 7-10일	임상적 안정성에 따라 7-10일	임상적 안정성에 따라 7-10일
수술 후 감염 예방	단일 용량 또는 최대 24시간	단일 용량 또는 최대 24시간	단일 용량 또는 최대 24시간
급성 중이염	5-7일	5-7일	5-7일

2) 과잉 사용 최소화

- 단기치료: 가능한 한 최단 치료기간을 사용하여 효과적인 임상 결과를 달성한다. 단기 치료는 많은 일반 감염에 대해 효과적인 것으로 입증되었으며 내성 위험을 줄이는 데 도움이 된다.
- 하강치료(de-escalation): 임상 및 미생물학적 증거에 따라 적절한 시점에 광범위 항생제에서 좁은 범위 항생제로 전환하고 치료를 종결한다.

3) 모니터링 및 조정

- 임상 모니터링: 환자의 치료 반응을 평가하기 위해 임상 상태를 정기적으로 모니터링한다. 여기에는 증상 해소 및 감염 징후 확인이 포함된다.
- 미생물학적 모니터링: 치료 반응의 변동성이 큰 감염의 경우 미생물학적 데이터를 사용하여 치료기간을 안내한다.

2. “Shorter is Better” 슬로건의 의미와 중요성

“Shorter is Better” 슬로건은 항생제 치료기간이 짧을수록 충분하고 바람직하다는 원칙을 요약한 것이다. 이는 많은 감염에 대해 짧은 항생제 치료가 더 긴 치료기간만큼 효과적일 수 있으며, 부작용과 내성 발생, 의료비용을 줄일 수 있다는 근거에 의해 뒷받침된다. 이 슬로건의 중요성은 전통적인 장기간 항생제 사용 선호에 도전하고, 중요한 약물의 신중한 사용을 지원하는 명확한 근거 기반 메시지를 전달하는 데 있다.

1) “Shorter is Better”의 과학적 근거

“Shorter is Better” 접근법은 많은 감염에 대해 짧은 항생제 치료가 더 긴 치료기간만큼 효과적일 수 있다는 과학적 연구에 기반을 두고 있다. 주요 연구들은 짧은 항생제 요법이 임상결과에서 긴 치료기간과 유사한 결과를 낳으며, 부작용의 위험이 적고, 항생제 내성위험이 낮고, 의료비용이 줄어드는 추가 이점이 있다고 밝혔다. 예를 들어, 2016년 Journal of the American Medical Association (JAMA)에 발표된 획기적인 연구는 지역사회획득폐렴에 대해 5일간의 항생제 요법이 전통적인 10일 요법만큼 효과적이라는 것을 발견했다. 이후로 요로감염, 급성 중이염, 피부 연조직 감염에 대해서도 유사한 결과가 보고되었다. 이러한 연구는 많은 감염에 대해 항생제 치료기간을 필요 이상으로 연장하는 것이 추가적인 이점을 제공하지 않으며, 부정적인 결과를 초래할 수 있음을 강조한다.

2) 투약기간 단축의 장점과 환자 결과에 미치는 영향

항생제 치료기간 단축은 몇 가지 중요한 이점을 제공한다(표 1-3-10).

표 1-3-10. 짧은 항생제 요법의 이점

이점	설명
부작용 감소	항생제 노출이 줄어 장장애 문제, 알레르기 반응, *Clostridioides difficile* 감염 위험이 감소
항생제 내성 감소	짧은 요법은 항생제내성 세균의 선택 압력을 최소화
의료비용 절감	항생제 사용이 줄어 약물비용과 병원 체류기간이 줄어듦

(1) 부작용 감소

항생제는 위장장애, 알레르기 반응, *Clostridioides difficile* 감염 등 다양한 부작용을 유발할 수 있다. 따라서 항생제 치료기간을 단축하면 이러한 잠재적 유해효과에 대한 환자의 노출을 줄이는 데 도움이 된다.

(2) 항생제 내성 감소

장기간 항생제 사용은 항생제 내성의 주요 요인이다. 치료기간을 최소화하면 세균에 대한 선택 압력이 감소하여 내성 균주의 출현과 확산이 느려진다.

(3) 의료비용 절감

짧은 항생제 요법은 약제 비용과 관련된 의료 자원 소모를 줄일 수 있으며, 이는 장기요법이 재정적 부담으로 작용할 수 있는 자원 제한 환경에서 특히 중요하다.

(4) 환자 순응도 향상

짧은 항생제 요법은 환자의 치료 순응도를 높여 치료효과를 보장하고, 재발 및 합병증 발생위험을 감소시킨다.

이처럼 항생제 치료기간의 단축은 환자 예후에 직접적으로 긍정적인 영향을 미친다. 여러 연구에서 짧은 항생제 요법이 더 긴 요법에 비해 동등하거나 더 나은 임상결과를 제공하는 것으로 일관되게 보고되었으며, 환자는 부작용을 덜 경험하고, 지역사회 내 항생제 내성 부담 또한 줄어든다.

결론적으로, 항생제 투약기간의 최적화는 항생제 적정사용관리의 핵심요소 중 하나이며, "Shorter is Better" 접근법은 과학적 근거에 의해 뒷받침된다. 이러한 전략을 구현함으로써 환자 치료효과는 향상되고, 부작용은 감소하며, 항생제 내성문제도 완화될 수 있다.

3) "Shorter is Better"의 적용: 감염 유형별 최적의 투약기간

(1) 세균성 폐렴

① 개요

세균성 폐렴은 폐에 영향을 미치는 심각한 감염이다. 전통적으로 세균성 폐렴 치료기간은 10-14일로 길었다. 그러나 최근 연구들은 더 짧은 기간의 항생제 치료를 지지한다.

② 투약기간 단축에 대한 근거

2016년 JAMA에 발표된 획기적인 연구에서는 지역사회획득폐렴에 대해 5일간의 항생제 요법이 더 긴 치료와 비교해 동등한 효과를 보이는 것으로 나타났다. 이 연구를 포함한 여러 유사한 연구들에서도 짧은 치료와 긴 치료 간에 임상 결과의 차이가 없음을 일관되게 보여주고 있으며, 짧은 치료기간이 부작용과 항생제 내성위험을 줄이면서도 감염을 효과적으로 치료할 수 있음을 강조하고 있다.

③ 임상지침

미국 감염학회(IDSA)와 미국 흉부학회(ATS)의 최신 진료지침은 임상적 호전을 보이는 경우, 합병증이 없는 세균성 폐렴에 대해 일반적으로 5-7일의 짧은 항생제 치료기간을 권장한다.

(2) 요로감염

① 개요

요로감염은 특히 여성에서 흔히 발생하는 세균 감염이다. 과거에는 7-10일간의 치료가 표준으로 여겨졌으나, 최근의 근거들은 보다 짧은 치료기간이 효과적임을 지지하고 있다.

② 투약기간 단축에 대한 근거

다수의 연구에 따르면, 합병증이 없는 요로감염의 경우 3-5일간의 항생제 치료로도 충분할 수 있다. 《Clinical Infectious Diseases》에 발표된 한 리뷰 논문에서는 3-5일의 짧은 치료기간이 7-10일의 긴 기간만큼 효과적이며, 부작용이 적고 항생제 내성 발생위험도 낮다는 결론을 제시하고 있다.

③ 임상지침

IDSA 지침은 합병증이 없는 방광염에 대해 3-5일의 항생제 치료를, 여성의 신우신염에 대해 7일을 권장하며, 이는 “Shorter is Better” 접근과 일치한다.

(3) 패혈증

① 개요

패혈증은 심각한 감염이 혈류를 통해 퍼져 생명을 위협하는 상태다. 신속하고 효과적인 항생제 치료가 중요하다.

② 투약기간 단축에 대한 근거

다수의 연구에 따르면, 항생제 치료기간을 단축하더라도 패혈증 환자의 임상결과에는 부정적인 영향을 미치지 않는 것으로 나타났다. 예를 들어, 《New England Journal of Medicine》에 발표된 한 연구에서는 복강내 감염으로 인한 패혈증 환자에서 8일간의 항생제 치료가 15일간의 치료와 비교해 동등한 효과를 보였다고 보고하였다.

③ 임상지침

현재 진료지침에 따르면, 패혈증에 대한 항생제 치료는 환자의 치료반응과 임상적 안정성에 따라 일반적으로 7-10일로 단축할 수 있으며, 이는 추가적인 감염 증거가 없는 경우에 한해 적용된다.

(4) 수술 후 감염 예방

① 개요

수술 절차에서의 항생제 예방은 수술 후 감염을 예방하는 것을 목적으로 한다. 과거에는 수술 후에도 항생제를 장기간 투여하는 것이 일반적이었다.

② 투약기간 단축에 대한 근거

근거에 따르면 대부분의 수술에서는 단일 용량 또는 최대 24시간의 예방적 항생제로 충분하다. 장기간 사용은 추가적인 이점을 제공하지 않으며 부작용과 내성 위험을 증가시킨다.

③ 임상지침

American Society of Health-System Pharmacists (ASHP)와 Surgical Infection Society (SIS)의 지침은 예방적 항생제를 수술 후 24시간 이내에 중단할 것을 권장하며, 이는 “Shorter is Better” 원칙을 지지한다.

(5) 기타 주요 감염병

① 개요

급성 기관지염, 부비동염, 피부연조직 감염과 같은 다른 일반적인 감염도 더 짧은 항생제 요법을 지지하는 연구의 주제였다.

② 투약기간 단축에 대한 근거

연구에 따르면 이러한 감염에 대해 짧은 항생제 요법(대개 5-7일)이 효과적이다. 예를 들어, 급성 부비동염은 5일간의 항생제로 효과적으로 치료할 수 있으며, 합병증이 없는 피부 감염은 5-7일로 치료할 수 있다.

③ 임상지침

전문가 지침은 이제 이러한 감염에 대해 더 짧은 치료기간을 권장하며, 이는 "Shorter is Better" 접근법을 지지하는 근거와 부합한다.

(6) 항생제 투약기간 단축의 실제 적용 예시

항생제 투약기간 단축의 실제 적용 예시는 "Shorter is Better" 접근법이 임상 현장에 효과적으로 통합될 수 있음을 보여준다. 이러한 예시는 실제 진료환경에서 짧은 항생제 요법의 임상적 이점과 실용성을 뒷받침한다.

① 예시 1: 지역사회획득폐렴 (community-acquired pneumonia, CAP)

한 주요 교육 병원에서는 CAP 치료 시 환자가 임상적으로 호전되면 5일간의 항생제 요법을 시행했다. 이 프로그램은 새로운 지침에 대한 임상의 교육과 전자건강기록(electrinoc health record, EHR)을 통한 치료 준수 모니터링을 포함하였다. 그 결과, CAP에 대한 항생제 사용이 35% 감소하였고, 약물 부작용도 유사한 비율로 감소하는 효과를 보였다.

② 예시 2: 요로감염

한 1차 진료 네트워크는 합병증이 없는 요로감염 치료에 3일간의 항생제 요법을 도입하였다. 근거 기반의 짧은 치료기간을 안내하기 위해 의료진 대상 교육세션이 함께 시행되었다. 그 결과, 요로감염에 대한 항생제 처방이 40% 감소했으며, 재발률은 증가하지 않았다. 이는 단기치료가 효과적이고 안전하다는 점을 뒷받침하는 결과이다.

③ 예시 3: 수술 후 감염 예방

한 지역 병원 시스템은 대부분의 수술 절차에 대해 예방적 항생제의 단일 용량을 권장하는 지침을 채택했다. 병원은 교육세션을 제공하고 지침을 EHR 시스템에 통합했다. 새로운 프로토콜의 준수를 모니터링했고, 병원은 예방적 항생제 사용이 50% 감소했지만 수술 후 감염률이 증가하지 않았다.

4) 특수 고려사항

(1) 면역저하환자

- 장기 치료: 면역저하환자는 면역반응이 저하되고 재발 위험이 높아 항생제 치료기간이 더 길어질 수 있다.
- 맞춤 기간: 환자의 면역상태, 감염의 중증도 및 원인병원체에 따라 치료기간을 맞춤화한다.

(2) 수술 후 감염 예방

- 단일 용량: 대부분의 수술 절차에서는 절개 1시간 이내에 예방적 항생제를 단일 용량으로 투여하는 것이 충분하다.
- 수술 후 사용: 수술 후 항생제는 특정 적응증이 없는 한 24시간을 넘기지 않는 것이 일반적이다.

(3) 소아 고려사항

- 소아 환자에서도 여러 감염에 대해 성인과 유사한 단기 항생제 요법의 효과가 입증되고 있으며, 이러한 치료는 소아의 생리적 특성과 임상적 요구에 맞춰 조정되어야 한다.

5) 치료기간 지침의 구현

(1) 기관 프로토콜

- 표준화된 프로토콜 수립: 근거 기반 진료지침에 따라 항생제 치료기간에 대한 표준화된 기관내 프로토콜을 개발하고 적용한다
- 지속적인 교육 및 훈련: 최적의 치료기간과 그 근거에 대해 의료제공자에게 정기적인 교육과 훈련을 실시하여 임상실무에 대한 이해와 수용을 높인다.

(2) 결정 지원도구 활용

- 전자건강기록(EHR) 및 임상 결정 지원 시스템(CDSS) 연동: 치료기간 지침을 EHR 및 CDSS에 통합하여, 처방 시 실시간으로 알림과 경고를 제공한다.
- 지침 준수 모니터링 및 피드백: 치료기간 지침의 준수 여부를 정기적으로 모니터링하고, 이를 바탕으로 처방자에게 피드백을 제공하여 지속적인 개선을 유도한다.

6) 지속적인 검토 및 조정

(1) 데이터 분석 및 반영

- 환자 임상 결과 및 내성 추적: 치료기간 지침의 유효성과 최신성을 평가하기 위해 환자 임상결과 및 항생제 내성 패턴을 지속적으로 분석한다.
- 지침의 주기적 개정: 최신 연구결과와 임상현장의 피드백을 반영하여 항생제 치료기간 지침을 정기적으로 검토하고 필요한 경우 개정한다.

이처럼 항생제 치료기간의 최적화는 효과적인 항생제 적정사용관리의 핵심요소이다. 근거 기반 지침을 준수하고, 임상적 및 미생물학적 반응을 면밀히 모니터링하며, 프로토콜을 지속적으로 검토·조정함으로써 의료제공자는 항생제를 보다 효과적이고 책임감 있게 사용할 수 있다. 이는 항생제 내성의 발생을 최소화하고 환자의 치료결과를 향상시키는 데 기여한다.

7) 종합병원에서 사용 가능한 임상진료지침과 임상경로 예시

(1) **지역사회획득 폐렴**(표 1-3-11)

(2) **요로감염**(표 1-3-12)

(3) **피부연조직 감염**(표 1-3-13)

표 1-3-11. 종합병원에서 사용 가능한 임상진료지침과 임상경로 예시: 지역사회획득 폐렴

임상진료지침	임상경로
① 초기 평가 및 진단 • 임상증상: 발열, 기침, 객담, 호흡곤란 평가 • 흉부 X선, 혈액검사(CBC, CRP), 객담 및 혈액배양 시행 ② 중증도 평가 • CURB-65 또는 Pneumonia Severity Index (PSI) 적용하여 입원 여부 결정 ③ 항생제 치료 권고 • 경증 폐렴(외래 치료): amoxicillin 500 mg 하루 3회 경구 5일 또는 amoxicillin-clavulanate (625 mg) tid×5-7일 • 중등증 폐렴(입원 환자): ceftriaxone 2 g q 24 hr IV 또는 levofloxacin 750 mg×5-7일 ④ 치료 평가 및 종료 기준 • 항생제 치료 후 48-72시간 내 임상 증상 재평가 • 증상 개선 시 IV→PO 전환 후 총 5-7일 치료 유지	① 1단계: 초기 진단 • 증상 평가(발열, 기침, 호흡곤란) 및 흉부 X선 촬영 ② 2단계: 중증도 평가 • CURB-65 중증도 평가 체크리스트 작성 ③ 3단계: 경험적 치료 시작 • 경증: amoxicillin 또는 amoxicillin-clavulanate 등 • 중등증 이상: ceftriaxone+azithromycin 또는 levofloxacin 단독 ④ 4단계: 치료 48-72시간 재평가 • 임상증상 개선 여부 및 배양 결과 검토 • 항생제 IV→PO 전환 평가 및 항생제 감량 ⑤ 5단계: 치료 기간 및 퇴원 계획 • 임상 안정화 후 경구 항생제 유지하며 총 치료기간(5-7일) 준수 평가 및 퇴원 준비 • 증상 개선 및 퇴원기준 충족 시 퇴원 조치 및 퇴원 교육 시행 ⑥ 6단계: 외래 추적 관리 • 퇴원 후 1-2주 외래에서 임상상태 최종 평가

표 1-3-12. 종합병원에서 사용 가능한 임상진료지침과 임상경로 예시: 요로감염

임상진료지침	임상경로
① 초기 평가 및 진단 • 증상 평가: 배뇨통, 빈뇨, 급박뇨, 발열, 옆구리 통증 • 검사: UA, 소변 배양검사 필수 • 영상검사: 복합 요로감염이나 신우신염 의심 시 초음파 또는 CT 권장	① 1단계: 초기 평가(진단) • 임상 평가 - 증상 확인(배뇨통, 빈뇨, 발열 등) - 활력징후(체온, 혈압, 맥박 등) 측정 • 검사 시행 - UA 및 소변배양 - 필요시 혈액검사(CBC, CRP 등) 및 영상검사(초음파)

임상진료지침	임상경로
② 감염 분류 및 경험적 항생제 치료 • 단순 방광염 - Nitrofurantoin 50 mg qid (5일) - Fosfomycin 3 g 1회 복용 등 • 급성 신우신염 - Ceftriaxone 2 g q 24 hr IV - 이후 감수성 결과 따라 ciprofloxacin 500 mg bid PO 또는 cefixime 200 mg bid PO 전환 가능 ③ 재평가 및 치료 조정 • 치료 48-72시간 이내 배양검사 결과 확인 후 항생제 감량 (de-escalation) • 임상증상 호전 시 경구(PO) 항생제로 전환 ④ 치료기간 권장 • 단순 방광염: 3-5일 • 복합 요로감염 또는 급성 신우신염: 7-14일	② 2단계: 중증도 분류 및 입원 결정 • 단순 방광염: 외래 치료 원칙 • 복잡성 요로감염 및 급성 신우신염: 입원 치료 원칙 ③ 3단계: 경험적 항생제 시작 • 단순 방광염(외래) - Nitrofurantoin 50 mg qid (5일) - Fosfomycin 3 g 1회 복용 • 복잡성 요로감염 또는 신우신염(입원) - Ceftriaxone 2 g IV q24 hr ④ 4단계: 치료 재평가 및 항생제 조정 • 48-72시간 이내 소변배양 결과 검토 • 배양 결과에 따라 항생제 조정 또는 IV→PO 전환 ⑤ 5단계: 치료기간 및 퇴원 • 단순 방광염: 3-5일 치료 • 복합 요로감염 및 신우신염: 7-14일 치료 • 임상 호전 후 퇴원 결정 및 경구 항생제로 전 ⑥ 6단계: 외래 추적 관리 • 퇴원 후 증상 지속 또는 재발 여부 평가

표 1-3-13. 종합병원에서 사용 가능한 임상진료지침과 임상경로 예시: 피부연조직 감염

임상진료지침	임상경로
① 초기 진단 및 평가 • 증상: 발적, 부종, 압통, 통증, 열감 평가 • 검사: 혈액검사(CBC, CRP 등), 농양 존재 시 배양검사 시행 ② 중증도 분류 • 경증: 국소 증상만 존재(외래 치료) • 중등증: 전신증상(발열, 권태감 등) 동반, 광범위 발적(입원 권장) • 중증: 패혈증 의심, 면역저하, 광범위 조직 손상(중환자실 권장) ③ 경험적 항생제 선택 • 경증(외래): cefadroxil 500 mg PO bid 또는 amoxicillin-clavulanate 625 mg PO tid (5-7일) • 중등증 이상(입원): cefazolin 1-2 g IV q8hr 또는 amoxicillin-clavulanate 1.2 g IV q8hr • MRSA 의심 시: glycopeptide계열 항생제 사용 ④ 치료기간 및 IV→PO 전환 • 임상적 호전 후 48-72시간 내 IV→PO 전환 평가 • 일반 치료 기간: 5-7일, 중증의 경우 최대 14일까지 가능	① 1단계: 초기 평가(응급실 또는 외래) • 증상 및 활력징후 평가 • 중증도 평가 체크리스트 작성 • 배양검사 시행(농양 존재 시 농양 배양검사도 시행) ② 2단계: 초기 항생제 치료 시작 • 경증: 경구 항생제(cefadroxil, amoxicillin-clavulanate) 처방 후 귀가 • 중등증 이상: 입원 결정 후 즉각 cefazolin IV 또는 amoxicillin-clavulanate IV 시작 ③ 3단계: 치료 재평가(48-72시간 이내) • 임상적 개선 여부 및 배양 결과 확인 후 항생제 감량 및 IV→PO 전환 결정 ④ 4단계: 치료기간 및 퇴원 준비 • 증상 호전 후 경구 항생제 유지하며 치료 기간 완료(총 5-7일) • 환자 및 보호자 대상 피부 관리 교육 시행 후 퇴원 결정 ⑤ 5단계: 외래 추적 관리 • 퇴원 후 1주 이내 외래 방문하여 임상상태 최종 평가

SUMMARY

- 임상진료지침(clinical practice guidelines, CPGs)
  - 특정 질환과 건강 문제에 대한 최적의 진단 및 치료 전략을 제시
  - 근거중심 의학(evidence-based Medicine)에 기반하며, 환자 치료의 일관성과 안전성을 높임
- 임상경로(clinical pathway, CP)
  - 병원 수준에서 특정 질환의 치료 과정을 표준화한 구조화된 계획
  - 환자 진단, 치료, 간호 등의 단계적 과정을 체계적으로 정의
- 임상진료지침과 임상경로에 대해 성과지표로 성과를 측정하고, 평가 및 개선을 통해 지속 가능한 전략을 세워야 한다.
- 항생제 사용지침에서는 투약이 필요한 상황에만 항생제 사용, 적절한 항생제의 선택, 최적화된 투약기간을 적용하는 것이 중요하다.

참고문헌

1. Nathwani D, Varghese D, Stephens J, et al. Value of hospital antimicrobial stewardship programs [ASPs]: A systematic review. Antimicrob Resist Infect Control. 2019;8:35.
2. Cornely OA, Alastruey-Izquierdo A, Arenz D, et al. Global guideline for the diagnosis and management of the endemic mycoses: An initiative of the European Confederation of Medical Mycology in cooperation with the International Society for Human and Animal Mycology. Lancet Infect Dis. 2021;21(3):364-74.
3. Rennert-May E, Conly J, MacDougall C, et al. Clinical practice guidelines for creating an acute care hospital-based antimicrobial stewardship program: A systematic review. Am J Infect Control. 2019;47(8):979-93.
4. Spellberg B. Duration of antibiotic therapy: Shorter is better. Ann Intern Med. 2019;171(3):210-1.
5. Tamma PD, Cosgrove SE, Maragakis LL. Antimicrobial stewardship. Infect Dis Clin North Am. 2011;25(1):245-60.
6. Yoon YK, Kim ES, Song KH, et al. Guidelines on implementing antimicrobial stewardship programs in Korea. Infect Chemother. 2021;53(4):617-59.

Chapter — 04

교육 프로그램 개발

정수진 연세대학교 의과대학 내과학교실

목적

- **항생제 적정사용관리 역량 강화를 위한 교육 프로그램에 대한 이해**
- **항생제 적정사용관리 교육 대상에 따른 프로그램 개발 차이에 대한 이해**

학습 성과

Learning outcomes

- 항생제 적정사용관리 역량 강화를 위한 교육 프로그램의 중요성을 이해하고 다양한 교육 프로그램의 역할과 효과적인 구성을 설명할 수 있다.
- 항생제 적정사용관리 교육 대상에 따른 맞춤 교육 프로그램의 개발을 계획할 수 있다.

01 항생제 적정사용관리 역량 강화

교육은 항생제의 올바른 처방과 항생제 내성균에 대한 의료진 교육, 사용하고 있는 항생제에 대한 환자 교육을 포함하는 모든 활동으로, 항생제 사용을 개선하기 위한 포괄적인 노력의 핵심요소이다. 이러한 교육이 체계적으로 성공하기 위해서는 교육 프로그램의 개발이 필요하며, 항생제 적정사용관리 역량을 강화하기 위한 교육 프로그램 개발은 항생제 적정사용관리(antimicrobial stewardship program)의 성공에 필수적이다.

교육방법은 강의를 하거나 지침에 관한 인쇄물을 배포하거나 이메일을 통해 경보(ALERT)를 제공하는 수동적인 활동이 있지만, 능동적 중재를 함께 시행하지 않으면 그 효과가 크지 않은 것으로 알려져 있다.

항생제 적정사용관리를 위한 교육 프로그램은 포괄적이고 지속적이며 항생제 처방 및 관리에 관여하는 다양한 의료 전문가의 요구에 맞춰져야 한다. 이 섹션에서는 항생제 적정사용관리 역량을 강화하기 위한 효과적인 교육 프로그램을 개발하는 전략을 탐구한다.

1. 교육 프로그램의 목표

항생제 적정사용관리 교육 프로그램의 주요 목표는 다음과 같다.

- 항생제 내성 및 공중보건에 미치는 영향에 대한 인식 제고
- 항생제 적정사용관리 원칙 및 실습에 대한 지식 향상
- 적절한 항생제 처방 및 관리능력 향상
- 의료 전문가 간의 책임감과 지속적인 학습 문화를 조성

2. 대상 청중

교육 프로그램은 다양한 의료전문가를 위해 설계되어야 하고 크게 두 부류로 나눠볼 수 있다.

1) 내부(의료진)

항생제 사용지침, 임상검체 수집방법, 항생제 적정사용관리 필요성 등

- 의사(일반 개업의, 전문의, 외과의)
- 약사
- 간호사
- 의과 학생 및 전공의
- 미생물학자
- 감염 관리 전문가

2) 외부(환자, 보호자 등)

적절한 항생제 사용의 중요성

- 환자 및 대중

3. 항생제 적정사용관리 교육의 주요 구성요소

교육 프로그램은 각 직종에 맞게 조정되어야 하며 감염관리에 대한 기본지식, 기본적인 미생물학, 항생제 내성 대처에 있어 적절한 항생제 처방의 중요성, 안전하고 효과적인 처방을 지원하기위한 처방 모범사례, 항생제 치료의 투여 및 모니터링에 대한 내용이 포함되어야 한다.

1) 핵심 커리큘럼

① 항생제 내성의 기본: 내성 메커니즘, 항생제 내성의 세계적 부담 및 항생제 적정사용관리의 중요성 이해

② 항생제 적정사용관리 원칙: 항생제 사용 최적화, 감량 전략 및 적정사용 개입을 포함한 항생제 적정사용관리의 기본 원칙

③ 진단 최적화 관리: 정확한 진단과 항생제 치료를 안내하기 위한 적절한 진단검사 사용의 중요성

④ 치료 최적화 관리: 적절한 항생제 선택, 용량, 치료기간 및 치료결과 모니터링을 위한 지침

2) 임상 시나리오 및 사례 연구

① 인터랙티브 사례 연구: 항생제 적정사용관리의 일반적인 도전과제를 설명하고 토론 및 문제해결 기회를 제공하는 실제 시나리오

② 역할극 연습: 의료전문가가 통제된 환경에서 항생제 적정사용관리 전략을 연습할 수 있도록 도와주는 시뮬레이션

3) 실습 워크숍

① 항생제 처방 워크숍: 경험적 치료, 표적 치료 및 감량을 포함한 적절한 항생제 처방 관행에 중점을 둔 실습 교육 세션

② 미생물학 및 약리학 워크숍: 미생물학 보고서, 항균제감수성 표 및 약동학/약력학 원칙 해석을 다루는 세션

4) e-러닝 모듈

실제 최소한의 시간 투자로 큰 효과를 얻을 수 있는 교육 방법이기도 하며 e-러닝 모듈 교육 후 퀴즈나 설문조사가 함께 시행되면 좋다.

특히 의사, 약사 중심의 다학제 항생제 적정사용관리팀을 만들기에 인력이 부족한 1, 2차 의료기관의 경우 간호사를 포함한 다른 의료진이 e-러닝 모듈로 교육 후 항생제 적정사용관리 팀원으로의 역할 수행에 도움된 사례가 있다. 이러한 경우 주로 포함되게 되는 e-러닝 모듈로 세 가지가 있는데 첫째, 항생제 오남용과 항생제 내성 발생상황의 리

뷰와 항생제 적정사용관리에서의 간호사의 역할(모범 감염 예방 사례, 관리자 및 의사와의 의사소통 개선을 위한 제안 등을 포함) 관련 모듈이고, 둘째, 미생물학-검사실 결과관련 주제에 대한 모듈이다. 이 경우 임상검체의 적절한 수집 또는 운반, 검사결과의 해석, 항균제감수성 경향 해석을 포함하며, 집락균과 실제 감염의 차이, 그람염색의 해석, 판독기준점(break points), 항생제 최소억제농도(MICs)의 해석에 대한 내용을 포함하게 된다. 마지막으로 세 번째 약제 관련 모듈로 항균제 내성이 어떻게 생기는지, 알레르기 반응과 항생제 부작용, 알레르기 병력, 정맥주사에서 경구 약물로의 전환, 항생제 하강 치료(de-escalation), 약물 간 상호작용, 비호환성(incompatibility), 약물 약동학, 약력학 등이 포함된다.

① 온라인 과정: 항생제 적정사용관리의 다양한 측면을 다루는 자율학습 온라인 모듈로, 바쁜 의료전문가에게 유연성을 제공한다(그림 1-3-2).

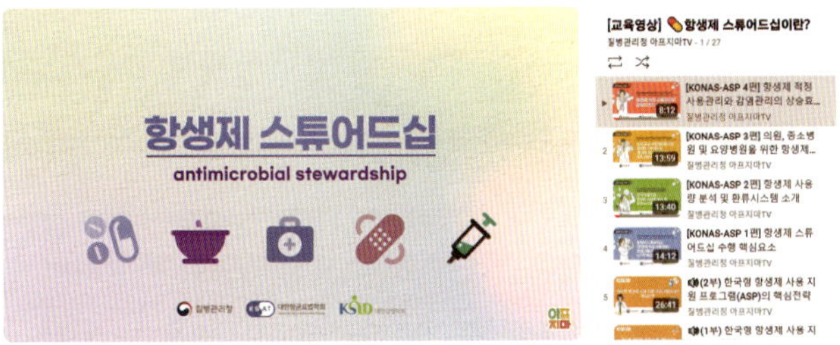

그림 1-3-2. 항생제 적정사용관리 온라인 강의 예시(Youtube, 질병관리청 아프지마TV)

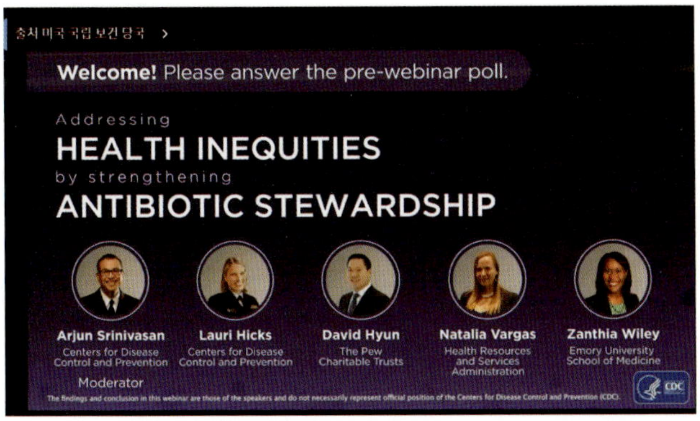

그림 1-3-3. 미국 CDC 교육용 웨비나 예시

② 웨비나: 항생제 적정사용관리 전문가가 최신 실습 및 연구에 대한 통찰력과 업데이트를 제공하는 라이브 또는 녹화된 웨비나를 실시한다(그림 1-3-3).

5) 배포용 여러 자료의 개발

(1) 항생제 사용지침 권고안

지역 항생제 내성 기반한 항생제 사용지침 권고안, 질환별 항생제 사용지침 권고안을 제공한다.

(2) 의사 및 환자 대상 자료들

항생제 적정사용관리 실행에 대한 자가 체크리스트, 의사 및 환자 대상 포스터, 질환별 환자들과 공유할 수 있는 리플렛. 항생제 적정사용관리의 중요성에 대한 인식을 높이기 위해 병원, 약국 등에 개제할 수 있는 교육 포스터 등을 제공한다(그림 1-3-4).

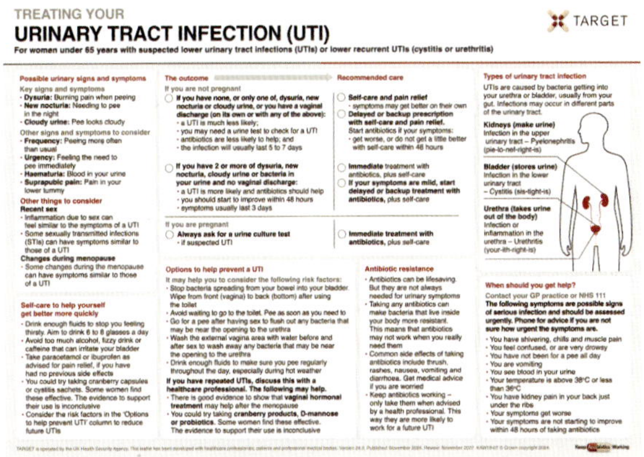

그림 1-3-4. 영국 TARGET 툴킷 중 요로감염에 대한 리플렛

6) 지속적인 전문성 개발

(1) 정기적 업데이트

새로운 지침, 신흥 내성 패턴 및 항생제 적정사용관리의 발전에 대한 정기적인 업데이트를 통해 지속적인 교육을 제공한다.

(2) 인증 프로그램

항생제 적정사용관리 원칙에 대한 전문성과 헌신을 검증하기 위해 의료 전문가에게 공식 인증을 제공한다.

4. 구현 전략

1) 다학제 협력

(1) 다학제팀

감염병 전문가, 약사, 미생물학자 및 감염 관리 전문가를 포함한 다학제 교육팀을 구성하여 교육 콘텐츠를 개발하고 전달한다.

(2) 전문기관과의 협력

전문기관, 학술기관 및 의료시설과 협력하여 항생제 적정사용관리 교육을 홍보하고 기존 교육 프로그램에 통합한다.

2) 맞춤화 및 유연성

(1) 맞춤형 콘텐츠

병원, 외래진료소, 장기요양시설과 같은 다양한 의료환경의 특정 요구와 도전에 맞춘 교육 콘텐츠를 제공한다.

(2) 유연한 전달

대면 교육, 온라인 모듈 및 혼합 학습 접근방식을 포함한 다양한 형식을 제공하여 다양한 학습 선호도와 일정에 맞춘다.

3) 모니터링 및 평가

(1) 평가도구

참가자 피드백을 바탕으로 향후 교육활동을 개선하고 보완한다.

(2) 의견수렴 및 반영

참가자 피드백을 바탕으로 향후 교육활동을 개선하고 보완한다.

5. 지속적인 학습 문화 조성

1) 참여 독려

(1) 리더십 지원

항생제 적정사용관리 교육을 우선시하고 지속적인 교육을 위한 자원을 할당하기 위해 의료 리더십의 지원을 확보한다.

(2) 인정과 보상

항생제 적정사용관리 실습에서 우수성을 보여주는 의료 전문가를 인정하고 보상하여 지속적인 개선 문화를 독려한다.

2) 실천 공동체 구축

(1) 동료 학습 네트워크

의료 전문가가 모범 사례를 공유하고, 도전을 논의하며, 항생제 적정사용관리 프로그램에 협력할 수 있는 네트워크를 구축한다.

(2) 멘토링 프로그램

경험이 적은 직원에게 항생제 적정사용관리 멘토를 배정하여 임상 실습에서 항생제 적정사용관리 원칙을 적용하는 데 대한 지침과 지원을 제공한다.

6. 결론

강력한 교육 프로그램을 개발하는 것은 항생제 적정사용관리 역량을 강화하는 데 필수적이다. 의료전문가의 요구에 맞춘 포괄적이고 유연하며 지속적인 교육을 제공함으로써 기관은 항생제 적정사용관리 원칙이 효과적으로 구현되어 항생제 사용이 개선되고 환자 결과가 향상되도록 할 수 있다.

02 국가 및 지역 의료시설을 위한 교육 프로그램 개발 (직종별, 환자 및 대중 대상)

항생제 적정사용관리 교육 프로그램은 다양한 이해관계자의 요구를 충족하도록 맞춰져야 하며, 여기에는 의료 전문가, 환자 및 일반 대중이 포함된다. 이 섹션에서는 직종별로 조직된 국가 및 지역 의료시설을 대상으로 환자와 대중을 위한 포괄적인 교육 프로그램을 개발하는 전략을 자세히 설명한다.

1. 직종별 교육 프로그램

1) 의사

의료기관 특성에 맞춘 질환별 임상진료지침이나 임상경로(practical guidelines and clinical pathways)를 개발하고 적용하는 것은 항생제 처방양상에 변화를 일으킬 수 있다. 임상진료지침이나 임상경로를 항생제 적정사용관리에 적용할 때는 의료진들에게 피드백을 함께 제공하는 것이 권고된다. 진료지침이나 치료방법을 처방 과정에 반영하기 위해서, 처방세트(order set)와 모범사례경보(best practice alert)에 대한 체크리스트 등을 활용해 볼 수 있다. 1차 의료기관의 경우 전문인력 부족 문제 해결 및 항생제 적정사용관리 적용 장려를 위해 강의 동영상, 항생제 적정사용관리 실행을 위한 체크리스트, 감염 종류에 따른 항생제 처방 가이드라인, 처방 대상별 인식제고를 위한 리플렛 등을 모아 놓은 온라인 교육 자료를 이용해 볼 수 있다.

(1) 일반 개업의 및 전문의

- 임상지침 교육: 적절한 사용, 용량 및 기간을 강조하는 항생제 처방에 대한 근거 기반 지침 교육을 제공한다.
- 사례기반 학습: 항생제 적정사용관리의 일반적인 도전과 효과적인 관리 전략을 설명하는 사례연구 및 임상 시나리오를 사용한다.
- 워크숍 및 세미나: 감염병 및 항생제 적정사용관리 전문가가 주도하는 정기적인 워크숍 및 세미나 조직
  - 자가 평가 체크리스트: 항생제 적정사용관리 실행에 대한 자가 체크리스트를 활용할 수 있다(그림 1-3-5).

(2) 외과의

- 수술 전후 항생제 사용: 수술 예방을 위한 항생제의 적절한 사용, 시기 및 기간에 대한 교육
- 수술 후 감염: 수술 후 감염 관리 및 항생제 역할에 대한 지침을 제공

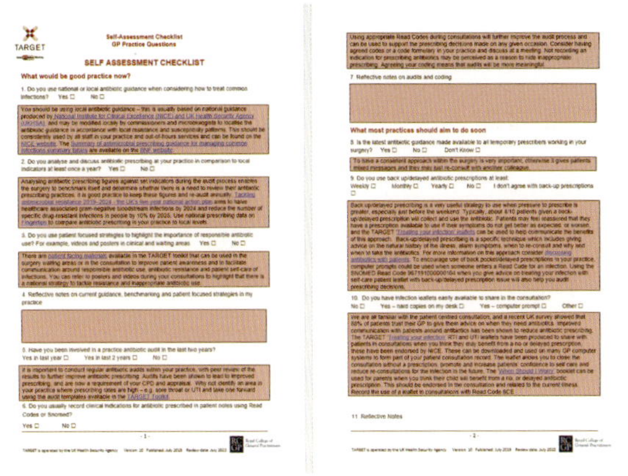

그림 1-3-5. 영국 TARGET 툴킷 중 일반의 자가 체크리스트 예시

2) 약사

(1) 항생제 적정사용 역할

- 처방 검토: 항생제 처방의 적절성, 용량 및 잠재적 상호작용을 검토하도록 약사 교육
- 치료 약물 모니터링: 항생제 치료를 최적화하기 위한 치료 약물 모니터링의 원칙 및 실습 교육

(2) 약물감시

- 부작용 보고: 항생제에 대한 부작용을 식별하고 보고하도록 약사 교육
- 환자 상담: 약사가 환자에게 항생제 사용, 준수 및 잠재적 부작용에 대해 상담하는 방법 교육

3) 간호사

항생제 적정사용관리가 의사와 약사를 주축으로 진행되는 것처럼 보이기도 하지만 최근에는 감염예방 전문가, 정보 기술진, 미생물학자, 간호사를 포함하는 다학제팀으로 확대해 나가고 있다. 이미 간호사의 업무 중에서도 시작 전 배양 검체 채취, 약물 부작용 이력 파악, 항생제 투여 및 모니터링, 환자 및 가족 교육 실시 등의 간호사의 일상 업무가 항생제 적정사용관리 활동을 구현하고 있는 것이다.

(1) 항생제 투여

- 적절한 투여 기술: 간호사에게 항생제의 올바른 투여 방법, 주입 기술 및 시기에 대해 교육

- 모니터링 및 보고: 항생제 효과 및 부작용을 모니터링하고 문제를 신속하게 보고하도록 교육

(2) 환자 교육

- 항생제 적정사용관리 역할: 간호사의 항생제 적정사용관리 역할을 강조하고 환자에게 항생제 사용에 대해 교육하고 처방된 요법을 준수하도록 촉진

4) 의과학생 및 전공의

전공의 교육의 경우 그들의 행태에 영향을 미칠 수 있는 스태프 교육이 함께 되는 것이 좋다.

- 교육과정 통합
  - 항생제 적정사용관리 원칙: 의과대학 교육과정 및 전공의 교육 프로그램에 항생제 적정사용관리 원칙 통합
  - 실습 교육: 감염병 및 항생제 적정사용관리에 중점을 둔 임상 로테이션 등 실습교육 기회 제공

5) 미생물학자

- 실험실 지원
  - 진단 최적화 관리: 적절한 진단검사 사용의 원칙에 대해 미생물학자 교육
  - 항균제감수성 표 개발: 경험적 치료를 안내하기 위해 항균제감수성 표의 개발 및 해석에 대해 교육

6) 감염관리전문가

- 감염 예방
  - 감시 프로그램: 감염 감시 프로그램의 설립 및 유지에 대한 교육
  - 발병 관리: 감염 통제에서 항생제 사용을 포함한 발병 관리의 원칙 및 실습 교육

2. 환자 및 대중을 위한 교육 프로그램

환자 및 대중은 항생제 사용에 있어 주요 이해관계자이다. 다른 지역사회 연구를 보면 오랜 기간 동안 지역사회 성인

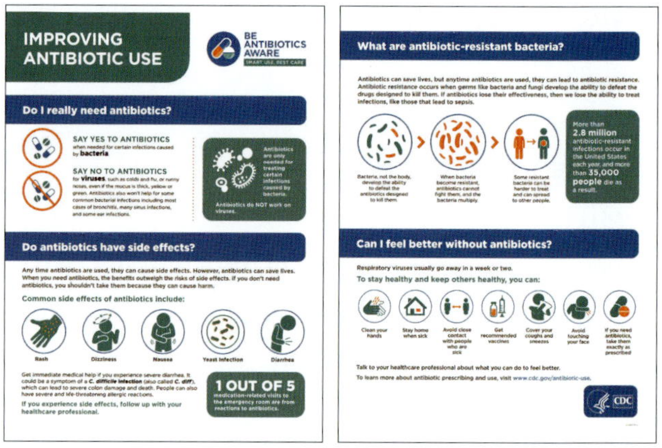

그림 1-3-6. 미국 CDC 환자 교육용 유인물 예시

인구를 교육하기 위해 많은 노력을 기울여 왔고 국가적, 지역적 교육 캠페인에 많은 비용을 들여 실시되었으나 그 효과가 항상 명확하거나 지속 가능하지는 않았다. 그러나 꾸준한 환자, 대중 교육을 통해 항생제에 대한 지식이 서서히 개선되고 있는 것을 보여준 경우가 많아 여러 매체를 통해 좀 더 일찍 교육하는 것이 좋다.

1) 환자교육

(1) 항생제 인식

- 항생제 이해: 항생제가 무엇인지, 어떻게 작용하는지, 왜 필요한 경우에만 사용해야 하는지에 대해 환자 교육
- 오용의 위험: 항생제 오용의 위험성, 내성 발생 및 잠재적 부작용에 대해 환자에게 알림(그림 1-3-6)

(2) 치료준수

- 완전한 치료 과정의 중요성: 환자가 기분이 나아지더라도 처방된 항생제 과정을 완료하는 것의 중요성 강조
- 추후 관리: 치료효과를 모니터링하기 위해 환자가 추후 진료 예약을 유지하도록 권장(그림 1-3-6)

2) 대중 인식 캠페인

대중 인식 캠페인의 강도는 단순한 인터넷 기반 캠페인부터 고가의 매스미디어 캠페인까지 매우 다양하다. 관련 캠페인은 일반인과 의사를 포함한 지역 의료제공자와 같은 다른 이해관계자들도 교육에 참여해야 한다(그림 1-3-7).

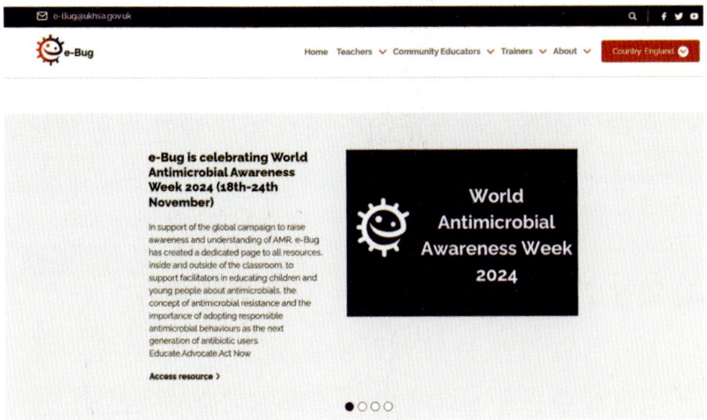

그림 1-3-7. 대중 인식 캠페인 예시(영국, www.e-bug.eu)

(1) 미디어 홍보

- TV 및 라디오 캠페인: 항생제 적정사용관리 및 항생제 내성의 위험성에 대해 대중을 교육하기 위한 캠페인 개발
- 소셜미디어: 소셜미디어 플랫폼을 사용하여 정보를 전파하고 항생제 적정사용관리 주제에 대해 대중과 소통

(2) 지역 프로그램

유럽의 한 연구에서는 적절한 항생제 사용을 위한 대중교육을 위한 시기에 대해, 의무교육 대상인 모든 어린이를 교육하기 위해서 9-11세, 12-15세 연령층이 가장 적합한 것으로 간주된 결과가 있었고 이와 더불어 학부모를 포함한 성인에서의 교육 프로그램도 도움이 된 것을 확인하였다. 이는 단순히 성인을 위한 교육프로그램보다는 더 이른 연령의 어린이 교육 프로그램도 항생제 적정사용관리의 장기적인 계획에 도움이 됨을 시사한다(그림 1-3-8).

- 학교 프로그램: 학교에서 교육 프로그램을 시행하여 어린이에게 세균, 위생 및 책임감 있는 항생제 사용에 대해 교육
- 지역사회 워크숍: 지역사회 워크숍 및 세미나를 조직하여 대중에게 항생제 적정사용관리 및 책임감 있는 항생제 사용에 대해 교육

3. 구현 전략

1) 국가 및 지역 기관과의 협력

① 보건당국: 항생제 적정사용관리 교육 프로그램을 개발하고 구현하기 위해 국가 및 지역 보건당국과 협력

② 전문기관: 다양한 의료 직종의 기준 및 요구를 충족하기 위해 전문기관과 협력

2) 지속적인 개선

① 피드백 메커니즘: 참가자의 피드백을 수집하여 교육 프로그램을 지속적으로 개선

② 정기적 업데이트: 최신 증거와 항생제 적정사용관리의 모범 사례를 반영하기 위해 교육 콘텐츠를 정기적으로 업데이트

4. 결론

의료 전문가, 환자 및 대중의 요구에 맞춘 교육 프로그램을 개발하는 것은 효과적인 항생제 적정사용관리에 필수적이다. 이를 통해 의료기관은 항생제 적정사용관리의 원칙이 의료진 전반에 걸쳐 충분히 이해되고 실제 임상 현장에서 구현되도록 하여, 항생제 사용을 개선하고 공중보건 결과를 향상시킬 수 있다.

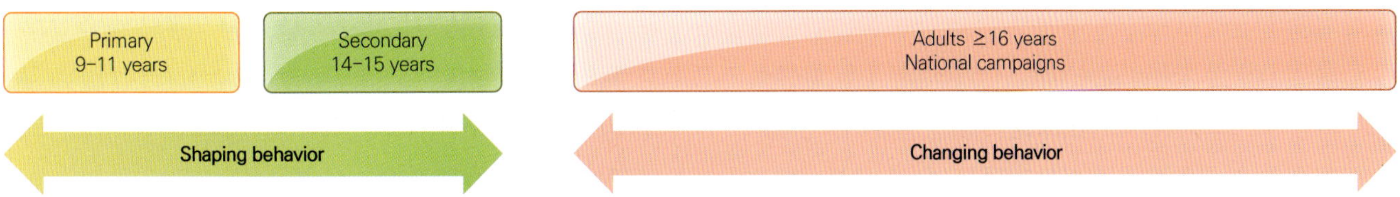

그림 1-3-8. 적절한 항생제 사용에 대한 연령별 교육 타임라인 예시

Section I

03

항생제 적정사용관리 교육효과 평가방법

1. 사전·사후 지식 평가

교육 전후 동일한 핵심 내용을 포함한 퀴즈를 시행하여 지식 습득 수준을 수치화(예: 항생제 내성 개념, 항생제 적정사용관리 개입 전략, 항생제 선택 원칙 등 객관식/주관식 문항 10-15개).

2. 행동 변화 평가

교육 대상자의 실제 항생제 처방 패턴, 진단검사 활용, 항생제 감량 여부 등을 교육 전후로 비교 분석(예: 교육 전후 3개월간 항생제 사용량(DOT), 불필요한 광범위 항생제 처방률 변화 분석).

3. 만족도 및 인식 평가

- 교육 내용, 방식, 전달력, 실무 적용 가능성 등에 대한 설문조사 실시
- 리커트 척도 기반 문항과 자유 서술형 문항 포함
- e-러닝 수강자의 경우 이수 직후 자동 팝업 설문 형태로 진행

4. 역할 기반 시뮬레이션 또는 사례 기반 평가

- 시나리오 기반 문제 해결능력 평가(예: "폐렴 환자에서 경험적 항생제 선택과 감량 전략을 기술하시오").
- 팀 기반 활동 시 역할극 또는 피드백을 통해 실천력 평가.

5. 지속적인 성과 추적

- 교육 이수자에 대해 3-6개월 후 추적조사 또는 추가 피드백 수집
- 예: 실무에서 항생제 적정사용관리 적용경험, 장애 요인, 추가 교육 요청 여부 등 확인

6. 기관 수준 항생제 적정사용관리 지표 변화 평가

- 교육을 받은 기관의 항생제 적정사용관리 주요 지표(예: 총 항생제 사용량, 광범위 항생제 사용률, 진단검사 활용

[성공 사례]

우리 병원에 맞는 항생제 적정사용관리 교육 프로그램, 어떻게 시작할까?

- 200병상 규모의 종합병원 감염관리실 소속 항생제 적정사용관리 팀의 일원, 병원내 항생제 적정사용률이 낮고, 의료진 간 처방기준도 일관되지 않음. 병원은 항생제 적정사용관리를 체계화하기 위해 첫 단계로 전 직종을 아우르는 교육 프로그램 개발을 계획
- 문제점: 의료진의 교육 참여율이 낮고, 교육자료가 어렵거나 실제 업무와 괴리가 있으며 간호사, 전공의, 약사, 등 각 직종의 요구가 다름
- 해결: 다양한 직종별 교육 내용 구성, 적절한 전달 방식(e-러닝, 워크숍 등) 선택, 병원 여건에 맞는 실현 가능한 시작 전략(예: 전공의 오리엔테이션 포함 교육, 항생제 처방 시 피드백 등)을 팀 기반으로 논의하게 하여, 맞춤형 교육을 통해 항생제 적정사용관리의 실행력을 높이고 다학제 협력의 중요성을 학습하는 것을 목표로 한다.

• 문제 해결활동

1) 직종별 교육 필요사항 고려
2) 교육방법 구성: 대면강의, e-러닝 모듈, 실습 워크숍, 사례기반 토론, 인쇄물 배포 및 팝업 이용
3) 실현 가능한 작은 목표를 설정

예: 주요 항생제 처방 시 '사용 목적' 입력 의무화 및 주 1회 피드백 메일 발송
신입 전공의 오리엔테이션에 15분 항생제 적정사용관리 기본 교육 삽입

률, 감염률 등)를 기준으로 평가.

- 타 병원 또는 교육 미이수 집단과 비교하여 교육효과를 객관화할 수 있음.

7. 결론

항생제 적정사용관리 교육의 효과를 평가하기 위해서는 지식 향상(사전·사후 평가), 실제 행동 변화(처방패턴 분석), 만족도 조사, 시뮬레이션 기반 평가, 장기 추적조사, 기관별 항생제 적정사용관리 지표 변화 등을 복합적으로 활용해야 한다. 이러한 다면적 평가를 통해 교육의 실질적 효과를 파악하고 향후 교육 개선 및 항생제 적정사용관리 실행 전략에 반영할 수 있다.

SUMMARY

항생제 적정사용관리를 위한 교육 프로그램 개발의 중요성과 실행 전략

- 교육은 의료진과 환자 모두를 대상으로 하며, 각 직종과 대상에 맞춘 맞춤형 콘텐츠, 실습 중심 워크숍, e-러닝 모듈 등을 포함해 포괄적이고 지속적인 방식으로 제공된다.
- 다학제 협력, 유연한 전달, 교육효과 평가 및 지속적인 학습 문화 조성을 통해 항생제 적정사용관리 교육의 효과를 극대화한다.
- 1·2차 의료기관과 같은 인력 부족 환경에서는 간호사 등의 참여를 확대하는 e-러닝 기반 교육이 유용하다.
- 환자 및 대중을 위한 인식 제고 캠페인과 학교·지역사회 교육도 포함하여 공중보건 개선에 기여하도록 설계된다.

참고문헌

1. Amin AN, Dellinger EP, Harnett G, et al. It's about the patients: Practical antibiotic stewardship in outpatient settings in the United States. Front Med. 2022;9:901980.
2. Catanzaro MT. Antibiotic stewardship for nurses: Using e-learning modules to bridge the education gap. Antimicrob Steward Healthc Epidemiol. 2022;2:e7.
3. Centers for Disease Control and Prevention [Internet]. Antibiotic Stewardship Trainings [Accessed 24 November 2024]. Available at: https://www.cdc.gov/antibiotic-use/hcp/training/index.html.
4. D Donà, Barbieri E, Daverio M, et al. Implementation and impact of pediatric antimicrobial stewardship programs: a systematic scoping review. Antimicrob Resist Infect Control. 2020;9:3.
5. Lecky DM, McNulty CA. e-Bug implementation in England. J Ant Chem. 2011;66(Suppl5):v63-6.
6. Parzen-Johnson S, Toia J, Sun S, et al. Antimicrobial stewardship for nurse practitioners and physician assistants: enhancing patient safety through education. Antimicrob Steward Healthc Epidemiol. 2023;3:e165.
7. Public Health England [Internet]. The TARGET antibiotics toolkit: Guide to resources [Accessed 24 November 2024]. Available at: https://www.rcgp.org.uk/-/media/Files/CIRC/TARGET/2020-Updates/Guides-Updates-and-News/Guide-to-TARGET-Resources-v7-KAW.ashx?la=en.
8. Pulcini C, Gyssens I. How to educate prescribers in antimicrobial stewardship practices. Virulence. 2013;4(2):192-202.
9. Yoon YK, Kwon KT, Jeong SJ, et al. Guidelines on implementing antimicrobial stewardship programs in Korea. Infect Chemother. 2021;53:617-59.

Chapter — 05

병원 경영진 설득 및 의료진과의 신뢰 구축

정수진 연세대학교 의과대학 내과학교실

목적

- 항생제 적정사용관리 구현 시 병원 경영진, 의료진과의 소통에 대한 이해

학습 성과

Learning outcomes

- 항생제 적정사용관리 구현 시 병원 경영진, 의료진과 소통하는 방법을 계획하고 참여를 이끌어 낼 수 있다.

01 의료진의 사회적·심리적 행동양상 및 병원내 문화를 변화시키는 지혜

효과적인 항생제 적정사용관리(antimicrobial stewardship program)를 구현하려면 기술적 및 임상적 전문지식 뿐만 아니라 의료진과 병원 문화를 변화시키는 사회적·심리적 행동양상을 이해하고 영향을 미치는 능력이 필요하다. 병원 경영진을 설득하고 의료진과의 신뢰를 구축하는 것은 이 과정의 필수적인 단계다. 이 섹션에서는 이러한 목표를 달성하기 위한 전략을 탐구하며, 복잡한 사회적 역학을 탐색하고 항생제 적정사용관리를 위한 지원환경을 조성하는 데 필요한 지혜를 강조한다.

1. 병원문화 이해

1) 현재 문화 평가

(1) 설문조사 및 인터뷰

의료진의 항생제 사용 및 항생제 적정사용관리에 대한 인식, 태도 및 신념을 이해하기 위해 설문조사 및 인터뷰를 실시한다. 이를 통해 일반적인 오해와 준수 장벽을 식별한다.

(2) 관찰

의료진 간의 일상적인 관행과 상호작용을 관찰하여 항생제 처방에 영향을 미치는 비공식적 규범과 행동을 식별한다.

2) 주요 영향력 있는 인물 식별

(1) 의견 지도자

병원내에서 항생제 적정사용관리 사업을 주도할 수 있는 의견 지도자를 식별하고 참여시킨다. 이들은 동료에게 영향을 미치고 문화적 변화를 이끌어낼 수 있다.

(2) 학제 간 협력

항생제 적정사용관리를 위한 통합된 접근방식을 만들기 위해 다양한 부서 및 전문 분야 간의 협력을 촉진한다.

2. 신뢰 및 소통 구축

항생제 적정사용관리 성공의 핵심은 소통이다. 명확하고 단순한 소통을 통해 임상적 주요 메시지를 포함한 항생제 적정사용관리의 비전과 이익을 보여 주어야 한다.

항생제 적정사용관리를 수행하고 있는 곳에서 항생제 적정사용관리 수행장벽을 조사한 연구에서는 크게 4가지 문제점이 있었다. 첫 번째로 임상적 자치권(clinical ownership)에 대한 위협 인식이 항생제 적정사용관리 수행을 어렵게 하고 있었다. 이는 전문가 임상의가 항생제 적정사용관리 팀으로부터 조언이 필요하지 않다고 판단하기도 했고, 자신들의 지식과 처방권에 대한 도전이라고 간주하기도 했다. 두 번째로, 전통적인 위계질서 및 진료 에티켓 등과의 충돌이었다. 항생제 처방 시 감염병 전문가와의 충돌은 젊은 의사에게는 혼란을 야기하고, 시니어 의사에게는 무례함으로 비춰지고 있었다. 세 번째로는 항생제 적정사용관리가 의사, 약사 중심으로 수행되다 보니 항생제 처방 관련 주요 인력 중 하나인 간호사들에 대한 항생제 적정사용관리 지식 및 교육 부족으로 인한 역할상 한계를 느낀다는 점이었다. 마지막으로 네 번째는 전문가 간의 대립상황을 직면한다는 것이다. 특히 주치의의 처방권과 감염병 전문의 처방 제한이 대립상황을 야기하여 항생제 적정사용관리에 대한 거부감을 야기할 수 있는 것이다.

이런 항생제 적정사용관리 수행 시 의료진과의 장애를 극복하고 신뢰를 구축하기 위해서는 다음과 같은 점들이 필요하다.

1) 투명한 소통

(1) 명확한 목표

모든 직원에게 항생제 적정사용관리의 목표와 이점을 명확하게 전달한다. 항생제 적정사용관리는 환자 결과를 개

표 1-3-14. 영국에서 항생제 적정사용관리를 위해 개발된 툴킷 중 전달방법 예시

Start Smart
1. 세균감염의 증거가 있으면 항생제 투여를 시작 2. 항생제 지침에 맞게 사용 3. 항생제 투여 기간, 투여 경로, 투여량에 대해 약물차트와 의무기록에 문서화하여 기록 4. 항생제 투여 전에 배양 검사 시행 5. 지침에 따른 수술의 예방적 항생제 사용
Then Focus
1. 항생제 처방 후 48-72시간 내에 임상적 진단과 항생제 지속 사용에 대해 재평가 및 검토-'항생제 처방 결정' 2. 다섯 가지 '항생제 처방 결정' 옵션: 항생제 중지/정맥용에서 경구용으로 항생제 전환/항생제 변경/항생제 지속/외래에서 주사 항생제 처방 지속

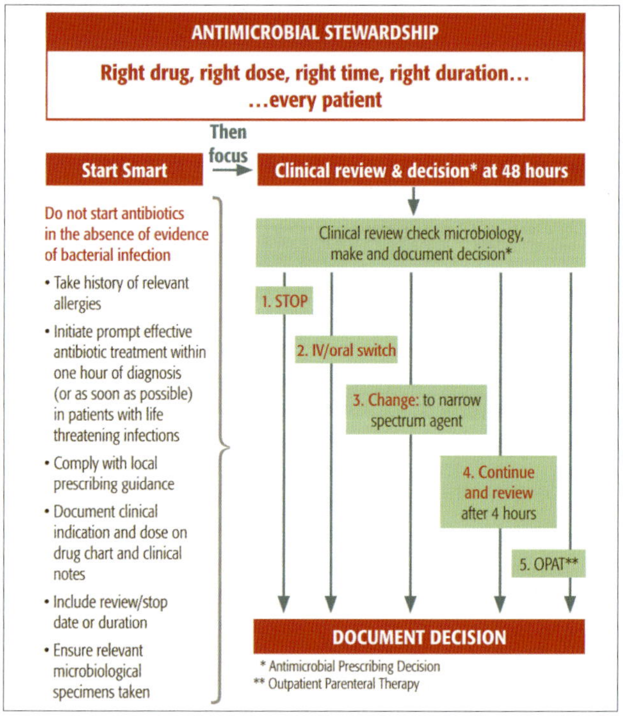

그림 1-3-9. 항생제 적정사용관리 메시지의 간결한 전달을 위한 자료 예시(영국 항생제 적정사용관리 툴킷)

선하고 내성을 줄이며 병원 효율성을 향상시킬 수 있는 방법을 강조한다(표 1-3-14, 그림 1-3-9).

(2) 정기적 업데이트

항생제 적정사용관리의 진행상황과 영향을 정기적으로 업데이트한다. 데이터와 성공사례를 사용하여 적정사용 노력의 긍정적인 효과를 입증한다.

2) 우려와 오해 해소

(1) 개방형 포럼

직원이 항생제 적정사용관리에 대한 우려를 표현하고 질문할 수 있는 개방형 포럼과 회의를 개최한다. 근거 기반 정보를 통해 오해를 해소한다.

(2) 피드백 수렴 체계

직원이 경험을 공유하고 개선 사항을 제안할 수 있는 피드백 수렴 체계를 구현한다. 피드백에 따라 조치를 취하여 그들의 의견이 가치가 있음을 보여준다.

3) 교육 및 훈련

(1) 포괄적 교육

항생제 적정사용관리 원칙 및 실습에 대한 포괄적인 교육 및 훈련 프로그램을 제공한다. 사례연구, 역할극 연습을 포함하여 이해와 기술을 향상시킨다. 또는 정기 교육의 부재는 참여가 저조해질 수 있어 지속적이며 정기적 교육이 필요하다.

(2) 지속적인 학습

항생제 적정사용관리와 관련된 지속적인 교육기회와 자원을 제공하여 지속적인 학습문화를 촉진한다. 교육에 사용하는 자원들은 공지가 되어도 잘 확인하지 않는 사람들이 많기 때문에 배포나 홍보에 대한 노력이 필요하다.

3. 병원 경영진 참여

1) 비즈니스 사례 제시

항생제 적정사용관리 활동에 따른 항생제 사용량 및 비용 감소는 북미, 유럽 등의 선진국을 포함한 여러 나라에서 보고되었다. 일 평균 재원 환자수 100명 미만의 미국 지역사회 병원에서 해당 지역의 항생제 내성률을 고려한 경험적 항생제 처방지침을 도입하는 동시에, 중재활동을 포함한 항생제 적정사용관리 활동을 시행한 결과 전반적인 항생제 사용량이 약 10% 줄어들었고, 연간 약 $280,000의 비용 절감 효과가 나타났다. 3차 병원뿐만 아니라 인적자원이 부족한 1, 2차 의료기관에서도 이용할 수 있는 원격시스템을 이용한 감염전문의 검토도 중재 대상 병원의 항생제 사용을 약 24% 감소시키고, 연간 항생제 비용이 약 $143,000 절감된 연구도 있어 병원 규모에 따른 항생제 적정사용관리에 대한 다양한 비즈니스 사례를 제시할 수도 있다.

(1) 비용-편익 분석

항생제 적정사용관리의 재정적 이점을 강조하는 비용-편익 분석을 병원 경영진에게 제시한다. 항생제 사용 감소, 입원기간 단축, 내성감염 감소로 인한 잠재적 비용 절감을 강조한다.

(2) 품질지표

항생제 적정사용관리가 환자 안전과 만족도를 어떻게 향상시킬 수 있는지 보여주는 품질지표를 사용한다. 항생제 적정사용관리가 인증기준 및 규제 요구사항과 어떻게 일치하는지 설명한다.

2) 전략적 목표와의 정렬

(1) 병원사명

항생제 적정사용관리 사업을 병원의 사명 및 전략적 목표와 일치시킨다. 항생제 적정사용관리가 병원의 환자 치료, 안전 및 우수성에 대한 약속에 어떻게 기여할 수 있는지 강조한다.

(2) 리더십 참여

항생제 적정사용관리 사업에 병원 리더십을 참여시켜 계획 및 의사결정 과정에 포함시킨다. 그들이 항생제 적정사용관리 노력을 주도하고 전 직원에게 지지 의사를 전달하도록 장려한다.

4. 사회적·심리적 행동 양상의 변화

1) 행동 개입

(1) 넛징 관행

항생제 적정사용관리 지침에 맞는 항생제 처방 기본 옵션을 제공하는 등 적절한 항생제 사용을 장려하는 넛징(nudging) 관행을 구현한다.

(2) 사회적 규범

병원내 항생제 처방패턴에 대한 데이터를 공개함으로 사회적 규범을 활용한다. 이를 통해 모범사례를 보여주는 부서나 개인을 강조한다.

2) 인센티브 및 인식

(1) 긍정적 강화

항생제 적정사용관리 원칙을 준수하도록 긍정적 강화를 사용한다. 모범적인 적정사용 관행을 보여주는 개인 및 팀을 인정하고 보상한다.

(2) 인센티브 프로그램

항생제 적정사용관리 목표를 달성한 부서와 직원을 보상하는 인센티브 프로그램을 개발한다.

3) 동료 영향력

(1) 동료검토

임상의들이 서로의 항생제 처방 관행을 검토하고 건설적인 피드백을 제공할 수 있는 동료검토 과정을 수립한다.

(2) 멘토링 프로그램

경험이 적은 직원에게 경험 많은 항생제 적정사용관리 실무자를 멘토로 배정하여 임상실습에서 항생제 적정사용관리 원칙을 적용하는 데 대한 지침과 지원을 제공한다.

5. 결론

성공적인 항생제 적정사용관리를 구현하려면 기술적 지식뿐만 아니라 병원내 사회적·심리적 역학에 대한 깊은 이해가 필요하다. 신뢰를 구축하고 개방적인 소통을 촉진하며 항생제 적정사용관리 이니셔티브를 병원의 전략적 목표와 일치시킴으로써 행동양상을 변화시키고 효과적인 항생제 적정사용관리를 지원하는 문화를 조성할 수 있다. 병원 경영진을 참여시키고 동료의 영향을 활용하는 것은 이러한 목표를 달성하는 데 중요한 전략으로, 궁극적으로 항생제 사용 개선과 환자 결과 향상으로 이어진다.

02 실무도구 개발과 의료진 동기부여 방안

1. 경영진 설득용 실무도구

경영진 설득용 실무도구는 항생제 적정사용관리의 재정적·전략적 가치를 명확히 전달하는 데 중점을 둔다. 대표적으로는 항생제 적정사용관리 도입 시 기대되는 약제비 절감, 입원일 단축, 감염률 감소 등의 효과를 시각화한 비즈니스 브리핑 요약지, 도입 전후 성과를 비교한 성과 대시보드, 그리고 병원 미션과의 정렬을 강조한 정책 요약 메모 등이 있으며, 이는 경영진이 이해하기 쉬운 형식으로 자료를 제공해 투자 가치를 설득하는 데 활용된다.

2. 의료진 신뢰 형성을 위한 실무도구

의료진 신뢰 형성을 위한 실무도구는 현장의 부담을 줄이면서 자율성과 전문성을 존중하는 방식으로 항생제 적정사용관리의 수용성을 높이는 데 목적이 있다. 예를 들어, 항생제 사용 원칙을 간결하게 전달하는 포스터나 메시지 카드, 감염내과나 약사가 친화적으로 의견을 남기는 피드백 노트, 처방 전 자가 점검을 위한 체크리스트, 진료 중 참고할 수 있는 EMR 팝업 알림, 그리고 동료 의료진의 사례를 중심으로 한 공감형 교육자료 등이 있으며, 이는 강제적 개입이 아닌 실무 지원 중심의 접근을 통해 의료진의 참여와 신뢰를 유도한다.

3. 의료진 동기부여 방안

- 전문성 강화 중심 동기부여는 의료진이 최신 감염정보와 임상사례를 통해 진료 역량을 높이고 자율적으로 참여할 수 있는 환경을 조성하는 데 중점을 둔다. 이는 지시보다는 공감과 상호 소통을 통해 동기를 유발한다.
- 성과 기반 동기부여는 항생제 사용 개선이 환자 결과와 직결된다는 점을 수치로 보여주고, 과별 비교를 통해 건강한 경쟁과 자기 주도적 개선을 유도한다.
- 보상 및 인정체계는 우수 참여자 포상, 성과평가 반영, 공식적 인정을 통해 의료진의 참여를 조직적으로 격려하고 유지하는 데 기여한다.
- 업무부담 감소와 실무 지원은 단순한 처방도구 제공, 역할 분담 명확화, 맞춤형 개입 등을 통해 항생제 적정사용관리 참여가 부담이 아닌 진료 지원으로 인식되도록 만든다.

[성공 사례]

우리 병원에 항생제 적정사용관리를 어떻게 설득할까?

A병원 항생제 적정사용관리팀 신규 구성원, 병원은 300병상 규모 지역 중소병원으로, 항생제 사용률이 높고 감염내과 전문의는 외부 자문만 가능한 상태, 항생제 적정사용관리를 도입하고자 하지만, 다음과 같은 문제가 있다.

문제점

- 내과과장: '우리가 굳이 항생제 감시를 해야 하나요? 진료권을 침해하는 것 아닌가요?'
- 외과과장: '항생제는 알아서 잘 쓰고 있어요. 감염내과 몰라도 됩니다.'
- 병원장: '그거 하면 진료에 방해되지 않습니까? 비용은 얼마나 드나요?'
- 간호팀장: '우리는 교육받은 적도 없고, 처방은 의사 몫 아닌가요?'

문제 해결활동

- 병원내 항생제 적정사용관리 도입 시 발생할 수 있는 의료진과 경영진의 저항 원인을 분석하고, 각각에 맞춘 설득 전략을 수립한다.
- 이를 위해 사회적·심리적 장벽을 유형별로 정리하고, 1분 브리핑을 통해 병원장에게 효과적으로 보고하는 연습을 수행한다.
- 또한, 다양한 직군과의 신뢰 형성을 위한 투명한 소통, 정기교육, 피드백 시스템, 인센티브 등을 포함한 실질적인 소통과 참여 전략을 세운다.

SUMMARY

- 항생제 적정사용관리의 성공적인 구현을 위해서는 병원 경영진의 설득과 의료진과의 신뢰 구축이 필수적이다.
- 이를 위해 병원 문화와 의료진의 사회적·심리적 행동양상을 이해하고, 투명한 소통, 정기 교육, 피드백 체계, 그리고 긍정적 강화 및 인센티브를 포함한 전략이 필요하다.
- 경영진에게는 비용 절감, 환자 안전 향상 등 구체적 수치를 바탕으로 비즈니스 가치를 제시해야 하며, 동료 중심의 영향력과 병원의 전략적 목표와의 정렬도 중요하다.

참고문헌

1. Baraka MA, Alsultan H, Alsalman T, et al. Health care providers' perceptions regarding antimicrobial stewardship programs (AMS) implementation—facilitators and challenges: a cross-sectional study in the Eastern province of Saudi Arabia. Ann Clin Microbiol Antimicrob. 2019;18:1-10.
2. Cunha CB. Antimicrobial stewardship programs: Principles and practice. Med Clin North Am. 2018;102:797-803.
3. Ervin KE, Tse KC, Reid C, et al. Exploring barriers to and enablers of antimicrobial stewardship in rural health services. Infect Dis Health. 2012;26:11-21.
4. Feghaly RE, Monsees EA, Burns A, et al. Outpatient antimicrobial stewardship programs in pediatric institutions in 2020: Status, needs, barriers. Infect Control Hosp Epidemiol. 2022;43:1396-402.
5. Johannsson B, Beekmann SE, Srinivasan A, et al. Improving antimicrobial stewardship: the evolution of programmatic strategies and barriers. Infect Control Hosp Epidemiol. 2011;32:367-74.
6. Rezal RSM, Hassali MA, Alrasheedy A, et al. Physicians' knowledge, perceptions and behaviour towards antibiotic prescribing: a systematic review of the literature. Expert Rev Anti-Infect Ther. 2015;13:665-80.
7. Rolfe R, Kwobah C, Muro F, et al. Barriers to implementing antimicrobial stewardship programs in three low- and middle-income country tertiary care settings: findings from a multi-site qualitative study. Antimicrob Resist Infect Control. 2021;10:60.
8. Yoon YK, Kwon KT, Jeong SJ, et al. Guidelines on implementing antimicrobial stewardship programs in Korea. Infect Chemother. 2021;53:617-59.
9. Libertin CR, Watson SH, Tillett WL, et al. Dramatic effects of a new antimicrobial stewardship program in a rural community hospital. Am J Infect Control. 2017;45:979-82.
10. Shively NR, Moffa MA, Paul KT, et al. Impact of a telehealth-based antimicrobial stewardship program in a community hospital health system. Clin Infec Dis. 2020;71:539.

Section

II

항생제 적정사용관리를 위한 의료현장 실무와 활용

항생제는

필요할 때만

제대로

사용하기

항생제는

필요할 때만

제대로

사용하기

Part 1

병원 현장에서의 항생제 적정사용관리의 기본

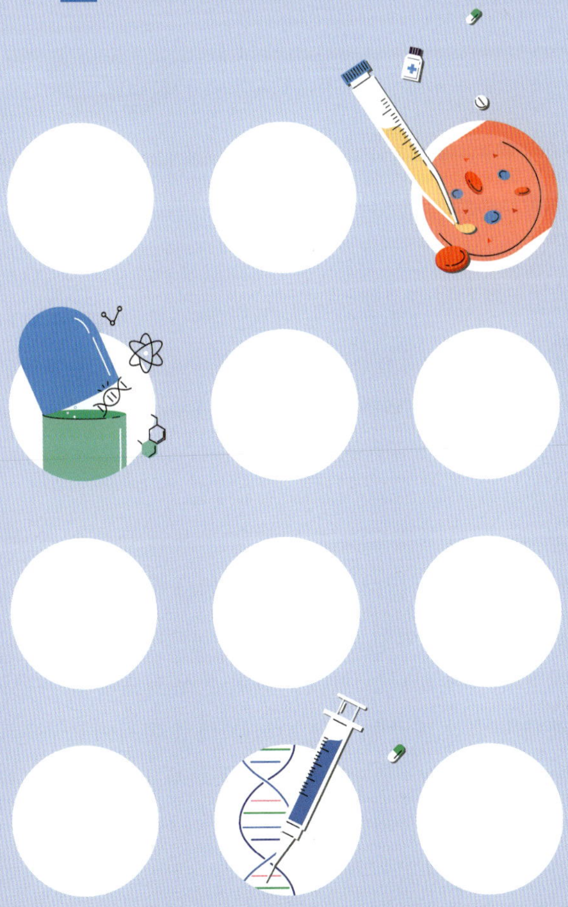

1. 제한항균제 관리: 제한항균제 종류 설정
2. 항생제 제한과 사전 승인
3. 전산화된 항생제처방 및 관리시스템

Chapter — 01

제한항균제 관리: 제한항균제 종류 설정

윤영경 고려대학교 의과대학 내과학교실

목적

- 의료환경에 적합한 제한항균제 유형의 설정 과정을 이해
- 제한항균제 설정과 관리를 항생제 적정사용관리 프로그램의 핵심요소로 인지
- 제한항균제의 설정으로 특정한 항생제의 효능유지와 환자치료 최적화 구현

학습 성과

Learning outcomes

- 의료기관의 특성을 고려하여 병원 내에서 처방 가능한 항생제 종류를 정하고, 항생제 적정사용관리팀의 적극적인 관리가 요구되는 제한항균제 종류를 설정할 수 있다.
- 항균범위, 내성 유발 가능성, 임상적 중요성과 비용 등을 고려하여, 제한항균제 선정 기준을 수립할 수 있다.
- WHO AWaRe antibiotic book 등을 참고하여 제한항균제 종류를 정할 수 있다.

01 의료기관 내에서 처방 가능한 항생제 목록 선정

특정 의료기관에서 사용 가능한 항생제의 종류는 그 기관을 내원하는 환자들의 특성과 질환, 그리고 항생제 내성 양상에 맞추어 적절하게 정해져야 한다. 이를 통해, 환자의 안전이 보장되고, 항생제 내성 발생을 최소화하면서 비용 효과적인 치료를 통해 의료 비용을 최소화할 수 있어야 한다.

의료기관에서 처방 가능한 항생제 목록의 특성은 크게 두 가지로 분류할 수 있다. 하나는 국내에서 승인을 받은 항생제를 의료진이 원하면 모든 항생제를 처방할 수 있게 하는 개방형과 다른 하나는 처방 가능한 항생제 종류를 제한하는 폐쇄형이다. 개방형 접근 방식은 특정 환자에게 가장 적합하다고 생각되는 항생제를 의료진의 자율성을 바탕으로 선택할 수 있다. 하지만, 의료기관 내에서 여러 개의 유사한 항생제가 사용되는 경우가 흔하다. 이러한 방식은 일

관되고 적절한 항생제 처방기준 수립을 어렵게 하고, 항생제 적절성 평가 과정에서도 표준화를 방해할 수 있다. 반면, 폐쇄형 처방형은 의료기관 내에서 선택된 항균제만 처방을 허용한다. 폐쇄형 관리 중에는 의료기관 내에서 유사한 항생제들이 여러 종류가 사용되는 것을 최소화할 수 있어 항생제 선택의 표준화 및 적정성을 관리하는 노력을 최소화할 수 있으나 의료진의 자율성이 제한되는 단점이 있다. 특히, 미생물 검사실에서 항균제감수성 검사를 시행하는 항생제 종류를 최적화하여 의료진들이 정확한 항균제감수성 검사를 바탕으로 항생제를 선택할 수 있다. 폐쇄형으로 항생제 처방 목록을 정할 때에는 항생제 목록에 대한 객관적인 검토가 항생제 적정사용관리 프로그램 수립의 첫 단계가 된다. 그리고 새로운 항생제가 시장에 출시되면 도입 여부는 의료진의 선호도뿐 아니라, 객관적인 문헌고찰과 임상 데이터에 대한 평가를 기반으로 검토되어야 한다. 해당 의료기관에서 새로운 항균제의 역할이 있는지 여부 역시 평가되어야 한다. 폐쇄형 항균제 처방 목록을 선택한 의료기관에서는 주기적으로 처방 목록을 검토해야 하는데, 항균제 관리 약사, 감염내과 전문의, 임상미생물 전문가, 감염관리 전문가, 약국 구매 담당자 등 다양한 분야와 직역의 의견이 필요하다. 최종적으로 항생제 처방 목록은 의료기관의 심의위원회의 기관 승인을 받아야 한다. 즉, 항생제 처방 목록을 작성하고 관리하는 책임은 해당 위원회에 있다. 만일, 의료진이 의료기관 내에서 처방이 가능하지 않은 항생제 처방을 원한다면, 우선 유사한 항균제 선택을 검토하고 이것이

표 2-1-1. 항생제 처방 목록에 대한 신약 평가 체크리스트

세부 내용	
1. 제약사 마케팅의 영향 및 신약 도입으로 인한 업무 부담으로부터의 독립성	☐
2. 평가절차 및 의사결정의 투명성	☐
3. 신약도입 결정 배경 및 신약관련 정보의 충분한 공유	☐
4. 효능, 안전성 및 비용 평가의 과학적 엄격성	☐
5. 근거 기반 의학(EBM)을 바탕으로 경제 연구의 방법론 및 개념에 기반한 위험-편익 및 비용-효과성 결정	☐

EBM, evidence-based medicine.

불가능한 경우 해당 항균제 처방을 위해 약국에 의견을 제기하고 의료기관내 도입을 전향적으로 검토할 수 있다. 항생제 처방 목록에 새로운 항생제를 추가하기 위해서 효능, 안전성 및 비용효과와 해당 항생제의 위치잡이 등에 관한 세심한 평가가 필요하다(표 2-1-1).

의료기관내 처방 가능한 항생제 목록을 단순화하는 것은 몇 가지 장점이 있다. 의료진들이 익숙한 종류의 항생제를 자주 처방하면서 처방용법이나 용량을 잘못 선택할 가능성을 줄일 수 있으며, 의료진들이 항생제 적응증을 더 쉽게 숙지할 수 있어 항생제 적정사용관리가 더 효과적으로 수행될 수 있다. 항생제 사용량을 추적하고 관리하는 것이 더 용이하고, 적절한 재고 유지와 추가 주문 등 약국 운영이 간소화된다. 중복되는 항생제들을 최소화하는 임상적 이득 이외에 경제적 이점도 분명하다. 의료기관에서 임상적 역할이 동등하다고 판단하는 경우 의료기관은 각 제약 회사로부터 항생제에 대한 가격 견적을 받아서, 재정적으로 가장 유리한 항생제를 선택하여 이익을 최대화할 수 있다.

항생제 사용의 최적화를 목표로 하는 항생제 적정사용관리 프로그램의 적용은 인력과 자원이 부족한 환경에서는 효과적으로 시행하기 어렵다. 따라서, 항생제 적정사용관리 프로그램 수행에 필요한 핵심요소들을 단계적으로 도입하고 구축하여 시행하는 것이 필요할 수 있다. 국내의 한 3차 의료기관에서는 전문인력의 부족에도 불구하고 단계적으로 핵심요소를 도입하면서 항생제 적정사용관리 프로그램을 수행하면서 관리 대상 항생제 범위를 순차적으로 넓힌 결과 점진적으로 항생제 사용 양상이 개선된 결과를 보고하기도 하였다.

02 항생제별 적절한 처방기준 개발

의료기관 내 처방이 가능한 항생제 목록이 정해지면, 그 다음은 처방기준을 개발해야 한다. 항생제 처방기준을 만들면, 의료기관에서는 항생제 적정사용관리를 할 때 환자의

임상증후군이나 항생제 내성 정보를 기반으로 특정 항생제의 허용 범위를 정할 수 있다. 예를 들어 지역사회획득폐렴이나 급성 신우신염, 의료관련 폐렴 등에서 일차적으로 사용 가능한 항생제들을 정할 수 있으며, 호중구감소성 발열이나 수술 전 예방적 항생제, 조혈모세포이식을 받은 경우에 의료기관의 특성에 맞는 항생제 처방기준이 명확해질 수 있다. 각 질환별 임상진료지침이 감염질환에 따른 특정 항생제 선택에 도움을 줄 수 있지만, 유사한 항생제 사이에 차이점에 관한 정보가 명확하지 않기 때문에 한 종류의 감염질환에 여러 가지 항생제가 권고되는 경우가 많아 의료기관내 항생제별 사용기준을 만들기 위해서도 항생제 관리약사, 감염내과 전문의 및 특정 환자군의 진료의사 등 이해관계자 사이의 충분한 소통과 합의가 필요하다.

항생제별 처방기준을 수립할 때, 예방적, 경험적 그리고 확정적 사용에 대한 분류도 항생제 적정사용관리에 도움이 될 수 있다. 특히, 광범위 항균력을 가진 항균제의 예방적 사용을 최소화하고, 경험적 사용에 대한 기준을 설정하여 일정 시간 이후에는 투약의 필요성을 검토하도록 정하는 것이 필요하다. 수술예방적 항생제는 투약 24시간 후에는 자동적으로 항생제 적정사용관리팀이 투약의 적정성을 평가할 수 있도록 타임아웃(time-out)을 설정하는 것이 도움이 될 수 있다.

03 항생제 적정사용관리 대상 항생제

항생제 처방 중재활동을 위해, 관리 대상이 되는 항균제 목록 선정은 반드시 필요한 과정이다. 항생제 적정사용관리 프로그램의 필수 구성요소이며 해당 프로그램을 시작하는 초기 단계에서 이루어져야 한다. 관리 대상 항생제를 정하는 목표는 항생제의 적절한 사용을 보장하고, 항생제 내성 발생을 최소화하여 환자의 치료결과를 최적화하는 것이다. 제한항균제(restrictive antibiotics)는 처방 전에 특별 승인이 요구되거나, 처방 후 일정 시간 이내에 감독이 필요한 항생제이다.

항생제의 제한 여부는 항생제의 항균범위가 넓은 경우나 항균범위는 좁지만 특정 감염질환에서 중요한 역할을 하는 경우에 대상이 될 수 있다. 또한 고가의 항생제이거나 특정 감염질환에 대해 사용할 수 있는 항생제의 종류가 극히 제한적일 때도 관리의 대상이 된다. 특히, 의료기관 내에

표 2-1-2. 항생제별 내성 발생 가능성

내성 유발 가능성	주사제		경구제
높음	Ciprofloxacin (*E. coli*)		Ciprofloxacin (*E. coli*)
	TMP-SMX (*E. coli*)		TMP-SMX (*E. coli*)
	Imipenem (*P. aeruginosa*)		
	Gentamicin (*P. aeruginosa*)		
	Tobramycin (*P. aeruginosa*)		
	Ceftazidime (*P. aeruginosa*)		
낮음	Meropenem	Levofloxacin	Doxycycline
	Amikacin	Aztreonam	Minocycline
	Ceftriaxone	Cefepime	Levofloxacin
	Doxycycline	Colistin	Nitrofurantoin
	Tigecycline	Polymyxin B	Fosfomycin

TMP-SMX, trimethoprim/sulfamethoxazole.

서 항생제 오용 혹은 남용이 발생한 항생제는 제한할 수 있다. 유의한 부작용 발생의 빈도가 높은 경우에도 환자의 안전을 위해 관리를 강화할 수 있다. 그 밖에, 내성유발 가능성이 높은 항생제 혹은 일정 기간에 해당 지역이나 전 세계적으로 항생제 내성의 증가가 눈에 띄는 항생제도 제한할 수 있다. 항생제의 내성 유발 가능성은 항생제사용량이나 투약기간에 영향을 받을 수 있지만, 특정 균종에서 항생제 종류에 따라서도 차이를 보인다. 같은 계열의 항생제라고 해서 반드시 동일하지 않다(표 2-1-2).

제한항균제 목록을 선정할 때 참고할 수 있는 자료 중에는 대표적으로 2022년 WHO가 발표한 WHO AWaRe antibiotic book에 언급된 항생제 분류체계가 있다. 이 책에서는 총 265개의 항생제를 AWaRe 그룹으로 분류하면서 39개의 필수 항생제 목록을 정하였다. 20개는 내성 유발 가능성이 상대적으로 낮지만 흔한 감염병에서 사용하는 항생제로 초록색의 access 그룹으로 분류하였고, 11개는 내성 유발 가능성이 있으면서 임상적으로 중요하게 사용되는 종류로 노란색의 watch 그룹으로 정하였다. 나머지 8개는 다제내성균 감염증에서 마지막 보루로 사용하는 항생제로 빨간색의 reserve 그룹으로 분류하였다. 이러한 내용을 바탕으로 의료기관의 상황에 맞도록 항생제를 다시 분류할 수 있겠으나 일반적으로 watch 및 reserve 그룹에 속하는 항생제를 대상으로 적정사용 관리 여부를 신중히 평가할 수 있다.

04 항생제 적정사용을 위한 항생제 사용 중재

항생제 처방 중재활동을 위해 관리 대상이 되는 항균제의 종류가 정해지면, 처방이 필요한 환자를 체계적으로 선별하기 위해 항생제를 처방할 때 특정 기준이나 질환에 부합하는 경우에만 처방이 가능하도록 설정할 수 있다. 특정 항생제를 전문 영역별로 제한할 수 있는데, 고비용이나 약물 부작용의 발생 가능성이 높은 항생제를 감염내과 전문의나 중환자의학전문의만 처방 가능하도록 하거나, 중환자실의 특정 병동이나 면역저하자 등으로 처방 대상을 제한할 수 있다.

항생제 종류별로 차별화된 제한 수준 설정도 가능하다. 예를 들면 1세대 cephalosporin 계열의 항생제는 일반 항생제로 특별한 제한 없이 처방할 수 있도록 하는 반면, 3세대 cephalosporin 계열 항생제는 피드백을 통한 전향적 감사를 적용하여 감시를 통해 사후관리를 할 수 있다. Carbapenem 내성 발생의 빈도가 높아지고, carbapenem 내성균 감염이 발생하면 효과적이고 안전한 항생제가 제한적이므로 carbapenem은 사전 승인 후 투약이 가능하도록 제한을 할 수 있다. Colistin은 효과가 제한적이고 약물 부작용이 치명적일 수 있으므로 전문가 승인을 통해서 사용이 가능하도록 특별 관리 대상으로 정할 수 있다. 따라서, 약물의 특성과 내성 양상, 환자의 특성, 자원 및 인력 상황 등을 고려하여 다양한 종류의 항생제를 관리하고 제한하는 수준을 다양화할 수 있다.

[성공 사례]

미국의 3차 의료기관인 Henry Ford Hospital 내에서 처방 가능한 항생제 목록을 단순화하면서, cefotetan을 cefoxitin으로 대체 처방을 한 결과 의료 비용을 절감하였다.

SUMMARY

- 의료기관에서 처방이 가능한 항생제 종류를 제한하는 것은 의료진이 올바른 항생제를 처방할 수 있는 역량을 높이고 약품관리 등의 행정 업무를 용이하게 할 뿐 아니라 경제적 이익을 얻을 수 있고, 항생제 적정사용관리를 쉽게 한다.
- 적정사용관리의 대상이 되는 항생제는 내성 발생 가능성이 높고, 이전에 오용 및 남용이 흔한 약물이었거나 다제내성균 감염 치료제로 대체 약물이 제한적인 경우, 광범위 항생제 혹은 고비용 항생제인 경우나 유의한 부작용 가능성이 높은 특성을 갖는다.
- 관리 대상 항생제가 정해지면, 항생제 투약이 필요한 환자를 체계적으로 표준화된 방식으로 선별하기 위해 의료기관의 진료지침이나 임상경로를 기반으로 각 항생제 처방의 처방기준과 허용 범위를 정해야 한다.
- 항생제 종류별로 차별화된 제한 수준을 설정하고, 대상 환자 혹은 전문 분야별로 처방의 권한을 다르게 설정할 수 있다.

참고문헌

1. Cunha BA. Antibiotic resistance. Med Clin North Am. 2000;84:1407-29.
2. Cunha BA. Effective antibiotic-resistance control strategies. Lancet. 2001;357:1307-8.
3. Cunha CB, Cunha BA(Eds.). Antibiotic Essentials. 17th ed. New Delhi, India: Jaypee Medical Publishers; 2020.
4. Dellit TH, Owens RC, McGowan JE Jr, et al. Infectious Diseases Society of America and the Society for Healthcare Epidemiology of America guidelines for developing an institutional program to enhance antimicrobial stewardship. Clin Infect Dis. 2007;44(2):159-77.
5. Fishman N. Antimicrobial stewardship. Am J Med. 2006 Jun;119(6 Suppl 1):S53-61.
6. Matthew L, Mark G, Laura Whitney. Antimicrobial stewardship. Oxford, United Kingdom: Oxford University Press; 2016.
7. Pujol M, Delgado O, Puigventós F, et al. Evaluation of new antimicrobials for the hospital formulary. Policies restricting antibiotic use in hospitals. Enferm Infecc Microbiol Clin. 2013;31 Suppl 4:45-50.
8. Shin DH, Kin HS, Heo EJ, et al. Stepwise expansion of antimicrobial stewardship programs and its impact on antibiotic use and resistance rates at a tertiary care hospital in Korea. Microbiol Spectr. 2022;10(3):e0033522.
9. WHO. AWaRe classification of antibiotics for evaluation and monitoring of use. 2023.
10. Woodward RS, Medoff G, Smith MD, Gray JL 3rd. Antibiotic cost savings from formulary restrictions and physician monitoring in a medical-school-affiliated hospital. Am J Med. 1987;83(5):817-23.
11. Wright DB. Antimicrobial formulary management: a case study in a teaching hospital. Pharmacotherapy. 1991;11(1(Pt 2)):27S-31S.

Section II

Chapter — 02

항생제 제한과 사전 승인

김신우 경북대학교 의과대학 내과학교실

목적

- **항생제 제한과 사전 승인 전략의 개념, 설계 및 운영 방안의 이해**
- **이를 의료현장에서 효과적으로 적용할 수 있는 실무 역량의 배양**

학습 성과

Learning outcomes

- 항생제 제한과 사전 승인의 핵심 개념과 중요성을 설명할 수 있다.
- 효과적인 사전 승인체계의 주요 구성요소와 운영 방안을 설명할 수 있다.
- 전향적 감사와 피드백 전략을 설계하고 실행할 수 있다.
- 항생제 관리전략의 효과를 측정하고 평가할 수 있는 주요 지표를 파악할 수 있다.
- 항생제 제한과 사전 승인, 전향적 감사와 피드백의 장단점을 비교하고 적절히 활용할 수 있다.
- 의료환경에 맞는 항생제 관리 프로그램을 계획하고 개선할 수 있다.

01 항생제 제한과 사전 승인

1. 개요

항생제 제한 및 사전 승인은 특정 항생제 사용을 제한하고, 사용 전에 전문가의 승인을 받도록 하는 전략이다. 이 방법은 부적절한 항생제 사용을 줄이며, 광범위 항생제의 과다 사용을 효과적으로 예방한다.

병원내 항생제 관리전략의 핵심 두 축은 항생제 제한/사전 승인과 전향적 감사/피드백이다. 이 두 전략의 특성과 차이점을 이해하면 효과적인 항생제 적정사용관리 프로그램을 설계하는 데 도움이 된다.

2. 사전 승인 프로세스 설계

사전 승인 시스템은 제한항균제 사용 전 전문가의 승인을 받도록 하는 체계이다. 효과적인 사전 승인 프로세스는 여러 중요한 요소를 포함해야 한다. 먼저, 전자의무기록 시스템 등을 통한 명확한 승인 요청 경로가 필요하다. 또한 환자정보, 감염 부위, 미생물 결과 등의 표준화된 정보 수집이 이루어져야 한다. 정해진 시간 내에 승인 여부를 결정하는 신속한 응답 체계도 중요하다. 승인이 거부될 경우 적절한 대안을 제시해야 하며, 모든 승인 요청과 결정사항을 문서화하여 기록을 유지해야 한다. 마지막으로, 승인 결정에 대한 근거를 제공하는 피드백 메커니즘이 포함되어야 한다(그림 2-1-1).

3. 승인기준 수립

승인기준은 명확하고 객관적으로 설정해야 하며, 여러 요소를 고려해야 한다. 임상적 적절성은 진단, 감염 중증도, 예상 병원체를 고려하여 평가한다. 미생물학적 근거로는 배양 결과와 항균제감수성을 확인한다. 약동학/약력학적 측면에서 적절한 용량과 투여 경로를 결정한다. 또한, 좁은 항균 범위의 항생제 사용 가능성 등 대체 약물을 고려해야 한다. 환자의 알레르기, 신기능, 간기능 등 개별 특성도 중요한 고려사항이다. 마지막으로 치료효과 대비 비용을 평가하여 비용 효과성을 확인한다. 이러한 승인기준은 정기적으로 검토하고 업데이트해야 하며, 최신 가이드라인과 지역 항생제 내성양상을 반영해야 한다(표 2-1-3).

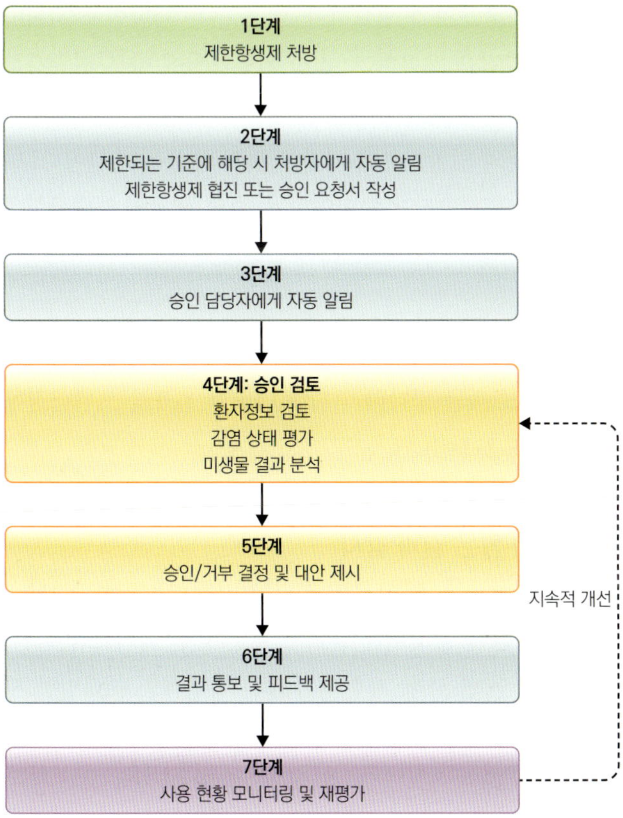

그림 2-1-1. 사전 승인 프로세스 흐름도. 항생제 처방 요청→제한항균제 확인→승인 요청 제출→정보 수집 및 검토→승인 여부 결정→피드백 제공→모니터링 및 평가

4. 24/7 승인체계 운영 방안

24시간 연중무휴 승인체계 운영은 시기적절한 항생제 사용을 보장하는 데 중요하다. 이를 위해 여러 운영방안을 고려할 수 있다. 먼저, 감염전문가 또는 훈련된 임상 약사의 순환 당직체계를 구축한다. 전화, 메시지, 화상통화 등을 통한 비대면 원격 승인시스템도 운영한다. 기본적인 사례에 대해서는 알고리즘 기반의 자동화시스템을 활용할 수 있

표 2-1-3. 항생제 사전 승인 절차의 주요 구성요소

구성요소	설명
신청 경로	전자의무기록 시스템, 전화 상담, 메시지 앱 등 다양한 옵션 제공
가용성	24시간/7일 이용 가능한 시스템 구축
정보 수집	환자정보, 감염 부위, 미생물 결과, 임상 상태 등 체계적 수집
승인 기준	감염 부위, 원인균, 환자 상태 등을 고려한 명확한 기준 설정
응답 시간	특정 응답 시간 내 승인 여부 결정
임시 승인	긴급 상황 시 24-120시간 임시 사용 허가 제도
대안 제시	승인 거부 시 적절한 대체 항생제 추천
담당 인력	감염내과 전문의, 임상미생물 전문의, 전문 약사로 구성
교육 내용	최신 가이드라인, 약리학, 내성 양상, 의사소통 기술 등 포함
기록 유지	모든 승인 요청과 결정 사항의 문서화
피드백 제공	승인 또는 거부 결정에 대한 교육적 피드백 제공

Section II

표 2-1-4. 24/7 승인체계 운영 방안

운영 방안	설명
당직 체계	감염 전문가 또는 훈련된 임상 약사의 순환 당직
원격 승인	전화, 메시지, 화상 통화 등을 통한 비대면 승인
자동화 시스템	기본적인 사례는 알고리즘 기반 자동 승인
임시 승인	긴급 상황에서 제한된 기간 동안 임시 승인 후 검토
백업 체계	주 승인자 부재 시 대체 인력 지정
교육 및 훈련	승인 담당자들의 지속적인 교육 및 역량 강화

표 2-1-5. 24/7 운영 부담을 줄이는 방법

방안	설명
제한항균제 범위 축소	내성 위험이 높은 항생제에만 사전 승인 적용, 승인 요청 감소
항생제 승인 기준 세분화	특정 조건 충족 시 자동 승인 가능, 신속한 처리 및 승인 부담 완화
일상 사례 관리 이관	단순한 처방은 임상 약사나 중간 수준 의료진이 승인, 전문가의 부담 경감
자동화 시스템 활용	반복적인 패턴은 알고리즘을 통해 자동 승인, 복잡한 경우에만 전문가 승인
피크타임 관리	승인 요청이 몰리는 시간대에 추가 인력 배치 또는 요청 분산

표 2-1-6. 항생제 사전 승인 시스템 내 다학제팀 역할

역할	담당자	주요 업무
최종 승인 결정	감염내과 전문의	복잡한 사례 자문, 최종 승인 결정
1차 승인 검토	임상약사	용량·상호작용 검토, 기본 사례 승인
프로세스 지원	간호사	승인 프로세스 지원, 교육 자료 배포
시스템 관리	IT 담당자	시스템 개발·유지보수, 기술 지원
성과 관리	항생제 적정사용관리팀 및 의료질관리팀	성과 모니터링·분석, 개선방안 도출
미생물학적 자문	임상미생물학자	내성 양상 분석, 감수성 결과 해석

다. 긴급상황에서는 제한된 기간 동안 임시 승인 후 검토하는 방식을 채택한다. 주승인자 부재 시를 대비한 백업체계도 마련해야 한다. 마지막으로, 승인 담당자들의 지속적인 교육 및 역량 강화를 통해 시스템의 질을 유지한다(표 2-1-4~6).

5. 제한 및 사전 승인의 실행

항생제 제한 및 사전 승인 시스템의 성공적인 실행을 위해서는 파일럿 테스트와 단계적 도입이 필요하다. 이 과정은 특정 진료과나 병동을 선택하여 소규모로 시작하며, 일반적으로 1-3개월의 파일럿 기간을 설정한다. 이 기간 동안 시스템의 효과와 문제점을 면밀히 관찰하고, 의료진과 승인 담당자로부터 피드백을 수집한다. 파일럿 결과를 바탕으로 시스템을 조정한 후, 성공적인 파일럿 이후에는 다른 부서로 점진적으로 확대한다.

효과적인 제한 및 사전 승인 시스템 운영을 위해서는 의사결정 지원 도구가 필요하다. 이 도구는 제한항균제 처방 시 자동 알림을 제공하고, 최신 치료지침에 따른 권장사항을 제시한다. 또한 승인되지 않은 경우 적절한 대안을 추천하고, 환자의 임상정보에 기반한 적정 용량을 계산한다. 다른 약물과의 상호작용을 확인하고, 승인 요청의 진행상황을 모니터링하는 기능도 포함해야 한다(표 2-1-7).

6. 제한 및 승인 시스템의 효과 측정

시스템의 효과를 평가하기 위해 다양한 지표를 모니터링해야 한다(표 2-1-8).

7. 의도치 않은 결과 감시

제한 및 승인 시스템으로 인한 부작용을 지속적으로 모니터링해야 한다. 주요 감시 대상으로는 승인 절차로 인한 항생제 투여 지연 사례, 제한되지 않은 항생제의 부적절한 사용 증가, 시스템에 대한 의료진의 불만족도 증가, 승인 담당자의 업무 과중, 그리고 다른 영역으로의 의료비 전가 등이 있다(표 2-1-9).

표 2-1-7. 항생제 제한 및 사전 승인 시스템 단계별 도입 가이드의 예

단계	기간	주요 활동	핵심 성과 지표
1단계: 준비	2-3개월	다학제팀 구성, 승인 기준 설정, 시스템 구축, 의료진 사전교육	팀 구성 완료, 승인 기준 문서화, 시스템 테스트 완료
2단계: 파일럿	3개월	특정 부서/항생제 대상 시범 운영, 일일 모니터링, 피드백 수집	승인 응답시간<4시간, 의료진 만족도>70%
3단계: 평가	1개월	파일럿 결과 분석, 시스템 개선, 확대 계획 수립	효과 지표 분석 완료, 개선사항 반영
4단계: 확대	6개월	점진적 확대 적용, 지속적 모니터링, 추가 교육	전체 병원 적용 완료, 목표 지표 달성
5단계: 정착	지속적	지속적 모니터링, 정기적 개선, 성과 평가	연간 효과 평가, 지속가능성 확보

표 2-1-8. 항생제 제한 및 사전 승인 시스템의 종합 평가지표

평가 영역	측정 지표	단위
항생제 사용량	전체 항생제 사용량	DDD/1,000 환자-일 또는 DOT/1,000 환자-일
	제한 대상 항생제 사용량	DDD/1,000 환자-일 또는 DOT/1,000 환자-일
	광범위 대 좁은 스펙트럼 항생제 사용 비율	비율(%)
항생제 비용	총 약제비 중 항생제 비율	%
적절성	가이드라인 준수율	%
미생물학적 지표	MRSA, VRE, CRE 등 주요 내성균 분리율	%
	주요 항생제에 대한 감수성 변화	%
	다제내성균 발생률	건/1,000 환자-일
임상 결과	감염 관련 사망률	%
	병원내 전체 사망률	%
	중환자실 입실률	%
	평균 재원기간	일
	30일 재입원율	%
	C. difficile 감염 발생률	건/1,000 환자-일
프로세스 지표	승인 요청 응답 시간	시간

표 2-1-9. 항생제 제한 정책의 한계점과 극복 방안

한계점	극복 방안
의료진의 자율성 제한	근거 기반 가이드라인 제공, 교육적 접근 강화
승인 절차로 인한 치료 지연	효율적인 승인 시스템 구축, 긴급 상황에 대한 임시 승인 제도
대체 항생제의 과다 사용	전반적인 항생제 사용량 모니터링, 교육 프로그램 강화
승인 담당 인력의 업무 과중	충분한 인력 확보, 자동화 시스템 도입
장기적 효과의 불확실성	지속적인 모니터링 및 평가, 정책의 유연한 조정

Section II

8. 시스템 개선을 위한 주기적 검토

시스템의 지속적인 개선을 위해 정기적인 검토가 필요하다. 주요 지표에 대한 월별 분석 및 보고를 통해 월간 보고서를 작성하고, 다학제팀이 참여하는 분기별 검토 회의를 통해 성과를 검토하고 개선 방안을 논의한다. 연간 평가를 통해 종합적인 시스템 평가 및 장기 전략을 수립하고, 새로운 가이드라인이나 연구결과를 시스템에 반영한다. 또한 의료진과 승인 담당자의 의견을 지속적으로 수집하고 반영하여 사용자 피드백을 수렴한다.

9. 제한 및 사전 승인의 장단점 분석(표 2-1-10)

표 2-1-10. 제한 및 사전 승인 시스템의 장단점 요약

영역	장점	단점
항생제 사용 최적화	부적절한 광범위 항생제 사용 감소, 항생제 사용량 및 비용 감소, 의료진의 처방 행태 개선	치료 시작 지연 가능성, 제한되지 않은 항생제의 과다 사용 유발 가능성
의료진 자율성과 만족도	전문가 지원 제공, 근거 기반 의사결정 촉진	처방 자율성 제한에 대한 불만, 업무 부담 증가
환자 치료 결과	적절한 항생제 사용으로 치료효과 개선, 항생제 관련 부작용 감소, 내성균 감염 위험 감소	적절한 치료 시작 지연 가능성, 복잡한 감염 사례에서 유연성 부족 가능성

10. 결론

항생제 제한과 사전 승인 시스템은 항생제 적정사용관리의 핵심 전략으로, 부적절한 항생제 사용을 줄이고 내성 발생을 억제하는 데 효과적이다. 이 시스템은 전문가 검토를 통해 적절한 항생제를 선택하도록 유도함으로써 항생제 사용의 질을 향상시킨다.

성공적인 운영을 위해서는 신중한 계획과 다학제적 접근이 필요하며, 지속적인 모니터링과 개선도 필수적이다. 각 의료기관은 병원의 상황과 자원을 고려해 맞춤형 시스템을 구축하고, 장단점을 균형 있게 관리해야 한다.

궁극적으로 이 시스템은 환자 치료결과 개선과 항생제 내성 문제 해결에 기여하며, 적절한 항생제 사용을 통해 공중 보건에도 긍정적인 영향을 미친다.

1) 중소병원을 위한 사전 승인 시스템 적용 전략

- 제한항균제 범위를 carbapenem, glycopeptide 등 핵심 약물로 한정
- 외부 감염내과 전문의와 원격 자문체계 구축
- 주간에는 자체 운영, 야간/주말은 임시 승인 후 사후 검토 방식 적용
- 전자시스템 구축이 어려운 경우 전화/문자 기반 간소화 프로세스 활용
- 지역 의료기관 간 네트워크를 통한 승인체계 공유 고려

02 전향적 감사와 피드백

1. 서론

전향적 감사와 피드백은 항생제 적정사용관리의 핵심 전략으로, 실시간으로 항생제 사용을 평가하고 즉각적인 피드백을 제공해 부적절한 사용을 줄이고 최적의 치료를 촉진한다. 처방 직후 또는 치료 중에 평가를 실시해 즉시 개입이 가능하며, 이를 통해 의료진에게 실시간 교육을 제공할 수 있다. 이 장에서는 감사 방법론, 실행 절차, 피드백 전달 전략, 시스템 구축 방안을 다룬다.

2. 전향적 감사의 방법론

1) 감사 대상 선정 기준

효과적인 전향적 감사를 위해서는 적절한 감사 대상 선정이 중요하다(표 2-1-11).

2) 감사 주기 및 일정 수립

감사 주기와 일정은 의료기관의 규모와 가용 자원에 따라 결정해야 한다(표 2-1-12).

표 2-1-11. 전향적 감사 대상 선정을 위한 기준

선정 기준	세부 항목 및 예시
특정 항생제	carbapenem계(meropenem, imipenem 등), glycopeptide계(vancomycin, teicoplanin), 새로운 β-lactam/β-lactamase inhibitor, colistin, daptomycin, linezolid, aminoglycoside
특정 진료과/부서	중환자실, 혈액종양과, 외과, 응급실
특정 감염질환	균혈증 및 패혈증, 원내 폐렴, 지역사회획득폐렴, 복잡성 요로감염, 피부연조직 감염, 발열성 호중구감소증
특정 임상상황	수술 전후 예방적 항생제 사용, 경험적 항생제 사용
고위험 환자군	면역저하자, 다제내성균 감염 환자, 고령자
무작위 표본	전체 항생제 처방의 일정 비율 (예: 10%) 무작위 선정

표 2-1-12. 감사 주기 및 일정 유형

감사 유형	주기	적용 상황
일일 감사	매일	중환자실, 신규 광범위 항생제 처방
주간 감사	주 1-2회	일반 병동, 특정 항생제 그룹
월간 감사	월 1회	전체 병원 대상 집중 감사
분기별 감사	3개월마다	대규모 종합 평가
특별 감사	필요 시	특정 문제 발생 또는 캠페인 시

3) 감사도구 및 체크리스트 개발

효과적인 감사를 위해서는 표준화된 도구와 체크리스트가 필요하다. 전자 감사도구는 전자의무기록 시스템과 연동된 감사프로그램으로, 실시간으로 항생제 처방정보를 수집하고 분석할 수 있게 한다. 표준화된 체크리스트는 항생제 처방의 주요 평가항목을 포함해야 한다. 평가기준은 각 항목에 대한 명확한 기준을 설정하여 객관적인 평가가 가능하게 한다. 데이터 수집 양식은 일관된 데이터 수집을 위한 표준화된 양식으로, 필요한 모든 정보를 빠짐없이 수집할 수 있게 한다. 보고서 템플릿은 감사 결과를 요약하고 제시하는 표준 템플릿으로, 결과를 일관되고 이해하기 쉬운 형태로 제시할 수 있게 한다.

3. 감사 프로세스 실행

1) 다학제 감사팀 구성

효과적인 감사를 위해서는 다양한 전문성을 가진 팀원들의 참여가 필요하다. 다학제 감사팀은 항생제 사용의 다양한 측면을 종합적으로 평가할 수 있게 한다. 일반적으로 감사팀은 다음과 같은 구성원을 포함한다. 감염내과 전문의는 감염질환 및 항생제 사용에 대한 전문 지식을 제공한다. 임상 약사는 약물 용량, 상호작용, 부작용 등을 평가한다. 임상미생물학자는 미생물 검사결과를 해석하고 자문을 제공한다. 해당 진료과 대표는 환자의 임상 상태 및 치료계획에 대한 정보를 제공한다. 감염관리 간호사는 감염관리 측면에서의 평가를 지원한다. 품질관리 전문가는 데이터 분석 및 개선전략 수립을 지원한다.

2) 의무기록 검토 및 데이터 수집

감사과정에서는 포괄적인 정보 수집이 필요하다. 수집해야 할 정보는 다음과 같다.

환자 기본정보로는 나이, 성별, 기저 질환 등을 포함한다. 감염 관련 정보는 감염부위, 중증도, 위험요인 등을 수집한다. 미생물 검사결과에는 배양결과와 항균제감수성 등이 포함된다. 항생제 처방정보로는 약물명, 용량, 투여경로, 기간 등을 수집한다. 임상경과는 체온, 백혈구 수치, CRP 등 감염지표의 변화를 추적한다. 부작용 및 이상 반응 발생 여부도 확인해야 한다. 마지막으로 치료결과로 임상적 호전, 미생물학적 제균, 재원기간 등을 평가한다.

3) 항생제 적정성 평가기준

항생제 사용의 적정성은 여러 기준을 통해 평가한다(표 2-1-13).

4. 효과적인 피드백 전달 전략

피드백은 항생제 적정사용관리의 성공을 위해 핵심적인 요소이다. 효과적인 피드백 전달을 위해서는 다양한 전략을 고려해야 한다.

표 2-1-13. 종합 항생제 적정성 평가기준

평가 항목		고려사항 및 평가 내용
1	적응증의 적절성	항생제 사용이 필요한 감염인가?
		예방적 사용의 경우, 적절한 상황인가?
2	항생제 선택의 적절성	예상 병원체와 항생제 스펙트럼이 일치하는가?
		지역 내성 패턴을 고려했는가?
		환자의 알레르기 이력을 고려했는가?
3	용량의 적절성	환자의 체중, 신기능 등을 고려한 적정 용량인가?
		감염의 중증도에 맞는 용량인가?
4	투여 경로의 적절성	감염 부위와 중증도에 적절한 투여 경로인가?
		환자 상태에 맞는 경로인가?
5	투여 기간의 적절성	감염 유형에 따른 권장 치료 기간을 준수하는가?
		불필요하게 긴 기간은 아닌가?
6	하강치료의 적절성	배양 결과에 따라 적절히 항생제를 조정하는가?
		광범위 항생제에서 좁은 항균범위로 전환 가능성을 평가했는가?
7	병합요법의 적절성	복합 감염 시 적절한 병합요법을 사용하는가?
		불필요한 항생제 중복은 없는가?
8	모니터링의 적절성	필요한 검사를 시행하고 결과를 확인하는가?
		치료 반응을 적절히 모니터링하는가?
9	항생제 알레르기 고려	알레르기 병력에 대해 적절히 대응하는가?
		교차 반응 가능성을 고려했는가?
10	비용 효과성	동등한 효과의 저렴한 대안이 있는가?
		전체적인 치료 비용을 고려했는가?

표 2-1-14. 개인별 vs. 부서별 피드백 비교

특성	개인별 피드백	부서별 피드백
초점	개별 의료진의 처방 패턴	부서 전체의 처방 트렌드
장점	특정 문제에 집중 가능	전체적인 성과 파악 용이
단점	시간과 자원 소모 큼	개별 문제 해결 어려움
적용 상황	심각한 개별 문제 있을 때	전반적인 성과 공유 시

1) 개인별 vs. 부서별 피드백 방식

피드백은 개인별 또는 부서별로 제공될 수 있으며, 각각의 장단점이 있다(표 2-1-14).

2) 서면 피드백 vs. 대면 피드백(표 2-1-15)

표 2-1-15. 항생제 적정사용관리에서의 피드백 방법 비교

특성	서면 피드백	대면(구두) 피드백
시간 효율성	높음	낮음
기록 유지	용이함	추가 기록 필요
즉각적 질의응답	제한적	가능
비언어적 소통	불가능	가능
정보 전달의 체계성	높음	변동 가능
복잡한 상황 설명	어려움	용이함
개인화된 피드백	제한적	높은 수준 가능
대규모 의료진 대상	적합	비효율적
관계 구축	제한적	유리함
유연한 대응	어려움	가능
일관성 유지	용이함	어려움
시간과 장소 제약	적음	많음
수신자 이해도 확인	어려움	용이함
적용 상황	일반적인 피드백, 대규모 의료진 대상	복잡하거나 중요한 사례, 개별화된 교육 필요 시
피드백 제공자의 의사소통 능력 영향	적음	큼

3) 긍정적 강화와 건설적 비판의 균형

피드백은 긍정적 강화와 함께 건설적 비판이 균형을 이루어야 한다. 적절한 처방에 대해 구체적으로 칭찬하고, 개선이 필요한 부분에 대해서는 명확한 대안을 제시해야 한다. 샌드위치 기법(긍정-개선점-긍정 순서)을 활용하여 긍정적 피드백으로 시작하고 끝내되, 중간에 개선점을 언급하는 것이 효과적이다.

5. 감사와 피드백의 효과 극대화

1) 임상 의사결정 지원도구와의 연계

감사와 피드백의 효과를 높이기 위해 임상 의사결정 지원도구와 연계할 수 있다(표 2-1-16).

표 2-1-16. 감사와 피드백의 효과 극대화 전략

전략	내용
임상 의사결정 지원 도구 연계	실시간 알림 제공, 대체 약물 추천, 용량 계산기 제공, 치료 기간 알림, 약물 상호작용 체크
교육 프로그램과의 통합	맞춤형 교육 제공, 사례 기반 학습, 성과 추적, 피어 교육, 온라인 학습 모듈 개발
인센티브 제도 연계	성과 기반 보상, 비금전적 인센티브, 부서별 경쟁, 공식적 인정, 연구 기회 제공

2) 교육 프로그램과의 통합

감사와 피드백 결과를 교육 프로그램에 반영하는 것은 실질적인 학습과 행동 변화를 유도하는 중요한 전략이다. 맞춤형 교육은 감사에서 드러난 문제를 해결하고, 사례 기반 학습을 통해 의료진의 의사결정 능력을 향상시킨다. 성과 추적은 교육 전후의 처방 변화를 평가하며, 동료 교육은 우수한 의료진이 동료에게 경험을 공유하는 효과적인 방식이다. 온라인 학습모듈은 감사결과를 반영한 학습자료를 통해 유연하고 맞춤형 학습을 지원한다.

3) 인센티브 제도와의 연계

적절한 인센티브는 항생제 적정사용관리의 성과를 높이는 중요한 요소이다. 성과 기반 보상은 항생제 사용 지표를 의료진 평가에 반영해 동기를 부여하며, 비금전적 인센티브로는 학회 참석 기회 제공 등이 있다. 부서별 경쟁은 팀워크와 성과를 향상시키고, 공식적 인정을 통해 개인과 부서의 성과를 높인다. 또한, 연구 기회 제공은 의료진의 학문적 발전을 지원하며, 이러한 인센티브 제도는 프로그램의 지속성을 강화하고 의료진의 참여를 촉진한다.

6. 피드백 후 후속 조치

피드백 이후 후속 조치는 항생제 적정사용관리의 성공을 위해 필수적이다. 피드백이 단순한 정보 전달을 넘어서 실질적인 개선으로 이어지도록 돕는 핵심 과정이다.

1) 개선 계획 수립 및 실행 지원

피드백 제공 후에는 구체적인 개선 계획을 수립하고 실행을 지원해야 한다. 이 과정은 다음과 같은 단계로 진행된다:

첫째, 구체적이고 측정 가능한 개선 목표를 설정한다. 이는 SMART (Specific, Measurable, Achievable, Relevant, Time-bound) 원칙에 따라 설정되어야 한다.

둘째, 목표 달성을 위한 구체적인 행동 계획을 수립한다. 이 계획에는 누가, 무엇을, 언제, 어떻게 할 것인지가 명확히 명시되어야 한다.

셋째, 필요한 교육 자료, 도구, 지침 등을 제공하여 자원을 지원한다. 넷째, 경험이 풍부한 의료진이 멘토 역할을 수행하도록 한다. 마지막으로, 정기적으로 진행 상황을 확인하고 추가 지원을 제공한다.

2) 재감사를 통한 변화 확인

재감사는 피드백 효과를 평가하기 위한 필수 과정이다. 보통 3-6개월 후 동일한 기준으로 재감사를 진행해 결과의 일관성을 유지하고, 이전 결과와 비교하여 개선 정도를 분석한다.

3) 지속적 학습 및 개선 문화 조성

전향적 감사와 피드백의 목표는 지속적인 학습과 개선 문화를 조성하는 것이다. 이를 위해 정기적인 교육 세션으로 최신 정보를 공유하고, 사례 검토 회의를 통해 임상 학습을 촉진한다.

7. 결론

전향적 감사와 피드백은 항생제 적정사용관리의 핵심요소로, 부적절한 항생제 사용을 줄이고 최적의 치료를 촉진하는 데 효과적이다. 성공적인 감사와 피드백을 위해서는 체계적인 방법론, 다학제적 접근, 효과적인 피드백 전달 전략, 그리고 지속적인 개선 노력이 필요하다. 또한, 임상 의사결정 지원 도구, 교육 프로그램, 인센티브 제도 등과의 연계를

Section II

통해 그 효과를 극대화할 수 있다. 궁극적으로 이러한 노력은 항생제 내성 문제 해결과 환자 치료결과 개선에 기여할 것이다(표 2-1-17).

03

항생제 제한과 사전 승인, 전향적 감사와 피드백의 장단점 비교

항생제 관리의 두 가지 주요 전략인 '항생제 제한과 사전 승인'과 '전향적 감사와 피드백'은 서로 다른 접근 방식과 특성을 가지고 있다. 각 전략의 장단점을 이해하는 것은 의료기관에 맞는 최적의 항생제 관리 프로그램을 설계하는 데 중요하다(표 2-1-17).

전향적 감사 및 피드백과 사전 승인은 각각 고유한 강점과 약점을 지닌다. 전향적 감사는 의료진의 자율성을 존중하고 교육적 효과가 크며, 복잡한 사례에 유연하게 대응할 수 있지만, 즉각적 개입이 어렵고 지속적 모니터링이 필요하다. 반면 사전 승인은 부적절한 항생제 사용을 즉시 차단하고 비용 절감 효과가 있지만, 의료진 자율성이 제한되고 치료 지연 가능성이 있다.

각 의료기관은 상황과 자원을 고려해 두 전략을 병행하거나 점진적으로 전환하는 방식으로 활용할 수 있다. 예를 들어, 광범위 항생제에 사전 승인을 적용하고, 그 외 항생제는 감사 및 피드백을 활용하는 혼합 전략이 효과적일 수 있다.

표 2-1-17. 항생제 제한과 사전 승인, 전향적 감사와 피드백의 장단점 비교

특성	전향적 감사 및 피드백	사전 승인
의료진 자율	장점: 처방 자율성 유지, 의사결정 존중	장점: 신중한 항생제 사용 유도
	단점: 변화 유도에 시간 소요	단점: 의사결정 제한, 불만 야기 가능성
교육적 효과	장점: 맞춤형 교육 기회 제공, 장기적 행동 변화	장점: 승인 과정에서 간접적 학습
	단점: 즉각적인 행동 변화 유도 어려움, 실시간 교육 가능	단점: 심층적 교육 기회 제한적, 실시간 교육 어려움
시간 효율성	장점: 처방 시점의 지연 없음	장점: 빠른 개입 가능
	단점: 감사와 피드백에 많은 시간 소요	단점: 승인 절차로 인한 지연 가능성
자원 요구	장점: 유연한 인력 운용 가능	장점: 명확한 기준으로 효율적 운영 가능
	단점: 지속적인 모니터링에 많은 인력 필요	단점: 24/7 승인 체계 유지에 자원 필요
즉각적 개입	장점: 복잡한 사례에 대한 심층 분석 가능	장점: 부적절한 사용 즉시 차단
	단점: 실시간 개입 어려움	단점: 복잡한 사례 처리 어려움
비용 효과	장점: 장기적으로 비용 효과적	장점: 즉각적인 비용 절감 효과
	단점: 단기적 비용 절감 효과 제한적	단점: 승인 체계 운영 비용 발생
항생제 사용 제한	장점: 근거 기반 처방 유도	장점: 광범위 항생제 사용 효과적 제한
	단점: 강제성 부족으로 효과 제한적	단점: 과도한 제한으로 필요한 사용 저해 가능성
의료진 수용도	장점: 협력적 접근으로 수용도 높음	장점: 명확한 규칙으로 일관성 있는 적용
	단점: 피드백 무시 가능성	단점: 강제성으로 인한 저항 가능성
유연성	장점: 개별 사례에 맞는 유연한 대응 가능	장점: 표준화된 접근으로 일관성 유지
	단점: 일관성 유지 어려움	단점: 예외 상황 대응 어려움
데이터 수집 및 분석	장점: 풍부한 데이터 수집 가능	장점: 구조화된 데이터 수집 용이
	단점: 데이터 분석에 시간과 노력 필요	단점: 세부적인 처방 패턴 파악 어려움

04 항생제 관리전략의 실제 적용 사례

항생제 관리 프로그램의 핵심 전략인 전향적 감사와 피드백과 항생제 제한과 사전 승인의 실제 적용 사례는 다양한 연구에서 보고되었다. 이러한 사례들은 항생제 관리전략의 실제 효과와 구현 방법에 대한 귀중한 통찰을 제공한다(표 2-1-18).

효과적인 시스템 운영을 위해서는 정기적인 점검과 평가가 필수적이다. 표 2-1-19는 사전 승인 시스템의 안정적 운영을 위한 주요 점검 항목들을 제시한다. 이러한 체크리스트를 통해 시스템의 성능을 지속적으로 모니터링하고 문제점을 조기에 발견하여 개선할 수 있다.

1. 항생제 관리 프로그램 구현과정의 장애요소와 해결 전략

실제 항생제 관리 프로그램을 구현하는 과정에서는 다양한 장애 요소들이 발생할 수 있다. 성공적인 사례들을 벤치마킹하는 것도 중요하지만, 구현과정에서 예상되는 어려움들을 미리 파악하고 대비하는 것이 더욱 중요하다. 표 2-1-20, 2-1-21은 국내외 구현 경험을 바탕으로 주요 장애 요소들과 이에 대한 실증적 해결 전략을 체계적으로 정리한 것이다. 항생제 제한과 사전 승인 시스템과 전향적 감

Section II

표 2-1-18. 항생제 관리 프로그램 사례 연구 요약표

연구	주요 전략	환경/대상	주요 성과
Morrill 등 (2016)	전향적 감사 및 피드백	재향군인 의료센터, 2,696명 환자	재원 기간 1일 단축, 광범위 항생제 사용 11.3% 감소, 항생제 비용 14% 감소, 약물 이상 반응 6.0%에서 4.4%로 감소
Song 등 (2015)	교육+전향적 감사 및 피드백	3차 병원, 불필요한 이중 혐기성 항생제 치료 대상	불필요한 DAC를 받는 환자 73.9% 감소, 불필요한 DAC 비율 67.8% 감소
Patton 등 (2017)	고위험 항생제 관리	병원 내과 및 외과 부서	HRA 사용 내과에서 33%, 외과에서 32% 감소, 내과에서 CDI 감소, 외과에서는 변화 없음, 사망률에 영향 없음
김정연 외 (2006)	전산화 제한항균제 승인 시스템	삼차 의료기관, 제한항균제 15종	제한항균제 9.99%, 처방 3,285건 중 11.6% 승인 불가, 경험적 투여 제한(34.5%) 등으로 부적절한 항생제 사용 감소, 고려대 안암병원
윤진구 외 (2023)	전향적 감사 및 피드백 (PAF)	3차병원 신경외과/외과계 ICU	β-lactam 등 항생제 사용량 감소 경향, 외과 ICU에서 carbapenem-resistant *A. baumannii* 분리율 소폭 감소, PAF 임상적 유익 평가, 고려대 구로병원

DAC, dual anerobic chemotherapy; HRA, high risk antibiotics; CDI, *Clostridoides difficile* 감염

표 2-1-19. 사전 승인 시스템 운영 점검 체크리스트

점검 항목	목표 기준의 예	점검 주기의 예
승인 요청 24시간 내 응답률	90% 이상 유지	주간
월 1회 승인 기준 검토 회의 실시	100% 이행	월간
분기별 효과 지표 분석 및 보고	정시 완료	분기별
의료진 만족도 조사	70% 이상 만족	연간
시스템 장애 대응 매뉴얼 최신화	최신 버전 유지	반기별
승인 담당자 교육 이수율	100% 완료	연간
임시 승인 사후 검토 완료율	95% 이상	월간

표 2-1-20. 항생제 제한과 사전 승인 시스템 구현 시 주요 장애요소와 해결 전략

장애요소 범주	구체적 장애요소	발생 빈도	해결 전략	예상 소요 시간의 예	핵심 성공요소
의료진 저항	처방 자율성 침해에 대한 반발	매우 높음	점진적 도입(파일럿→확대) 의료진 대표 참여 의사결정 교육적 접근 강화 승인 거부 시 명확한 근거 제시	3-6개월	리더십 지지, 충분한 교육
	업무 부담 증가 우려	높음	간소화된 승인 프로세스 설계 전자시스템 자동화 24시간 내 신속 응답 보장 임시 승인 제도 활용	2-3개월	효율적 시스템, 충분한 인력
	치료 지연에 대한 우려	높음	긴급상황 임시 승인 프로토콜 응답시간 단축(목표: 4시간 이내) 야간/주말 당직체계 구축 원격 승인 시스템 도입	1-2개월	24/7 지원체계, 명확한 프로토콜
시스템/기술적 문제	전자의무기록 시스템 연동 어려움	중간	IT 부서와 사전 협의 단계적 시스템 통합 대안적 방법(전화/메신저) 병행 외부 IT 컨설팅 활용	2-4개월	IT 부서 협조, 충분한 예산
시스템/기술적 문제	승인 요청 시스템 오류/장애	중간	백업 시스템 구축 정기적 시스템 점검 장애 대응 매뉴얼 준비 수동 프로세스 대안 마련	1개월	안정적 인프라, 신속한 기술지원
	데이터 수집/분석 역량 부족	중간	전담 데이터 분석가 배치 외부 전문기관 협력 표준화된 수집 양식 개발 정기 교육 프로그램 운영	2-3개월	전문인력 확보, 표준화된 도구
인력/자원 부족	전담 인력 부족	높음	기존 인력 재배치 단계적 인력 충원 외부 전문가 자문 활용 업무 분담 체계 구축	3-6개월	경영진 지지, 충분한 예산
	전문 지식 부족	중간	집중 교육 프로그램 실시 외부 교육기관 연계 멘토링 시스템 구축 정기적 역량 강화 교육	2-4개월	체계적 교육계획, 지속적 학습
	예산 제약	중간	단계적 예산 투입 ROI 근거 제시 외부 지원사업 활용 비용 효과적 대안 검토	1-3개월	명확한 비용편익 분석
조직/문화적 저항	기존 관행 고수	높음	변화관리 프로그램 운영 성공사례 공유 인센티브 제도 도입 점진적 문화 변화 유도	6-12개월	지속적 소통, 리더십 모델링
	부서 간 협력 부족	중간	다학제 위원회 구성 정기적 협의체 운영 공동 목표 설정 성과 공유 체계 구축	2-4개월	명확한 역할분담, 공동 목표

장애요소 범주	구체적 장애요소	발생 빈도	해결 전략	예상 소요 시간의 예	핵심 성공요소
조직/문화적 저항	경영진 지지 부족	높음	명확한 비즈니스 케이스 제시 단계적 성과 보고 벤치마킹 자료 활용 법적 준수 필요성 강조	1-2개월	설득력 있는 근거, 지속적 보고
환자/보호자 관련	치료 지연에 대한 불만	낮음	사전 설명 및 동의 신속한 승인 프로세스 대안 치료 제시 투명한 소통	지속적	효과적 의사소통, 신뢰 구축
	제한에 대한 이해 부족	낮음	환자/보호자 교육 자료 개발 설명회 개최 FAQ 제작 배포 개별 상담 강화	1-2개월	이해하기 쉬운 자료, 충분한 설명

IT, Information technology (정보 기술); ROI, return on interest (투자 대비 수익)

표 2-1-21. 전향적 감사와 피드백 시스템 구현 시 주요 장애요소와 해결 전략

장애요소 범주	구체적 장애요소	발생 빈도	해결 전략	예상 소요 기간의 예	핵심 성공요소
감사 프로세스	감사 대상 선정의 어려움	중간	명확한 선정 기준 수립 단계적 확대 전략 우선순위 매트릭스 활용 정기적 기준 검토	1-2개월	객관적 기준, 유연한 적용
	표준화된 평가 기준 부족	중간	국제 가이드라인 참조 기관별 맞춤형 기준 개발 전문가 합의 과정 정기적 기준 업데이트	2-3개월	전문가 참여, 지속적 개선
	감사 인력의 역량 부족	높음	집중 교육 프로그램 표준화된 감사 도구 개발 멘토링 시스템 구축 정기적 역량 평가	3-4개월	체계적 교육, 지속적 역량강화
피드백 전달	피드백 거부/무시	높음	협력적 접근법 채택 건설적 피드백 기법 훈련 긍정적 사례 강조 지속적 관계 구축	지속적	신뢰 관계, 상호 존중
	부적절한 피드백 방식	중간	피드백 제공자 교육 표준화된 피드백 양식 다양한 전달 방법 활용 수신자 맞춤형 접근	1-2개월	효과적 의사소통 기술
	피드백 후 후속 조치 미흡	중간	체계적 후속관리 프로세스 정기적 재평가 개선계획 수립 지원 성과 추적 시스템	2-3개월	지속적 관리, 체계적 추적
데이터 관리	데이터 수집의 어려움	중간	자동화된 수집 시스템 표준화된 수집 양식 다학제 협력 체계 정기적 데이터 검증	2-4개월	효율적 시스템, 협력적 접근

Section II

장애요소 범주	구체적 장애요소	발생 빈도	해결 전략	예상 소요 기간의 예	핵심 성공요소
데이터 관리	데이터 분석 역량 부족	중간	전담 분석팀 구성 분석 도구 도입 외부 전문가 활용 정기적 교육 실시	2-3개월	전문인력, 적절한 도구
	데이터 품질 문제	낮음	품질 관리 프로세스 정기적 데이터 검증 표준화된 입력 양식 오류 방지 시스템	1-2개월	체계적 품질관리
시간/자원 제약	감사 시간 부족	높음	효율적 감사 도구 개발 우선순위 기반 선택적 감사 자동화 시스템 도입 인력 확충	2-3개월	효율적 프로세스, 충분한 인력
	피드백 제공 시간 부족	중간	표준화된 피드백 템플릿 자동화된 보고서 생성 우선순위 기반 선별적 피드백 효율적 소통 도구	1-2개월	자동화, 효율적 도구
조직적 장벽	다학제 협력 부족	중간	명확한 역할 분담 정기적 팀 미팅 공동 목표 설정 성과 공유 체계	2-4개월	명확한 소통, 공동 목표
	지속성 부족	높음	제도적 기반 구축 정기적 성과 평가 지속적 개선 프로세스 장기적 관점 유지	6-12개월	제도적 지원, 지속적 관심

사와 피드백 시스템 각각에서 발생할 수 있는 특정 장애요소들을 이해하고, 단계별 대응전략을 수립함으로써 구현 성공률을 크게 높일 수 있다.

사전 승인 시스템과 전향적 감사와 피드백 시스템은 접근방식이 다른 만큼 각기 다른 유형의 장애요소들이 나타나며, 이에 따른 맞춤형 해결전략이 필요하다. 두 시스템 모두 의료진의 저항과 시스템 구축, 인력 확보가 주요 과제이다. 하지만, 각 시스템의 특성에 따라 구체적인 해결 접근법은 달라져야 한다.

05 종합 및 제안

항생제 제한과 사전 승인, 그리고 전향적 감사와 피드백은 항생제 적정사용관리의 두 축으로, 각각 고유한 장단점을 가지고 있다. 효과적인 항생제 관리를 위해서는 의료기관의 특성, 자원, 문화적 요소를 고려한 맞춤형 접근이 필요하다.

1. 혼합 전략의 활용

대부분의 성공적인 항생제 관리 프로그램은 두 전략의 장점을 활용한 혼합 접근법을 취하고 있다. 예를 들어, 내성 위험이 높은 특정 광범위 항생제에는 사전 승인을 적용하고, 다른 항생제에는 전향적 감사와 피드백을 실시하는 방식이다. 이러한 혼합 전략은 자원을 효율적으로 활용하면서도 포괄적인 항생제 관리가 가능하게 한다.

2. 단계적 접근

항생제 관리 프로그램은 단계적으로 구현하는 것이 효과적이다. 초기에는 특정 부서나 항생제에 집중하여 파일럿 프로그램을 운영하고, 성공적인 결과를 바탕으로 점차 확대해

[성공 사례]

중환자실에서 근무하는 신규 전공의 이 선생은 중증 폐렴 환자에게 meropenem을 처방하여 사용하고 있다. 5일째 시점에 근무하는 병원의 항생제 적정사용관리에 따르면 cabapenem계 항생제는 5일째부터는 사전 승인이 필요하다. 전공의는 감염내과에 승인 요청을 전산적으로 제출하고, 항생제 적정사용팀 감염내과 전문의는 환자의 임상상태와 미생물 검사결과를 검토한 후 감수성이 확인된 더 좁은 스펙트럼의 항생제를 대안으로 제시하였고 지속적 meropenem 사용을 허락하지 않았다. 이 사례는 사전 승인 시스템이 어떻게 불필요한 광범위 항생제 사용을 줄이고 적절한 항생제 선택을 유도하는지 보여준다.

나가는 방식이다. 이를 통해 자원 부담을 줄이고, 의료진의 수용도를 높일 수 있다.

3. 기술의 활용

전자의무기록 시스템과 임상 의사결정 지원도구를 활용하면 항생제 관리 프로그램의 효율성과 효과를 크게 향상시킬 수 있다. 이러한 기술은 실시간 알림, 자동화된 감사, 데이터 분석 등을 가능하게 하여 인력 부담을 줄이고 적시에 개입할 수 있도록 돕는다.

4. 다학제적 협력

항생제 관리는 다양한 전문가의 협력이 필요한 복합적인 과제이다. 감염내과 전문의, 임상 약사, 임상미생물학자, 감염관리 간호사, 품질관리 전문가 등이 함께 참여하는 다학제팀 접근이 필수적이다. 이를 통해 다양한 관점에서 항생제 사용을 평가하고 개선할 수 있다.

Section II

[Key Question & Answer]

Q1: 항생제 제한과 사전 승인의 주요 구성요소는 무엇인가?

A1: 주요 구성요소로는 명확한 승인 요청 경로, 표준화된 정보 수집 시스템, 신속한 응답 체계, 대안 제시 메커니즘, 문서화 시스템, 그리고 피드백 메커니즘이 있다.

Q2: 전향적 감사와 피드백의 효과적인 피드백 전달 전략은 무엇인가?

A2: 효과적인 피드백 전달을 위해서는 개인별/부서별 피드백의 균형, 서면/대면 피드백의 적절한 활용, 긍정적 강화와 건설적 비판의 균형, 객관적 데이터 활용, 그리고 교육적 접근이 중요하다.

Q3: 항생제 제한/사전 승인과 전향적 감사/피드백의 주요 차이점은 무엇인가?

A3: 사전 승인은 처방 전 개입으로 즉각적인 제한 효과가 있지만 의료진 자율성을 제한하고 치료 지연 가능성이 있다. 반면 전향적 감사는 처방 후 개입으로 의료진 자율성을 존중하고 교육 효과가 크지만, 즉각적 개입이 어렵고 행동 변화에 시간이 소요된다.

Q4: 항생제 관리 프로그램의 효과 측정을 위한 주요 지표는 무엇인가?

A4: 주요 지표로는 항생제 사용량(DDD/1,000 환자-일), 항생제 비용, 가이드라인 준수율, 내성균 분리율, 감염 관련 사망률, 재원 기간, *C. difficile* 감염 발생률, 승인 요청 응답 시간 등이 있다.

Q5: 효과적인 항생제 관리 프로그램 설계를 위한 권장사항은 무엇인가?

A5: 혼합 전략 활용, 단계적 접근, 기술 활용, 다학제적 협력, 지속적인 평가와 개선이 권장된다. 각 의료기관의 특성과 자원을 고려한 맞춤형 접근이 중요하다.

5. 지속적인 평가와 개선

항생제 관리 프로그램은 지속적인 평가와 개선이 필요하다. 주요 지표를 정기적으로 모니터링하고, 의료진과 환자의 피드백을 수집하여 프로그램을 지속적으로 발전시켜야 한다. 또한, 최신 연구결과와 가이드라인을 반영하여 프로그램을 업데이트하는 것이 중요하다.

결론적으로, 항생제 제한과 사전 승인, 전향적 감사와 피드백은 항생제 적정사용관리의 핵심 전략으로, 부적절한 항생제 사용을 줄이고 내성 발생을 억제하는 데 효과적이다. 각 의료기관은 자신들의 상황과 자원을 고려하여 이러한 전략을 최적으로 조합하고 적용함으로써, 항생제 사용의 질을 향상시키고 환자 치료결과를 개선할 수 있다.

결 론

항생제 제한/사전 승인과 전향적 감사/피드백은 항생제 적정사용관리의 핵심 전략으로, 부적절한 항생제 사용 감소와 내성 발생 억제에 효과적이다. 각 의료기관은 혼합 전략, 단계적 접근, 기술 활용, 다학제적 협력, 지속적 평가를 통해 프로그램을 최적화할 수 있다. 이를 통해 항생제 사용의 질을 향상시키고 환자 치료결과를 개선할 수 있다.

SUMMARY

항생제 제한과 사전 승인 전략은 특정 항생제 사용을 제한하고 사용 전 전문가 승인을 필요로 해 부적절한 항생제 사용을 감소시킨다. 전향적 감사와 피드백은 항생제 처방 후 평가와 피드백을 통해 처방 개선을 도모한다. 두 전략은 각각 고유한 장단점이 있으며, 효과적인 항생제 관리를 위해서는 의료기관의 특성과 자원을 고려한 맞춤형 접근이 필요하다. 성공적인 프로그램은 대개 두 전략을 혼합하여 활용하고, 다학제적 협력과 지속적인 평가 및 개선을 통해 운영된다.

참고문헌

1. Barlam TF, Cosgrove SE, Abbo LM, et al. Implementing an antibiotic stewardship program: Guidelines by the Infectious Diseases Society of America and the Society for Healthcare Epidemiology of America. Clin Infect Dis. 2016;62(10):e51-7.
2. Charani E, Edwards R, Sevdalis, et al. Behavior change strategies to influence antimicrobial prescribing in acute care: a systematic review. Clin Infect Dis. 2011;53:651-62.
3. Davey P, Marwick CA, Scott CL, et al. Interventions to improve antibiotic prescribing practices for hospital inpatients. Cochrane Database Syst Rev. 2017;2(2):CD003543.
4. Dellit TH, Owens RC, McGowan JE, et al. Infectious Diseases Society of America and the Society for Healthcare Epidemiology of America guidelines for developing an institutional program to enhance antimicrobial stewardship. Clin Infect Dis. 2007;44:159-77.
5. Ivers N, Jamtvedt G, Flottorp S, et al. Audit and feedback: effects on professional practice and healthcare outcomes. Cochrane Database Syst Rev. 2012;2012(6)CD000259.
6. Kim JY, Jo YM, Choi WS, et al. Usefulness of computerized restricted antibiotics use and control program in a tertiary care hospital. Infect Chemother. 2006;38:235-41.
7. Morrill HM, Caffrey AR, Gaitanis MM, et al. Impact of a prospective audit and feedback antimicrobial stewardship program at a Veterans Affairs Medical Center: A six-point assessment. PLoS One. 2016;11:e0150795.
8. Nault V, Pepin J, Beaudoin M, et al. Sustained impact of a computer-assisted antimicrobial stewardship intervention on antimicrobial use and length of stay. J Antimicrob Chemother. 2017;72:933-40.
9. Patton A, Davey P, Harbarth S, et al. Impact of antimicrobial stewardship interventions on Clostridium difficile infection and clinical outcomes: segmented regression analyses. J Antimicrob Chemother. 2018;73:517-26.
10. Schuts EC, Hulscher MEJL, Mouton JW, et al. Current evidence on hospital antimicrobial stewardship objectives: a systematic review and meta-analysis. Lancet Infect Dis. 2016;16:847-56.
11. Song YJ, Kim MS, Huh SM, et al. Impact of an antimicrobial stewardship program on unnecessary double anaerobic coverage prescription. Infect Chemother. 2015;47:111-6.
12. Yam P, Fales D, Jemison J, et al. Implementation of an antimicrobial stewardship program in a rural hospital. Am J Health Syst Pharm. 2012;69:1142-8.
13. Yoon JG, Choi HN, Kim SR, et al. Effectiveness of antibiotic usage intervention through the implementation of prospective audit and feedback in the intensive care units of a single tertiary care hospital. HIRA Research. 2023;3:171-81.

Chapter — 03

전산화된 항생제처방 및 관리시스템

윤영경 고려대학교 의과대학 내과학교실

목적

- 항생제처방 중재활동 지원을 위한 전산화 프로그램 적용의 이해
- 전산화된 항생제처방 및 관리시스템의 효과 및 임상 의사결정지원 시스템의 기술 인지

학습 성과

Learning outcomes

- 항생제 사용을 정확하고 편리하게 모니터링 및 관리하기 위해, 항생제 처방 중재활동을 지원하는 다양한 정보 기술과 시스템을 이해한다.
- 의료환경에 맞는 임상 의사결정 및 항생제 관리 통합 시스템 구축을 계획할 수 있다.

01 임상 의사결정지원 시스템

항생제 적정사용관리는 항생제 처방을 최적화하고 치료결과를 향상시키며, 잠재적으로 항생제 내성을 완화하는 목적이 있다. 최적화된 항생제 처방은 구조화되지 않은 다양한 정보를 기반으로 복잡한 과정을 통해 결정된다. 즉, 감염질환의 정확한 진단, 임상적 중증도, 미생물 동정 및 항균제감수성 자료의 가용성, 적절한 항생제의 가용성, 약물 상호작용, 항생제 권고 기준 및 부작용, 환자 요인을 모두 고려하여, 올바른 때에 최적화된 기간 동안 항생제를 처방해야 한다. 각 의료진이 이렇게 복잡한 과정을 거쳐 결정한 항생제 선택에서 표준화된 임상진료지침에 대한 다양한 준수율이 관찰된다. 특히, 업무량이 많거나 경험이 적은 의료진이거나 감염질환에 대한 포괄적인 진단 및 치료 지원을 받지 못하는 의료기관의 의료진일수록 전산화된 의사결정지원 시스템과 같은 정보 기술이 도움이 된다.

임상 의사결정지원은 건강과 의료 전달을 개선하기 위해 적절하고 조직화된 임상지식과 환자정보를 사용하여 건강관련 결정과 행동을 강화하는 과정이다. 최적화된 진료를 위해 전산화된 정제된 정보를 실시간으로 제공받는 전산화

표 2-1-22. 항생제 적정사용관리에서 전자의무기록과 add-on 임상 의사결정지원 시스템의 장단점

구분	장점	단점
전자의무기록	• 초기 인터페이스 구축 용이 • 항생제 처방 과정 개입 용이 • 중앙 통제 소통 및 기록 시스템 • 비용 및 임상정보 접근 용이	• 운용 중 중재 프로그램 수정 과정이 복잡할 수 있음 • 다른 기관에서 수행 중인 중재 적용이 어려울 수 있음 • 실시간 적용이 어려움 • 외래 환자에 대한 중재 적용이 제한적임 • 보수 및 유지를 위한 추가 비용 필요 • 기관마다 편차가 클 수 있음 • 자원이 부족한 기관은 적용이 어려움
부가적(add-on) 임상 의사결정지원 시스템	• 자원이 부족한 기관도 적용이 용이 • 실시간 적용이 용이함 • 적은 노력으로 프로그램 수정 가능 • 스마트폰 접근이 용이함 • 실시간으로 평판이 좋은 약물이나 정보 적용이 용이함 • 기관마다 편차가 적음	• 의료기관내 전산시스템 적용에 대한 한계로 인터페이스 보정이 어려움 • 분절된 시스템으로 업무 효율이 낮음 • 사용 중인 Electronic Health Records (EHR) 업데이트가 되지 않아 add-on 시스템 접근성이 낮을 수 있음 • 외래 환자에서 중재 적용이 제한적임 • 기존의 시스템과 중복 기능 적용 발생

된 의사결정지원 시스템은 의사결정의 복잡성을 줄이고 진료의 질을 향상시키는 데 도움이 된다. 이 시스템이 전문가를 대신할 수 없지만, 환자의 임상정보와 임상지침을 통합하여 실시간으로 의사결정을 최적화할 수 있다. 핵심구성요소는 지침, 프로토콜, 연구결과 등을 포함한 포괄적이고 객관적인 의학정보와 환자별 임상자료에 규칙과 논리를 적용하여 권고 사항을 생성하는 추론엔진, 그리고 권장사항을 의료진에게 실시간으로 전달하는 인터페이스로 일반적으로 전자의무기록(Electronic Health Records, EHR)과 통합되는 통신 메커니즘으로 구성된다.

임상 의사결정지원 시스템의 소프트웨어(software)는 EHR-기반의 시스템, 부가적(add-on) 임상 의사결정지원 시스템, 임상적으로 용량 결정을 지원하는 프로그램(clinical dosing tools) 및 애플리케이션으로 분류될 수 있다. EHR-기반 시스템은 모든 항생제 적정사용관리가 하나의 프로그램에 포함되어 운용되는 반면, 부가적 임상의사결정지원 시스템은 중재 프로그램이 EHR과는 별도로 운용되는 형태이다(표 2-1-22). 용량결정을 지원하는 프로그램은 Bayesian dosing 소프트웨어를 EHR에 접목시키거나 독립형태로 프로그램을 운용할 수 있으며 애플리케이션은 EHR과는 별도로 사용하는 경우가 흔하다. 특히, 항생제 내성 발생 가능성과 부적절한 항생제 처방의 연관성을 고려할 때, 항생제 처방 후 항생제 처방을 검토하고 관리할 수 있는 전산화된 의사결정지원 시스템은 항생제 적정사용관리를 효과적으로 수행하는 것을 돕는다.

1. 항생제 적정사용관리를 지원하는 정보 기술

정보 기술(information technology, IT) 시스템은 의사결정지원, 임상정보의 생성과 활용 등의 정보 흐름을 촉진하고 관리를 활성화하는 방향으로 항생제 적정사용관리를 지원한다. 임상 의사결정지원 시스템은 독립적인 시스템으로 구현되거나, Electronic Medication Management (EMM) 시스템과 통합될 수 있다. 이러한 시스템의 사용은 일괄적으로 모든 항생제 처방에 적용하거나 의료진이 사용 여부를 선택하도록 만들 수 있다.

항생제 적정사용관리팀은 처방된 항생제를 검토하는 업무를 주로 수행한다. 항생제 처방의 적절성을 검토하기위해 승인시스템이나 항생제 처방시스템을 전산으로 구축하여 환자의 다양한 정보를 연계해서 검토하는 'back-end' 시스템을 흔히 사용한다. 관리의 효과를 측정하고 평가하기 위해, 항생제 사용 및 항생제 내성 추이에 관한 정보를 수집해야 하며, 처방된 항생제의 종류, 투약 사유, 용량 및 기간 등의 다양한 정보가 함께 관리되어야 한다(표 2-1-23).

이러한 시스템은 항생제를 처방하는 의료진이 진료지침에 근거하여 적절한 항생제를 선택하고 비용을 줄이는 것을 도울 수 있으며, 항생제 적정사용관리팀이 업무를 효율적으

표 2-1-23. 정보 기술을 활용한 항생제 적정사용관리 활동

항생제 적정사용 관리 활동	세부 내용
항생제 타임 아웃	항생제 투약 48-72시간 후 더 많은 임상정보를 활용하여 재평가
사전승인	항생제 투약 전 항생제 적절성 평가
전향적 감사 및 피드백	항생제 투약 일정 시간 후 실시간으로 항생제 적절성 평가 및 피드백 제공
자동화 처방중지	수술 예방적 항생제의 경우 투약 24시간 후 처방 중지
항생제관련 약물 상호작용 평가	두 가지 이상의 약물을 함께 복용할 때 한 약물이 다른 약물의 효과 혹은 부작용 발생에 영향을 미치는 현상을 검토
감염질환 및 증후군기반 감시	무증상 세균뇨, 폐렴, 피부연조직 감염 등에서 항생제 적절성 평가
기록	과정지표를 지속적으로 평가하며 중재의 내용을 명확히 기록
소통	항생제 적정사용관리팀이나 전문가들이 담당 의료진과 진료 과정에서 정보를 공유하고 피드백을 제공하는 내용을 의무기록이나 노티함 등에 남김

로 할 수 있도록 항생제 처방양상에 관한 정보를 표준화하고 환자정보를 편리하게 파악할 수 있도록 돕는다. 특히, 항생제 처방과정에서 자동으로 항생제 처방을 제한하거나 경보를 제공하고 많은 양의 정보를 통합하는 것을 돕는다.

2. 임상 의사결정지원 시스템의 임상적 효과

임상 의사결정지원 시스템은 임상진료지침이나 최신 지견에 근거하여 권장사항을 제공하므로 진료의 정확성이 향상되고 표준화된 진료가 될 수 있고, 의료진의 교육 효과가 있다. 항생제의 적정성이 개선되어 사망률을 줄이고, 항생제 종류의 선택이나 용량 및 용법의 오류가 감소하며, 의료관련 감염병의 발생이 줄어들어 의료의 질을 향상시킬 수 있다. 해당 시스템은 중재 과정에서 의료진의 시간과 노력을 줄여 중재 건수를 늘려, 항생제 사용량을 줄이고, 불필요하게 광범위한 항균범위를 갖는 항생제 사용을 줄이며, 항생제관련 비용과 부작용을 감소시키고, 재원기간을 단축하여 의료비용을 줄일 수 있다. 항생제를 처방하는 의료진도 의사결정 과정을 간소화할 수 있고, 적정사용관리팀의 업무시간과 업무량도 감소시킬 수 있다.

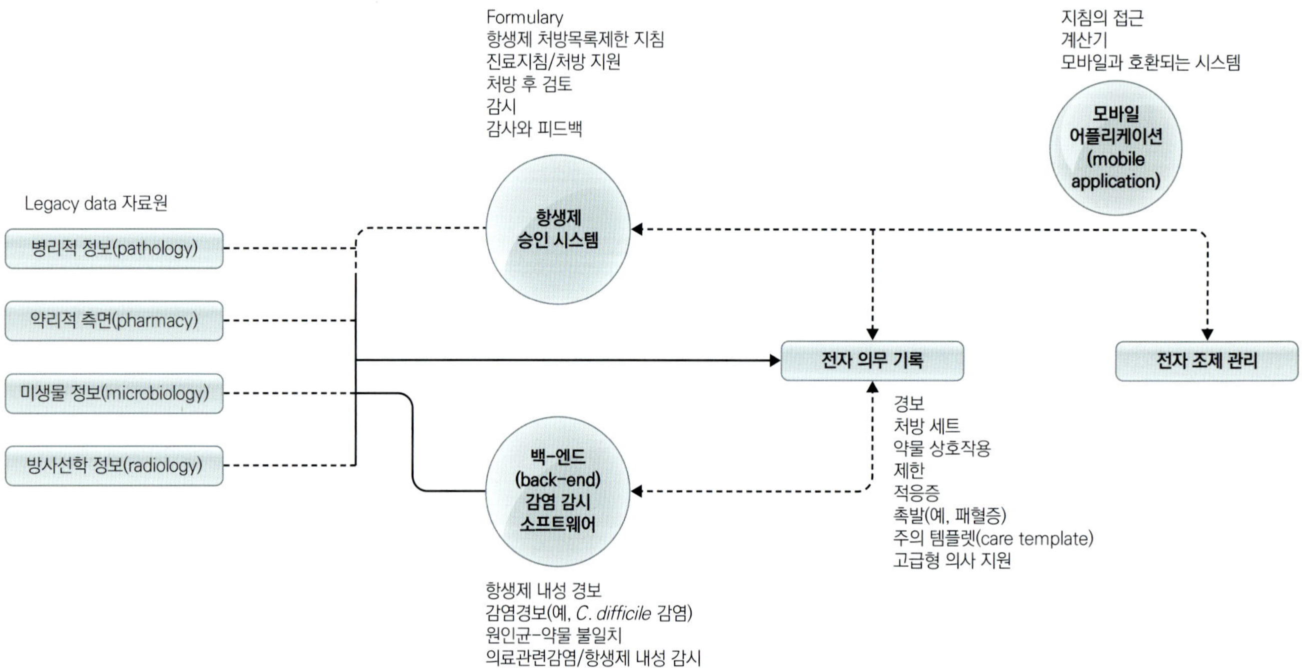

HAI, Healthcare Associated Infections; AMR, Antimicrobial Resistance.

그림 2-1-2. 다양한 임상 의사결정지원 시스템 도입의 선택

임상 의사결정지원 시스템의 효과를 평가한 무작위배정 임상시험의 경우 Ridgway JP 등은 Weighted Incidence Syndromic Combination Antibiogram (WISCA) 프로그램이 요로감염이나 복강내 감염에서는 치료결과를 개선시키지 못했지만, 연조직염에서 재원기간을 줄이고, 지역사회획득폐렴에서 사망률을 줄이는 데 기여하였다고 보고하였다. Williams DJ 등은 무작위연구를 통해 EHR-기반 임상 의사결정지원 시스템이 폐렴으로 내원한 소아 응급실 환자에서 항생제 적정사용에 도움이 되었다고 보고하였다. 지방의 일차의료기관에서도 이러한 시스템이 항생제 사용량을 줄이고 적정성을 개선시켰다는 무작위연구가 있다. 최근 INSPIRE 무작위 임상연구에서는 요로감염에서 전산화된 항생제처방 시스템을 사용하면서 신속한 항생제 적정사용관리를 수행하면 치료결과에 영향이 없이 불필요한 광범위 항생제 사용을 줄일 수 있다고 보고하였다. 하지만, 또 다른 무작위연구에서는 항생제 사용량이 적고, 입원 후 시스템 사용률이 저조한 경우 그 효과가 낮다는 보고도 있다.

3. 임상 의사결정지원 시스템의 유형

임상 의사결정지원 시스템은 병원의 규모와 특성에 맞추어 적용범위를 설정해야 한다(그림 2-1-2). 임상지침을 인터넷, 병원 인트라넷이나 모바일 애플리케이션으로 접근하여 수동적으로 의사결정을 지원하여 항생제 처방에 영향을 줄 수 있다. 이보다 복잡한 임상 의사결정지원 시스템은 EMM 시스템과 같은 다른 애플리케이션과 통합할 수 있다. 현재 가장 흔히 사용되는 임상 의사결정지원 시스템의 종류는 전산화된 지침과 모바일 애플리케이션, 전산화된 항생제 승인 시스템, 전산화된 감염 예방과 감시 시스템, 그리고 전자처방 및 EMM 시스템으로 분류된다.

02 항생제 적정사용관리 지원을 위한 기술

1. 모바일 애플리케이션

지침이 포함된 임상포털은 모바일 장치와 호환되는 경우가 증가하고 있으며, 진료현장에서 접근성과 활용도가 높아서 모바일 애플리케이션 형태로 수동적 의사결정지원을 사용하는 경우가 증가하고 있다. 포켓 가이드와 핸드북, 인터넷 포털과 같은 전통적인 참고자료 이외에도 모바일 앱이나 브라우저 호환 포털은 선진화된 플랫폼이 없는 의료현장에서도 임상진료지침 배포에 활용될 수 있다. 그 예로 Sanford Guide Online (Sanford Guide; https://www.sanfordguide.com/), UptoDate Online (https://www.wolterskluwer.com/en/solutions/uptodate), Antibiotic Pocket (Borm Bruckmeier Publishing, LLC Medica; https://itunes.apple.com/us/app/antibiotics-pocket/id434810841?mt=8) 등이 있다. 그 밖에 질환기반 혹은 약물기반 지침, 계산기, 항균제감수성 결과(antibiogram)와 같은 정보 환류 등도 관련이 있다. 이러한 플랫폼은 지침 및 중요한 정보를 쉽게 개정할 수 있는 장점이 있다.

반면 고려해야 하는 문제점들은 해당 앱이 의료기관의 임상지침을 따르지 않을 가능성이 있고, 사용자가 업데이트를 주기적으로 하지 않으면 개정된 내용을 접근할 수 없다. 또한 수동적인 의사결정지원의 형태로 사용자의 의지에 따라 진료에 끼치는 영향이 다양하다. 특히, 환자별 정보를 제공하는 형태가 아니라는 한계가 있고 경험이 많은 의료진들이 제공되는 자료를 활용하지 않을 가능성이 있다.

2. 전산화된 항생제 승인 시스템

항생제 처방 제한 및 적응증 제한은 제한적 혹은 설득적 항생제 적정사용관리 전략이다. 병원 Electronic Prescription Service (EPS)/EMM과 통합되거나 이러한 시스템이 없을 경우에는 자유롭게 구현되는 승인 시스템을 활용할 수 있다. 전산화된 승인 시스템의 주요 기능은 해당 의료기관의 항생제 진료지침을 지원하고 항생제 처방자와 관리자에게 승인 프로세스를 제공하는 것이다. 특히, 이 시스템은 임상 결정지원 시스템과 통합이 가능하고, 항생제관리팀이 의료진을 향한 피드백을 쉽게 수행하는 교육적 측면을 갖는다. 이러한 승인 시스템은 병원 약국, 미생물 검사실, 감염관리실 직원과 행정팀과 지속적인 협력을 촉진하고 확보해야 유지가 가능하다. 이 시스템을 구현하면 표적하는 항균제의 소비와 약물 비용을 효과적으로 줄일 수 있다. EHR/EPS가 없어도 구현이 가능한 장점이 있는 반면 항생제 적정사용관리팀의 신속한 대응이 요구된다.

3. 감염 예방 및 감시 시스템

감염예방 시스템은 약국의 투여 조제, 미생물 검사정보, 진단적 영상 시스템과 전산화된 의무기록(electronic health records, EHR)과 관련된 통합시스템을 이용하여, 'back-end'에서 항생제 처방과 관련된 보고 및 경보를 제공한다. 수집되는 정보를 검토하고 임상적인 결정을 통해 집중적으로 관리할 수 있는 전담 직원이 필요할 수 있다. 예를 들어, 미생물-약물 불일치에 대한 경보, 동일한 항균범위에 대한 항생제 중복 투약, 혈액배양 검사 양성 경보, 신속 진단검사 결과에 대한 실시간 보고 및 특정 미생물이 분리된 경우 경보 제공 등을 활용할 수 있다. 전산화 시스템을 기반으로 원내 감염이 발생할 수 있는 환자들을 탐색하고, 항생제 내성을 감시하고 정기적인 감시 활동을 지원할 수 있으며 항균제감수성 검사 결과(antibiogram)를 특정 경로를 통해 생성할 수 있다. 상업화된 시스템은 일반적으로 고가로 알려져 있으며, 관련 시스템의 예로 Sentri7® (Wolters Kluwer; https://www.wolterskluwer.com/en/solutions/sentri7-clinical-surveillance)와 Theradoc (Premier HealthCare, Charlotte, North Carolina; https://www.theradoc.com/) 등이 있다.

4. 전산화된 처방 및 약물 관리 시스템

EPS/EMM 시스템은 임상의사의 항생제 처방이 올바르게 시행될 수 있도록 지원하는 환자 중심의 정보 시스템이다. EMM의 업무 흐름은 의료진이 처방을 입력하면 약품이 검토되고 조제가 진행되면서 행정적인 기록이 진행되는 과정에서 선택적으로 임상결정지원을 받는다. 즉, 항생제 제한, 권장 복용량, 처방기준 경고 등에 대한 일련의 개입이 지원된다. 대부분의 EPS는 front-end 임상 의사결정지원 시스템과 관련된다. 항생제의 기본 정보, 투여 경로, 용량 및 빈도 등의 정보가 포함되며, 알러지 경고 및 약물 상호작용관련 경고도 포함된다. 이를 통해, 환자에게 투약되는 모든 항생제 정보를 수집하고 관리할 수 있다. 이러한 EMM 체계는 지역사회획득폐렴이나 패혈증 환자를 대상으로 활용하면 약물부작용, 재입원율 및 의료비용 감소로 장기적으로 의료비용을 절감할 수 있었다. 혈류 감염 또는 *Clostridioides difficile* 감염 환자, 특정 표적 항균제를 처방받은 환자, 주사제에서 경구제 전환이 적합한 환자가 이런 시스템을 통해 투약 오류를 줄이고 처방의 질을 개선시키는 중재의 대상이 될 수 있다. 이러한 시스템에는 항생제관리팀의 중재효과를 모니터링하기 위해 항생제 사용량, 항생제관련 비용, 중재 수용률, 경보 발생, 경구제 전환, 용량 오류, 하강 및 상승 치료 중재 건수 등을 포함하는 임시 또는 형식화된 보고서를 제공하는 기능이 있을 수 있다.

5. 고급 의사결정지원 시스템

고급 의사결정지원 시스템은 복잡한 논리(logic), 수학적 모델링이나 사례기반 확률로 환자에게 특화된 권장사항을 지원한다. 예를 들어 환자 증상 정보를 기반으로 가능성 있는 감염질환명, 원인병원체, 치료제 선택 등에 대한 정보를 제공한다. 예를 들어, TREAT (Treat Systems, 덴마크)는 수학적 모델을 사용하여 감염부위와 특정 병원체를 예측할 수 있다. 3개국 3개 병원에 대한 무작위 임상시험에서 경험적 항생제 사용의 적절성과 환자의 치료결과 개선이 입증되었다. 미국 유타에 있는 Latter Day Saints Hospital에서 개발한 Antimicrobial Assistant System은 고급 의사결정지원 시스템의 선두 주자로 감염관리 및 감시를 위한 예측모델의 사용이 가능하고, 항생제 적정사용관리, 수술예방적 항생제관리와 약물부작용을 관리하는 데 유용하다. 그 밖에 기계학습 및 텍스트 마이닝 메커니즘 기능이 항생제

관리 시스템에 통합될 가능성이 있다. 예를 들어 캐나다에서는 부적절한 항생제 투약을 식별하고 항생제 용량 및 용법, 투약 기간, 경구제 전환, 중복 항균스펙트럼 관리 등을 권장하는 기계학습 기능을 전산화된 임상 의사결정지원 시스템에 추가한 사례가 있다. 또한, 논란은 있지만 EHR을 사용하는 의료기관에서는 패혈증을 탐지하는 시스템을 활용하거나, 다양한 임상포털 데이터를 기반으로 패혈증의 조기경보 시스템을 활용하여 환자들의 치료결과를 개선한 사례가 있다.

03 성공적인 임상 의사결정 지원 시스템

임상 의사결정지원 시스템은 병원에서 사용 중인 EHR 및 기타 IT 인프라와 호환이 보장되어 환자정보, 임상미생물검사 정보 등이 실시간으로 공유되고 정보보안이 보장되어야 한다. 최신 진료지침과 근거를 반영하기 위해 주기적으로 개정되어야 한다. 항생제 처방에 영향을 미치는 임상 의사결정지원 시스템 구축에 새로운 기술을 적용하려면 충분한 시간을 두고 신중한 계획을 수립해야 한다. 이때 제도의 변화, 병원 부서 간의 협력 능력, 중재와 계획에 대한 지원과 같은 문화적 요소는 항생제 적정사용관리 프로그램의 성공을 결정하는 중요한 요인이다. 또한, 기술적 준비(강력한 IT 인프라 및 서버, 전용 IT 리소스 확보), 경영진의 적절한 지원과 적절하게 훈련된 프로젝트 담당자의 역할이 요구된다. 항생제 적정사용관리팀이 지원 시스템 기능과 사양에 관한 범위를 지정하고 프로그램을 개발하여 구현하는 부분까지 전반적인 과정에 공식적으로 참여하는 것이 매우 중요하다(그림 2-1-3). 특히, 프로그램의 의료진 수용도를 높이기 위해 시스템의 이상적인 처리 속도, 사용자 중심 설계, 업무의 통합적 접근, 차선책과 근거 제시, 중재의 단순화, 중재에 대한 의료진 모니터링과 피드백 제공, 사용에 대한 인센티브 제공, 자동화된 환자 임상정보 적용, 의료기관에 특화된 임상지침이 적용된 프로그램 등이 필요하다. 또한, 구축 단계부터 의료진을 참여시켜 지지를 장려하고 임상 의사결정지원 시스템의 가치를 의료진과 공유해야 한다.

새로운 플랫폼을 기반으로 항생제를 관리하는 것은 많은 노력과 시간이 요구된다. 예를 들어 항균제를 제한하고 관리하는 시스템 도입에 대해 각 병원 단위에서 논의와 합의가 이루어진 후 의료진들을 위해 적절하게 교육이 이루어져야 한다. 이후 의료진의 수용도를 측정하고 활용도와

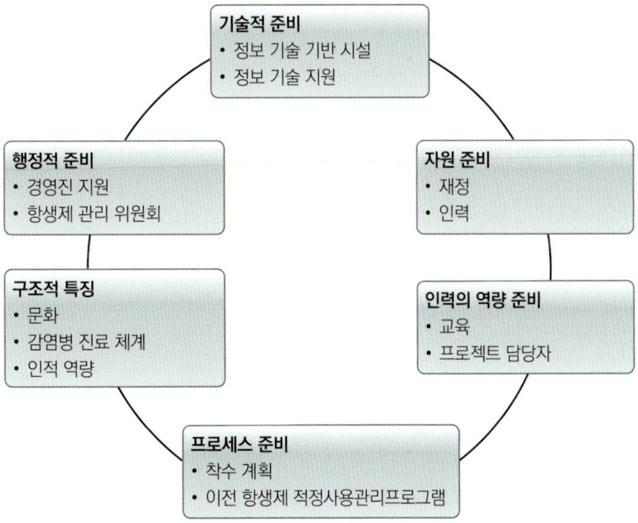

그림 2-1-3. 전산화된 임상결정지원 시스템 활용을 위해 요구되는 요소

IT, information technology

사용 양상을 지속적으로 모니터링해야 한다. 시스템을 통한 항생제관리 자료수집은 중재를 편리하게 할 수 있지만 수집되는 정보와 중재의 질과 양을 모두 고려해야 한다. 항생제 적정사용관리 인력에 비해 지나치게 많은 업무량은 항생제관리의 성공을 저해할 수 있다. 게다가 기술지원 및 프로그램의 문제가 신속하게 해결되어야 하며, 이러한 서비스는 지속적으로 지원되어야 한다.

[성공 사례]

미국의 720병상 규모의 3차 의료기관인 Brigham and Women's Hospital은 통합적 임상 의사결정지원 시스템을 활용한 사례와 시스템이 갖추어야 할 요소를 제시하였다.

SUMMARY

- 임상 의사결정지원 시스템은 항생제 적정사용관리를 위한 유용한 도구이다. 모바일 애플리케이션, 승인 시스템, 감시 프로그램과 EMR/EMM 시스템을 포함하여 다양한 접근 방식을 기반으로 활용할 수 있다.
- 임상 의사결정지원 시스템은 단수한 보조도구일 뿐 전문가의 의사결정을 대체할 수 없다. 항생제를 처방하는 의료진과 항생제 적정사용관리를 하는 의료진 양측에 모두 유용하다.
- 의료기관의 조직 체계와 업무 흐름의 특성에 따라 임상 의사결정지원 시스템의 효율성이 결정된다. 임상 의사결정지원 시스템을 적용하기에 앞서 항생제 적정사용관리 프로그램이 구축되어야 한다. 항생제 적정사용관리팀이 해당 시스템을 구축할 때, 사용하고 있거나 계획하고 있는 정보기술 인프라를 고려해야 하며, 궁극적으로 통합시스템을 구현해야 한다.
- 임상 의사결정지원 시스템을 이전에 사용하던 병원의 시스템과 통합하려면 상호 운용성을 보장하기 위해 사용자 중심의 최적화가 요구된다.

참고문헌

1. Bates DW, Kuperman GJ, Wang S, et al. Ten commandments for effective clinical decision support: making the practice of evidence-based medicine a reality. J Am Med Inform Assoc. 2003;10(6):523-30.
2. Baysari MT, Lehnbom EC, Li L, et al. The effectiveness of information technology to improve antimicrobial prescribing in hospitals: A systematic review and meta-analysis. Int J Med Inform. 2016;92:15-34.
3. British Society for antimicrobial chemotherapy. Antimicrobial stewardship: From principles to practice. Birmingham, United Kingdom. 2018.
4. Buising KL, Thursky KA, Robertson MB, et al. Electronic antibiotic stewardship--reduced consumption of broad-spectrum antibiotics using a computerized antimicrobial approval system in a hospital setting. J Antimicrob Chemother. 2008;62(3):608-16.
5. Catho G, Sauser J, Coray V, et al. Impact of interactive computerised decision support for hospital antibiotic use (COMPASS): an open-label, cluster-randomised trial in three Swiss hospitals. Lancet Infect Dis. 2022;22(10):1493-502.
6. Cresswell K, Mozaffar H, Shah S, et al. Approaches to promoting the appropriate use of antibiotics through hospital electronic prescribing systems: a scoping review. Int J Pharm Pract. 2017;25(1):5-17.
7. Gohil SK, Septimus E, Kleinman K, et al. Stewardship prompts to improve antibiotic selection for urinary tract infection: The INSPIRE randomized clinical trial. JAMA. 2024;331(23):2018-28.
8. Kuper KM, Hamilton KW. Collaborative antimicrobial stewardship: Working with information technology. Infect Dis Clin North Am. 2020;34(1):31-49.
9. Kuper KM, Nagel JL, Kile JW, et al. The role of electronic health record and "add-on" clinical decision support systems to enhance antimicrobial stewardship programs. Infect Control Hosp Epidemiol. 2019;40(5):501-11.
10. Paul M, Andreassen S, Tacconelli E, et al. Improving empirical antibiotic treatment using TREAT, a computerized decision support system: cluster randomized trial. J Antimicrob Chemother. 2006;58(6):1238-45.
11. Ridgway JP, Robicsek A, Shah N, et al. A randomized controlled trial of an electronic clinical decision support tool for inpatient antimicrobial stewardship. Clin Infect Dis. 2021;72(9):e265-71.
12. Samore MH, Bateman K, Alder SC, et al. Clinical decision support and appropriateness of antimicrobial prescribing: a randomized trial. JAMA. 2005;294(18):2305-14.
13. Sintchenko V, Coiera E, Gilbert GL. Decision support systems for antibiotic prescribing. Curr Opin Infect Dis. 2008;21(6):573-9.
14. Thursky K. Use of computerized decision support systems to improve antibiotic prescribing. Expert Rev Anti Infect Ther. 2006;4(3):491-507.
15. Williams DJ, Martin JM, Nian H, et al. Antibiotic clinical decision support for pneumonia in the ED: A randomized trial. J Hosp Med. 2023;18(6):491-501.
16. Yong MK, Buising KL, Cheng AC, et al. Improved susceptibility of Gram-negative bacteria in an intensive care unit following implementation of a computerized antibiotic decision support system. J Antimicrob Chemother. 2010;65(5):1062-9.

항생제는

필요할 때만

제대로

사용하기

Section II

Part **2**

병원 현장에서의 항생제 적정사용관리의 응용

1. 항생제 처방에 대한 부가적 중재 방법
2. 항생제 적정사용관리 정보 공유
3. 부서 간 협업: 감염관리와 공조

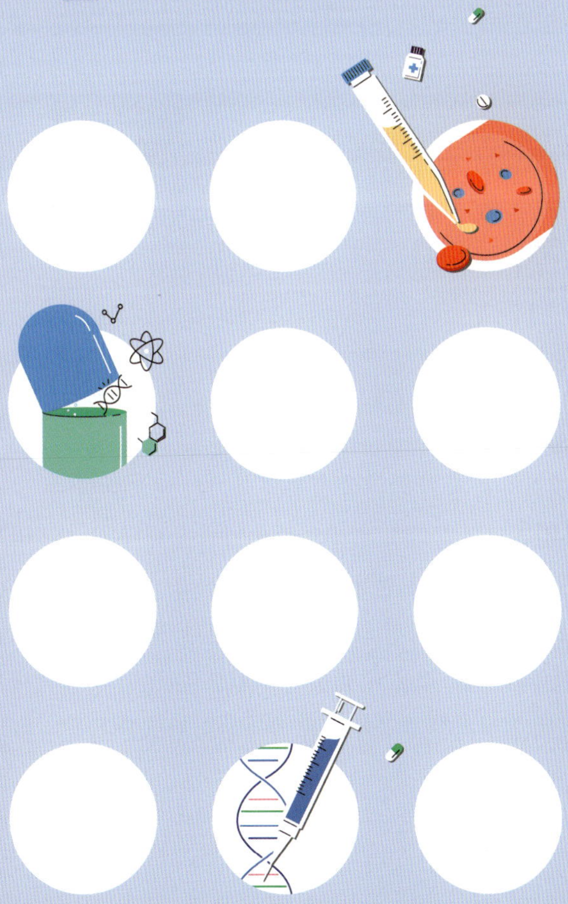

Chapter — 01

항생제 처방에 대한 부가적 중재 방법

위유미 성균관대학교 의과대학 내과학교실

목적

- **항생제 처방의 부가적 중재 방법에 대한 개념 정립**
- **항생제 처방의 부가적 중재 방법의 각각의 핵심 원칙, 구현 전략, 중요 이점 파악**
- **항생제 처방의 부가적 중재 방법의 도전과제와 해결책 파악**
- **항생제 처방의 부가적 중재 방법의 성공사례 분석**

학습 성과

Learning outcomes

- 임상 현장에서 다양한 부가적 중재 방법을 적절히 선택하고 적용할 수 있다.

항생제 처방에 대한 부가적 중재 방법은 항생제 적정사용관리의 핵심 전략을 보완하고 강화하는 추가적인 접근법을 의미한다. 이러한 중재 방법들은 기존의 제한/사전 승인 제도와 전향적 감사/피드백을 기반으로 하되, 항생제의 사용을 더욱 효과적으로 최적화하기 위한 다양한 전략들을 포함한다. 여기에는 의료진과의 직접적인 협력을 강조하는 악수 스튜어드십, 주사제에서 경구제로의 전환과 같은 투여경로 최적화, 과학적 근거에 기반한 치료 기간의 적정화, 임상 증후군별 맞춤형 접근, 항생제 병합요법의 체계적 관리, 그리고 하강치료 전략 등이 포함된다. 각 의료기관은 자체적인 특수 상황, 가용 자원, 그리고 해결해야 할 문제점들을 고려하여 이러한 부가적 중재 방법들을 선택적으로 도입하고 적용할 수 있다. 이러한 접근은 궁극적으로 항생제 사용을 최적화하고 항생제 내성 발생을 줄이는 데 기여할 수 있다. 이 장에서는 각각의 부가적 중재 방법에 대해 각 방법의 핵심 원칙, 실제 임상 현장에서의 구현 전략, 예상되는 이점과 발생할 수 있는 도전 과제들을 살펴본다. 또한 국내외 의료기관들의 실제 적용 사례를 분석함으로써, 이러한 중재 방법들의 실질적인 효과와 적용 가능성을 검토한다.

01

악수 스튜어드십

악수 스튜어드십은 항생제 적정사용관리 내에서 항생제 적정사용관리 팀과 처방의사 간의 직접적인 대면 소통을 통해 항생제 사용을 최적화하는 적극적인 접근법이다. 이 방식은 전향적 감사와 피드백을 포함하면서도, 항생제를 제한하거나 사전 승인하는 대신 협력, 교육 및 상호 책임과 존중의 문화를 조성한다. 항생제 적정사용관리팀이 정기적인 대면 상호작용을 통해 항생제 처방을 검토하고 실시간 피드백과 권장사항을 제공하는 것이 핵심이다.

1. 악수 스튜어드십의 핵심 원칙

악수 스튜어드십의 성공은 세 가지 핵심 원칙에 기반을 두고 있다. 첫째, 협력적 접근이다. 항생제 적정사용관리팀과 처방 의사는 단순한 감독-피감독 관계를 넘어 진정한 파트너십을 구축해야 한다. 이는 의사결정 과정에서 상호 존중과 신뢰를 바탕으로 한 협력적 환경을 조성하는 것을 의미한다. 특히 중요한 것은 비처벌적 피드백의 제공이다. 처방 의사의 결정을 비판하거나 판단하는 것이 아니라, 교육적 관점에서 건설적인 제안을 제공함으로써 지속적인 개선을 도모한다. 둘째, 실시간 상호작용의 원칙이다. 항생제 처방에 대한 즉각적인 피드백은 치료의 적시성과 효과성을 높이는 데 핵심적이다. 항생제 적정사용관리 전문가와 처방 의사 간의 직접적인 대면 소통은 서면이나 전자적 의사소통이 가질 수 없는 깊은 이해와 신뢰관계를 구축할 수 있게 한다. 이러한 직접적인 상호작용은 복잡한 임상 상황에서 더욱 효과적인 의사결정을 가능하게 한다. 셋째, 지속적인 교육의 원칙이다. 모든 상호작용은 교육의 기회로 활용된다. 항생제 적정사용관리 전문가는 항생제 사용에 관한 최신 연구 동향, 임상지침의 변화, 그리고 모범 사례를 공유함으로써 처방의사의 전문성 개발을 지원한다. 이러한 지속적인 교육과 멘토링은 처방의사의 임상적 판단력과 항생제 사용능력을 점진적으로 향상시킨다.

2. 악수 스튜어드십의 구현 전략

악수 스튜어드십의 성공적인 구현을 위해서는 체계적인 접근이 필요하다. 우선, 프로그램 구축 단계에서는 전문성과 경험을 갖춘 항생제 적정사용관리팀의 구성이 필수적이다. 항생제 적정사용관리 의사, 항생제 적정사용관리 약사, 임상미생물학자 등 다양한 전문가로 구성된 팀은 포괄적인 관점에서 항생제 사용을 평가하고 최적화할 수 있다. 이들은 정기적인 병동 라운드를 통해 각 부서의 항생제 처방 현황을 검토하고, 처방 의사들과 직접 소통하며 필요한 조언을 제공한다. 검토 및 피드백 과정에서는 고위험 사례와 복잡한 감염에 중점을 두고 항생제 처방에 대한 일일 검토를 실시하며, 처방의사와의 간단한 비공식 피드백 세션을 통해 검토 결과와 권장사항을 논의한다. 이러한 일상적인 소통은 처방의 질을 높이는 동시에 의료진 간의 협력 관계를 강화한다. 모든 상호작용과 중재는 철저히 문서화되어야 한다. 이는 프로그램의 효과를 평가하고 개선점을 파악하는 데 필수적인 데이터를 제공한다. 또한, 제시된 권장사항이 실제로 이행되었는지, 그리고 어떤 임상적 결과를 가져왔는지에 대한 평가 시스템 구축도 중요하다.

3. 악수 스튜어드십의 중요 이점

악수 스튜어드십은 여러 가지 중요한 이점을 제공한다. 가장 직접적인 이점은 항생제 사용의 최적화다. 환자가 가장 효과적이고 부작용이 적은 치료를 받을 수 있도록 항생제 처방의 적절성을 향상시키고, 불필요하고 부적절한 항생제 사용을 최소화하여 항생제 내성 감소에 기여한다. 또한, 의료진 간의 협력과 소통이 크게 향상된다. 항생제 적정사용관리팀과 처방 의사 사이의 정기적인 상호작용은 팀워크를 강화하고, 팀 기반 환자 치료 접근방식을 조성하여 서로의 전문성을 인정하고 존중하는 문화를 만든다. 이러한 협력적 환경에서는 지식과 경험의 교류가 자연스럽게 이루어져 모든 참여자의 전문성 향상으로 이어진다. 환자 치료결과의 개선도 주목할 만한 이점이다. 최적화된 항생제 치료는 감염 치료의 성공률을 높이고, 입원기간을 단축시키며, 합병증 발생을 줄인다. 더불어, 의료진이 더 나은 지원과 교육을 받게 되면서 의사와 환자 모두의 만족도가 향상된다

4. 악수 스튜어드십 도전과제와 해결책

악수 스튜어드십 구현과정에서는 여러 도전과제에 직면할 수 있다. 가장 큰 과제는 변화에 대한 저항이다. 새로운 시스템 도입에 대한 의료진의 우려와 거부감을 극복하기 위해서는 프로그램의 초기 단계부터 모든 이해관계자의 참여를 유도해야 한다. 악수 스튜어드십의 이점과 환자 치료 및 임상 실습 개선방안을 명확히 설명하고, 의료진의 의견을 적극적으로 수렴하여 프로그램 설계에 반영하는 것이 중요하다. 자원 할당의 문제도 중요한 과제다. 항생제 적정사용관리팀의 활동에는 상당한 시간과 인력이 필요하며, 이는 많은 의료기관에서 부담이 될 수 있다. 이를 해결하기 위해서는 우선순위를 명확히 하고, 고위험 사례에 자원을 집중하는 등의 효율적인 운영 전략이 필요하다. 또한, 문서화 과정을 간소화하고 전자의무기록 시스템을 활용하는 등 업무 효율을 높이는 방안을 모색해야 한다. 프로그램의 지속성을 확보하는 것도 중요한 과제이다. 항생제 적정사용관리팀 구성원의 전문성을 유지하고 발전시키기 위한 지속적인 교육과 훈련이 필요하다. 또한, 프로그램의 효과를 정기적으로 평가하고, 참가자들로부터 피드백을 수집하고 분석하여 그 결과를 바탕으로 필요한 조정 및 개선을 추진해야 한다.

[성공 사례]

악수 스튜어드십은 중환자실에서의 항생제 적정사용관리에 효과적으로 적용될 수 있다. 중환자의 경우 다발성 장기부전 등으로 복합적인 약물요법을 시행하는 경우가 많아 환자의 상태에 따른 용법 및 용량 조절, 약물 상호작용, 약물 이상반응 등 고도의 약물 치료 전문지식이 필요하다. 중환자실에서의 항생제 부적절 사용은 내성균 발생, 재원기간 연장, 의료비용 증가 등의 문제를 야기할 수 있기 때문에 체계적인 중재가 필수적이다.

사례1: 삼성서울병원 외과계 중환자실(2018.3-2019.2)

- 배경: 외과계 중환자실의 높은 항생제 사용률과 부적절한 처방 문제
- 중재 방법: 감염내과 의사와 약사가 주 3회 회진 참여, 직접 대면 피드백 제공
- 측정지표: 항생제 사용률, 적절한 항생제 변경률, 사망률
- 결과:
  - Antipseudomonal β-lactam 사용률: 68.7% → 57.7% 감소
  - 적절한 항생제 변경률: 63.2% → 94.6% 향상
  - 보정 사망률 유의미한 감소
- 성공요인: 정기적인 대면 소통, 비처벌적 피드백, 다학제 협력

사례2: 국립중앙의료원 외상중환자실

- 배경: 외상중환자실 복잡한 약물요법 관리의 어려움
- 중재 방법: 전담약사 배치, 주 5회 일일 회진 참여, 실시간 약물 정보 제공
- 측정지표: 항생제별 처방 적절성, 중재 수용률
- 결과:
  - Cephalosporin 처방 적절성: 82.2% → 94.5%로 향상
  - Meropenem 처방 적절성: 37.5% → 100%로 향상
  - 약물 중재 수용률: 78.7% (89건 중 70건 수용)
- 성공요인: 전담인력 배치, 실시간 정보 제공, 높은 중재 수용률

사례3: 삼성서울병원 소아감염내과(19년간 장기 연구)

- 배경: 소아환자의 ESBL 생성균주 증가(17% → 35%)
- 중재 방법: 주 2회 악수 스튜어드십 프로그램 운영
- 측정지표: 항생제 사용량 변화, 내성균 비율
- 결과:
  - 항생제 사용량 지속 감소(delta slope = −16.5)
  - ESBL 균주 증가에도 불구하고 항생제 사용 효과적 관리
  - 환자 임상결과에 부정적 영향 없음
- 성공요인: 장기간 일관된 프로그램 운영

5. 결론

악수 스튜어드십은 병원 환경에서 항생제 적정사용관리를 강화하는 역동적이고 효과적인 접근방식을 제공한다. 항생제 적정사용관리팀과 처방의사 간의 직접적인 소통과 협력을 통해, 이 프로그램은 항생제 처방의 질을 높이고, 의료진 간의 협력을 강화하며, 궁극적으로 환자 치료결과를 개선하는 데 기여한다. 성공적인 구현을 위해서는 체계적인 계획, 충분한 자원의 확보, 그리고 지속적인 개선에 대한 의지가 필요하다. 이러한 노력을 통해 악수 스튜어드십은 의료기관의 항생제 사용 최적화와 환자 안전 향상에 기여할 수 있을 것이다.

SUMMARY

- **정의:** 항생제 적정사용관리팀과 처방의사 간 직접 대면 소통을 통한 항생제 사용을 최적화하는 협력적 접근법
- **핵심원칙:** 협력적 접근, 실시간 상호작용, 지속적인 교육
- **구현전략:** 다학제팀 구성, 정기 병동 라운드 실시, 체계적 문서화와 평가 시스템 개발
- **주요 이점:** 항생제 처방 적절성 향상, 내성 감소, 의료진 간 협력 강화, 환자 치료결과 개선
- **주요 도전과제:** 변화에 대한 의료진 저항, 자원 할당의 제약, 프로그램 지속성 확보 어려움
- **해결책:** 초기 단계부터 이해관계자 참여 유도 및 명확한 이점 설명, 고위험 사례 우선 효율적 자원 활용, 전자의무기록 활용 업무 효율성 증대, 지속적 교육과 훈련, 정기적 효과 평가 및 피드백 수집

02 주사제에서 경구제로 전환

주사제에서 경구제로의 전환은 임상적으로 안정된 환자를 대상으로 주사 항생제 치료에서 경구 항생제 치료로 전환하는 체계적인 과정이다. 이러한 전환은 카테터 관련 감염 위험을 낮추고 재원기간을 단축시켜 의료비용을 절감하고 환자의 삶의 질을 향상시키는 중요한 항생제 적정사용관리 전략이다.

1. 주사제에서 경구제로 전환 핵심 원칙

주사제에서 경구제로의 전환은 세 가지 핵심 원칙에 기반한다. 첫째, 환자의 임상적 안정성이다. 전환을 고려하기 위해서는 환자가 최소 24-48시간 동안 발열이 없어야 하며, 혈압 상승제가 필요하지 않은 안정적인 활력징후를 보여야 한다. 감염과 관련된 증상이 현저히 개선되거나 해결되어야 하며, 혈액배양 검사에서 음성 결과를 보이거나 세균 부하가 크게 감소해야 한다. 둘째, 위장관 기능의 적절성이다. 환자는 경구 약물을 흡수할 수 있는 정상적인 위장관 기능을 가지고 있어야 한다. 심한 구역, 구토, 흡수장애와 같이 약물 흡수에 영향을 미칠 수 있는 상태가 없어야 하며, 경구 섭취가 가능해야 한다. 연하곤란이 있거나 위장관 수술 후 흡수장애 위험이 있는 환자는 제외한다. 셋째, 약물의 특성과 적합성이다. 선택된 경구항생제는 해당 감염에 대해 충분한 효과를 나타낼 수 있는 생체이용률을 가져야 한다. 많은 경구 항생제가 특정 감염에 대해 주사제만큼 효과적임이 입증되었으며, 특히 높은 경구 생체이용률을 가진 항생제의 경우 일관된 치료 수준을 유지할 수 있다.

2. 주사제에서 경구제로 전환 구현 전략

성공적인 전환 프로그램의 구현을 위해서는 표준화된 프로토콜의 개발이 필수적이다. 이 프로토콜은 항생제 적정사용관리 의사, 항생제 적정사용관리 약사, 간호 인력을 포함한 다학제팀의 참여로 개발되어야 하며, 경구제 전환을 위한 구체적인 기준과 단계별 절차를 포함해야 한다. 특히 각 의료기관의 특성과 자원을 고려한 맞춤형 프로토콜이 개발되어야 한다. 교육과 훈련도 핵심적인 구현 전략이다. 의료진을 대상으로 경구 항생제로의 전환이 가져오는 이점과 기준에 대한 체계적인 교육이 이루어져야 한다. 이는 근거 중심의 실무를 강화하고 프로그램의 수용도를 높이는 데 기여한다. 또한 환자 교육도 중요하다. 환자들에게 전환의 이

점과 기대사항을 명확히 설명함으로써 치료 과정에 대한 이해와 순응도를 높일 수 있다. 지속적인 모니터링과 평가 시스템의 구축도 필수적이다. 전환 프로토콜의 준수율을 추적하고, 실행과정에서의 장애요인을 식별하여 개선해야 한다. 임상결과와 환자 만족도를 정기적으로 평가하여 프로그램의 효과를 검증하고, 이를 바탕으로 프로토콜을 지속적으로 개선해 나가야 한다.

3. 주사제에서 경구제로 전환의 중요 이점

주사제에서 경구제로의 전환은 여러 가지 중요한 이점을 제공한다. 가장 직접적인 이점은 환자 결과의 개선이다. 주사 요법과 관련된 카테터 감염, 혈전성 정맥염과 같은 합병증의 위험이 감소하며, 정맥로가 더 이상 필요하지 않게 되면서, 환자의 편안함과 이동성이 향상된다. 비용 효율성 측면에서도 큰 이점이 있다. 경구항생제는 일반적으로 주사항생제보다 저렴하여 전체 치료비용을 줄일 수 있다. 또한 조기 퇴원을 촉진함으로써 입원기간과 관련 비용을 감소시킬 수 있다. 임상적 효능 측면에서도 많은 경구항생제가 특정 감염에 대해 주사제만큼 효과적임이 입증되었다. 특히 높은 생체이용률을 가진 항생제의 경우, 치료의 연속성을 유지하면서도 동등한 치료효과를 얻을 수 있다.

4. 주사제에서 경구제로 전환의 도전과제와 해결책

프로그램 구현과정에서는 여러 도전과제에 직면할 수 있다. 가장 큰 과제는 의료진의 저항이다. 경구항생제의 효능과 안전성에 대한 우려를 해소하기 위해서는 근거 기반 데이터를 통한 교육이 필요하다. 프로토콜 준수의 문제도 중요한 과제이다. 이를 해결하기 위해서는 프로토콜을 간소화하여 일상 진료과정에 쉽게 통합될 수 있도록 해야 한다. 전자의무기록 시스템을 활용하여 환자가 경구요법 전환기준을

[성공 사례]

사례1: 분당서울대병원(2015.8-2015.11)

- 배경: fluoroquinolone 주사제 장기 사용 문제
- 중재 방법: 3일 이상 주사제 투여 환자 대상 경구제 전환 중재
- 측정지표: 항생제 사용기간, 재원기간, 투약비용
- 결과:
  - 항생제 총 사용기간: 11.0일 → 7.0일 단축
  - 재원기간: 14.5일 → 10일 단축
  - 투약비용: 219,341원 → 144,004원 감소
- 성공요인: 명확한 전환 기준, 체계적 모니터링

사례2: 네덜란드 7개 병원(지역사회획득폐렴)

- 배경: 중증 지역사회획득폐렴 환자 302명 대상
- 중재 방법: 3일간 정맥투여 후 경구 전환 vs. 7일간 정맥 항생제 유지 비교
- 측정지표: 임상 치료율, 28일 사망률, 재원기간
- 결과:
  - 임상적 치료율: 동등 (83% vs. 85%)
  - 28일 사망률: 차이 없음 (4% vs. 6%)
  - 재원기간: 중재군 9.6일 vs. 대조군 11.5일 (평균 2일 단축)
- 성공요인: 안전성 입증

사례3: 국내 6개 병원 MRSA 감염 연구

- 배경: MRSA (methicillin resistant Staphylococcus aureus) 감염 환자 107명
- 중재 방법: glycopeptide 단독 vs. 감수성 기반 경구제 전환/병용
- 측정지표: 사망률, 부작용, 재원일수
- 결과:
  - 사망률 및 부작용: 두 군 간 차이 없음
  - MRSA 발생 후 재원일수: 32일 → 23일
- 성공요인: 감수성 기반 약제 선택, 적절한 환자 선별

충족할 때 자동으로 알림을 제공하는 것도 효과적인 방법이다. 환자 관련 요인도 고려해야 한다. 환자들이 경구 항생제 요법의 중요성을 이해하고 이를 잘 준수할 수 있도록 교육하고 지원해야 한다. 또한 전환 후에 발생할 수 있는 부작용이나 치료 실패의 징후를 면밀히 모니터링해야 한다.

5. 결론

주사제에서 경구제 전환은 환자 안전성과 치료효과를 유지하면서 의료비용을 절감하고 합병증을 줄일 수 있는 효과적인 항생제 적정사용관리 전략이다. 성공적 구현을 위해서는 표준화된 프로토콜, 지속적 교육, 모니터링 시스템이 필수적이다. 의료진의 저항, 프로토콜 준수, 환자 관련 요인 등의 도전과제들을 적극적으로 해결함으로써, 이 전략을 항생제 적정사용관리에 효과적으로 통합할 수 있다. 특히 요로감염, 지역사회획득폐렴, 봉와직염과 같은 특정 감염에서는 이러한 전환전략이 매우 효과적임이 입증되었다.

각 의료기관은 자신들의 특성과 상황에 맞는 맞춤형 프로그램을 개발하고 구현함으로써, 항생제 사용을 최적화하고 환자 치료의 질을 향상시킬 수 있을 것이다.

SUMMARY

- **정의:** 임상적 안정 환자의 주사 항생제를 경구제로 전환하는 체계적 과정
- **핵심원칙:** 임상적 안정, 적절한 위장관 기능, 충분한 경구 생체이용률을 갖춘 약제 선택
- **구현전략:** 표준 프로토콜 개발, 의료진 교육, 모니터링 시스템 개발
- **주요 이점:** 카테터 관련 합병증 감소, 환자 편의성 향상, 의료비용 절감, 재원기간 단축
- **주요 도전과제:** 의료진의 저항, 프로토콜 준수 문제, 환자 관련 요인(복약 순응도)
- **해결책:** 근거 기반 데이터를 통한 교육, 간소화된 프로토콜 개발 및 전자의무기록 자동 알림 시스템 구축, 환자 교육 및 모니터링 체계 구축

03 항생제 사용기간 관리

항생제 사용기간 관리는 감염을 효과적으로 치료하면서도 항생제 내성 발생, 부작용, 의료비용을 최소화하기 위해 최적의 기간 동안 항생제를 사용하는 것을 목표로 한다. 특히 불필요하게 장기간 항생제를 사용하는 것을 방지하고, 과학적 근거에 기반한 적정사용기간을 준수하는 것이 중요하다.

1. 항생제 사용기간 관리의 핵심 원칙

첫 번째 핵심 원칙은 최적 기간 치료의 원칙이다. 감염을 효과적으로 치료하면서도 가능한 한 최소 기간 동안 항생제를 사용한다. 각 감염질환에는 과학적 근거에 기반한 최적의 치료기간이 존재하며, 이를 초과하는 불필요한 장기 투여는 내성 발생과 부작용 위험만 증가시킨다. 두 번째 원칙은 객관적 평가도구를 적극적으로 활용하는 것이다. 프로칼시토닌과 같은 바이오마커는 감염의 호전 여부를 평가하는 중요한 지표가 된다. 또한 영상 검사와 미생물 배양결과를 종합적으로 활용하여 항생제 중단 시점을 결정해야 한다. 이러한 객관적 지표들은 임상의의 판단을 뒷받침하는 과학적 근거를 제공하며, 특히 항생제 조기 중단이나 단계적 감량을 결정할 때 매우 유용하다. 세 번째 원칙은 정기적인 검토와 피드백 제공이다. 항생제 적정사용관리팀이 주기적으로 항생제 처방을 검토하여 사용 기간의 적절성을 평가하고, 처방의사에게 건설적인 피드백을 제공해야 한다. 이러한 피드백은 단순한 지적이 아닌 교육적 접근을 통해 이루어져야 하며, 의료진의 자발적인 참여를 유도하는 것이 중요하다. 네 번째 원칙은 하강치료 전략의 실행이다. 배양결과와 임상반응에 따라 광범위 항생제에서 좁은 스펙트럼 항생제로 전환하고, 감염이 해결되었다고 판단될 때는 항생제를 조기에 중단하는 것이 필요하다. 이는 내성 발생을 줄이고 의료비용을 절감하는 데 매우 효과적이다.

2. 항생제 사용기간 관리의 구현 전략

항생제 사용기간 관리 프로그램의 구현을 위해서는 첫째,

근거 기반 지침을 개발하고 적용해야 한다. 감염질환별로 표준화된 치료기간 프로토콜을 수립하고, 최신 연구결과를 반영하여 정기적으로 업데이트한다. 특히 각 의료기간의 특성과 지역사회의 내성패턴을 고려한 맞춤형 지침 개발이 중요하다. 둘째, 적절한 다학제팀을 구성하는 것도 중요하다. 항생제 적정사용관리 의사, 항생제 적정사용관리 약사, 임상미생물학자, 간호 인력이 참여하여 각자의 전문성을 발휘할 수 있도록 한다. 이 팀은 항생제 사용기간 관리 전략을 함께 수립하고 의료진 교육을 담당하며, 프로그램의 전반적인 운영을 책임진다. 셋째, 지속적인 모니터링 체계를 구축하는 것이 중요하다. 지침 준수 여부를 추적하고 일탈 사례를 식별하여 적절한 중재를 시행해야 한다. 감염 해결률, 재발률, 부작용 발생률 등 임상지표를 정기적으로 평가하여 프로그램의 효과를 검증하고, 이를 바탕으로 프로그램을 지속적으로 개선해 나가야 한다. 마지막으로 정보기술을 적극적으로 활용해야 한다. 전자의무기록시스템과 연계하여 항생제 치료의 검토 및 중단 시점을 자동으로 알리는 시스템을 구축하고, 현재 지침에 따라 치료기간을 결정하는 데 도움이 되는 의사결정 지원도구를 전자의무기록시스템에 구현한다. 이러한 기술적 지원은 프로그램의 효율성을 크게 향상시킬 수 있다.

3. 항생제 사용기간 관리의 중요 이점

항생제 사용기간 관리는 여러 가지 중요한 이점을 제공한다. 첫째, 내성 예방이다. 항생제 치료기간을 제한함으로써 세균에 대한 선택 압력을 줄여 내성 균주의 출현을 방지할 수 있다. 이는 항생제의 미래 효능을 유지하는 데 매우 중요하다. 둘째, 부작용의 최소화이다. 항생제 사용기간이 길어질수록 약물 관련 독성과 부작용의 위험이 증가한다. 특히 *Clostridioides difficile* 같은 이차 감염의 위험도 높아

[성공 사례]

사례1: 아주대학교병원 carbapenem 관리

- 배경: 14일 이상 carbapenem 장기 사용 증가
- 중재 방법: 전자의무기록 자동 협진 시스템, 감염내과 피드백
- 측정지표: 중재 수용률, carbapenem 사용량, 임상결과
- 결과:
  - 중재 대상 273명 중 256명(94.1%) 중단/축소 권고
  - 중재 수용률: 53.1% (136명)
  - Carbapenem 사용량: 월 1,000환자-일수당 2.01 DOT 감소
  - 재원기간, 사망률에 부정적 영향 없음
- 성공요인: 자동화 시스템, 체계적 피드백

사례2: 서울대학교병원 carbapenem 관리

- 배경: carbapenem 장기 사용 관리 필요성
- 중재방법: 약사 주도 14일 이상 사용 모니터링, 감염내과 권고
- 측정지표: 중단률, 재발률
- 결과:
  - 1주일 내 중단률: 95.2% (40명/42명)
  - 30일 이내 재발 4.8% (2예)
- 성공요인: 적극적인 모니터링, 직접 의사소통

사례3: 캐나다 토론토 지역사회 병원 중환자실

- 배경: 중환자실 항생제 사용 최적화 필요
- 중재 방법: Procalcitonin 모니터링+주 2회 악수 스튜어드십
- 측정지표: 항생제 사용량, 프로토콜 준수율
- 결과:
  - 항생제 사용 27% 감소(1,000환자-일수당 935 DOT → 1,000환자-일수당 815 DOT)
  - 프로토콜 준수율 34%에도 효과 달성
  - 임상 결과 부정적 영향 없음
- 성공요인: 바이오마커 활용, 정기적 피드백

진다. 따라서 필요한 최소 기간 동안만 항생제를 사용하는 것이 중요하다. 셋째, 비용 효율성이다. 적절한 기간 관리를 통해 항생제 비용뿐만 아니라 입원기간, 간호인력 등 의료자원의 효율적 사용을 도모할 수 있다.

4. 항생제 사용기간 관리의 도전과제와 해결책

항생제 사용기간 관리 프로그램에서는 몇 가지 주요한 도전과제들이 있다. 첫째로 의료진들의 우려와 저항이다. 많은 의료진들이 짧은 항생제 치료기간의 안전성과 효과에 대해 우려를 표명하는데, 이는 교육과 근거 기반 데이터를 통해 해소할 수 있다. 또한 기간 관리의 중요성을 이해하고 동료들에게 긍정적인 영향을 미칠 수 있는 임상 챔피언을 발굴하여 참여시키는 것이 효과적이다. 둘째로 지침의 변동성 문제가 있다. 부서나 기관마다 항생제 사용기간에 대한 실무지침이 다른 경우가 많은데, 이를 표준화하여 변동성을 줄이는 것이 필요하다. 또한 최신 연구결과와 모범 사례들을 반영하여 지침을 정기적으로 업데이트함으로써 근거 기반의 실무가 이루어지도록 해야 한다. 셋째로 환자 요인을 고려해야 한다. 환자들에게 처방된 항생제 치료과정을 완료하는 것이 왜 중요한지, 그리고 적절한 기간 관리가 필요한 이유에 대해 충분히 교육해야 한다. 특히 퇴원 후 가정에서의 치료기간 동안에도 처방된 기간을 잘 준수할 수 있도록 적절한 지원과 모니터링이 이루어져야 한다.

5. 결론

항생제 사용기간 관리는 항생제 적정사용관리의 핵심 전략으로서, 효과적인 감염 치료와 함께 내성 예방, 부작용 감소, 비용 절감이라는 여러 이점을 제공한다. 성공적인 프로그램 운영을 위해서는 근거 기반 지침 개발, 다학제팀의 협력, 지속적인 모니터링이 필수적이다. 의료진의 저항, 지침의 변동성, 환자 관련 요인 등의 도전과제들을 적극적으로 해결함으로써, 이 전략을 항생제 적정사용관리 프로그램에 효과적으로 통합할 수 있다.

SUMMARY

- **정의:** 감염 치료효과를 유지하면서 최적의 기간 동안 항생제를 사용
- **핵심원칙:** 최적 기간 치료, 객관적 평가도구 활용, 정기적인 처방 검토와 피드백, 하강치료 전략의 실행
- **구현전략:** 근거 기반 지침 개발 및 적용, 다학제팀 구성, 지속적 모니터링 체계 구축, 전자의무기록 시스템을 활용
- **주요 이점:** 내성 예방, 부작용 및 2차 감염 위험 감소, 항생제 비용과 재원기간 감소
- **주요 도전과제:** 의료진의 저항, 지침의 변동성, 환자 요인
- **해결책:** 교육과 근거 기반 데이터 제시, 임상 챔피언 발굴 및 활용, 표준화된 지침 개발과 정기적 업데이트, 환자 교육 강화 및 퇴원 후 적절한 지원과 모니터링

04 증후군 기반 항생제 사용 관리

증후군 기반 관리는 개별 병원체가 아닌 임상 증후군을 기반으로 항생제 사용을 최적화하는 항생제 적정사용관리의 핵심 전략이다. 이는 환자가 자신의 임상증상에 맞는 가장 적절하고 효과적인 항생제 치료를 받을 수 있도록 보장하는 것을 목표로 한다.

1. 증후군 기반 항생제 사용 관리의 핵심 원칙

증후군 기반 항생제 사용 관리는 세 가지 핵심 원칙에 기반을 둔다. 첫째, 집중 치료의 원칙이다. 폐렴, 요로감염, 패혈증, 피부연조직 감염과 같은 일반적인 임상 증후군을 명확히 식별하고, 각 증후군별로 구체적인 지침과 프로토콜을 개발하여 근거 기반의 표준화된 치료를 보장해야 한다. 둘째, 진단 정확성의 원칙이다. 신속 진단 검사를 활용하여 원인병원체를 빠르게 식별하고 항생제 치료를 적절히 조정해야 한다. 또한 증후군을 정확하게 진단하고 적절한 항생제

Section II

사용을 안내하기 위한 임상기준과 점수 시스템을 사용한다. 셋째, 근거 기반 치료의 원칙이다. 최적의 치료를 보장하기 위해 최신 증거와 내성 패턴에 기반한 임상지침을 정기적으로 업데이트해야 하며, 이러한 지침은 지역 내성 패턴 및 의료환경에 맞게 조정되어야 한다.

2. 증후군 기반 항생제 사용 관리 구현 전략

성공적인 구현을 위해서는 체계적인 접근이 필요하다. 첫째, 치료 지침 개발이 가장 기본적이고 핵심적인 요소이다. 이러한 지침은 최신 증거를 바탕으로 항생제의 적절한 사용을 보장하기 위해 설계되며, 현재 연구, 임상 전문지식 및 환자 결과에 대한 철저한 검토를 포함한다. 항생제 적정사용관리 의사, 항생제 적정사용관리 약사, 임상미생물학자 및 처방의사를 포함한 다학제팀이 협력하여 처방 관행의 변동성을 최소화하고 환자 치료의 질을 향상시키는 표준화된 치료 지침을 수립한다. 치료지침은 감염의 병인, 지역 내 내성패턴, 환자 특성 및 임상결과를 모두 고려하여 지역이나 기관의 특성에 맞는 맞춤형 지침을 작성하는 것이 중요하다. 둘째, 치료지침의 실행을 위해서는 전략적 계획과 효과적인 커뮤니케이션이 필수적이다. 병원과 의료기관은 이러한 지침을 임상 업무흐름에 효과적으로 통합해야 하며, 이는 주로 전자의무기록 시스템을 활용한 의사결정 지원도구의 구현을 통해 이루어진다. 셋째, 의료진에 대한 정기적인 교육세션과 지속적인 교육 프로그램을 통해 지침의 준수를 보장해야 한다. 마지막으로 지속적인 모니터링과 평가 체계가 필요하다. 정기적인 감사를 통해 지침 준수 여부를 확인하고, 임상결과를 분석하여 프로그램의 효과를 평가해야 한다. 이러한 평가 결과는 다시 지침의 개선과 업데이트에 반영되어야 한다.

[성공 사례]

사례1: 미국 존스홉킨스 대학 지역사회획득폐렴

- 배경: 지역사회획득폐렴 항생제 사용 표준화 필요
- 중재 방법: 지침 교육과 직접 피드백 프로그램
- 측정지표: 치료기간, 중복처방률, 항생제 수정률
- 결과:
  - 치료기간: 중앙값 10일 → 7일
  - 불필요한 항생제 148일 감소
  - 24시간 내 중복처방: 90% → 55%
  - 미생물 결과 기반 수정: 19% → 67%
- 성공요인: 체계적 교육, 직접 피드백

사례2: 터키 300병상 병원 상기도 감염 관리

- 배경: 응급실 상기도 감염 항생제 과다 사용
- 중재방법: 수정 CENTOR 점수 기반 임상경로 도입
- 측정지표: 항생제 처방률, 신속항원검사 사용률
- 결과:
  - 항생제 처방률: 49% → 29%
  - Group A Streptococcus 신속항원검사: 2% → 26%
  - 재입원율, 사망률 영향 없음
- 성공요인: 객관적 점수 시스템, 체크리스트 활용

사례3: 독일 지역사회획득폐렴 역량 네트워크(CAPNETZ)

- 배경: 지역 의료센터의 지역사회획득폐렴 지침 구현 다양성
- 중재 방법: 진료지침 구현 4개 센터 vs 대조군 4개 센터
- 측정지표: 항생제 치료기간 준수율, 권장 항생제 사용률, 사망률
- 결과:
  - 외래 환자 항생제 치료 기간 준수율 9.2% 증가
  - 입원 환자 항생제 치료 기간 준수율 5.0% 증가
  - 권장 항생제 사용 5.6% 증가
  - 사망률 2.4% 감소
- 성공요인: 능동적인 지침 구현 전략

3. 증후군 기반 항생제 사용관리의 중요 이점

이 접근법은 세 가지 주요 이점을 제공한다. 첫째, 항생제 사용이 개선된다. 환자가 자신의 임상 증상에 따라 가장 적절한 항생제 치료를 받을 수 있어 불필요한 광범위 항생제 사용이 줄어들고, 표적 치료를 통해 항생제 내성 발생도 감소시킬 수 있다. 둘째, 임상결과가 향상된다. 맞춤형 치료를 통해 효과적인 치료결과의 가능성이 높아지며, 항생제 관련 합병증 및 이차 감염의 위험도 감소한다. 셋째, 비용 효율성이 증가한다. 불필요한 진단검사와 입원기간이 줄어들어 의료 자원의 사용이 최적화되고, 효율적인 항생제 사용과 짧은 치료 기간을 통해 비용 절감을 달성할 수 있다.

4. 증후군 기반 항생제 사용관리의 도전과제와 해결책

프로그램 구현과정에서는 여러 도전과제에 직면할 수 있다. 첫째로 구현 장벽이 있다. 이는 프로토콜 개발에 주요 이해관계자를 참여시키고 파일럿 프로그램을 통해 이점을 입증함으로써 해결할 수 있다. 둘째로 임상 증상의 변동성 문제가 있다. 이를 해결하기 위해 표준화된 진단 기준과 점수 시스템을 사용하고, 임상 증상의 변동성과 환자 집단의 변화를 수용할 수 있도록 지침을 조정해야 한다. 셋째로 지속적인 개선의 과제가 있다. 이를 위해 새로운 증거와 내성 패턴을 반영하여 프로토콜과 지침을 지속적으로 업데이트하고, 의료진으로부터 피드백을 수집하여 프로그램을 개선해 나가야 한다.

5. 결론

증후군 기반 항생제 사용관리는 항생제 적정사용관리의 효과적인 전략으로, 환자가 적절하고 표적화된 치료를 받을 수 있도록 보장한다. 근거 기반 프로토콜을 개발하고 의료진을 교육하며 결과를 지속적으로 모니터링함으로써 병원은 항생제 사용을 개선하고 환자 결과를 향상시키며 내성을 줄일 수 있다. 도전과제를 해결하고 성공사례를 활용하여 이 접근 방식을 항생제 적정사용관리에 성공적으로 통합할 수 있다.

SUMMARY

- **정의:** 임상 증후군별 맞춤형 항생제 사용 최적화
- **핵심원칙:** 집중 치료, 진단 정확성, 근거 기반 치료
- **구현전략:** 증후군별 치료 지침 개발, 실행을 위한 효과적인 커뮤니케이션, 의료진 정기 교육, 지속적 모니터링과 평가
- **주요 이점:** 표적 치료 향상, 광범위 항생제 감소, 임상결과 개선, 비용 효율성
- **주요 도전과제:** 구현 장벽, 지침의 변동성, 지속적인 개선의 필요성
- **해결책:** 프로토콜 개발에 주요 이해관계자 참여, 표준화된 진단 기준과 점수시스템 사용, 지속적인 프로토콜 업데이트

05 병합요법 관리

병합요법은 감염 치료에 두 가지 이상의 항생제를 사용하는 것이다. 이는 특히 중증 감염 치료, 내성 예방, 병원체가 불명확할 때 광범위한 범위의 치료를 위해 유익하다. 그러나, 독성 증가, 비용 상승, 내성 촉진 위험 등 잠재적인 단점을 피하기 위해 신중하게 관리해야 한다.

1. 병합요법 관리의 핵심 원칙

병합요법 관리는 세 가지 핵심 원칙에 기반을 둔다. 첫째, 적절한 적응증 적용의 원칙이다. 패혈증과 같은 중증 감염에서는 신속하고 광범위한 치료가 필요하므로 병합요법이 필수적이다. 또한 복강내 감염과 같은 다병원체 감염에서도 중요한 치료 옵션이 된다. 특히 여러 작용기전을 사용하는 병합요법은 내성 발달을 예방하는 데 도움이 된다. 둘째, 근거 기반 치료의 원칙이다. 병합요법의 적절한 사용을 결정하기 위해 최신 임상지침을 따르되, 환자 요인과 지역사회

내성 패턴에 따라 맞춤형으로 조정해야 한다. 이는 치료의 효과를 최적화하고 불필요한 항생제 사용을 줄이는 데 필수적이다. 셋째, 지속적인 모니터링과 조정의 원칙이다. 치료 수준을 정기적으로 모니터링하고 용량을 조정하여 효능을 보장하고 독성을 최소화해야 한다. 특히 병원체가 식별되면 배양 및 감수성 결과를 바탕으로 치료를 정교화하고 필요한 경우 축소해야 한다.

2. 병합요법 관리 구현 전략

성공적인 구현을 위해서는 체계적인 접근이 필요하다. 첫째, 표준화된 프로토콜 개발이 필수적이다. 항생제 적정사용관리 의사, 항생제 적정사용관리 약사, 임상미생물전문가를 포함한 다학제팀이 협력하여 병합요법 사용에 대한 명확한 지침을 개발해야 한다. 이 지침은 적응증, 적절한 항생제 조합, 투여기간 등을 상세히 명시해야 한다. 둘째, 교육과 훈련도 중요한 전략이다. 정기적인 교육 세션과 워크숍을 통해 의료진에게 병합요법의 원칙과 적절한 사용법을 교육해야 한다. 셋째, 전자의무기록 시스템 내에 임상 의사결정 지원도구를 구현하여 실시간으로 적절한 병합요법 선택을 지원해야 한다. 마지막으로 모니터링과 피드백 체계도 구축해야 한다. 병합요법 사용을 정기적으로 감사하여 지침 준수를 확인하고, 처방의사에게 적절한 피드백을 제공해야 한다. 이러한 피드백은 처방 행태를 개선하고 프로그램의 효과를 높이는 데 핵심적이다.

3. 병합요법 관리의 중요 이점

이 접근법은 세 가지 주요 이점을 제공한다. 첫째, 치료 효능이 향상된다. 중증 및 다병원체 감염에서 필수적인 광범위한 치료 범위를 제공하며, 때로는 항생제 간의 상승 효과를 통해 개별 효과의 합보다 더 큰 치료효과를 얻을 수 있다. 둘째, 내성 관리에 도움이 된다. 여러 작용기전을 가진 항생제를 동시에 사용함으로써 내성 발달 가능성을 줄일 수 있다. 또한 배양결과에 따라 적절한 시점에 치료를 축소함으로써 불필요한 광범위 항생제 사용을 방지할 수 있다. 셋째, 환자 결과가 개선된다. 특히 중증 감염에서 신속하고 효과적인 치료를 통해 빠른 회복과 사망률 감소를 달성할 수 있다. 또한 신중한 관리를 통해 단일 항생제의 고용량 또는 장기 사용과 관련된 독성 위험도 최소화할 수 있다.

[성공 사례]

사례1: 삼성서울병원 혈액종양환자 발열성 호중구감소증

- 배경: 고위험 환자의 carbapenem 과다 사용
- 중재 방법: cefepime 72시간 사용에도 발열 지속 시 piperacillin-tazobactam + amikacin 변경 권고
- 측정지표: carbapenem 사용량, 사망률
- 결과:
  - Carbapenem 사용: 1,000환자-일수당 78.43 DOT → 1,000환자-일수당 67.43 DOT
  - 중재 수용률: 53.1% (136명)
  - Carbapenem 사용량: 월 1,000환자-일당 2.01 DOT 감소
  - 재원기간, 사망률에 부정적 영향 없음
- 성공요인: 자동화 시스템, 체계적 피드백

사례2: 다국적 연구-발열성 호중구감소증 그람음성균 혈류감염

- 배경: 발열성 호중구감소증 그람음성균 혈류감염 환자의 높은 사망률
- 중재방법: β-lactam + aminoglycoside 단기 병용 (중앙값 2일)
- 측정지표: 7일 사망률, 신독성
- 결과:
  - 542건 중 304건(56%) 병용요법
  - 7일 사망률: 병용 5.92% vs. 단독 13%
  - 신독성: 차이 없음
- 성공요인: 단기간 병용, 적절한 용량

4. 병합요법 관리의 도전과제와 해결책

프로그램 구현 과정에서는 여러 도전과제에 직면할 수 있다. 첫째로 치료의 복잡성 증가이다. 이는 사용자 친화적인 프로토콜 개발과 지속적인 교육 지원을 통해 해결할 수 있다. 둘째로 모니터링과 조정의 어려움이다. 이를 위해 충분한 자원을 확보하고 전자의무기록 시스템과 같은 기술을 활용하여 효율적인 모니터링 체계를 구축해야 한다. 셋째로 비용 문제가 있다. 각 임상상황에서의 비용-편익 분석을 통해 병합요법의 사용을 정당화하고, 보험 제공자와의 협력을 통해 적절한 보상체계를 마련해야 한다.

5. 결론

병합요법 관리는 항생제 적정사용관리의 중요한 구성요소로, 중증 감염 치료, 내성 예방 및 환자 결과 개선을 보장한다. 성공적인 구현을 위해서는 표준화된 프로토콜, 지속적인 교육 및 강력한 모니터링 시스템이 필요하다. 도전 과제를 해결하고 성공 사례를 활용하여 병원은 항생제 적정사용관리에 병합요법 관리를 효과적으로 통합할 수 있다.

SUMMARY

- **정의:** 두 가지 이상 항생제의 체계적 사용 관리
- **핵심원칙:** 적절한 적응증 선택, 근거기반 치료, 지속적 모니터링과 조정
- **구현전략:** 표준화된 프로토콜 개발, 의료진 교육, 모니터링과 피드백 체계 구축
- **주요 이점:** 중증 감염 치료효과 향상, 내성 발생 감소, 환자 예후 개선
- **주요 도전과제:** 치료의 복잡성 증가, 모니터링과 조정의 어려움, 비용 문제
- **해결책:** 사용자 친화적 프로토콜 개발, 충분한 자원 확보 및 전자의무기록 시스템 기술 활용, 비용-편익 분석을 통한 사용 정당화

06 항생제 하강치료

항생제 하강치료는 초기에 광범위 항생제로 치료를 시작한 후, 환자의 임상 경과와 배양 결과에 따라 항생제를 좁은 스펙트럼으로 변경하거나 개수를 줄이는 전략이다. 이는 효과적인 초기 치료와 항생제 내성 발생위험을 균형 있게 조절하는 것을 목표로 한다. 특히 패혈증이나 중환자실 획득 폐렴과 같은 중증 감염에서 중요한 치료 원칙이다.

1. 항생제 하강치료의 핵심 원칙

하강치료는 세 가지 핵심 원칙에 기반을 둔다. 첫째, 적절한 적응증 적용의 원칙이다. 환자가 임상적으로 개선되고 안정화될 때 하강치료를 고려하며, 특히 미생물학적 데이터가 제공되면 특정 병원체의 감수성에 따라 더 표적화된 치료로 전환할 수 있다. 둘째, 적절한 시기의 적용의 원칙이다. 환자가 임상적 및 미생물학적 기준을 충족할 때 가능한 한 빨리 하강치료를 시작하여 효과적인 치료를 보장하면서도 광범위 항생제의 불필요한 노출을 줄여야 한다. 셋째, 근거 기반 지침의 적용의 원칙이다. 하강치료를 시작하는 기준과 과정을 표준화하기 위해 근거 기반 지침을 개발하고, 이 과정에 항생제 적정사용관리 의사, 항생제 적정사용관리 약사, 임상미생물전문가 등 다양한 전문가가 참여해야 한다.

2. 항생제 하강치료 구현 전략

성공적인 구현을 위해서는 체계적인 접근이 필요하다. 우선 표준화된 프로토콜 개발이 필수적이다. 치료 시작 전 적절한 미생물 배양검사를 시행해야 하며 APACHE II 점수나 SOFA 점수, 확인된 병원체 감수성 등 환자가 하강치료에 적합한 시점을 식별하는 객관적 기준을 수립해야 한다. 병원체 감수성 및 환자 요인에 따른 적절한 약제 선택 기준도 명시해야 한다. 배양 음성인 경우라도 임상적 호전이 뚜렷하다면 안전하게 하강치료를 시행할 수 있다. 교육과 훈련도 중요한 전략이다. 의료진에게는 하강치료의 원칙과 이점에 대한 정기적인 교육을 제공해야 한다. 모니터링과 피드

Section II

백 체계도 구축해야 한다. 항생제 처방을 정기적으로 감사하여 프로토콜 준수를 평가하고, 의료진에게 적절한 피드백을 제공해야 한다.

3. 항생제 하강치료의 중요 이점

항생제 하강치료는 임상적, 미생물학적으로 다양한 이점을 제공한다. 메타분석 결과에 따르면 이 치료 전략을 적용했을 때 사망률이 약 40% 감소했으며, 재원기간 단축과 항생제 사용기간 감소로 의료비용 절감 효과도 있었다. 또한 광범위 항생제의 불필요한 장기 사용을 줄임으로써 항생제 내성균 발생위험을 낮추고 장내 정상세균총을 보존하는 효과가 있다. 이는 궁극적으로 환자의 예후 개선과 병원 전체의 항생제 내성관리에 크게 기여한다.

4. 항생제 하강치료의 도전과제와 해결책

프로그램 구현과정에서는 여러 도전과제에 직면할 수 있다. 첫째로 의료진의 저항이다. 이는 초기 단계부터 의료진을 참여시키고 교육을 통해 우려를 해소하며, 하강치료의 안전성과 효능을 입증하는 근거를 제시함으로써 해결할 수 있다. 또한 동료들에게 긍정적인 영향을 미칠 수 있는 처방의사를 발굴하여 지원하는 것도 효과적이다. 둘째로 프로토콜 준수의 문제가 있다. 이를 해결하기 위해 프로토콜을 간소화하여 일상 진료에 쉽게 적용될 수 있도록 하고, 전자의무기록 시스템을 활용하여 환자가 축소치료 기준을 충족할 때 자동으로 알림을 제공하는 것이 도움이 된다. 셋째로 모니터링과 조정의 어려움이다. 이를 위해 축소치료를 받는 환자를 지속적으로 모니터링하고, 문제나 합병증 발생 시 즉시 대응할 수 있는 체계를 구축해야 한다. 또한 실제 결과

SUMMARY

- **정의:** 광범위 항생제에서 좁은 스펙트럼으로 단계적 전환
- **핵심원칙:** 적절한 적응증 선택, 적절한 시기 선택, 근거 기반 지침 적용
- **구현전략:** 표준 프로토콜 개발, 배양검사 체계, 의료진 교육, 모니터링과 피드백 체계 구축
- **주요 이점:** 사망률 감소, 항생제 내성 발생 예방, 재원기간 단축, 의료비용 절감
- **주요 도전과제:** 의료진의 저항, 프로토콜 준수 문제, 모니터링과 조정의 어려움
- **해결책:** 초기 단계 의료진 참여 및 근거 기반 데이터 제시, 임상챔피언 발굴 및 지원, 간소화된 프로토콜 개발 및 전자의무기록 자동 알림 시스템 구축

[성공 사례]

사례1: 삼성서울병원 중환자실 폐렴(2004-2007)

- 배경: 중환자실 폐렴 환자 137명 대상
- 중재 방법: 배양결과 기반 항생제 축소 또는 중단
- 측정지표: 사망률
- 결과:
  - 축소치료군 44명
  - 14일 사망률: 축소 2.3% vs. 비축소 10.8%
  - 30일 사망률: 축소 2.3% vs. 비축소 14%
  - 배양음성 28명 중 12명도 안전하게 축소(모두 30일 생존)
- 성공요인: 다양한 축소 방법, 배양음성에서도 적용

사례2: 아산병원 배양음성 중증 폐렴(2008-2018)

- 배경: 배양음성 중증 폐렴 환자 107명
- 중재방법: 임상적 안정 시 항생제 축소
- 측정지표: 사망률, 다제내성균 발생률
- 결과:
  - 40명(37.4%) 하강치료 시행
  - 중환자실 사망률: 축소 27.5% vs. 비축소 41.8%
  - 다제내성균 발생: 축소 15.0% vs. 비축소 16.9%
  - 항생제 부담 유의하게 감소
- 성공요인: 배양음성에서도 안전한 적용 입증

표 2-2-1. 각 중재 방법에 대한 실무 체크리스트

중재방법	체크리스트 항목
악수 스튜어드십	항생제 적정사용관리팀이 구성되어 있는가?
	정기적인 병동 회진이 수행되고 있는가? (예: 주 2-3회)
	처방 의사와 직접 대면 피드백을 수행하는가?
	처방 중재 내용이 전자의무기록에 문서화되는가?
	피드백 후 처방 변경 여부를 추적하고 있는가?
주사에서 경구제로 전환	경구 전환이 가능한 환자에 대한 모니터링이 이루어지고 있는가?
	환자는 24-48시간 이상 발열 없이 안정적인가?
	혈압상승제 없이 활력 징후가 안정적인가?
	경구 복용이 가능한 위장관 기능을 가지고 있는가?
	충분한 생체 이용률을 갖춘 경구 항생제를 기반으로 한 경구 항생제 전환 지침을 가지고 있는가?
	전환 시점과 약제 변경이 전자의무기록에 기록되었는가?
	전환 후 치료효과 및 부작용 모니터링이 이루어지는가?
치료 기간 관리	감염별 표준 치료 기간에 대한 지침이 마련되어 있는가?
	항생제 시작일과 종료 예정일이 전자의무기록에 명확히 기재되는가?
	감염별 표준 치료 기간 내 항생제 투약 종결 여부가 검토되는가?
	프로칼시토닌 등의 바이오 마커의 사용을 고려할 예정인가?
	항생제 치료기간 준수율에 대한 모니터링이 수행되는가?
증후군 기반 치료	폐렴, 요로감염, 연조직염 등 주요 증후군별 항생제 처방지침이 마련되어 있는가?
	신속 진단 검사 또는 배양 검사 결과가 반영되는가?
	진단에 따른 적절한 항생제 선택이 이루어졌는가?
	중복 처방 및 초기 과도한 광범위 항생제 선택이 억제되는가?
	증후군별 지침 준수 여부가 정기적으로 감시되는가?
병합요법 관리	항생제 병용요법에 대한 지침이 마련되었는가?
	병용 요법이 필요한 적응증(예: 패혈증)에 적절히 사용되는가?
	병용 요법 시작 시 근거(근거, 대상질환, 내성 우려)가 기록되는가?
	신 독성 및 약물 상호작용 모니터링이 이루어지는가?
	배양 결과 확인 후 단독 요법 또는 감량 검토가 수행되는가?
	병용 기간은 권고되는 기간에 맞게 투약되고 있는가?
하강치료	광범위 항생제 시작 전 배양 검사가 시행되었는가?
	임상적으로 안정 시 축소 가능성 여부가 검토되는가?
	배양 검사 결과 확인 후 좁은 스펙트럼의 항생제 혹은 단일 항생제로 전환되었는가?
	축소 치료 피드백에 따른 준수 여부가 정기적으로 감시되는가?
	축소 후 감염 재발률 또는 치료 실패를 추적관찰 하는가?
	축소 기준과 전환 시점이 전자의무기록에 문서화되는가?

와 의료진의 피드백을 바탕으로 프로토콜을 지속적으로 개선해 나가야 한다.

5. 결론

항생제 하강치료는 중증 감염 환자의 예후를 개선하고 항생제 내성을 예방하는 효과적인 전략으로, 최적의 치료를 보장하면서 위험과 비용을 최소화한다. 성공적인 구현을 위해서는 표준화된 프로토콜, 지속적인 교육 및 강력한 모니터링 시스템이 필요하다. 도전과제를 해결하고 성공사례를 활용하여 병원은 항생제 적정사용관리에 하강치료를 효과적으로 통합하여 환자 치료와 항생제 관리 능력을 향상시킬 수 있다.

07 실무 체크리스트와 역할

각 항생제 처방에 대한 부가적 중재 방법이 효과적으로 이행되기 위해서는, 실제 수행되는 업무의 내용과 각 직종별 역할을 명확히 이해하는 것이 중요하다. 표 2-2-1은 제시된 여섯 가지 중재 방법에 대한 체크리스트 예시를 보여준다. 각 중재 방법을 계획할 때에는 다음과 같은 기준을 고려해야 하며, 세부적인 항목들은 병원의 특성, 가용 자원, 인력 구성에 따라 적절히 조정되어야 한다.

이러한 부가적 중재 방법을 실현하기 위해서는 각 직역 간의 다학제적 협력이 필수적이다. 표 2-2-2는 여섯 가지 중재 방법에 대해 직군별로 요구되는 주요 역할을 제시하며, 이러한 역할은 실제 업무 환경과 개인의 역량에 따라 조정될 수 있다.

이러한 부가적 항생제 중재 방법들은 각각의 조건에 따라 개별적으로 적용될 수도 있으며, 환자의 임상 경과에 따라 동시 또는 단계적으로 함께 시행될 수도 있다. 그림 2-2-1은 호중구감소증을 동반한 요로감염 환자 사례를 가정하여, 이와 같은 여섯 가지 부가적 중재 방법이 실제 임상에서 어떻게 적용될 수 있는지를 시각적으로 나타낸 것이다. 이를 통해, 항생제 적정사용을 위한 다면적 접근의 실제 활용 가능성과 그 통합적 적용의 중요성을 이해할 수 있다.

표 2-2-2. 부가적 항생제 중재방법에 대한 직군별 역할 요약

중재방법	항생제 적정사용관리의사	항생제 적정사용관리 약사	처방의사	간호사	임상미생물학자
악수 스튜어드십	대면 회진 주도, 처방 검토 및 교육적 피드백 제공	항생제 적절성 평가 및 약물 정보 제공	피드백 반영 및 처방 조정	환자 상태 실시간 관찰 및 보고	배양 결과 및 감수성 정보 제공, 진단 검사 해석 및 진단 정확도 향상
주사제에서 경구제로 전환	임상 안정성 평가 및 전환 타이밍 결정	경구 약제 추천 및 생체 이용률 검토	환자 상태기반 실제 전환 시행	복약 가능 여부 및 위장관 상태 확인	
치료기간 관리	감염별 치료 기간 설정 및 중단 시점 판단	시작/종료일 추적 및 복약 기간 모니터링	치료 종료 시점 적용 및 재평가	종료 시점 및 이상 반응 모니터링	
증후군 기반관리	증후군별 지침 개발 및 표준 처방 확립	지침 기반 약제 선택 및 의사결정 지원 도구 제공	지침 기간 처방 실행 및 수정	증상 모니터링 및 의료진 피드백 지원	
병용요법관리	적응증 평가 및 병용 구성약제 결정	약물 상호작용 및 독성 평가, 병용 후 단독 전환 권고	병용 투여 실행 및 환자 상태 모니터링	병용 투약에 따른 독성 및 부작용 조기 인지 및 보고	
하강치료	축소 적응증 및 전환 타이밍 설정	축소 치료 약제 제시 및 약물 용량 조정	축소 치료 실행 및 임상경과 확인	축소 후 상태 변화 관찰 및 기록	

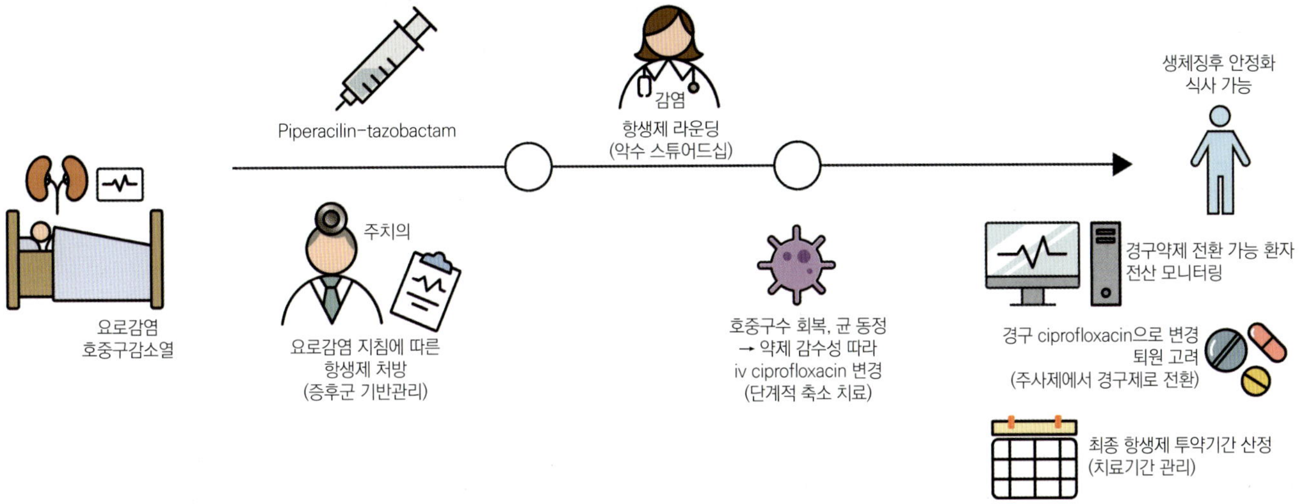

그림 2-2-1. 부가적 중재방법의 적용 흐름도 예시: 호중구감소증을 동반한 요로감염 환자 사례

SUMMARY

항생제 처방에 대한 부가적 중재 방법들은 기존의 제한/사전 승인 제도와 전향적 감사/피드백을 보완하는 효과적인 전략들이다. 각 중재방법은 독립적으로 적용될 수도 있지만, 환자의 임상 경과에 따라 통합적으로 활용될 때 최대의 효과를 발휘한다.

성공적인 구현을 위해서는 의료기관의 특성과 자원을 고려한 단계적 접근이 필요하며, 지속적인 모니터링과 개선을 통해 항생제 사용을 최저화하고 항생제 내성 발생을 줄이는 데 기여할 수 있다.

무엇보다 중요한 것은 이러한 중재방법들이 처벌적이 아닌 교육적 접근을 기반으로 하여 의료진 간의 협력과 소통을 강화하고 궁극적으로 환자 치료의 질을 향상시키는 것이다.

성공적인 구현을 위한 핵심요소

- 다학제팀 구성: 항생제 적정사용관리의사, 항생제 적정사용관리약사, 임상미생물학자, 간호사의 체계적 협력
- 표준화된 프로토콜: 각 중재방법별 명확한 기준과 절차 수립
- 전자의무기록 활용: 자동 알림 시스템과 의사결정 지원도구 구현
- 지속적인 교육: 의료진 대상 정기적 교육 프로그램 운영
- 모니터링과 피드백: 성과 지표 추적 및 지속적 개선

참고문헌

1. 최지나, 손현경, 정은주 외. 약사의 외상중환자실 팀 활동 참여 전후의 항생제 및 영양지원 적절성 평가. 병원약사회지. 2021;38(1):65-74.
2. Albasanz-Puig A, Espaulella-Ferrer A, Rovira M, et al. Impact of the inclusion of an aminoglycoside to the initial empirical antibiotic therapy for gram-negative bloodstream infections in hematological neutropenic patients: a propensity-matched cohort study (AMINOLACTAM Study). Antimicrob Agents Chemother. 2021;65:e0004521.
3. Avdic E, Cushinotto LA, Hughes AH, et al. Impact of an antimicrobial stewardship intervention on shortening the duration of therapy for community-acquired pneumonia. Clin Infect Dis. 2012;54(11):1581-7.
4. Byoung Soo K, Lee JY, Park JS, et al. Safety of antimicrobial de-escalation for culture-negative severe pneumonia. J Crit Care. 2019;54:14-9.
5. Choi SJ, Lee MK, Kim JY, et al. Intervention for the reduction of long-term carbapenem prescriptions. Korean J Health-Assoc Infect Control Prev. 2023;28:85-9.
6. Joung MK, Lee JA, Moon SY, et al. Impact of de-escalation therapy on clinical outcomes for intensive care unit-acquired pneumonia. Crit Care. 2011;15:R79.
7. Kim KR, Park HJ, Baek SY, et al. The impact of an antimicrobial stewardship program on days of therapy in the pediatric center: an interrupted time-series analysis of a 19-year study. J Korean Med Sci. 2024;39(21):e172.
8. Kim SH, Yoon JG, Park HJ, et al. Effects of a comprehensive antimicrobial stewardship program in a surgical intensive care unit. Int J Infect Dis. 2021;108:237-43.
9. Ko JH, Kim SH, Kang CI, et al. Evaluation of a carbapenem-saving strategy using empirical combination regimen of piperacillin-tazobactam and amikacin in hemato-oncology patients. J Korean Med Sci. 2019;34(2):e17.
10. Langford BJ, Beriault D, Schwartz KL, et al. A real-world assessment of procalcitonin combined with antimicrobial stewardship in a community ICU. J Crit Care. 2020;57:130-3.
11. Madran B, Herrin J, Turner K, et al. Effectiveness of clinical pathway for upper respiratory tract infections in emergency department. Int J Infect Dis. 2019;83:154-9.
12. Oosterheert JJ, Bonten MJM, Boersma WG, et al. Effectiveness of early switch from intravenous to oral antibiotics in severe community-acquired pneumonia: multicentre randomised trial. BMJ. 2006;333:1193.
13. Park SM, Kim JS, Lee JH, et al. Impact of intervention by an antimicrobial stewardship team on conversion from intravenous to oral fluoroquinolones. Infect Chemother. 2017;49(1):31-7.
14. Schnoor M, Welte T, Allegranzi B, et al.; CAPNETZ Study Group. Development and evaluation of an implementation strategy for the German guideline on community-acquired pneumonia. Qual Saf Health Care. 2010;19(5):498-502.
15. Yoo JS, Park JY, Chun HJ, et al. Impact of prolonged carbapenem use–focused antimicrobial stewardship on antimicrobial consumption and factors affecting acceptance of recommendations: a quasi-experimental study. Sci Rep. 2023;13:14501.
16. Yoon YK, Kim ES, Hur J, et al. Oral antimicrobial therapy: efficacy and safety for methicillin-resistant Staphylococcus aureus infections and its impact on the length of hospital stay. Infect Chemother. 2014;46(3):172-81.

Chapter — 02

항생제 적정사용관리 정보 공유

김시호 성균관대학교 의과대학 내과학교실

목적

- **항생제 적정사용관리를 위한 정보 공유의 필요성과 전략 제시**
- **정보 공유를 통한 이점과 이와 동반되는 도전과제를 이해**

학습 성과

Learning outcomes

- 항생제 적정사용관리의 효과적인 운영을 위해 정보 공유체계를 구축할 수 있다.
- 정보 공유과정에서 예상되는 문제점을 예상하고 이에 대한 해결책을 제시할 수 있다.

항생제 적정사용관리 활동의 성공적인 수행을 위해서는 효과적인 정보 공유가 필수적이다. 항생제 적정사용관리팀은 병원내 모든 처방의, 약사, 간호사, 관리자에게 항생제 사용 현황 및 내성에 대한 요약정보를 제공해야 하며, 이를 위해 임상미생물검사실 및 감염관리 부서와의 긴밀한 협력이 요구된다. 항생제 사용평가 및 중재과정에서 발견된 개선사항에 대해 처방의들에게 지속적인 피드백과 의견 수렴이 필요하며, 이를 통해 적절한 항생제 처방을 촉진하고 지속적인 처방 개선을 위한 동기를 부여할 수 있다. 아울러, 모든 정보는 병원 경영진과 공유하여 적극적인 지지와 관심을 이끌어내는 것이 중요하다.

항생제 적정사용관리 활동을 통해 의료진 간의 투명한 소통과 데이터 공유가 이루어질 때, 의사결정의 질을 높이고, 지침 준수율을 향상시키며, 항생제 사용의 최적화를 가능하게 하는 중요한 기반이 된다. 이 장에서는 항생제 적정사용관리 관련 정보의 공유 범위, 효과적인 정보 전달 전략, 그리고 이러한 과정이 제공하는 이점과 직면할 수 있는 도전과제를 논의한다.

01 항생제 적정사용관리에서 정보 공유의 내용

항생제 적정사용관리 활동 시, 활동 내용과 더불어 병원내, 지역, 국가 차원의 항생제 사용 및 내성정보, 항생제 처방의 적절성, 지침 순응도 등의 정보가 공유될 필요가 있다. 이러한 정보는 항생제 적정사용관리 활동의 전반적인 효과성을 높이고, 다부서간 협력을 강화하는 데 중요한 역할을 한다. 표 2-2-3에서는 항생제 적정사용관리에서 공유가 필요한 정보의 예시를 제시한다.

표 2-2-3. 공유가 필요한 항생제 적정사용관리 정보 예시

항생제 사용에 대한 정보(항생제 사용량, ASP에 따른 항생제 사용량 및 패턴 변화, 타 의료기관과 비교한 항생제 사용량)
항생제 내성정보(원내, 지역, 및 국가)
원내 임상증후군 가이드라인 및 가이드라인에 대한 실제 처방된 항생제의 적절도(개인 및 그룹)
항생제 처방 제한과 승인 대상 항생제에 대한 내용
항생제 사용에 대한 감사와 피드백 프로그램의 순응도

02 항생제 적정사용관리에서 정보 공유의 중요성

첫째, 항생제 적정사용관리에 관한 정보 공유는 의사결정을 향상시킬 수 있다. 정보 공유를 통해 처방의는 항생제 내성 패턴, 치료지침, 환자 결과에 대한 정보를 습득하여 항생제 사용에 대해 정확한 결정을 내릴 수 있다. 또한, 이러한 데이터 수집과 공유과정은 의료 제공자 간의 협력을 촉진하고, 근거 기반의 데이터로 원내 의사결정이 이루어지도록 유도한다.

둘째, 항생제 적정사용관리 관련 지침 준수를 증가시킨다. 항생제 적정사용관리에 대한 정보 접근성을 높여, 확립된 지침과 프로토콜의 준수를 촉진할 수 있다. 또한, 지침 준수율을 모니터링하고, 해당 정보를 공유함으로써 개선이 필요한 영역을 식별하고, 중재가 필요한 부분의 우선순위를 정할 수 있게 한다.

셋째, 실제 데이터와 결과를 기반으로 항생제 적정사용관리 전략의 지속적인 개선을 가능하게 하는 피드백 루프를 만들 수 있다. 이를 통해 항생제 적정사용관리 활동이 잘 실현된 모범 사례와 주의가 필요한 영역을 강조하여 지

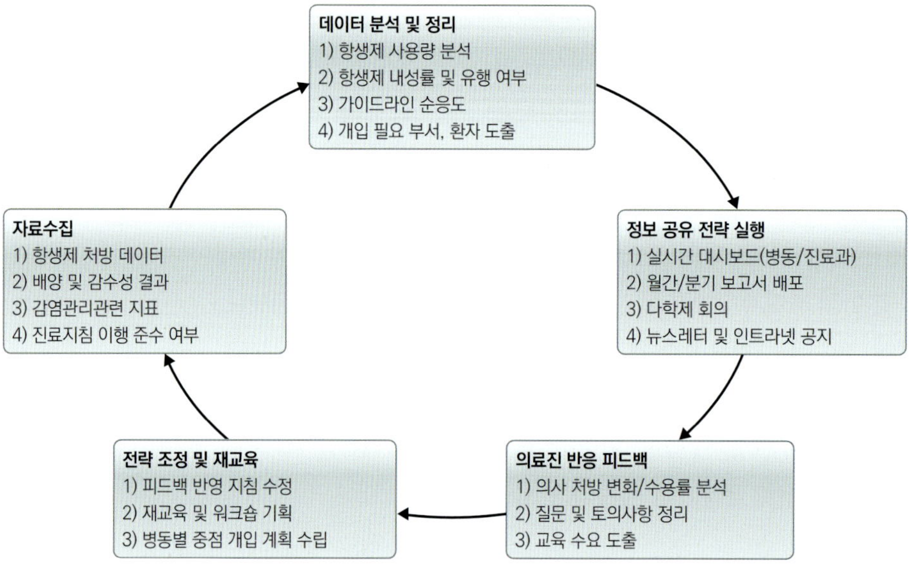

그림 2-2-2. 항생제 적정사용관리와 정보 공유의 흐름도

속적인 교육 및 훈련이 이루어질 수 있는 기초를 마련할 수 있다.

03

항생제 적정사용관리에서 정보 공유 전략

항생제 적정사용관리와 관련된 데이터 수집 및 분석을 위하여 중앙 집중식 데이터베이스의 확립이 필요하다. 이를 통해 항생제 사용 및 내성 패턴, 환자의 결과에 따라 데이터를 수집하고 분석할 수 있어야 하며, 수집된 데이터는 통합 전자건강기록 및 휴대폰 애플리케이션과 같은 다양한 디지털 플랫폼을 통해 의료제공자가 관련 데이터에 실시간으로 접근할 수 있도록 권한이 주어져야 한다.

이러한 정보 공유는 단순한 보고를 넘어서 지속적인 피드백과 전략 조정을 포함하는 순환적 구조를 지닌다. 그림 2-2-2는 병원 내에서 자료 수집부터 환류 및 개선에 이르는 전 과정을 시각화한 것으로, 효과적인 정보 공유전략 수립에 실질적인 도움을 줄 수 있다

1. 실시간 대시보드를 통한 정보 공유

기관 내 및 기관 간 항생제 사용량에 대한 실시간 대시보드를 구축하는 것은 항생제 적정사용관리 정보 공유를 효과적으로 지원할 수 있는 중요한 수단이다. 이에 대한 대표적인 사례로, 미국재향군인건강관리국(Veterans Health Administration, VHA)의 사례가 있다. 미국재향군인건강관리국의 항생제 적정사용관리 및 항생제 내성 예방센터(Center for Antimicrobial Stewardship and Prevention of Antimicrobial Resistance, CASPAR)는 산하의 모든 병원의 데이터를 통합하는 데이터 웨어하우스(Corporate Data Warehouse)를 활용하여 항생제 사용 데이터를 자동으로 추출하는 시스템을 개발하였다. 이 시스템은 환자의 위험 요소를 반영한 항생제 사용관련 지표를 실시간 대시보드로 제공하고 있다. 대시보드에서 제공될 수 있는 내용은 표 2-2-4에 정리하였다.

표 2-2-4. 항생제 적정사용관리를 위한 대시보드에 포함을 고려해야 하는 내용

항생제 사용 데이터	• 총 사용량: 병원 전체와 부서별 항생제 사용량 • 특정 항생제 혹은 항생제 계열의 시간에 따른 사용량 변화 • 국가 혹은 다른 지역 기준(동일 병상 수, 병원 종류에 따라)과의 사용량 비교
병원내 감염의 역학 정보	• 병원내 주요 병원체 내성률 • 감염 부위별 주요 병원체 분포 • 특정 병원체 혹은 항생제에 대한 내성률 변화 추적
실시간 환자별 데이터	• 항생제 처방 내역과 미생물 데이터(배양 및 감수성 결과) • 부적절한 항생제 처방 감지(예: 감수성 결과와 불일치) • 장기 항생제 사용에 대한 경고 • 신기능에 따른 용량 조정 필요성 표시
항생제 적정사용 관리성과 추적	• 가이드라인 및 가이드 라인에 따른 적절한 항생제 처방률 • 총 항생제 적정사용관리 개입 건수와 수용률 • 개입에 따른 항생제 사용량 및 비용 분석 • 환자의 결과지표(CDI, 부작용 발생률 등)

표 2-2-5. 항생제 적정사용관리 위원회 및 회의 참여 구성원 예시

성인 및 소아 항생제 적정사용관리의 대표자 (위원장, 부위원장, 및 감염전문약사)
항생제를 처방하는 다양한 진료과 의사 및 각 과별 대표자
약제부 및 약물사용정책 결정부서의 대표자
임상미생물검사실의 대표자
병원 역학 및 감염관리실의 대표자
성인 및 소아 간호의 대표자
병원 경영의 대표자
환자 안전 및 질 향상부서의 대표자
환자안전부서의 대표자
데이터 관리자
환자 대표

2. 월별 및 분기별 보고서 작성 및 정기적 회의

항생제 적정사용관리 활동의 효과적 실행을 위해, 실무자는

Section II

월별 및 분기별로 보고서를 작성하고 이를 기반으로 정기 회의를 운영한다. 보고서는 항생제 사용량, 처방 중재 현황, 내성률 변화, 중재사례 요약 등을 포함하며, 병동별 또는 진료과별 비교를 통해 개입 우선순위 설정 및 교육·피드백 자료로 활용할 수 있다. 회의는 필요와 기능에 따라 소규모 실무 회의와 다부서 확장 회의로 구분하여 운영될 수 있다. 소규모 회의는 항생제 적정사용관리 전담 약사, 감염내과, 항생제 적정사용관리팀 및 감염관리팀 간에 주간 또는 월간 단위로 개최되며, 중재 사례 검토, 사용량 추이, 라운딩 피드백 등을 중심으로 실무 현황을 공유하는 회의이다. 반면, 확장 회의는 월 1회 또는 분기 1회 개최되며, 항생제 적정사용관리 리더의 주관 하에 약제팀, 감염관리실, 임상미생물실, 병동 간호사 등 관련 부서가 참여하여 항생제 사용 현황, 내성 동향, 처방 중재 수용률, 교육 및 의료질 향상의 성과 등을 종합적으로 검토하고 개선 방향을 논의한다. 회의 결과는 병동별 피드백 리포트, 교육 콘텐츠, 위원회 보고서 등으로 환류하며, 보고서 양식과 회의록 서식의 표준화를 통해 자료의 일관성과 활용도를 높이는 것이 중요하다. 표 2-2-5는 정기적 회의에 참여해야 할 구성원의 예를 제시하여 효과적인 협업과 의사결정을 위해 고려해야 할 주요 참여자들을 보여준다.

3. 다양한 플랫폼을 통한 정보 공유

정기적인 보고서와 항생제 적정사용관리 활동 내역은 병원 내 인트라넷에 공지하거나, 이메일 뉴스레터 및 병원 모바일 애플리케이션과 같은 디지털 플랫폼을 통해 널리 전파할 수 있다. 이를 통해 의료진에게 신속하고 효율적으로 정보를 제공할 수 있으며, 참여도를 높일 수 있다. 또한, 각 병원의 데이터를 포함한 최신 지식 및 연구결과를 공유하고 의료 제공자들의 역량을 강화하기 위해 워크숍, 세미나, 웨비나와 같은 교육 활동을 정기적으로 개최함으로써, 정보 공유의 범위를 병원내에 한정하지 않고 지역 및 국가 차원으로 확장할 수 있는 기반을 마련할 수 있다.

4. 직종별 정보 활용방안

항생제 적정사용관리 정보를 효과적으로 활용하기 위해서는 직종별로 정보의 접근 목적과 실무 적용방식을 보다 구체화할 필요가 있다.

감염내과 및 항생제 적정사용관리 전담 약사는 환자별 항생제 투여 내역, 미생물 검사결과, 감수성 패턴, 처방 변경 이력 등의 데이터를 기반으로 과도하거나 불필요한 항생제 사용을 조기 식별하고, 이에 대한 중재 권고를 정기 라운딩 또는 전자 시스템을 통해 직접 제공한다. 또한, 병동·질환군별 항생제 사용량과 내성률 변화 데이터를 분석하여 지속적인 항생제 사용지침 개선 및 교육 전략 수립에 반영한다. 감염관리팀은 내성균 보유자 실시간 통보체계, 신규 다제내성균 발생 환자의 위치 추적, 병동 간 전파 위험 예측 등에 데이터를 활용하며, 이를 기반으로 격리 전파 차단 조치, 고위험 병동 집중 관리, 주요 지표 기반 감염 예방 활동 성과 평가를 수행한다. 병동 간호사는 전자의무기록을 통해 환자별 감염력, 배양검사 결과, 항생제 변경 이유 등을 실시간 파악하고, 이에 따라 항생제 적정 투약 간호(투약 전 확인, 병용 주의 등)를 수행하며, 환자·보호자 대상 감염 예방 교육도 환자 감염력 정보 기반으로 맞춤형으로 진행할 수 있다. 정보기술 부서는 항생제 중재 알림 시스템, 지표 기반 대시보드 자동화, 사용량·감염률 통합 리포트 생성, 항균제 선택 시 경고 팝업 구현, 감염병신고 자동화 기능 구축 등 정보 전달의 속도와 정확성을 높이는 기술적 기반을 마련한다.

이러한 직종별 정보 활용체계는 정기 회의와 교육 프로그램을 통해 서로의 정보 요구와 해석 방식에 대한 이해를 공유하면서, 각 부서의 실무 흐름 안에 자연스럽게 통합되는 것이 중요하다.

5. 성과지표의 설정

항생제 적정사용관리 활동의 적절한 정보 공유를 위해서는 성과 지표를 설정할 필요가 있다. ① 정보 전달 시스템의 구축 여부(예: 대시보드 운영, 월별 및 분기별 보고서 작성, 정기 회의 및 교육 진행 여부), ② 정보 공유가 실제 임상에 반영되고 있는지를 평가할 수 있는 중재 정보 수용률(항생제 적정사용관리팀의 처방 권고에 따른 실제 변경 비율), ③ 보고 후 개입까지의 소요 시간 등 정성 및 정량적으로 측정 가능한 지표를 활용할 수 있다. 이러한 항목들은 단순히 전달 체계가 마련되었는지를 넘어, 정보가 실제 임상적 판단과 행동 변화로 이어졌는지를 객관적으로 평가할 수 있는 수단이 될 수 있다.

04

항생제 적정사용관리에서 정보 공유의 이점

항생제 사용에 대한 정보를 보고하고 공유하는 것은, 항생제를 처방하는 의료진뿐만 아니라 병원 전체와 관련된 모든 직원들이 항생제 사용의 적절성을 유지하고 개선할 수 있도록 동기를 부여하며, 행동 변화를 촉진하는 중요한 수단이다. 정보 공유는 처방 과정에 직접 개입하지 않으면서도, 자율성을 존중하는 방식으로 항생제 처방을 간단하게 개선할 수 있는 방법이다. 병원 내에서 항생제 사용정보의 공유가 실제 항생제 사용량 및 관련 지표를 얼마나 개선하는지에 대한 연구는 상대적으로 드물지만, 대체로 항생제 적정사용관리 활동의 필수 요소로 포함되어 있다. 일차 의료기관을 대상으로 한 무작위연구에서, 개인별 항생제 사용량 정보를 이메일을 통해 공유하는 방식(peer comparison)이 급성 호흡기 감염에서 부적절한 항생제 처방을 감소시킨 것으로 보고된 바 있다. 이러한 정보 공유를 통한 최적의 항생제 사용은 궁극적으로 항생제 내성 발생을 줄이고, 환자의 치료결과를 향상시키며, 항생제 부작용을 감소시키는 데 기여할 수 있다. 더 나아가, 불필요한 항생제 처방을 줄이고 입원기간을 단축함으로써 의료 자원의 효율적 사용을 촉진하며, 전체 항생제 내성균주의 발현을 감소시켜 보다 비용 효율적인 치료를 가능하게 한다.

접근이 용이하고 효율적인 정보 공유는 팀 기반의 환자 치료 접근방식을 촉진하여 모든 의료 제공자가 항생제 적정사용관리에 적극적으로 참여하도록 유도할 수 있다. 이를 통해 다양한 의료 전문가 간의 지식과 전문성을 공유할 수 있는 기회를 제공하여, 협력적이고 통합적인 의료환경을 조성하는 데 중요한 역할을 한다.

05

항생제 적정사용관리에서 정보 공유의 도전과제와 해결책

1. 데이터 보안 문제

의료 분야가 디지털화됨에 따라 데이터 보안의 중요성이 더욱 부각되고 있다. 원격의료와 사물인터넷(internet of things, IoT)의 발전, 그리고 자원 부족으로 인한 정보관리부서의 보안 조치 미흡, 직원의 보안교육 부족 등이 의

[성공 사례]

분당서울대학교병원은 2004년부터 뉴스레터를 통해 임상미생물 분리균주에 대한 항생제 내성 데이터를 주기적으로 공유하기 시작하였다. 이어서, 2009년에는 항생제 사용량 데이터를, 2019년에는 7일 이상 투약된 항생제의 치료적 약물 감시 비율 데이터를 공유하고 있다. 또한, 2016년부터는 임상의와 약사를 대상으로 각 감염질환별 항생제 선택, 용량, 투약 기간에 대한 교육을 제공하고 있으며, 원내 감염 증후군별 지침을 전자의무기록 내에 탑재하여 모든 의료진이 쉽게 접근할 수 있도록 하고 있다. 더불어, 병원 약사를 대상으로 매년 항생제 적정사용관리 심포지엄을 개최하여 항생제 관리 프로그램의 이해와 참여를 촉진하고 있다.

다양한 항생제 적정사용관리 활동을 통해 분당서울대병원은 2010년에서 2019년 사이 총 항생제 사용량과 광범위 항생제 중 glycopeptides와 fluoroquinolones 사용량을 유의하게 감소시켰다. 아울러, *S. aureus* 중 MRSA 비율과 *Pseudomonas aeruginosa* 중 3세대 cephalosporin 및 fluoroquinolone 내성 비율도 유의하게 감소시킨 것으로 보고하였다.

Section II

료 데이터 보안 문제의 주요 원인으로 지적된다. 환자의 개인정보 보호를 위한 법적 장치로는 미국의 의료정보 보호법(Health Insurance Portability and Accountability Act, HIPAA)과 유럽의 개인정보 보호 규정(General Data Protection Regulation, GDPR)이 있으며, 이러한 법률에 따라 적절한 데이터 처리 및 보안 조치가 필수적이다.

2. 상호 운용성 문제

의료 플랫폼 및 기관 간 데이터 교환의 어려움은 호환성 문제에서 비롯되며, 이는 데이터 공유를 저해하는 주요 장애 요인이다. 이를 해결하기 위해서는 표준화된 시스템 개발과 다양한 시스템 간 통합이 필요하다. 이에 대한 일환으로 보건복지부는 2020년부터 의료데이터 중심병원 지원 사업을 추진하고 있으며, 현재 총 43개 병원이 암 임상 데이터 및 공공 라이브러리 구축, 암 데이터 결합 서비스 지원을 목표로 사업을 진행 중이다. 향후 의료의 다양한 분야에서도 데이터 결합 시도가 이루어질 것으로 기대된다.

3. 의료진 참여

항생제 적정사용관리 활동의 성공을 위해서는 의료진의 적극적인 참여와 공감이 필수적이다. 이를 위해 실시간 대시보드와 같은 사용자 친화적인 플랫폼을 제공하고, 의료진이 데이터 관리 및 정보 공유 활동에 자발적으로 참여할 수 있도록 인센티브와 동기 부여를 제공하는 것이 중요하다.

SUMMARY

- 항생제 적정사용관리 활동에서 정보 공유는 항생제 사용을 최적화하고, 환자 결과를 개선하며, 협력적인 의료환경을 조성하는 데 핵심적인 역할을 한다.
- 정보 공유를 위해 중앙 집중식 데이터베이스의 확립이 필요하다. 추출한 데이터를 기반으로 항생제 대시보드, 주기적 보고서 작성 및 회의, 병원내 인트라넷이나 뉴스레터를 통한 다양한 플랫폼을 통한 정보 공유가 필요하다.
- 정보 공유를 통해 병원내 모든 부서와 의료진이 항생제 처방과 사용 패턴에 대한 실시간 데이터에 접근할 수 있으며, 이를 바탕으로 적절한 결정을 내릴 수 있다. 아울러 개입이 필요한 부서나 분야를 쉽게 확인하여 항생제 적정사용관리 활동의 전략에 반영할 수 있다.
- 정보 공유를 위한 데이터 프라이버시가 침해되는 것을 주의해야 하며, 병원 시스템 간 상호 호환성에 문제가 없도록 통합 플랫폼을 구축할 필요가 있다.

참고문헌

1. 보건복지부.https://www.mohw.go.kr/board.es?mid=a10503000000 &bid=0027&list_no=1480296&act=view 의료에디터 활용 활성화, 의료데이터 중심 병원이 선도한다[Internet] [Accessed on August 17 2024]. Available at: https://www.mohw.go.kr/board.es?mid=a10503000000&bid=0027&list_no=1480296&act=view
2. Al-Omari A, Al-Mutair A, Alhumaid S, et al. The impact of antimicrobial stewardship program implementation at four tertiary private hospitals: results of a five-years pre-post analysis. Antimicrob Resist Infect Control. 2020;9:77.
3. Avent ML, Cosgrove SE, Price-Haywood EG, et al. Antimicrobial stewardship in the primary care setting: from dream to reality? BMC Prim Care. 2020;21:134.
4. Gerber JS, Jackson MA, Tamma PD, et al. Antibiotic stewardship in pediatrics. Pediatrics. 2021;147(1):e2020040295.
5. Goto M, Perencevich EN, Marra AR, et al. Automated nationwide benchmarking dashboard for antimicrobial stewardship programs within the Veterans' Health Administration. Antimicrob Steward Healthc Epidemiol. 2021 Jul;1(Suppl 1):s23-s24.
6. Huttner B, Systematic review of antibiotic stewardship interventions for urinary tract infection management in the ambulatory setting, Antimicrob Steward Healthc Epidemiol. 2022;2:s26.
7. Meeker D, Linder JA, Fox CR, et al. Effect of behavioral interventions on inappropriate antibiotic prescribing among primary care practices: a randomized clinical trial. JAMA. 2016;315(6):562–570.
8. Sanchez GV, Fleming-Dutra KE, Roberts RM, et al. Core elements of outpatient antibiotic stewardship. MMWR Recomm Rep. 2020;65(RR-6):1-12.

성공사례 참고문헌

1. Shin DH, Kim HS, Heo E, et al. Stepwise expansion of antimicrobial stewardship programs and its impact on antibiotic use and resistance rates at a tertiary care hospital in Korea. Microbiol Spectr. 2022;10(3):e0033522.

Section II

Chapter — 03

부서 간 협업: 감염관리와 공조

김시호 성균관대학교 의과대학 내과학교실

목적

- 항생제 적정사용관리팀과 각 부서 간의 상호작용 및 협력 관계의 흐름을 이해
- 감염관리팀과의 효율적인 협업체계 구축 전략을 기술하고, 이에 따른 도전과제 분석

학습 성과

Learning outcomes

- 항생제 적정사용관리를 위한 부서 간 협업을 효과적으로 추진할 수 있다.
- 부서 간 협업의 이점과 시너지 효과가 기대되는 분야를 설명할 수 있다.

항생제 적정사용관리팀과 감염관리팀은 공통된 목표를 공유하고 있다. 항생제 적정사용관리의 기대효과 중 하나는 항생제의 적절한 사용을 통해 병원내 내성균의 집락 및 전파를 예방하는 것이며, 이는 감염관리의 주요 목표와 일치한다. 반대로, 감염관리 활동을 통해 병원내 감염을 예방하고 내성균의 전파를 줄이면, 이를 치료하기 위한 항생제 사용 또한 자연스럽게 감소하게 된다. 이처럼 두 팀 간의 협력은 항생제 사용의 최적화, 감염 예방, 그리고 내성균 확산 억제를 위해 필수적이다.

본 장에서는 병원 환경에서 효과적인 부서 간 협업을 촉진하는 원칙, 전략, 그로 인한 이점 및 직면할 수 있는 도전과제를 살펴본다.

01 부서 간 협업의 원칙

항생제 적정사용관리팀은 항생제의 효과적인 사용을, 감염관리팀은 감염 관리와 예방을 통해 환자 안전을 개선하는 공통의 목표를 가지고 있다. 감염관리팀은 병원내 환자를 추적하여 다제내성균 집락 및 감염의 역학 데이터를 산출할 수 있으며, 이 정보는 항생제 적정사용관리팀이 적절한 개입이 필요한 부서와 개입 방법을 결정하는 데 중요한 근거가 된다. 병원내 다제내성균에 대한 감시와 추적, 이를 바탕으로 한 보고 및 즉각적인 대응은 의료시설에서 항생제 내

성 확산을 방지하는 가장 기본적인 요소이다. 이를 실현하기 위해 항생제 적정사용관리팀과 감염관리팀 간의 원활한 소통이 필수적이다. 정기적인 회의를 통해 병원내 발생하는 문제를 논의하고, 데이터를 검토하며, 협력하여 개입 계획을 수립할 수 있다. 또한, 정기 회의뿐만 아니라 명확한 소통 채널을 마련하여 정보가 적시에 교환되고, 이를 바탕으로 병원내 감염관리 및 항생제 사용 개선 프로그램이 실행될 수 있도록 해야 한다. 정책과 계획 수립 시에는 양 팀이 항생제 적정사용관리와 감염관리를 모두 다루는 통합 정책과 프로토콜을 개발하여 효과적인 협력과 실행을 보장할 수 있도록 해야 한다. 아울러, 항생제 사용 및 감염관리에 관련된 모든 의료 제공자를 포함하는 다학제팀을 구성하여, 병원 전반에 걸친 포괄적 접근이 이루어지도록 해야 한다.

02 효과적인 부서 간 협업 전략

1. 공동 정책 개발

항생제 적정사용관리팀과 감염관리팀은 근거에 기반한 통합 지침을 마련하여 일관된 실천을 보장하는 통합 프로토콜을 수립할 필요가 있다. 이러한 지침과 프로토콜을 수립하는 과정에서 타 부서의 협력이 필수적이며, 특히 진단검사의학과의 역할이 중요하다. 적절하고 신속한 진단은 환자의 내성균 집락 여부와 감염 여부를 빠르게 확인하는 데 핵심적인 역할을 한다. 예를 들어, *Clostridioides difficile* 관련 설사의 경우 진단검사의학과에서 적절한 검체에 대해 선택적인 검사를 실시함으로써 병원의 역학적 상황을 왜곡하지 않고, 불필요한 경구 vancomycin 처방을 줄이는 데 기여할 수 있다. 그림 2-2-3은 항생제 적정사용관리팀, 감염관리팀, 그리고 진단검사의학과가 감염관리와 예방을 위해 상호작용하는 역동적인 관계를 시각적으로 나타낸다.

따라서, 통합 지침은 이러한 상호작용을 명확히 이해하고, 신속한 소통과 협력적인 중재가 이루어질 수 있도록 관계를 구체적으로 기술해야 하며, 실천 가능한 내용이 상세히 서술되어야 한다.

2. 데이터 공유 및 분석

협력적 관계를 강화하기 위해 통합 데이터 시스템을 활용하여 항생제 사용, 내성패턴, 감염률 등의 정보를 공유해야 한다. 이러한 데이터는 병원내 항생제 내성의 추세를 명확하게 파악하고, 항생제 적정사용관리팀과 감염관리팀의 개입 효과를 평가하는 데 중요한 역할을 한다. 이를 위해 데이터는 명확하게 표현되어야 하며, 데이터 검토과정 역시 양 팀이 긴밀하게 협력하여 이루어져야 한다.

3. 교육 및 훈련

항생제 적정사용관리팀과 감염관리팀에 참여하는 의료 관계자들은 서로의 목표와 그 중요성에 대해 공통된 이해를 가져야 하며, 이를 위해 양 팀이 효과적으로 협력할 수 있도록 필요한 기술을 제공하는 훈련 프로그램을 개발해야 한다. 이 과정에서는 항생제 적정사용관리 측의 항생제 처방 및 중재 과정과 감염관리 측의 핵심요소인 손 위생, 환경 청소, 다제내성균 집락의 확인과 추적, 예방 활동 등의 상호 이해가 필수적이다. 통합된 교육과 훈련은 양 팀의 협력을 통해 병원내 내성균 감소와 성공적인 감염관리 및 예방을 실현하는 과정을 심층적으로 이해하는 데 초점을 맞춰야 한다. 교육 워크숍과 세미나를 계획할 때는 양 팀 간 중복되는 영역에 주목하여, 모든 관련 부서가 함께 참여하는 다학제적 접근이 필요하다.

4. 협력적 개입

항생제 적정사용관리팀과 감염관리팀의 활동은 중재가 필요한 병동을 방문하여 함께 사례를 검토하고 공동 권장사항을 제공하는 합동 라운드를 실행함으로써 더 큰 성과를 기대할 수 있다. 합동 라운드를 효과적으로 진행하기 위해서는 각 팀의 역할을 명확히 규정하는 것이 중요하다. 2018년 미국 감염관리 네트워크에서 리더 직책을 맡고 있는 구성원을 대상으로 한 설문조사에 따르면, 61%의 응답자가 항생제 적정사용관리팀 활동에서 감염관리팀의 역할이 명확하지 않다고 답변하였다. 이 결과는 양 팀 간의 역할

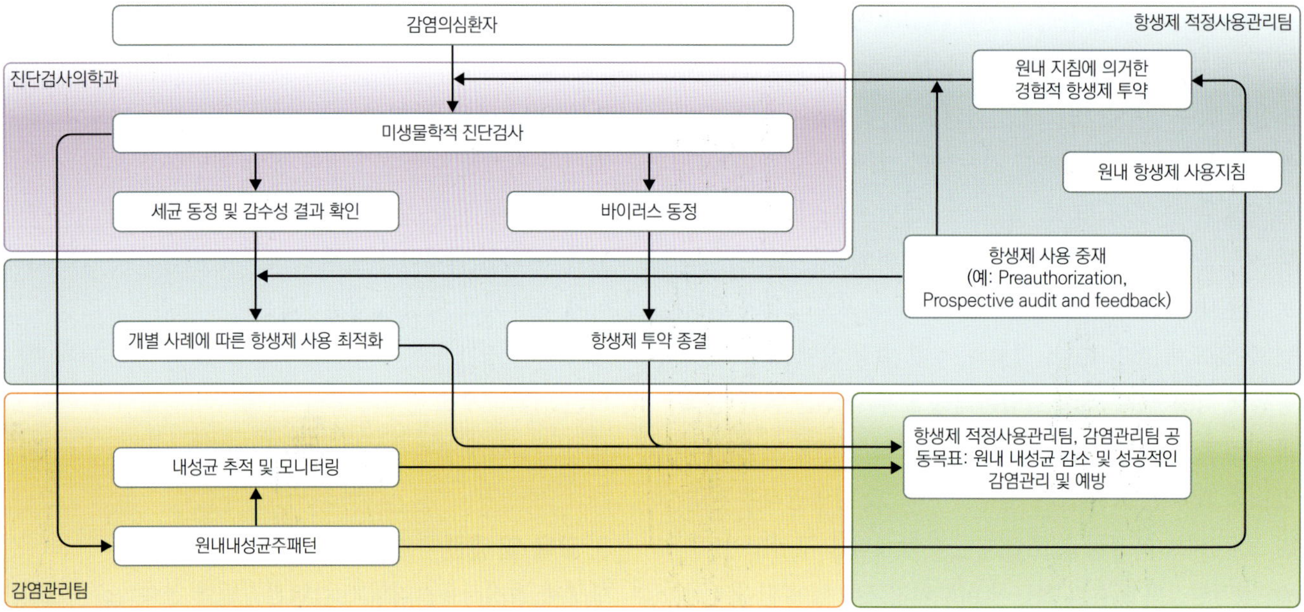

그림 2-2-3. 항생제 적정사용관리팀, 감염관리팀, 진단검사의학과 간 상호작용의 흐름도

분담이 더욱 명확히 정의될 필요가 있음을 보여준다. 그러나, 그림 2-2-3의 협력적 흐름도에서 볼 수 있듯이, 항생제 적정사용관리팀과 감염관리팀의 협업은 새로운 업무의 추가가 아닌, 상호 데이터가 적시에 공유되고, 이를 기반으로 중재가 필요한 부분에 협력적으로 접근하는 과정이 핵심이다. 따라서, 양 팀은 이러한 관계성과 상호 간 소통의 중요성을 인지하고, 각 팀의 역할을 명확히 정의해야 한다. 이는 새로운 업무를 부과하는 것이 아니라, 협력적인 관계를 구축하는 데 초점을 맞춘 것임을 분명히 해야 한다. 이와 함께, 감염관리 프로토콜 준수 모니터링 및 항생제 처방 검토와 같은 주요 작업에 대해 공동 책임을 명시하고 할당하는 과정도 필수적이다. 표 2-2-6은 항생제 적정사용관리팀과 감염관리팀이 협력적 개입을 통해 동반 상승 효과를 기대할 수 있는 영역에 대한 예시를 제시하고 있다.

표 2-2-6. 항생제 적정사용관리팀과 감염관리팀이 서로 동반 상승 효과를 기대할 수 있는 영역

손 위생
개인보호장구
의료관련감염 예방에 대한 전략 (유치도뇨관관련 요로감염, 중심정맥관관련 감염 등)
감염 예방을 위한 안전주사 실무
수술부위감염 예방
Clostridioides difficile 관련 설사의 예방 전략
의료관련감염 및 다제내성균 감염에 대한 진단, 예방 및 대응에 대한 공동 시스템 마련

5. 역할분담과 프로토콜

합동 라운딩을 효과적으로 운영하기 위해서는 감염내과 전문의, 감염관리전문가, 전담 약사, 병동 간호사 등 각 참여자의 역할을 명확히 정의하고, 이를 바탕으로 팀 내 상호 보완적인 기능이 유기적으로 발휘될 수 있도록 구조화된 역할 체계를 마련하는 것이 중요하다. 표 2-2-7은 합동 라운딩에서 각 참여 주체의 주요 역할과 운영 절차에 대한 예시를 제시한 것이다.

6. 성과지표

타 부서 간의 협업이 병원내 항생제 사용의 최적화와 감염 예방에 실질적으로 기여하기 위해서 해당 활동을 정량적으로 평가할 수 있는 구조적, 과정적, 결과적 지표가 체계적으로 마련되어야 한다. 비록 현재 적절한 지표에 대한 근거가 제한적인 상황이지만, 성과 평가는 팀의 구성 및 운영 체계,

표 2-2-7. 합동 라운딩의 역할 분담과 운영 프로토콜

<table>
<tr><th>운영 목적</th><th colspan="2">환자 치료의 조기 항생제 적정성 평가 및 감염 예방 조치 병행</th></tr>
<tr><td rowspan="5">팀의 구성원과 역할</td><td>항생제 적정사용관리 의사</td><td>• 대상 환자의 항생제 처방 이력 검토
• 부적절한 처방에 대한 중재 권고 제시
• 배양 검사에 따른 적절한 항생제 투약 여부 확인 및 조정 제안
• 항생제 투약 종료 또는 전환 판단 지원</td></tr>
<tr><td>항생제 적정사용관리 약사</td><td>• 항생제 용량, 투약 간격, 신기능에 따른 조정 여부 검토
• 약물 간 상호작용 확인 및 대체 항생제 제안
• 항생제 적정사용 개입 이행 여부 추적 및 처방 변경 결과 분석</td></tr>
<tr><td>감염관리 간호사</td><td>• 다제내성균 감염 또는 집락 환자 식별
• 전파 차단을 위한 격리 및 예방 조치 여부 확인
• 손 위생, 보호 격리 용구 사용, 격리 상태 등 감염관리 요소 모니터링
• 감염관리감시 자료 제공</td></tr>
<tr><td>병동 간호사</td><td>• 환자의 임상 상태 보고 및 활력 징후 변화 공유
• 배양 검사 의뢰, 의료기구 사용여부 확인 및 제거 필요성 논의
• 현장 피드백 및 교육 수용 주체로서의 역할 수행</td></tr>
<tr><td>임상미생물전문가</td><td>• 검체 정도 관리
• 병원체 및 내성 패턴 해석</td></tr>
<tr><td>대상 환자</td><td colspan="2">• 항생제 사용 환자(인력에 따라 조건 하 개입 가능, 예: carbapenem 계열 항생제 투약 환자)
• 다제내성균 감염 또는 집락 환자
• 의료기구 사용 환자 등</td></tr>
<tr><td>일정 및 절차</td><td colspan="2">• 정기적 운영(병원의 인력 및 자원에 따라 적절히 조정)
• 사전 브리핑 → 병동 방문 및 환자 확인 → 권고사항 기록 및 피드백</td></tr>
<tr><td rowspan="2">의사 소통 채널</td><td>라운딩 시</td><td>• 라운딩 시 대면 소통
• 전자의무기록을 통한 기록 및 협업 노트, 자동 협진을 통한 회신</td></tr>
<tr><td>평시 소통</td><td>• 각 부서 전담 연락 담당자 체계 구축
• 정기적 정보 제공 및 교육(월간 뉴스레터, 병원 인트라넷, 정례 다학제 컨퍼런스 등)
• 월례 혹은 정기적 회의, 각 위원회간 부서원 참여
(항생제적정사용위원회, 감염관리위원회, 질향상 위원회 등)
• 임상의사를 대상으로 처방 경향 피드백 및 환자 사례 기반 리뷰 회의 등</td></tr>
</table>

표 2-2-8. 합동 라운딩 및 부서간 협업에 대한 성과 지표의 예시

<table>
<tr><th>구분</th><th>지표 항목</th><th>평가 내용</th><th>기준/목표 예시</th></tr>
<tr><td rowspan="3">구조</td><td>전담 인력 확보율</td><td>전담약사 및 감염관리자 전담 배치 여부</td><td>각 1인 이상</td></tr>
<tr><td>협업 IT 인프라</td><td>자동 협진 여부, 전자의무기록을 통한 협업 가능 여부</td><td>기능 구현 여부</td></tr>
<tr><td>정기 회의 운영률</td><td>부서 간 공동 회의 정례화 여부</td><td>월 1회 이상</td></tr>
<tr><td rowspan="3">과정</td><td>합동 라운딩 수행률</td><td>중환자실 혹은 병동에서 다학제 회진 시행 비율</td><td>주 1회 이상</td></tr>
<tr><td>처방 중재 수행률</td><td>합동 라운딩 권고 후 실제 처방 변경 비율 및 불필요한 의료기구 삽입 제거율 등</td><td>기관별 설정(예: 50% 이상)</td></tr>
<tr><td>공동 교육 제공률</td><td>항생제적정사용관리-감염관리 협업 교육 프로그램 시행 빈도</td><td>연 1회 이상</td></tr>
<tr><td rowspan="3">결과</td><td>Clostridioides difficile 관련 설사 발생률</td><td>병동 획득 Clostridioides difficile 감염 발생률</td><td rowspan="3">기관별 설정
(예: 전년 대비
10% 이상 감소)</td></tr>
<tr><td>항생제 사용량</td><td>Glycopeptides, carbapenems 등 광범위 항생제 사용량 변화</td></tr>
<tr><td>다제내성균 집락률</td><td>병원 획득 다제내성균 집락률 추이</td></tr>
</table>

개입 활동의 이행 수준, 그리고 감염률 및 항생제 사용량 등 환자 중심의 결과지표를 포괄할 필요가 있다. 표 2-2-8은 항생제 적정사용관리팀과 감염관리 간의 협력 활동을 기반으로 설정할 수 있는 대표적인 성과 평가지표를 구조, 과정, 결과의 세 차원에서 통합적으로 정리한 것이다.

03 부서 간 협업의 이점

1. 효율성 향상 및 포괄적 치료

항생제 적정사용관리팀과 감염관리팀은 공통의 목표를 지향하며, 활동 영역이 중첩될 가능성이 있어 긴밀한 협업이 필수적이다. 이러한 협력을 통해 병원내 프로세스를 간소화하고 업무 중복을 최소화할 수 있다. 더 나아가, 양 팀의 노력이 조화를 이루어 시너지 효과를 창출함으로써 병원의 제한된 자원을 최적화하여 활용하는 데 기여한다. 또한, 이러한 협업은 단순히 운영 효율성을 높이는 데 그치지 않고, 환자에게 감염 예방과 항생제 적정사용을 아우르는 포괄적이고 통합적인 접근을 제공하여 환자 안전과 치료의 질을 향상시키는 데 기여한다.

2. 환자 결과 개선

항생제 적정사용관리팀과 감염관리팀 간의 협업은 병원내 감염관리 최적화를 위한 중요한 장점을 제공한다. 특히, *Clostridioides difficile* 관련 설사 및 다제내성균 문제와 관련하여, 두 프로그램이 통합적으로 중재를 시행할 경우 가장 효과적인 결과를 도출할 수 있는 것으로 보고되고 있다. 캐나다의 한 단일 의료기관에서 2003년에서 2006년 사이 감염관리 활동과 항생제 적정사용관리 활동을 순차적으로 도입한 연구에 따르면, 병원 획득 *Clostridioides difficile* 관련 설사 발생 빈도가 60% 감소한 것으로 나타났다. 감염관리 중재만으로는 발생 빈도에 통계적으로 유의한 변화가 없었으나(P value=0.63), 항생제 적정사용관리활동이 추가되었을 때 통계적으로 유의한 감소(P value=0.007)를 보였다.

또한, 병원내 내성균 집락 및 *Clostridioides difficile* 관련 설사 발생을 기준으로 한 메타분석 결과, 항생제 적정사용관리 활동 단독으로 진행했을 때 발생 비율이 0.81 [95% 신뢰구간 0.67-0.97]로 감소한 반면, 항생제 적정사용활동과 감염관리 활동을 함께 진행했을 때 발생 비율이 0.75 (95% 신뢰구간 0.66-0.85)로 더 큰 효과를 보였다. 특히 손 위생 관련 활동과 함께 시행되었을 때 그 효과는 더욱 극대화되어 발생 비율이 0.34 (95% 신뢰구간 0.21-0.54)로 감소한 것으로 보고되었다.

04 도전과제와 해결책

국내 감염관리는 1990년대 중반 대한병원감염관리학회 창립 이후, 전국 의료관련감염 감시체계 구축과 감염관리 건강보험 급여 수가 개발을 통해 병원내 감염관리팀이 정착되었다. 항생제 관리 프로그램은 초기에는 각 병원에서 감염내과 전문의를 중심으로 운영되었으나, 2015년 WHO 제68차 총회의 "항생제 내성에 대한 글로벌 행동 계획(Global Action Plan on Antimicrobial Resistance)" 발표 이후 국가 차원의 항생제 내성 관리 대책이 마련되면서 항생제의 적정사용에 대한 관심이 크게 증가했다. 이에 따라, 우리나라는 2024년 11월부터 항생제 적정사용관리 시범사업을 발족하여 총 78개 병원이 해당 사업에 참여하고 있다. 현재 항생제 적정사용관리 활동과 병원내 관련 조직 설립은 아직 초기 단계에 있으며, 체계적인 시스템 구축과 조직적 기반 마련이 주요 과제로 남아 있다.

항생제 적정사용관리팀을 처음 구축하는 병원은 항생제 적정사용관리팀과 감염관리팀이 별개의 조직이 아니라 상호 협력과 융화가 필요한 관계라는 이해가 가장 중요하다. 기존에 항생제 적정사용관리팀을 운영 중인 병원이라면 감염관리팀과의 협력 관계를 더욱 강화하는 데 중점을 두어야 한다. 두 팀 간의 신뢰와 상호 존중을 기반으로 공통 목표를 설정하고, 이를 달성하기 위한 공유 비전을 수립하는 것이 필수적이다. 명확한 소통 프로토콜을 마련해 정보가 적시에 교환될 수 있도록 하고, 두 팀이 정보를 공유하며 참여할 수 있도록 정기적인 업데이트와 피드백 절차를 도입하는 것이 필요하다.

또한, 이러한 도전은 팀 구성원들의 노력만으로는 해결되지 않으며, 병원 운영진과 관련 조직의 이해관계자들이 초기 단계부터 참여해 지원체계를 구축하고, 새로운 팀의 형성 과정에서 예상되는 우려를 해결할 수 있는 방안을 마련해야 한다. 부서 간 협업의 중요성과 그로 인한 혜택을 강화하기 위해 지속적인 교육과 훈련이 초기 단계부터 체계적으로 계획되고 실행되어야 한다.

[성공 사례]

스페인의 한 삼차 병원은 2011년부터 The Institutional Program for the Optimization of Antimicrobial Treatment (PRIOAM) 이라는 교육 중심의 항생제 적정사용관리 활동을 운영하였다. 이 프로그램은 병원의 여러 부서에서 온 감염질환 전문가 10명으로 구성된 다학제적 팀이 매주 무작위로 항생제 처방 1건을 선택하여, 해당 처방을 내린 의사와 교육 면담을 진행하였다. 면담은 항생제 치료의 주요 측면을 검토하는 방식으로, 교육적 목적에 맞춰 구조화된 설문지를 따라 진행되었으며, 임상 기록을 검토하거나 처방을 변경하지는 않았다. 또한, 환자 데이터는 익명으로 처리되었다. 이와 더불어, 다음과 같은 추가적인 프로그램이 함께 시행되었다.

- 빈번한 감염 증후군에 대한 병원내 가이드라인의 업데이트, 발행 및 배포
- 항생제 사용의 주요 측면에 대한 지속적인 학습을 독려하고, 기준의 일관성을 강화하기 위한 상담팀 내 월간 교육 회의
- 부서별 항생제 사용 현황에 대한 분기별 정보 제공
- 모든 부서에 균주 항생제 내성률에 대한 연례 보고
- 각 부서의 프로그램 성과를 분석하고 다음 해 개선 전략을 마련하기 위한 연례 회의

더불어, 2012년 11월 중환자실에서 carbapenem resistant *Acinetobacter baumannii*의 수평 전파가 보고됨에 따라, 중환자실 내 모든 환자를 대상으로 다제내성 그람음성균에 대한 능동적 감시 프로그램과 강화된 감염관리 정책을 병행하여 시행되었다. 이러한 개입의 결과, 병원 전체 항생제 사용량이 감소하는 추세를 보였으며, 다제내성균 및 *Candida*에 의한 병원 획득 혈류 감염이 개입 이전 매년 증가 추세에서 개입 후 감소 추세로 전환되었다. 또한, 병원 획득 혈류 감염으로 인한 1,000 환자-일수당 사망률 역시 개입 이전의 증가 추세(분기당 1,000 환자-일수당 0.019명 증가)에서 개입 이후 감소 추세(분기당 1,000 환자-일수당 -0.025명 감소, P value$<$0.05)로 유의미하게 변화한 것으로 보고되었다.

SUMMARY

- 항생제 적정사용관리팀과 감염관리팀의 협력은 항생제 사용 최적화와 감염 예방에 필수적이다.
- 항생제 적정사용관리팀은 항생제 처방을 분석하고, 감염관리팀은 병원내 감염 데이터를 제공하여 최적의 치료 전략을 세울 수 있으며, 병원내 감염과 항생제 내성균 문제에 효과적으로 대응할 수 있다.
- 협력을 위해서는 통합된 정책과 데이터 공유 시스템이 필요하며, 업무나 데이터에 대한 권한 조정, 부서 간 원활한 소통과 협력 문화도 중요한 요소이다.

참고문헌

1. Valiquette L, Cossette B, Garant MP, et al. Impact of a reduction in the use of high-risk antibiotics on the course of an epidemic of Clostridium difficile–associated disease caused by the hypervirulent NAP1/027 strain. Clin Infect Dis. 2007;45(Suppl 2):S112-21.
2. Baur D, Primrose Gladstone BP, Burkert F, et al. Effect of antibiotic stewardship on the incidence of infection and colonisation with antibiotic-resistant bacteria and Clostridium difficile infection: a systematic review and meta-analysis. Lancet Infect Dis. 2017 Sep;17(9):990-1001.
3. Manning ML, Pogorzelska-Maziarz M, Shams ML, et al. Health care system leaders' perspectives on infection preventionist and registered nurse engagement in antibiotic stewardship. Am J Infect Control. 2018;46(5):498-502.
4. Dik JH, Poelman R, Friedrich AW, et al. An integrated stewardship model: antimicrobial, infection prevention and diagnostic (AID). Future Microbiol. 2016;11(1):93-102.
5. Manning ML, Septimus EJ, Dodds Ashley ES, et al. Antimicrobial stewardship and infection prevention—leveraging the synergy: a position paper update. Am J Infect Control. 2018;46(4):364-8.
6. Bocquier A, Erkilic B, Babinet M, et al. Resident-, prescriber-, and facility-level factors associated with antibiotic use in long-term care facilities: a systematic review of quantitative studies. Antimicrob Resist Infect Control. 2024;13:29.
7. Elshenawy RA, Umaru N, Alharbi AB, et al. Antimicrobial stewardship implementation before and during the COVID-19 pandemic in the acute care settings: a systematic review. BMC Public Health. 2023;23:309.
8. Tjilos M, Drainoni ML, Burrowes SAB, et al. A qualitative evaluation of frontline clinician perspectives toward antibiotic stewardship programs. Infect Control Hosp Epidemiol. 2023;44(12):1995-2001.
9. Pardo A, Ntabaza V, Rivolta M, et al. Impact of collaborative physician-pharmacist stewardship strategies on prophylactic antibiotic practices: a quasi-experimental study. Antimicrob Resist Infect Control. 2022;11(1):100.

성공사례 참고문헌

1. Molina J, Peñalva G, Gil-Navarro MV, et al. Long-term impact of an educational antimicrobial stewardship program on hospital-acquired candidemia and multidrug-resistant bloodstream infections: a quasi-experimental interrupted time-series study. Clin Infect Dis. 2017;65(12):1992-9.

항생제는

필요할 때만

제대로

사용하기

Part 3

항생제 적정사용관리 활동의 효과 평가 방법

1. 항생제 적정사용관리의 양적평가 방법
2. 항생제 처방에 대한 질적평가 방법
3. 과정지표와 결과지표의 활용
4. 항생제 적정사용관리와 의료의 질 개선을 위한 접근

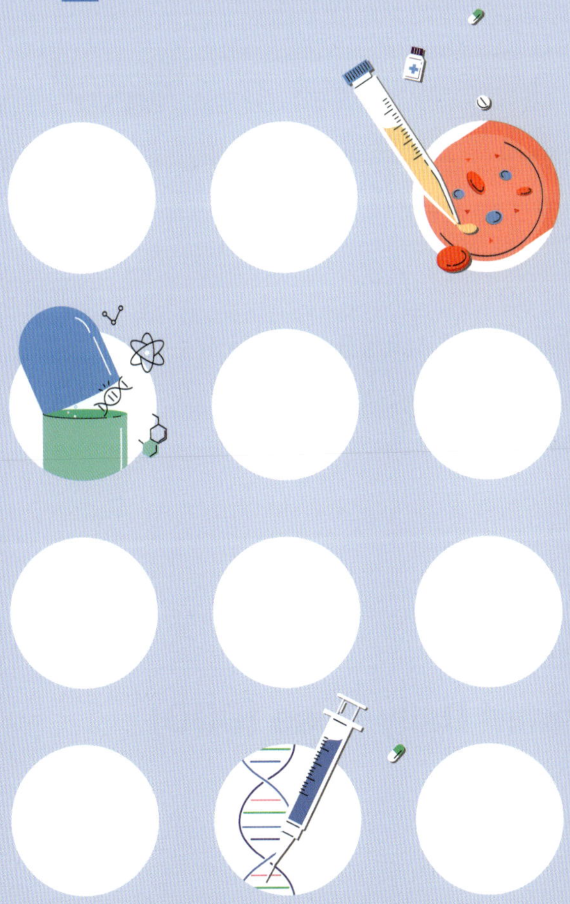

Chapter — 01

항생제 적정사용관리의 양적평가 방법

김용찬 연세대학교 의과대학 내과학교실

목적

- Defined Daily Dose (DDD)와 Days of Therapy (DOT)의 개념을 이해하고 실제 적용
- 항생제 사용량 평가 및 분석 방법을 습득하고 활용 방안을 제시
- Korea National Antimicrobial Use Analysis System (KONAS)를 활용하여 항생제 사용량을 평가하고 해석

학습 성과

Learning outcomes

- 항생제 적정사용관리의 양적평가 방법의 지표를 설명하고 이를 실제 적용할 수 있다.

항생제 사용량 측정은 다양한 목적을 달성하는 데 중요한 역할을 한다. 이를 통해 ① 항생제 사용과 항생제 내성균 발생 간의 연관성을 분석하고, ② 항생제 사용패턴의 변화를 파악하여 문제 발생 시 조기에 중재할 수 있으며, ③ 항생제 적정사용관리 활동의 효과를 평가하고, ④ 항생제 내성과 부적절한 항생제 사용에 대한 인식을 보건 전문가, 소비자, 정책 입안자들에게 제고할 수 있다. 이처럼, 항생제 사용량 측정은 항생제 적정사용관리 활동의 효과를 평가하는 데 필수적인 도구이다. 항생제 사용량은 비용, 단위 수, 처방 건수, 약물의 물리적 양 등으로 다양하게 표현될 수 있어 지역과 국가 간에 따라 다를 수 있다. 이는 항생제 사용량을 비교하는 데 제한을 초래하기 때문에 이러한 문제를 해결하기 위해 항생제 사용량을 측정하는 표준적 단위가 만들어졌다. 이 섹션에서는 표준적 단위를 이용해 항생제 사용량을 측정하는 방법, 그 이점, 구현 전략 및 도전과제를 다룬다.

01 Defined Daily Dose (DDD)

1. 정의

Defined Daily Dose (DDD)는 세계보건기구(World

Health Organization, WHO)가 개발한 표준화된 측정 단위로, 특정 약물이 성인의 주요 적응증에서 사용될 때의 하루 평균 유지 용량을 의미한다. DDD는 측정 단위일 뿐이며, 권장 또는 실제 처방 일일 용량과 반드시 일치하지는 않는다. 개별 환자의 치료 용량은 연령, 체중, 질병의 유형 및 심각도, 약물 동태학적 특성 등과 같은 특성을 기반으로 하기 때문에 DDD와 다를 수 있다.

2. 측정 방법

DDD는 의약품 분류 코드인 Anatomical Therapeutic Chemical (ATC) 코드가 부여된 약물에만 할당되며 일부 항생제들은 DDD가 없는 경우도 있다. 개별 항생제의 DDD는 World Health Organization Collaborating Centre for Drug Statistics Methodology (https://atcddd.fhi.no/atc_ddd_index/)에서 확인할 수 있다.

그림 2-3-1의 사이드 바에서 ① “ATC/DDD Index”를 선택하고 “Search query”에서 DDD 값을 확인하고자 하는 ② 항생제 성분명을 기입한 후 ③ “Search”를 클릭하면 관련 약제들이 나타난다. 여기에서 ④ 해당 항생제 성분명을 클릭한 후 화면의 제일 아래로 내려가면 ⑤ DDD 값을 확인할 수 있다.

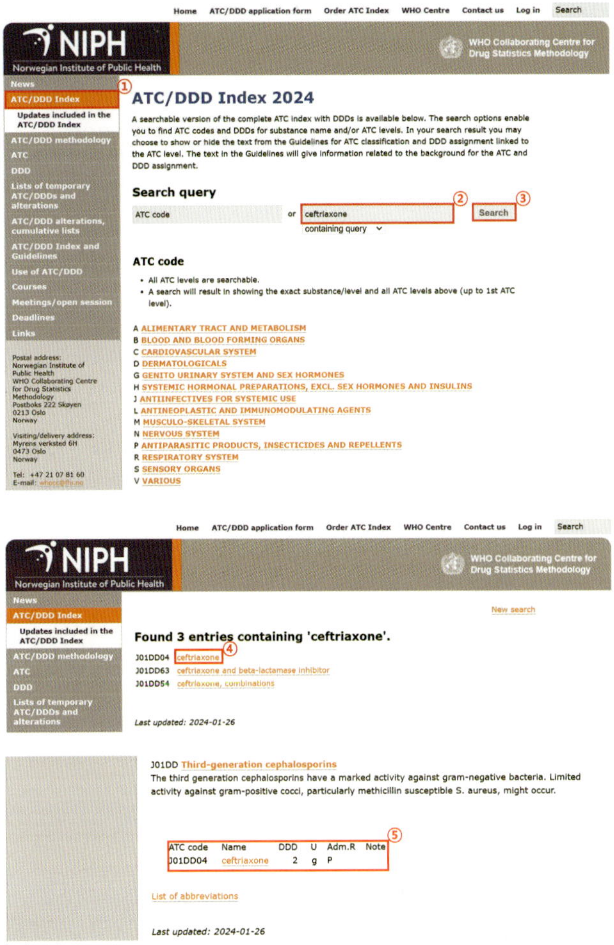

그림 2-3-1. DDD 측정 방법

3. 실제 적용

DDD를 이용해 항생제 사용량을 구하는 과정을 표 2-3-1에 나타내었다. 각 항생제의 제형별 (m)g, 처방 개수 정보를 이용해 총 사용된 (m)g을 구한다. 이후 위의 방법을 통해 해당 항생제의 DDD 값을 확인하여 총 사용 (m)g을 DDD로 나누어 주면 항생제 사용량을 DDD로 나타낼 수 있다. 전체 항생제 사용량을 구할 때에는 개별 항생제 사용량을 합하면 된다.

시기나 장소마다 환자수에 따라 항생제 사용량이 달라질 수 있기 때문에 병원내 혹은 병원 간 비교 분석을 위해서는 계산한 DDD 값을 환자 수 혹은 환자재원일수로 나누어준다. 주로 많이 활용되는 항생제 사용량 지표는 다음과

표 2-3-1. DDD를 이용해 항생제 사용량 구하는 과정

항생제 성분	제형	mg	처방 개수	총 사용 mg	총 사용 g	DDD 값	사용량
Ceftriaxone	주사	2,000 mg	10	20,000 mg	20 g	2	10 DDD
Ciprofloxacin	주사	400 mg	30	12,000 mg	12 g	1	12 DDD
Ciprofloxacin	경구	500 mg	20	10,000 mg	10 g	0.8	12.5 DDD
							전체 사용량=34.5 DDD

DDD, Defined Daily Dose

같다.

$$\frac{\text{DDD}}{\text{환자수}} \times 1{,}000 \text{ 또는 } \frac{\text{DDD}}{\text{환자재원일수}} \times 1{,}000$$

4. DDD 사용의 이점

DDD는 항생제 사용량을 표준화하여 병동, 병원, 지역, 국가 간 항생제 사용량을 비교할 수 있게 해준다. 또한, WHO에서 매년 DDD를 업데이트를 하고 있어 정확한 사용량 지표를 구할 수 있다. 개별 환자정보가 필요하지 않아 큰 어려움 없이 사용량을 구할 수 있다.

5. DDD 사용 시 고려해야 할 사항

① WHO에서 DDD를 지속적으로 업데이트하고 있지만 매년 해당 값들을 확인해야 한다는 불편함이 있다.

② 가이드라인에서 권장하는 일일 처방 용량과 반드시 일치하지 않을 수 있어 직관적이지 않을 때가 있다.

③ 부하(loading) 용량이나 고용량이 요구되는 임상적인 상황을 반영할 수 없어 사용량이 과대평가될 수 있다.

④ 광범위 항생제 사용 대신 비광범위 항생제 병합 요법을 택할 경우 사용량이 과대평가될 수 있다.

⑤ 신기능 저하에 따라 용량을 조절할 때 사용량이 과소평가될 수 있다.

⑥ 성인에서 필요한 하루 평균 유지 용량을 기준으로 계산한 값이기 때문에 소아에 적용하기 어렵다.

02 Days of Therapy (DOT)

1. 정의

Day of Therapy (DOT)는 환자가 특정 항생제를 투여받은 일수를 측정하는 표준화된 단위다. 이는 환자에게 투여된 항생제의 총 용량과는 무관하며, 단순히 항생제가 처방된 일수를 기준으로 계산된다.

2. 측정 방법

환자에게 항생제가 투여된 일수를 계산하여 구한다. 예를 들어, 환자가 한 가지 항생제를 5일간 투여받았다면 DOT는 5가 된다. 만약, 하루에 두 가지 이상의 항생제가 사용된다면 각각의 항생제별로 DOT를 구하고 이를 합산하게 된다.

3. 실제 적용

A라는 환자 아래와 같이 항생제를 투여받았다고 가정하자.

	8/16	8/17	8/18	8/19	8/20	8/21
Piperacillin-tazobactam	18 g	18 g	18 g	13.5 g	13.5 g	13.5 g
Vancomycin	2 g	2 g	-	1 g	1 g	-

DOT는 용량과 관계없이 구하기 때문에 piperacillin/tazobactam의 DOT는 1+1+1+1+1+1=6이 된다. Vancomycin의 DOT는 1+1+1+1=4가 되어서 본 환자에게 투여된 총 항생제 DOT는 10 DOT가 된다.

DOT도 DDD와 마찬가지로 병원내 혹은 병원 간 비교 분석을 위해서 DOT 값을 환자 수 혹은 환자재원일수로 나누어준다. DOT를 이용해 항생제 사용량을 비교 분석할 때 사용되는 지표는 다음과 같다.

$$\frac{\text{DOT}}{\text{환자수}} \times 1{,}000 \text{ 또는 } \frac{\text{DOT}}{\text{환자재원일수}} \times 1{,}000$$

4. DOT 사용의 이점

① 용량의 차이를 배제하므로 항생제 사용량을 구할 때 비교적 단순하고 일관되게 활용될 수 있다.

② 직관적으로 항생제 사용량을 나타낼 수 있어 병원, 지역, 국가 간 항생제 사용 비교에 많이 활용된다.

③ 소아에서도 적용될 수 있다.

5. DOT 사용 시 고려해야 할 사항

① 환자 단위의 정보가 필요하기 때문에 병원내 처방 전산 프로그램이 없다면 측정하기 어렵다.

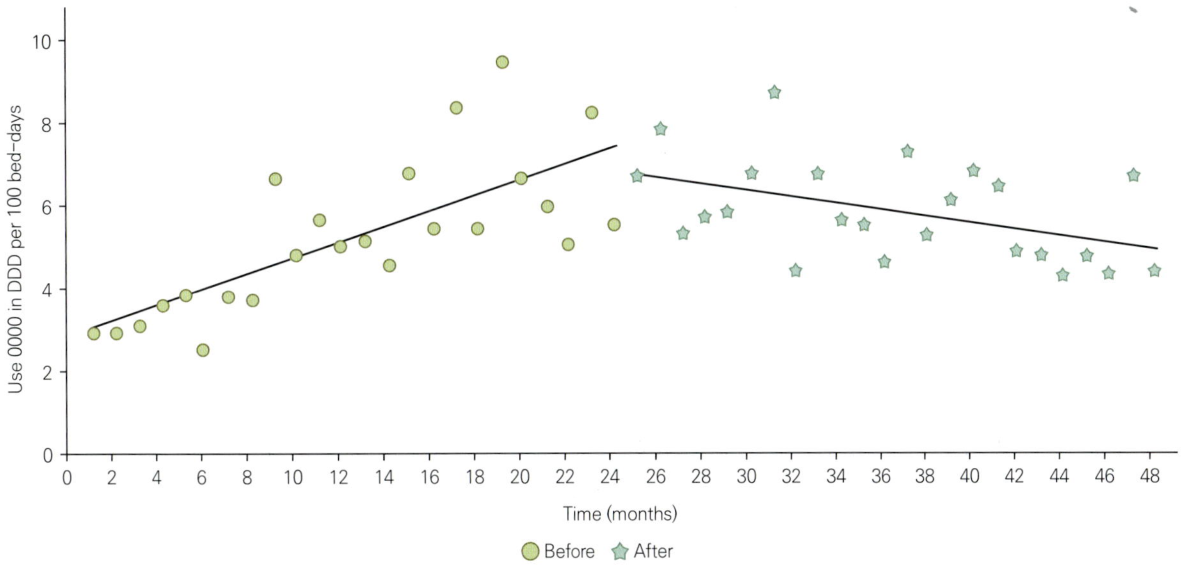

그림 2-3-2. 항생제 적정사용관리 시행 후 항생제 사용량 변화

② 병합 치료가 필요한 환자에서 사용량이 과대평가될 수 있다.

③ 신기능 저하로 항생제 투약 일이 줄어들 경우 항생제 사용량이 과소평가될 수 있다.

03 DDD와 DOT: 상호 보완적 지표로서 활용

DDD는 전체 소비량에 대한 통찰을 제공하고, DOT는 치료 기간과 환자 노출을 강조하는 등 각각의 특징이 있지만 제한점도 있기 때문에 서로의 한계를 보완하며 항생제 사용량에 대한 보다 포괄적인 이해를 제공하는 것이 중요하다. 예를 들어, DDD는 항생제 소비량을 용량 단위로 환산하기 때문에 항생제 사용량과 관련된 비용 분석을 하는 데 DOT보다 더 유용하게 사용될 수 있다. 반면에 소아, 신장 기능 장애 환자·체중 기반 용량 조절이 필요한 환자군에서는 DDD가 표준 용량을 반영하지 못하기 때문에 DOT를 사용하는 것이 더 적합할 수 있다.

04 항생제 사용량 분석의 활용

항생제 사용량 분석은 데이터를 수집하고 표준화된 지표를 적용하여 이를 시계열적으로 또는 그룹 간 비교함으로써 항생제 사용 패턴과 추세를 이해할 수 있게 해준다. 항생제 사용량 데이터를 시간에 따라 정리해 월별, 분기별, 연도별로 분석할 수 있다. 이러한 경우 특정 요인에 따른 항생제 사용량의 변화를 평가하는 데 유용하다. 또한, 특정 지역 또는 국가별 항생제 사용 데이터를 분석해 비교할 수 있어 이를 통한 정책 수립을 가능하게 한다. 사용량 지표로는 DDD와 DOT가 사용되며 분모로는 주로 환자재원일수, 입원환자수, 일당 거주자수(inhabitants per day) 등을 사용한다. 활용 사례는 다음과 같다.

1. 특정 병원에서 항생제 적정사용관리 도입 후 사용량이 어떻게 변화했는지 평가

한 병원에서 항생제 적정사용관리 도입 전과 후의 항생제 사용량을 보여주며 그 효과를 평가하고 있다(그림 2-3-2).

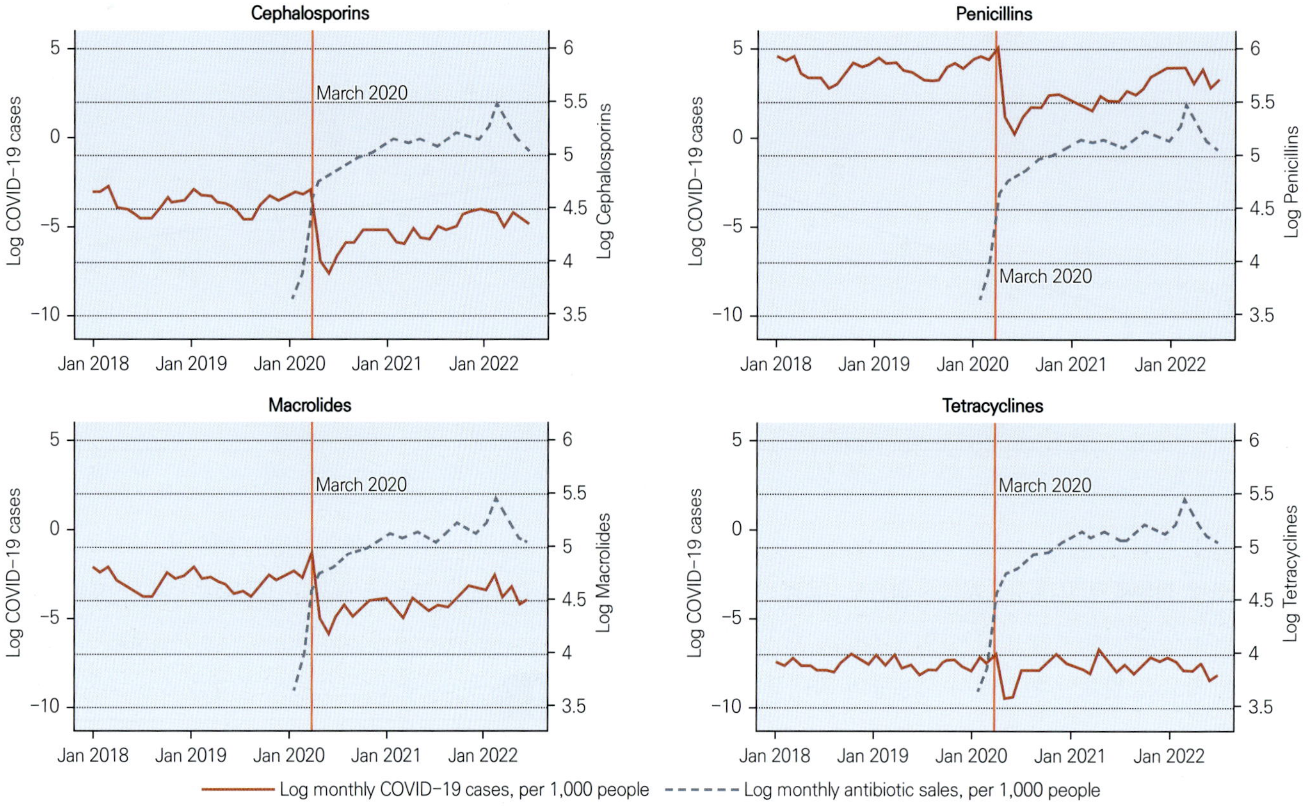

그림 2-3-3. 코로나19 발생 건수와 경구 광범위 항생제 사용량의 변화

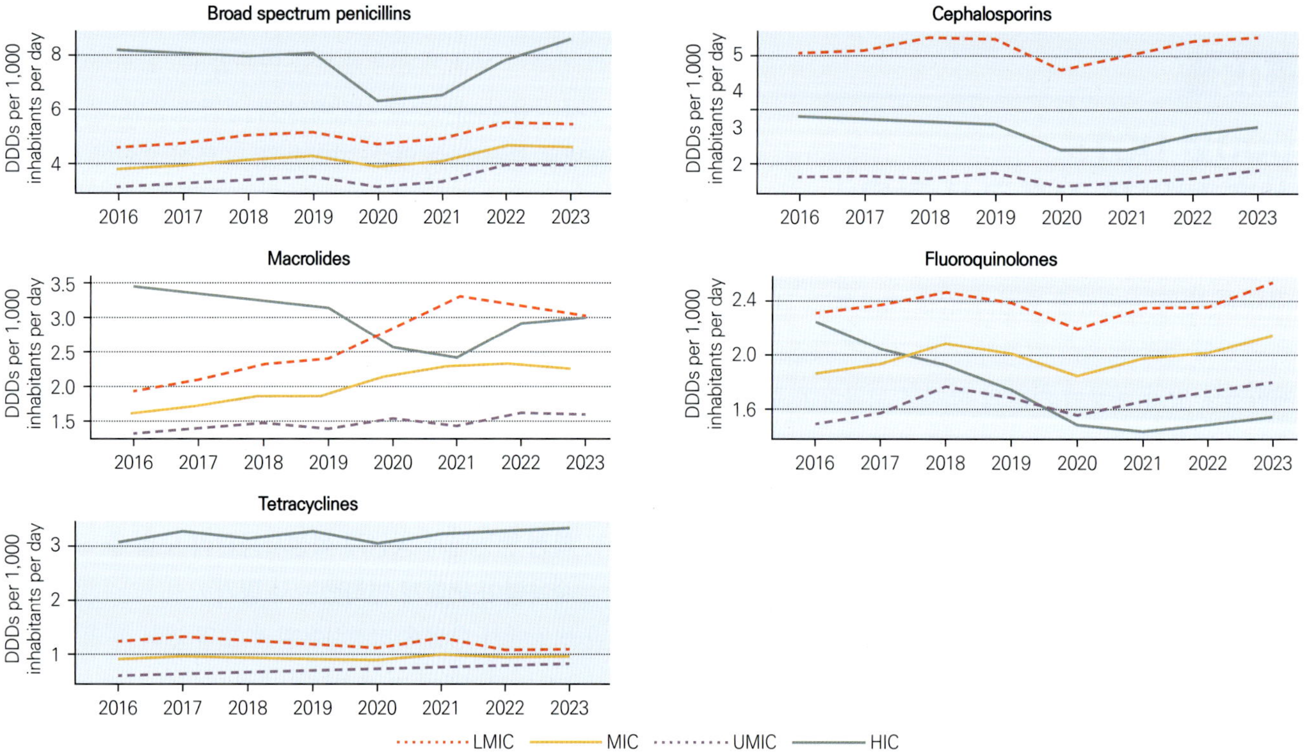

그림 2-3-4. 주요 항생제 계열별 사용량의 변화 양상

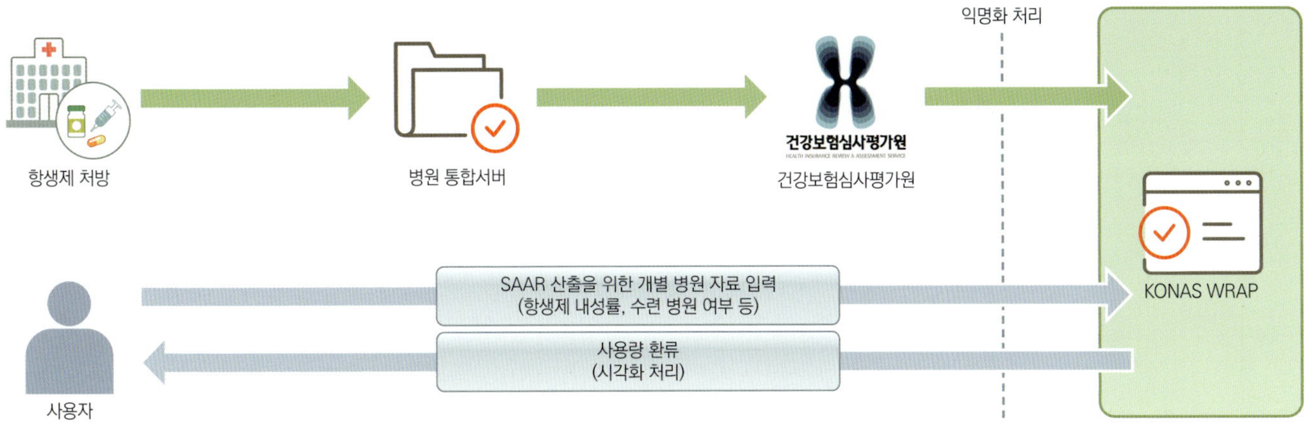

그림 2-3-5. KONAS 운영 시스템(출처: KONAS Annual Report 2024)

2. 특정 요인이 항생제 사용에 미치는 영향 분석

코로나19 초기 항생제 사용량이 급격히 감소하였지만 이후 증가하기 시작하여 점차 팬데믹 이전 수준으로 돌아오고 있다(그림 2-3-3).

3. 지역 또는 국가별 항생제 사용 트렌드 비교

소득 수준에 따라 국가별로 주요 항생제 계열의 사용량 변화 양상이 서로 다르게 나타난다. 국가 소득 분류는 'LMIC=하위 중소득 국가, MIC=중소득 국가, UMIC=상위 중소득 국가, HIC=고소득 국가'로 표시된다(그림 2-3-4).

05 KONAS를 통한 항생제 사용량 측정

KONAS (Korea National Antimicrobial Use Analysis System)는 전국 참여 의료기관의 항생제 사용량을 분석하고 그 결과를 해당 기관에게 환류하는 시스템으로, 전국 7개 권역(서울, 경기·인천, 충청·대전·세종, 강원, 경상·대구·부산·울산, 전라·광주, 제주)을 대상으로 참여 기관을 모집하고 있다. 참여 기관은 2021년 26개로 시작해 2024년 164개로 지속적으로 증가하고 있다. 현 시점에서는 상급종합병원과 종합병원만을 대상으로 참여 기관을 모집하고 있으나 점차 병원, 요양병원, 의원 급으로 확대해 나갈 예정이다.

참여 병원의 건강보험심사평가원 청구자료 중 항생제 사용 관련한 부분이 익명화 처리되어 KONAS WRAP (Web-based Report and Analysis Program)에 등록된다(그림 2-3-5). 수집된 참여 병원의 정보는 비공개로 되어 있으며 KONAS 사무국 외에는 알 수 없다. 참여 병원은 http://www.konas.or.kr 에 접속하여 기관 내 및 기관 간 분석 자료를 확인할 수 있다.

1. 항생제 사용량 분석

분석 기간, 대상 연령(전체, 15세 이상의 성인, 15세 미만의 소아), 항생제 사용 측정 단위(DDD, DOT), 중환자실 방문 여부, 투여 경로(주사, 경구), 분석 대상 항생제를 선택하여 전체 참여 기관, 동일 규모 기관, 동일 종별 기관, 동일 지역 기관과 비교 분석한 자료를 확인할 수 있다(그림 2-3-6).

2. 항생제 사용패턴 비교분석

분석 기간, 대상 연령(전체, 15세 이상의 성인, 15세 미만의 소아), 항생제 사용 측정 단위(DDD, DOT), 중환자실 방문 여부를 선택하여 전체 참여 기관, 동일 규모 기관, 동일 종별 기관, 동일 지역 기관과 비교 분석한 자료를 확인할 수 있다(그림 2-3-7).

3. 항생제 사용량 변화 추세 비교 분석

분석 기간, 대상 연령(전체, 15세 이상의 성인, 15세 미만의 소아), 항생제 사용 측정 단위 (DDD, DOT), 중환자실 방문

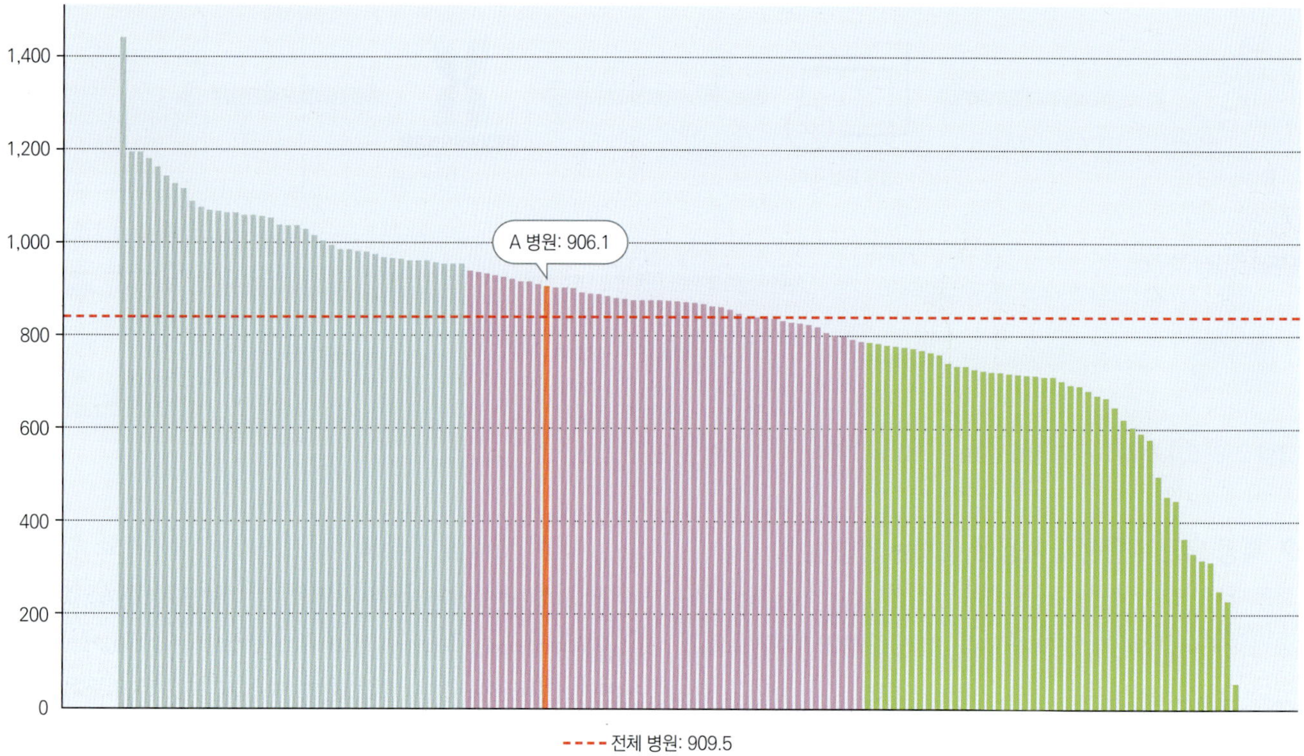

그림 2-3-6. KONAS 참여 의료기관들과 비교한 A병원의 2022년 전체 항생제 사용량(출처: KONAS Annual Report 2024)

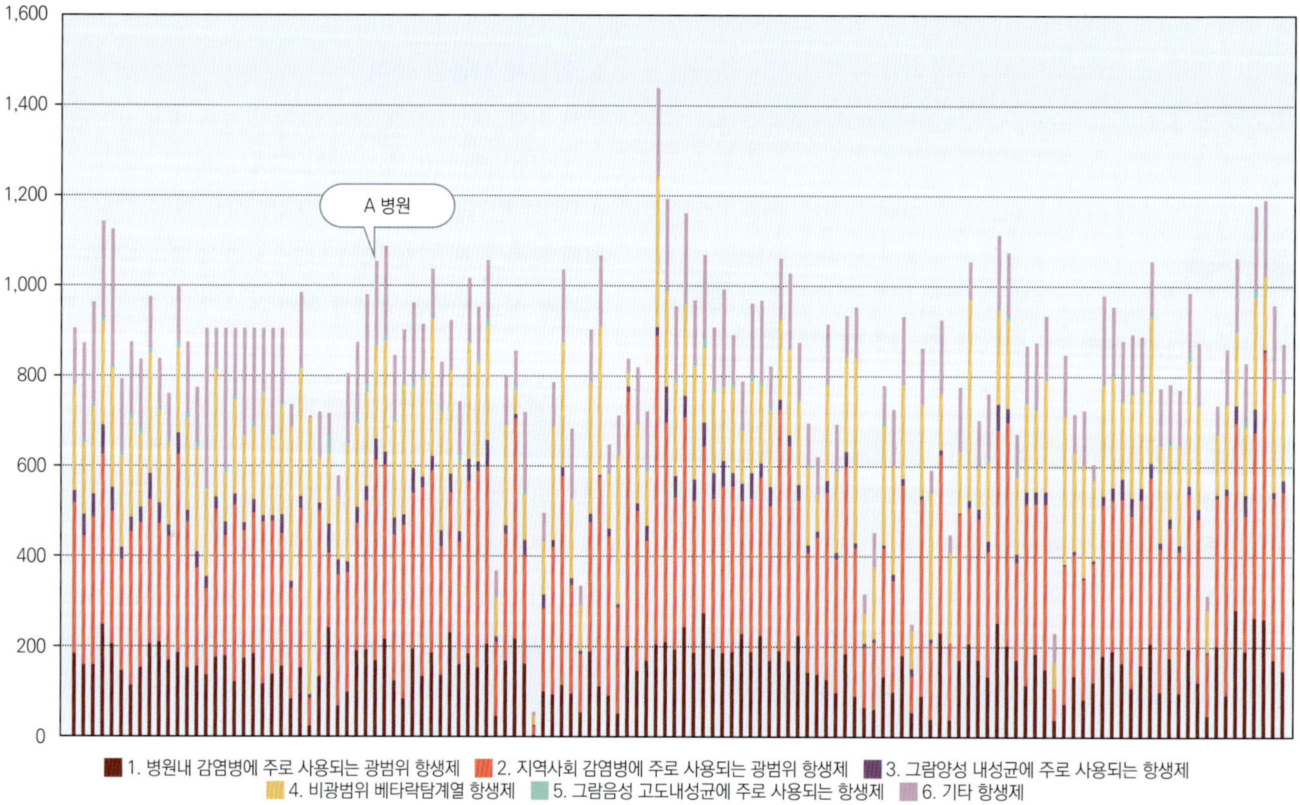

그림 2-3-7. KONAS 참여 의료기관들과 비교한 A병원의 2022년 항생제 사용패턴(출처: KONAS Annual Report 2024)

여부, 투여 경로(주사, 경구)를 선택하여 전체 참여 기관, 동일 규모 기관, 동일 종별 기관, 동일 지역 기관과 비교 분석한 자료를 확인할 수 있다(표 2-3-2).

표 2-3-2. KONAS 참여 의료기관들과 A병원의 2022년 항생제 사용량 변화 추세

년/월	2022년 월별 전체 항생제 사용량(단위, DDD/1,000 환자-재원일수)				
	A 병원	전체 병원	동일 규모	동일 종별	동일 지역
2022/01	918.1	874.9	738.5	777.5	883.2
2022/02	900.1	843.9	766.4	775	849.6
2022/03	848.7	852.3	786.9	786.2	860.8
2022/04	927.3	897.8	841.5	844.9	893.1
2022/05	883.8	915.2	848.8	860	916.7
2022/06	898.3	927.4	854.9	871.7	929.9
2022/07	894.5	932.8	857.3	877	929.6
2022/08	886.1	939.7	874.8	887.3	938.5
2022/09	956.6	951.4	881.6	895.5	948.1
2022/10	932.8	942.2	879.3	889.7	934.2
2022/11	948.7	937.6	874.9	886	936.8
2022/12	873.9	899.6	847.8	858.8	895.2

출처: KONAS Annual Report 2024.

[성공 사례]

- 개별 병원에서 항생제 사용량을 수집할 때 겪을 수 있는 어려움
  - 데이터 표준화 부족: 병원마다 처방 기록과 약물 관리 시스템이 상이하여 항생제 사용량 데이터를 표준화된 형식으로 수집하기 어렵다.
  - 인프라 및 기술 부족: 의료 정보 기술 인프라가 부족하거나 전자 의무기록시스템이 충분히 발달되어 있지 않을 경우 데이터를 효율적으로 수집하고 분석하기 어려울 수 있다
  - 자원 및 시간의 부족: 항생제 사용량 데이터를 수집하고 분석하기 위해서 상당한 시간과 인력이 필요하지만 일부 병원들에서는 이를 담당할 전담 인력이 부족할 수 있다.
- 해결 방안: KONAS 시스템 활용
  - 데이터 표준화 지원: KONAS는 병원 간 데이터 형식을 표준화하여 항생제 사용량을 통일된 기준으로 수집 및 분석하고 환류 한다.
  - 편리한 결과 분석: 건강보험심사평가원의 청구자료를 통해 개별 병원의 항생제 사용 데이터를 수집하기 때문에 개별 병원은 자체적으로 데이터를 분석할 필요 없이 KONAS로부터 분석 결과를 받아볼 수 있다.
  - 교육 및 지원 제공: KONAS는 참여 병원 의료진과 관리자를 대상으로 항생제 사용량 데이터 수집 및 활용 방법에 대해 교육을 제공하며, 이를 통해 항생제 사용량 수집의 중요성을 인식시키고 의료진의 적극적인 참여를 유도한다.

SUMMARY

항생제 사용량 평가를 위한 주된 지표로 DDD와 DOT가 사용된다. 각 지표가 지닌 장점과 한계를 이해한 후 상호보완 할 수 있도록 활용해야 한다. 항생제 사용량 분석은 단순히 데이터를 수집하는 것을 넘어, 사용량의 변화를 모니터링하고 부적절한 사용을 식별하며, 중재활동의 효과를 평가하는 데 핵심적인 역할을 한다. 이러한 분석은 항생제 내성 감소와 적정사용을 촉진하는 근거를 제공하며, 정책 결정과 임상 가이드라인 개선에 중요한 정보를 제공한다.

참고문헌

1. Ansari F, Gray K, Nathwani D, et al. Outcomes of an intervention to improve hospital antibiotic prescribing: interrupted time series with segmented regression analysis. J Antimicrob Chemother. 2003;52(5):842-8.
2. KleinEY, ImpalliI, PoleonS, et al. Global trends in antibiotic consumption during 2016–2023 and future projections through 2030. Proc Natl Acad Sci U S A. 2024;121(49):e2411919121.
3. KONAS 전국의료기관 항생제 사용분석 및 환류시스템[인터넷]. 전국의료기관항생제사용량분석연보. Available at: https://www.konas.or.kr:44538/xe/pds/1909
4. NandiA, PecettaS, BloomDE, et al. Global antibiotic use during the COVID-19 pandemic: analysis of pharmaceutical sales data from 71 countries, 2020–2022. EClinicalMedicine. 2023;57:101848.
5. World Health Organization [Internet]. WHO Collaborating Centre for Drug Statistics Methodology. ATC/DDD index [Accessed Nov 18 2024]. Available at: https://atcddd.fhi.no/atc_ddd_index/.

Section II

Chapter — 02

항생제 처방에 대한 질적평가 방법

박세윤 한양대학교 의과대학 내과학교실

목적

- 항생제 처방에 대한 질적평가 방법
- 항생제 처방에 대한 질적평가의 종류
- 항생제 처방에 대한 질적평가 종류에 따른 장단점
- 항생제 처방에 대한 질적평가의 국내외 사례

학습 성과

Learning outcomes

- 항생제 처방에 대한 질적평가의 종류와 각각의 장단점을 이해할 수 있다.
- 질적평가의 국내외 사례를 통해 효과적인 질적평가의 전략을 선택할 수 있다.

01 항생제 처방에 대한 질적평가 방법

항생제 처방의 질적평가 방법은 항생제 처방 관행의 세부 사항을 이해하고, 양적지표로는 놓칠 수 있는 개선 영역을 식별하는 데 필수적이다. 정량적인 항생제 사용량 측정만으로는 의료기관 내에서 부적절한 항생제 사용이 이루어지고 있는 지점을 정확히 파악하기 어렵기 때문에 항생제 사용 중재활동을 수행해야 할 구체적 대상을 정하기가 어렵다. 때문에 의료기관 내에서 효과적인 항생제 적정사용관리 활동을 수행하기 위해서는 항생제 처방에 대한 질적평가를 수행하여 부적절하게 처방되고 있는 항생제의 패턴을 파악하는 것이 필수적이다. 뿐만 아니라 주기적인 항생제 처방에 대한 질적평가를 수행할 경우 항생제 사용 중재활동의 효과도 파악할 수 있다.

02 질적평가를 위한 표준지표의 활용

항생제 처방에 대한 질적평가를 위해서는 항생제 처방의 여러 구성요소들을 고려해야 한다. 예를 들어 환자의 신장기능, 체중, 간기능, 연령과 바탕 질환 등을 참고해서 적절한 투여 용량과 투여 간격을 평가할 수 있다. 또한 배양검사 결과의 유무에 따라서 경험적 항생제 사용과 확정적 항생제 처방으로 나누어서 항생제 종류의 적정성에 대해서 평가할 수 있다. 항생제 사용기간이 적절한지에 대해서 평가도 진행할 수 있는데 이를 위해서는 처방이 완료된 후에 후향적으로 의무기록 검토를 하는 것이 바람직하다. 이를 고려하여 제시된 방법 중 하나는 처방의 한 구성요소를 하나의 평가항목(표준지표)으로 지정하여 평가하는 방법이다. 2015년 네덜란드 van den Bosch 등이 체계적 문헌고찰과 델파이 연구를 통해서 제시한 환자 수준에서의 9개와 기관 수준에서의 2개의 표준지표가 대표적인 사례이다. 국내에서는 2019년에 25명의 항생제 전문가들의 합의를 통해서 입원환자 대상 13개, 외래환자 대상 7개, 수술 예방적 항생제 5개의 표준지표를 선정하여 제시하였다(표 2-3-3).

호주는 2015년부터 4개의 표준지표(항생제 처방 적응증 기입, 처방 중단 또는 평가기록, 24시간 이내 수술 예방적 항생제 중단, 가이드라인 준수)를 기반으로 항생제 처방 적절성을 평가하고 연간 보고서를 발표하고 있다. 이를 통해 항생제 처방의 질적 개선이 이루어졌으며, 2013년에서 2019년 사이 항생제 처방 적응증 기입 비율이 71%에서 84%로 증가하고, 수술 예방적 항생제의 24시간 초과 사용은 41%에서 30%로 감소했다.

표 2-3-3. 국내 전문가 합의를 통해서 선정된 단면조사에서 사용될 수 있는 입원, 외래, 응급실에서의 항생제 질적평가 표준지표

치료적 목적의 항생제(입원/응급실)
① 경험적 항생제 종류는 지침(기관 내, 국내, 혹은 국제)에 근거하여 처방한다. ② 배양 검사 결과를 알 수 있는 경우 이에 따라 적절한 항생제를 투약한다. ③ 치료 목적의 항생제를 투여하기 전 혹은 직후 감염증이 의심되는 부위의 검체로 배양검사를 시행한다. ④ 치료 목적의 항생제를 투여하기 전 2쌍 이상의 혈액배양 검사를 시행한다. ⑤ 항생제 용량이나 투여 간격은 신기능에 따라 조절한다. ⑥ 항생제를 사용하는 처방의 근거와 계획이 의무기록에 있다.
치료적 목적의 항생제(외래)
① 경험적 항생제 종류는 지침(기관 내, 국내, 혹은 국제)에 근거하여 처방한다. ② 배양 검사 결과를 알 수 있는 경우 이에 따라 적절한 항생제를 투약한다. ③ 항생제 용량이나 투여 간격은 신기능에 따라 조절한다.
수술 예방적 항생제
① 수술예방 항생제는 지침(기관 내, 국내, 국제)에 근거하여 처방한다. ② 수술예방 항생제는 수술 부위 절개 전 1시간 이내에 투여한다. ③ 수술예방 항생제는 수술 후 1일 이내에 중단한다.

Section II

03 표준지표를 활용한 항생제 처방의 질적평가의 장단점

표준지표만으로 항생제 처방의 질적평가에는 한계가 있으며, 일부 지표는 특정 상황에서 적용하기 어려운 경우가 있다. 예를 들어, 배양검체 획득이 어려운 감염 부위에서는 "항생제 처방 전에 검체 배양이 시행되었는가"라는 지표를 적용하기 힘들다. 또한, 표준지표는 항생제 처방의 구성요소를 평가하는 방식이므로 전문가의 임상 판단과 차이가 있을 수 있다. 따라서 질환이나 상황에 맞춘 개별화된 표준지표를 선정하는 것이 유용할 수 있으며, 예를 들어 "패혈증에서는 항생제 처방이 주사제로 시작되어야 한다"는 지표가 하나의 예시가 될 수 있다.

표준지표만으로 평가가 어려운 경우에는 전문가의 판단에 근거한 질적평가가 필요할 수 있으며, 항생제 처방을 최적, 적절, 부적절로 나누어 평가하는 방법도 있다. 그러나 개별 환자의 항생제 처방 요소를 모두 평가하려면 상당한 노동력과 전문적인 지식이 필요하다. 이를 보완하기 위해, 보조 인력도 평가에 참여할 수 있도록 판단을 최소화하고,

알고리듬을 활용하여 항목별로 처방의 적정성을 평가하는 방식도 고려할 수 있다. 이처럼 표준지표와 전문가 판단을 활용한 평가 방식에는 각각의 장단점이 있으므로, 평가 방식의 개선과 표준화를 위한 추가적인 연구와 고민이 필요하다.

04 항생제 처방의 질적평가 국내외 사례

항생제 처방의 질적평가는 2000년대에 유럽, 미국, 호주를 중심으로 시작되었고, 각국은 독립적으로 평가 시스템을 발전시켜 왔다. 유럽에서는 ESCA-Net을 통해 항생제 사용량과 질적평가를 함께 연구하고 있으며, 네덜란드에서는 11개의 표준지표를 이용해 22개 병원에서 항생제 처방을 평가했다. 스페인에서도 네덜란드의 지표를 사용해 질적평가를 시행했다. 호주에서는 National Antimicrobial Prescribing Survey (NAPS)를 통해 항생제 처방을 모니터링하고, 병원들이 자율적으로 개선할 수 있도록 온라인 플랫폼을 제공하고 있다. NAPS는 Hospital NAPS, Surgical NAPS, Aged Care NAPS 등으로 세분화되어 있으며, 병원들이 지역 및 병원 규모에 따라 항생제 처방을 비교할 수 있게 한다.

미국에서는 CDC가 항생제 사용량과 질적평가를 주도하며, 특히 소아 환자의 항생제 처방에 대해 Sharing Antimicrobial Reports for Pediatric Stewardship Collaborative (SHARPS) 협력이 평가를 진행했다. 2015년에는 CDC에서 Antimicrobial Quality Assessment (AQUA)라는 평가 알고리즘을 개발하여 병원들이 항생제 처방을 후향적으로 분석하고, 적정성 여부를 평가할 수 있게 했다.

벨기에의 앤트워프 대학은 Global Point Prevalence Study (PPS)를 통해 전 세계 병원에서 항생제 처방을 평가하고 있으며, 각 병원은 자발적으로 데이터를 수집해 다른 기관과 비교할 수 있다. 중국은 2020년부터 의료 정보 데이터베이스와 ICD-10 코드를 이용해 항생제 처방을 적절성 기준에 따라 평가하고, 처방을 적절한 경우, 적절할 가능성이 있는 경우, 부적절한 경우, 그리고 진단과 연계되지 않은 경우로 구분하여 분석하고 있다.

국내에서는 2000년대 초부터 일부 기관에서 항생제 처방의 질적평가가 이루어졌으며, 2018년에는 20개 병원, 2019년에는 74개 병원에서 항생제 처방에 대한 전문가 판단 기반 평가가 시행되었다. 2020년과 2022년에는 요

표 2-3-4. 국내 항생제 질적평가의 대상 항생제와 질환

연구 연도	대상 기관	대상 항생제	연구 내용
2003년	8개 대학병원	Ciprofloxacin	수술 예방적 항생제, 치료적 항생제
2007년	6개 대학병원	수술 예방적 항생제	총 5종의 수술-위절제술, 관절수술(고관절치환술, 슬관절치환술), 자궁적출술, 개두술, 척추수술
2014년	1개 대학병원	수술 예방적 항생제	건강보험심사평가원에서 지정한 11종류의 수술-위절제술, 대장절제술, 복강경하 담낭절제술, 고관절치환술, 슬관절치환술, 자궁적출술, 제왕절개술, 심장수술, 개두술, 전립선절제술, 녹내장수술
2015년	1개 대학병원	전체 항생제	무증상세균뇨
2018년	20개 2, 3차 의료기관	전체 항생제	치료적, 수술 예방적, 내과 예방적 항생제
2019년	74개 2, 3차 의료기관	전체 항생제	치료적, 수술 예방적, 내과 예방적 항생제
2019년	10개 중소병원	전체 항생제	치료적, 수술 예방적, 기타 항생제
2020년	24개 2, 3차 의료기관, 2개 요양병원	전체 항생제	무증상세균뇨, 하부요로감염, 상부요로감염(복잡성/비복잡성)
2020년	27개 2, 3차 의료기관	전체 항생제	균혈증 환자

로 감염 및 균혈증 치료 항생제에 대한 평가가 이루어졌다(표 2-3-4). 이 평가를 통해 국내 병원의 항생제 처방 중 약 26-27%가 부적절하다는 결과가 나왔으며, 중소병원의 경우 34.2%, 요양병원에서는 36.7%가 부적절한 것으로 확인되었다.

05 국내 항생제 질적평가 로드맵

항생제 질적평가에 대한 대상기관, 주기, 종류, 평가 방법, 대상 추출 방법 등은 국제적으로 방법적인 부분에서 표준화가 되어 있지 않아 국내에서는 내과 및 소아청소년과 감염분과 전문의, 대한감염학회 항생제 내성위원회 소속 위원, 전국의료기관 항생제 사용량 분석 및 환류시스템 참여 연구진, 질병관리청 항생제 내성관리과, 건강보험심사평가원, 한국병원약사회 소속 항생제 전문 약사 등으로 구성된 전문가 합의를 위한 패널을 구성하여 델파이 연구를 시행하였다. 이를 통해서 현재 시점에서 가능한 방안과 장기적인 목표를 구성하여 제시하였다(표 2-3-5). 장기적인 목표로 항생제 처방의 질적평가는 그 대상을 의원에까지 확대해야 하며, 최소 연 1회 평가하는 것에 합의가 되었다. 항생제와 항진균제 범위까지는 평가가 필요하다는 것을 델파이 연구를 통해서 확인할 수 있었다. 본 로드맵에 따라서 체계적인 국가 단위의 질적평가 수행이 이루어질 것으로 기대한다.

06 항생제 평가 tool 예시

항생제 처방에 대한 평가의 tool로 다음의 예시를 참고할 수 있다(표 2-3-6, 7). 항생제 처방의 목적(치료적, 수술 예방적, 내과 예방적) 혹은 질환(요로감염, 폐렴, 패혈증 등), 혹은 개별 항생제(vancomycin, ciprofloxacin) 등 상황에 맞는 항생제 질적평가 tool을 개발하여 활용할 수 있다.

표 2-3-5. 국내 항생제 질적평가 로드맵

대상기관	현재 시점에서 가능한 방안	장기적인 목표
대상기관	상급종합병원, 종합병원, 병원	상급종합병원, 종합병원, 병원, 전문병원, 의원
주기	합의점을 찾기 어려움	1년에 1회
종류(전신, 국소)	전신 항생제	
분류(항균제, 항진균제, 항바이러스제, 항원충제)	항균제	항균제, 항진균제
투여 경로	주사, 경구	
처방 목적	치료적, 수술 예방적, 내과 예방적	
감염 획득 장소	지역사회획득, 의료관련감염	
평가 방법 (전문가판단, 일정기준 활용)	일정기준(표준지표) 활용	
대상 추출 방법	• 특정 기간에 처방된 항생제에 대해서 무작위 추출을 통한 평가, 필요에 따라서 특정 항생제 또는 질환에 대한 평가를 병행 • 특정일에 처방된 항생제에 대해서 무작위 추출을 통한 평가 • 특정 질환이나 특정 항생제에 국한된 평가	• 특정 기간에 처방된 항생제에 대해서 무작위 혹은 전수 추출을 통한 평가, 필요에 따라서 특정 항생제 또는 질환에 대한 평가를 병행

Section II

표 2-3-6. 치료적 항생제 평가 예시(치료기간을 고려하지 않는 경우)

평가 기준	평가 결과
Optimal	• 가이드라인에서 제시하고 있는 대로 처방한 항생제로 해당 질환에 대한 항생제 종류, 용량, 투여경로가 모두 적절함 • 감염전문의(감염내과/소아과)가 권고한 항생제 또는 원인이 될 만한 균(혹은 동정된 균)에 감수성이 보이는 항생제이며 용량, 투여 경로가 모두 적절함
Adequate	Optimal에 해당되지는 않더라도 원인이 될 만한 균(혹은 동정된 균)을 고려하였을 때 합리적인 항생제 사용이라고 판단됨
Suboptimal	다음 중 하나 이상에 해당하는 경우, ① 경증의 알러지 과거력이 있는 항생제를 처방함 ② 원인이 될 만한 균을 고려하였을 때 항생제 스펙트럼이 과도하게 광범위함 ③ 미생물 검사 결과에 따른 강하치료(de-escalation)를 적절히 시행하지 않음 ④ 권고되고 있는 용량보다 현저하게 높은 용량을 사용함
Inadequate	다음 중 하나 이상에 해당하는 경우, ① 항생제 처방이 필요한 감염질환이 존재하지 않음 ② 중증의 알러지 과거력이 있는 항생제를 처방함 ③ 원인이 될만한 균(혹은 동정된 균)을 고려하였을 때 항생제 종류, 용량(권고되고 있는 용량보다 현저하게 낮은 용량), 혹은 투여 경로가 부적절함

표 2-3-7. 치료적 항생제 평가 예시(치료기간을 고려한 경우)

평가 항목	평가 결과
항생제 투여 대상	• Optimal: 항생제 투여의 근거가 될 감염의 증상, 징후, 세균 검출의 증거가 있음 • Inadequate: 항생제 투여의 근거가 될 감염의 증상, 징후, 세균 검열의 증거가 없음
항생제의 선택	• Optimal - 가이드라인에서 제시하고 있는 항생제, 원인이 될 만한 균 또는 동정된 균에 감수성을 보이는 항생제 - 감염전문의(감염내과/소아청소년과) 등이 권고한 항생제 • Suboptimal - 원인이 될 만한 균 또는 동정된 균을 고려하였을 때 항생제 스펙트럼이 과도하게 광범위하지 않음 - 원인균의 감수성 결과에 따라 항생제 강하치료를 적절히 시행하지 않음 - 경중의 부작용과 과거력이 있는 항생제를 투여함 • Inadequate - 원인균으로서 필요 이상의 포괄적, 제한적인 항생제가 투여되는 경우 - 중증도와 부작용 과거력이 있는 항생제를 투여함
항생제 용량·용법	• Optimal: 환자의 감염 병소 및 신기능, 간기능을 고려하였을 때 적절한 항생제의 용량과 용법으로 투여되는 경우 • Suboptimal: 고려되는 용량보다 현저하게 높은 용량을 투여하는 경우 • Inadequate: 고려되는 용량보다 현저하게 낮은 용량을 투여하는 경우, 투여 경로가 부적절한 경우
항생제 치료 기간	• Optimal: 환자의 감염 진단명을 기준으로 적절한 투여 기간을 유지했을 때 • Suboptimal: 과도하게 긴 기간 항생제를 투여한 경우 • Inadequate: 과도하게 짧은 기간 항생제를 투여한 경우
종합평가	SUPPORTED UNSUPPORTED

Point surveillance 특정일의 항생제 처방을 평가할 때에는 치료기간을 평가 항목에 포함하기가 어려우나, 치료가 종료된 이후 시점에서 평가할 경우 치료기간을 고려한 평가를 시행할 수 있다.

[성공 사례]

미국에서 시행된 외래 약사 주도로 감사 및 피드백을 통한 요로감염 및 피부연조직 감염 항생제 처방 개선 연구에서 질적평가의 사례를 확인할 수 있다. 미국의 1차 의료기관 가정의학과 한 곳과 내과 한 곳에서 약사 주도의 감사-피드백 시스템을 도입하기 전 6개월간의 처방 데이터 200건과 도입 후 6개월간의 처방 데이터 200건을 비교하였다. 적절한 처방의 기준은 올바른 항생제의 선택, 적절한 용량, 치료기간, 치료 적응증을 기준으로 하여 평가하였다. 결과에 따르면 적절한 항생제 산택은 53%에서 70% ($p<0.001$), 적절한 치료기간은 57.5%에서 83.5% ($p<0.001$), 적절한 치료 적응증은 94%에서 98% ($p=0.041$)로 향상되었다. 총 항생제 처방의 적정성은 27.5%에서 50.5%로 유의하게 향상되었다($p<0.0001$).

[실무적용 가이드]

항생제 처방의 질적평가를 시행할 때에는 전체적인 처방의 적절성을 평가하기보다는 단계적인 접근이 필요하다. 국내에서 합의된 응급실/입원, 외래, 수술예방적 항생제 처방에서의 표준지표는 표 2-3-2에 소개되어 있다. 각 의료기관에서 개별적으로 항생제나 질환을 선택하여 항생제 처방의 질적평가를 정기적으로 시행하여 의료진에게 피드백을 제공하는 방식도 고려해 볼 수 있다.

결 론

항생제 처방에 대한 질적평가는 부적절한 사용을 파악하고 개선 방향을 제시하는 데 필수적이다. 국내외 사례를 보면 표준지표 기반 평가가 효과적이지만, 상황에 맞춘 지표와 전문가 판단의 보완이 필요하다. 국내에서는 장기적으로 의원까지 평가 대상을 확대하고, 연간 주기적 평가를 시행해 항생제 처방의 질적 개선을 도모해야 한다. 표준화된 평가도구와 알고리즘의 개발은 이러한 목표를 달성하는 데 중요한 역할을 할 것이다.

SUMMARY

- 항생제 처방의 질적평가는 부적절한 항생제 사용을 파악하고, 개선 활동의 효과를 평가하기 위해 필수적이다.
- 표준지표를 활용하면 항생제 처방의 적절성을 구조적으로 평가할 수 있으며, 국내에서는 입원환자, 외래환자, 수술 예방적 항생제를 위한 25개의 표준지표가 선정되었다.
- 표준지표는 객관적인 평가를 가능하게 하지만, 모든 상황에 적용하기 어려운 한계가 있으며 전문가 판단과 알고리즘을 병행하는 방식이 보완책이 될 수 있다.
- 국내외에서는 표준지표와 알고리즘을 기반으로 다양한 질적평가 사례가 축적되었으며, 국내에서는 항생제 처방의 부적절한 비율이 26-36%로 나타났다.
- 국내 질적평가의 장기적인 목표는 평가 대상을 의원까지 확대하고, 연 1회 평가를 시행하며, 표준화된 도구와 알고리즘을 개발해 효율성과 정확성을 높이는 것이다.

참고문헌

1. Arcenillas P, Boix-Palop L, Gómez L, et al. Assessment of quality indicators for appropriate antibiotic use. Antimicrob Agents Chemother. 2018;62(12):e00875-18.
2. Choi PW, Benzer JA, Coon J, Egwuatu NE, Dumkow LE. Impact of pharmacist-led selective audit and feedback on outpatient antibiotic prescribing for UTIs and SSTIs. Am J Health Syst Pharm. 2021;78(Supplement_2):S62-S69.
3. Kim B, Lee MJ, Park SY, et al. Development of key quality indicators for appropriate antibiotic use in the Republic of Korea: results of a modified Delphi survey. Antimicrob Resist Infect Control. 2021;10(1):48.
4. Kim YC, Park JY, Kim B, et al. Prescriptions patterns and appropriateness of usage of antibiotics in non-teaching community hospitals in South Korea: a multicentre retrospective study. Antimicrob Resist Infect Control. 2022;11(1):40.
5. Lee R, Park SY, Park JY, et al. Evaluating antimicrobial utilization in 20 Korean long-term care hospitals: a call to action for antimicrobial stewardship. J Hosp Infect. 2024;153:65-72.
6. Park SY, Kim YC, Lee R, et al. Current Status and Prospect of Qualitative Assessment of Antibiotics Prescriptions. Infect Chemother. 2022;54(4):599-609.
7. Park SY, Kim YC, Moon SM, et al. Developing a framework for regular and sustainable qualitative assessment of antibiotic use in Korean medical institutions: a Delphi study. Antimicrob Resist Infect Control. 2023;12(1):114.
8. Park SY, Moon SM, Kim B, et al. Applicability and limitations of quality indicator-based assessment of appropriateness in antimicrobial use: a comparison with expert opinion. J Hosp Infect. 2023;139:93-8.
9. Park SY, Moon SM, Kim B, et al. Appropriateness of antibiotic prescriptions during hospitalization and ambulatory care: a multicentre prevalence survey in Korea. J Glob Antimicrob Resist. 2022;29:253-8.
10. van den Bosch CM, Geerlings SE, Natsch S, et al. Quality indicators to measure appropriate antibiotic use in hospitalized adults. Clin Infect Dis. 2015;60(2):281-91.
11. van den Bosch CM, Hulscher ME, Natsch S, et al. Applicability of generic quality indicators for appropriate antibiotic use in daily hospital practice: a cross-sectional point-prevalence multicenter study. Clin Microbiol Infect. 2016;22(10):888.e1-888.e9.
12. Zhao H, Wei L, Li H, et al. Appropriateness of antibiotic prescriptions in ambulatory care in China: a nationwide descriptive database study. Lancet Infect Dis. 2021;21(6):847-57.

Section II

Chapter — 03

과정지표와 결과지표의 활용

김용찬 연세대학교 의과대학 내과학교실

목적

- 항생제 적정사용관리를 평가하고 향상시키기 위한 과정지표와 결과지표를 제시

학습 성과

Learning outcomes

- 항생제 적정사용관리의 과정지표와 결과지표를 설명하고 상황에 맞는 지표를 설정할 수 있다.

01 의료서비스 질 평가지표

의료서비스의 질을 평가하는 지표로 가장 많이 활용되는 것이 도나베디안 모델(Donabedian model)이다. 이 모델은 의료서비스 품질을 평가하기 위한 개념적 모델로, 1966년 미시간 대학교의 의사이자 보건 서비스 연구자인 아베디스 도나베디안에 의해 개발되었다. 이 모델에 따르면, 의료서비스 질에 대한 정보는 "구조", "과정", "결과"의 세 가지 범주에서 도출할 수 있다(표 2-3-8).

표 2-3-8. Donabedian의 의료서비스 질 평가 방법

구성요소	설명
구조 (Structure)	의료서비스가 제공되는 환경을 의미하며, 병원 건물, 인력, 재정, 장비 등이 포함됨
과정 (Process)	의료서비스 제공 중 발생하는 상호작용, 활동 및 절차를 나타냄
결과 (Outcome)	의료서비스가 환자와 인구의 건강 상태에 대해 미치는 영향을 나타냄

1. 구조지표

구조(structure) 지표는 의료서비스가 제공되는 환경에 영향을 미치는 모든 요소를 포함한다. 예를 들어, 시설의 물리적 환경, 장비, 인적 자원, 조직의 특성 등이 포함된다. 구조지표는 의료 시스템 내 평균적인 질 수준을 나타낼 수 있으며, 과정에서 발견된 문제의 근본 원인이 될 수 있다. 구조지표는 관찰과 측정이 비교적 용이한 특징이 있다.

2. 과정지표

과정(process) 지표는 의료서비스를 구성하는 행동과 절차를 말한다. 여기에는 진단, 치료, 예방 등이 포함된다. 도나베디안의 이론에 따르면, 과정지표의 측정은 의료서비스 질의 측정과 거의 동일하다. 과정지표에 대한 정보는 의료기록, 환자 및 의료 제공자와의 인터뷰, 의료기관 방문을 통한 직접 관찰 등으로 수집할 수 있다.

3. 결과지표

결과(outcome) 지표는 의료서비스가 환자 및 인구의 건강상태, 행동, 지식에 미친 모든 영향을 포함하며, 환자 만족도와 삶의 질도 포함된다. 환자의 건강상태를 개선시키는 것이 의료서비스의 주요 목표이기 때문에 결과지표는 의료서비스의 가장 중요한 지표로 간주된다. 하지만 이를 정확히 측정하는 것에는 많은 노력과 시간이 요구된다. 또한, 결과지표와 과정지표 사이의 연관성을 결정하기 위해서는 대규모 표본, 사례별 탐구, 장기적인 추적조사 등을 통한 확인이 필요하다.

도나베디안 모델은 오늘날까지도 의료와 관련된 다양한 분야에서 활용되고 있으며, 특히 의료서비스 질 평가를 위해 널리 사용되고 있다. 이 모델은 질 관리에 대한 내재적인 정의를 포함하고 있지 않으므로, 넓거나 좁은 범위의 의료서비스 관련 영역에 모두 적용할 수 있다. 세 가지 영역(구조, 과정, 결과) 각각이 장단점을 가지고 있으며, 개별 의료 시스템을 이해하거나 실험 및 개입을 설계하는 데 유용한 인과관계의 연결고리를 형성하기 위해서는 관련된 의료서비스 제공자 및 연구자들이 이들 간의 연결을 도출해야 한다.

항생제 적정사용관리가 의료서비스의 질을 향상시키는 활동이라는 것을 감안할 때 이러한 도나베디안 모델을 항생제 적정사용관리 평가에 활용할 수 있다. 항생제 적정사용관리의 구조지표로는 Section I의 Part 3에서 설명한 운영체계가 사용될 수 있다. 활동의 효과를 평가하기 위해서는 구체적인 과정 및 결과지표의 설정이 필요한데 이를 위해서는 체계적인 접근이 요구된다. 항생제 적정사용관리 전략이 의도대로 구현되고 있는지, 환자의 진료결과와 항생제 내성 획득만이 아니라 전체 의료의 질에 미치는 영향을 종합적으로 평가할 수 있는 지표를 선정하는 것이 중요하다. 이 장에서는 항생제 적정사용관리에서 과정지표와 결과지표의 정의, 중요성, 종류 등에 대해 설명한다.

02
항생제 적정사용관리의 과정지표

1. 정의

항생제 적정사용관리에서 수행된 일련의 과정들이 얼마나 체계적이고 효과적으로 이루어졌는지를 측정하는 지표이다. 즉, 의료진이 항생제 사용과 관련된 가이드라인과 프로토콜을 얼마나 잘 준수했는지, 항생제 사용의 투명성과 적정성을 얼마나 유지했는지 평가하는 데 사용된다.

2. 중요성

① 항생제 적정사용관리를 단기간 적용한 후에도 측정이 가능하다.

② 환자 진료의 안전성과 치료효과를 높이는 데 적용 가능하다.

③ 항생제 적정사용관리 구현의 충실도를 측정하여 올바르고 일관되게 구현되고 있는지 확인하여 개선이 필요한 부분을 식별하는 데 유용하다.

④ 항생제 적정사용관리로 인해 의료서비스 질이 얼마나 향상되었는지 확인하는 데에도 활용될 수 있으며 결과지표를 평가하는 것보다 비용과 시간이 적게 소요된다.

3. 주요 과정지표

다양한 지표들 중 어떤 지표 선택할 것인가 하는 것은 실질적으로 당면하게 되는 주요 문제이다. 개별 의료기관의 상황에 따라 필요한 혹은 가능한 지표를 선정할 수 있지만, 해당 지표를 선택하게 된 배경과 목적을 명확히 기술할 수 있어야 한다. 또한, 평가의 목적이나, 평가에 드는 비용 및 시간, 측정의 용이성이나 가능성, 사회적인 윤리나 가치 기준

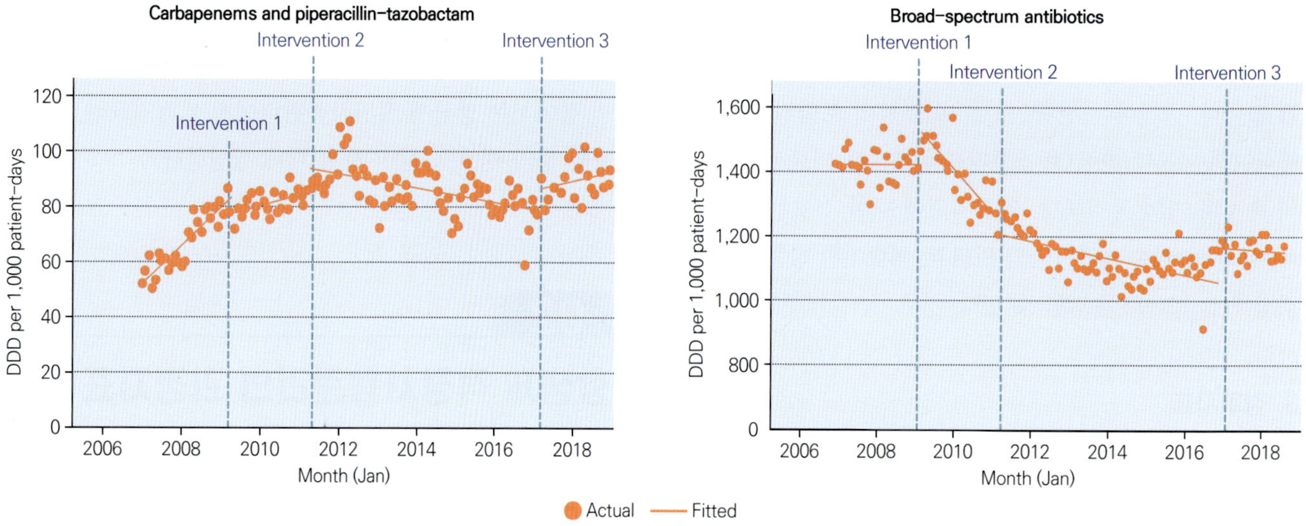

그림 2-3-8. 항생제 적정사용관리 도입과 항생제 사용량 변화. 싱가포르의 한 대형 병원에서 세 차례의 각기 다른 항생제 적정사용관리 도입 전후의 항생제 사용량을 비교 분석하였다.

표 2-3-9. 항생제 적정관리 과정지표로서 항생제 사용량 측정의 장점과 단점

장점	단점
• 사용량 데이터는 프로그램 효과를 명확히 보여주는 정량적 지표로 활용 가능 • 처방 기록과 약제 구매 데이터를 기반으로 쉽게 수집 및 분석 가능 • 사용량 감소와 재정적 효과(약제 비용 절감)를 직접적으로 확인 가능 • 병원 간/지역 간 사용량 비교 및 항생제 계열별 사용 패턴 분석 가능	• 사용량 감소가 반드시 임상적 개선이나 환자 치료 성과를 의미하지 않음 • 질적 정보(적절한 항생제 선택, 용량, 투여 기간 등)를 제공하지 못함 • 내성 패턴과 직접적으로 연관되지 않아 추가적인 분석이 필요 • 병원 규모, 환자 특성 등으로 인해 데이터 표준화 및 비교가 어려울 수 있음

표 2-3-10. 입원, 외래, 응급실에서 사용될 수 있는 항생제 사용 질적평가 표준지표

치료적 목적의 항생제(입원/응급실)
① 경험적 항생제 종류는 지침(기관 내, 국내, 혹은 국제)에 근거하여 처방한다. ② 배양 검사 결과를 알 수 있는 경우 이에 따라 적절한 항생제를 투약한다. ③ 치료목적의 항생제를 투여하기 전 혹은 직후 감염증이 의심되는 부위의 검체로 배양 검사를 시행한다. ④ 치료 목적의 항생제를 투여하기 전 2쌍 이상의 혈액배양 검사를 시행한다. ⑤ 항생제 용량이나 투여 간격은 신기능에 따라 조절한다. ⑥ 항생제를 사용하는 처방의 근거와 계획이 의무기록에 있다.
치료적 목적의 항생제(외래)
① 경험적 항생제 종류는 지침(기관 내, 국내, 혹은 국제)에 근거하여 처방한다. ② 배양 검사 결과를 알 수 있는 경우 이에 따라 적절한 항생제를 투약한다. ③ 항생제 용량이나 투여 간격은 신기능에 따라 조절한다.
수술 예방적 항생제
① 수술 예방 항생제는 지침(기관 내, 국내, 국제)에 근거하여 처방한다. ② 수술 예방 항생제는 수술 부위 절개 전 1시간 이내에 투여한다. ③ 수술 예방 항생제는 수술 후 1일 이내에 중단한다.

등을 고려해서 선택하는 것이 필요하다.

1) 항생제 사용량

특정 기간 동안 사용된 항생제의 소비량을 측정하는 것이다. 이를 통해 항생제 적정사용관리의 도입 전후 항생제 사용량의 변화를 비교하여 항생제 적정사용관리의 효과를 측정할 수 있다. 항생제 사용량을 측정할 때 전체 항생제 사용량을 측정할 수도 있지만, 중재의 초점이 되었던 항생제나 관심 항생제의 사용량을 측정하여 원하는 효과를 얻었는지 확인할 수 있다(그림 2-3-8).

항생제 사용량은 항생제 적정사용관리에서 가장 기본적이고 많이 활용되고 있는 중요한 지표이지만, 질적 정보를 제공하지 못하고 임상결과나 내성패턴과 직접적으로 연결되지 않기 때문에 항생제 적정사용관리를 보다 정확하게 평가하기 위해서는 다른 여러 지표와 함께 평가해야 한다(표 2-3-9).

2) 항생제 사용 질적 정보

항생제 사용의 적정성과 적합성을 평가하는 데 사용되는 정보로 적정한 항생제 선택/용량/투여 경로/투여 기간, 항생제 사용 적응 의무기록 작성, 배양결과에 따른 항생제 조정, 경구 항생제 전환 등이 여기에 포함된다(표 2-3-10).

항생제 사용 질적평가는 개별 환자에게 항생제 처방이 적정하게 이루어졌는지 확인하고 평가결과를 의료진에게 공유함으로써 처방의 개선점을 제공하여 환자 치료의 질을 높일 수 있는 한편 항생제 적정사용관리를 지속적으로 개선하는 데 도움이 될 수 있다. 하지만, 환자별 사용 데이터를 검토하고 평가하는 과정이 복잡하여 전문인력이 필요하며, 때로는 평가 기준이 명확하지 않아 평가자 간 결과가 다를 수 있다.

일반적으로 항생제 사용 질적평가는 개별 환자 데이터를 기반으로 하지만 대상 항생제, 질환 및 인구에 따라 대규모 데이터를 이용한 분석도 가능하다. 예로 급성상기도감염에서 항생제처방률이나 수술의 예방적 항생제 처방 적정성 등을 들 수 있다(그림 2-3-9, 2-3-10). 예시 자료는 우리

Section II

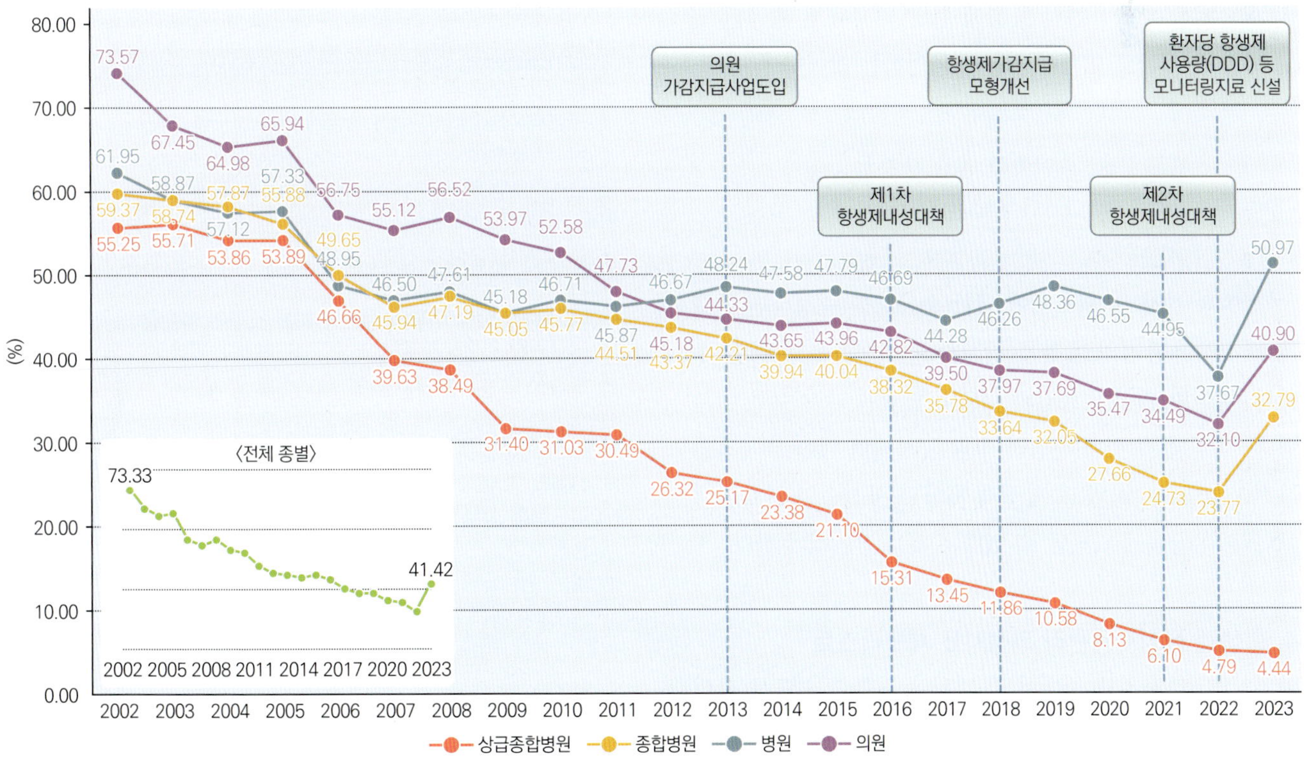

그림 2-3-9. 우리나라 연도별 종별 급성상기도감염 항생제 처방률(출처: 건강보험심사평가원. 2023년 약제급여 적정성 평가 결과)

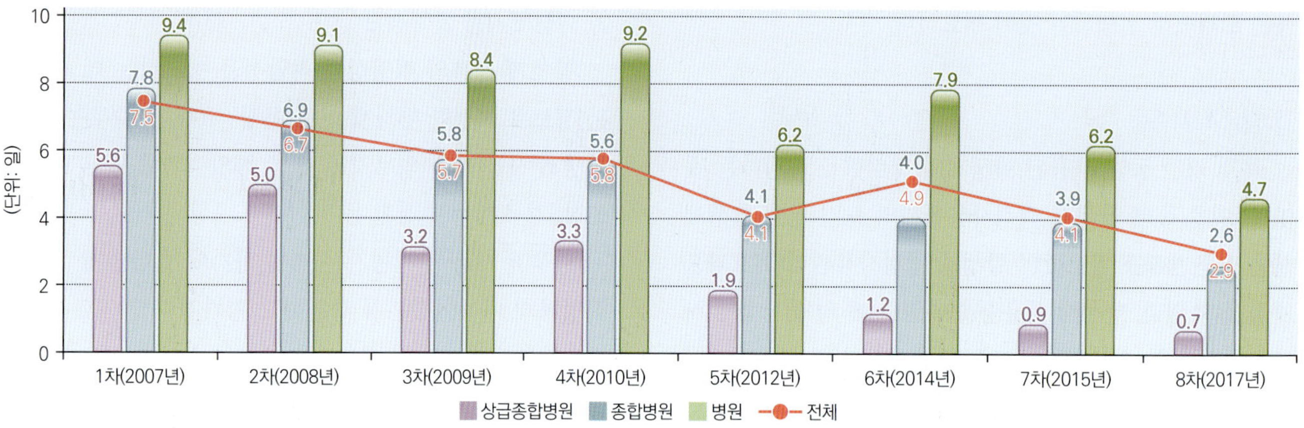

그림 2-3-10. 우리나라 연도별 종별 수술의 예방적 항생제 평균 투여일수(출처: 건강보험심사평가원. 2020년 수술의 예방적 항생제 사용 적정성 평가보고서)

나라 전체의 자료를 제시한 것이지만 개별 의료기관에서도 외래에서 급성상기도감염 진단명이 들어간 환자들 중 항생제가 처방된 환자의 비율을 확인하거나, 수술을 받은 환자들의 항생제 사용 기간을 확인하여 직접 확인할 수 있다.

3) 전향적 감사 및 피드백에 대한 순응도

항생제 처방 중재활동 핵심 전략 중 하나인 전향적 감사 및 피드백을 수행하면서 항생제 처방 의사에게 제공된 권고 사항 중 실제로 이행된 비율을 확인하는 것이다.

$$\text{순응도}(\%)=\left(\frac{\text{이행된 권고 건수}}{\text{전체 권고 건수}}\right)\times 100$$

전향적 감사 및 피드백에 대한 순응도를 측정하면 항생제 적정사용관리의 효과를 강화하고 개선점을 파악할 수 있다. 하지만 대상 의료진과 피드백 방법에 따라 수용 여부에 차이가 날 수 있어 순응하지 않은 사례에 대한 추가적인 분석이 필요할 수 있고, 항생제 제한과 사전승인 프로그램보다 효과가 늦게 나타날 수 있다는 것을 감안해야 한다.

4. 항생제 적정사용관리 과정지표 체크리스트

여러 가지 과정지표 중에서 각 기관에 적합한 지표를 선택해 항생제 적정사용관리의 수행 여부를 점검할 수 있도록 구성한 체크리스트의 예시를 제시한다(표 2-3-11).

표 2-3-11. 항생제 적정사용관리 과정지표 체크리스트 예시

1. 지표 선정의 기본 원칙
• 지표 선정의 목적이 명확히 설정되어 있는가? • 비용, 시간, 측정 가능성 등을 고려하였는가? • 해당 기관의 상황(인력, 자원, 관심 항생제 등)에 적합한 지표를 선택하였는가?
2. 항생제 사용량 측정
• 전체 항생제 사용량 또는 특정 항생제 사용량의 변화를 측정하고 있는가? • 항생제 사용량 변화가 항생제 적정사용관리 도입 전후 비교에 활용되고 있는가? • 항생제 사용량 데이터가 정량적 비교(연도별, 병원 간 등)에 사용되고 있는가?
3. 항생제 사용 질적 정보 평가
• 질적 지표(항생제 선택, 용량, 경로, 기간 등)를 평가하고 있는가? • 배양 검사 시행 여부와 결과에 따른 조정이 적절히 이뤄졌는가? • 의무기록에 항생제 처방의 근거 및 계획이 기록되어 있는가? • 평가자 간의 일관성을 위한 기준 정립 및 교육이 되어 있는가?
4. 전향적 감사 및 피드백 순응도
• 전향적 감사 및 피드백 시스템이 운영되고 있는가? • 피드백에 따른 처방 변경(권고 이행) 여부를 수치로 측정하고 있는가? • 낮은 순응도에 대한 원인 분석(의료진 수용성, 커뮤니케이션 방식 등)과 개선 방안 마련이 수행되고 있는가?

03 항생제 적정사용관리의 결과지표

1. 정의

항생제 적정사용관리의 결과지표는 항생제 적정사용관리 구현을 통해 항생제 사용이 환자 치료에 미치는 영향을 평가하는 데 사용된다. 이 지표들은 항생제의 부적절한 사용으로 인해 발생할 수 있는 부작용, 내성 발생, 환자 치료결과 등을 측정하며, 항생제 적정사용관리의 성공 여부를 판단하는 데 중요한 역할을 한다.

2. 중요성

① 항생제 작정사용관리의 중요한 목표 중 하나는 항생제를 효과적으로 사용하는 것이며, 결과지표는 이러한 목표가 달성되었는지 평가하는 데 가장 직접적으로 연관되어 있고 필수적인 역할을 한다.

② 항생제 적정사용관리를 통한 항생제 사용 부작용 및 항생제 내성률 감소를 평가한다.

③ 항생제 적정사용으로 인한 효율적 의료 자원 관리와 의료 비용 절감을 확인할 수 있다.

3. 주요 결과지표

1) *Clostridioides difficile* 감염

*C. difficile*은 장염과 설사를 유발하는 세균으로 대부분 항생제 치료를 받고 있거나 최근 받았던 사람들에게 발생한다. 드물게 독성 거대 결장이나 패혈증과 같은 합병증을 유발하며 심각한 경우 사망에 이를 수 있다. *C. difficile* 감염은 항생제 사용으로 인해 장내 미생물 균형이 깨져버리는 것이 중요한 기전이기 때문에 항생제 사용은 *C. difficile* 감염과 밀접한 연관이 있다. 따라서, 항생제 적정사용관리가 적절하게 작동된다면 *C. difficile* 감염 발생률 감소를 기대할 수 있다. 평가 방법을 위한 *C. difficile* 감염 발생률은 다음과 같이 설정할 수 있다.

$$\text{C. difficile 감염 발생률} = \left(\frac{\text{관찰되는 C. difficile 감염 건수}}{\text{환자 재원일수}}\right) \times 100$$

Study of subgroup	log [Risk ratio]	SE	Weight	Risk ratio IV, Random, 95% CI
Elligson 2012	−0.37	0.393	5.0%	0.69 [0.32, 1.49]
Fowler 2007	−1.05	0.372	5.3%	0.35 (0.17, 0.73]
Frank 1997	0.029	0.522	3.6%	1.03 [0.37, 2.86]
Gulihar 2009	−1.65	0.522	3.6%	0.19 [0.07, 0.53]
Jones 1997	−0.4	0.205	8.1%	0.67 [0.45, 1.00]
Ludlam 1999	-0.721	0.177	8.7%	0.49 [0.34, 0.69]
Malani 2013	−0.755	0.257	7.2%	0.47 [0.28, 0.78]
Miller 2009	-1.341	0.341	5.8%	0.26 [0.13, 0.51]
O'Cornor 2004	-1.164	0.567	3.2%	0.31 [0.10, 0.95]
Price 2010	−0.661	0.082	10.1%	0.52 [0.44, 0.61]
Reinoso 2002	-3.372	1.438	0.7%	0.03 [0.00, 0.57]
Schön 2011	0.034	0.103	9.8%	1.03 [0.85, 1.27]
Starks 2008	−0.984	0.309	6.3%	0.37 [0.20, 0.68]
Stone 1998	−0.546	0.251	7.3%	0.58 [0.35, 0.95]
Talpaert 2011	−1.079	0.272	6.9%	0.34 [0.20, 0.58]
Thomas 2002	−0.78	0.19864	8.3%	0.46 [0.31, 0.68]
Total (95% CI)			100.0%	0.48 [0.38, 0.62]

Heterogeneity: Tau² = 0.14; Chi² =61.27, df = 15 p<0.00001); I2=76%
Test for overall effect: Z = 5.94 (p<0.00001)

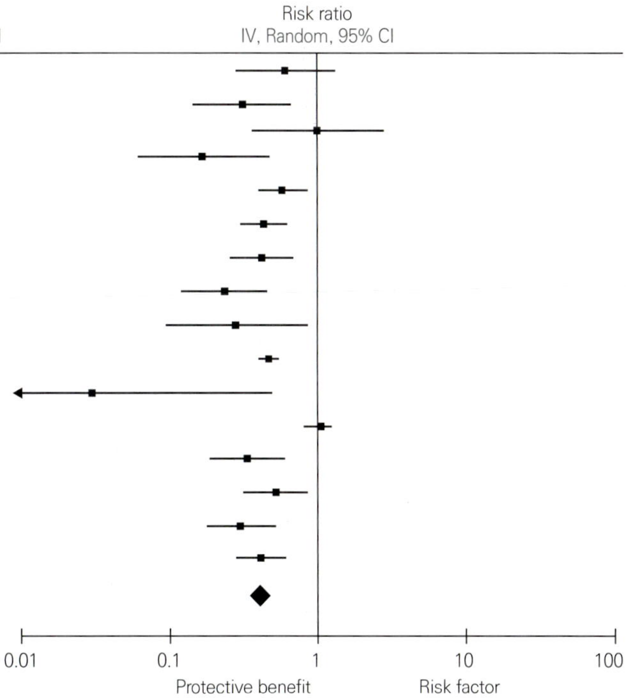

그림 2-3-11. 항생제 적정사용관리와 *C. difficile* 감염 발생에 대한 메타분석

한 체계적 문헌 검토 및 메타분석 연구에 따르면, 항생제 적정사용관리 시행은 *C. difficile* 감염 발생위험을 52% 감소시킬 수 있다(그림 2-3-11).

또한, *C. difficile* 감염은 특정 항생제 사용과 높은 연관성을 보여주기 때문에 이러한 고위험 항생제들을 목표로 항생제 적정사용관리를 수행하는 전략을 세워볼 수 있다. 실제 스코틀랜드에서 진행되었던 한 연구에 따르면, cephalosporin, fluoroquinolone, clindamycin, amoxicillin-clavulanate 사용을 제한하는 항생제 적정사용관리는 병원내 *C. difficile* 감염 발생률을 68% 감소시키고, 지역사회 *C. difficile* 감염 발생률은 45% 감소시켰다(그림 2-3-12). *C. difficile* 감염 발생률은 항생제 적정사용관리 외에도 감염관리 활동의 정도에 따라 영향을 받을 수 있다. 예를 들어, 손 위생 준수율, 환경 청소 수준, 환자 간 접촉 예방을 위한 격리 등이 *C. difficile* 감염 발생률에 중요한 영향을 미친다. 따라서 항생제 적정사용관리의 효과를 평가할 때는 이러한 감염관리 활동과 병행하여 데이터를 분석해야 정확한 결과를 도출할 수 있다. 또한, *C. difficile* 감염 발생률은 병원내 환자 구성(예: 고령 환자 비율, 면역저하환자 비율)과 같은 요인에도 영향을 받을 수 있다. 이를 보완하기 위해 *C. difficile* 감염 발생률을 평가할 때는 병원 특성과 환자 특성을 고려하는 것이 중요하다. 이러한 다각적 접근이 항생제 적정사용관리가 *C. difficile* 감염 발생 감소에 미친 실제 효과를 정확히 평가하는 데 기여할 수 있다.

2) 다제내성균 발생

다제내성균(multidrug-resistant organisms)은 여러 항생제에 대해 내성을 보이는 병원성 세균으로, 일반적으로 "3개 이상의 항생제 계열에 내성을 보이는 세균"으로 정의되지만 치료 옵션이 제한적이거나 없는 경우가 많아 환자 치료와 감염 관리에 큰 문제를 야기한다. 대표적인 다제내성균의 종류에는 methicillin-resistant *Staphylococcus aureus* (MRSA), vancomycin-resistant *Enterococcus* (VRE), multidrug-resistant *Pseudomonas aeruginosa* (MDRPA), multidrug-resistant *Acinetobacter baumannii* (MDRAB), carbapenem-resistant *Enterobacterales* (CRE)이 있다. 이러한 다제내성균은 폐렴, 혈류감염, 요로감염, 수술부위감염 등 다양한 감염을 유발할 수 있다. 다제내성균에 감염되지 않았지만 이를 보균하고 있는 상태도 공공보건 문제로 간주되어 이를 감소시킬 수 있는 방안이 필요하다.

항생제의 부적절한 사용은 다제내성균의 주요 발생 원

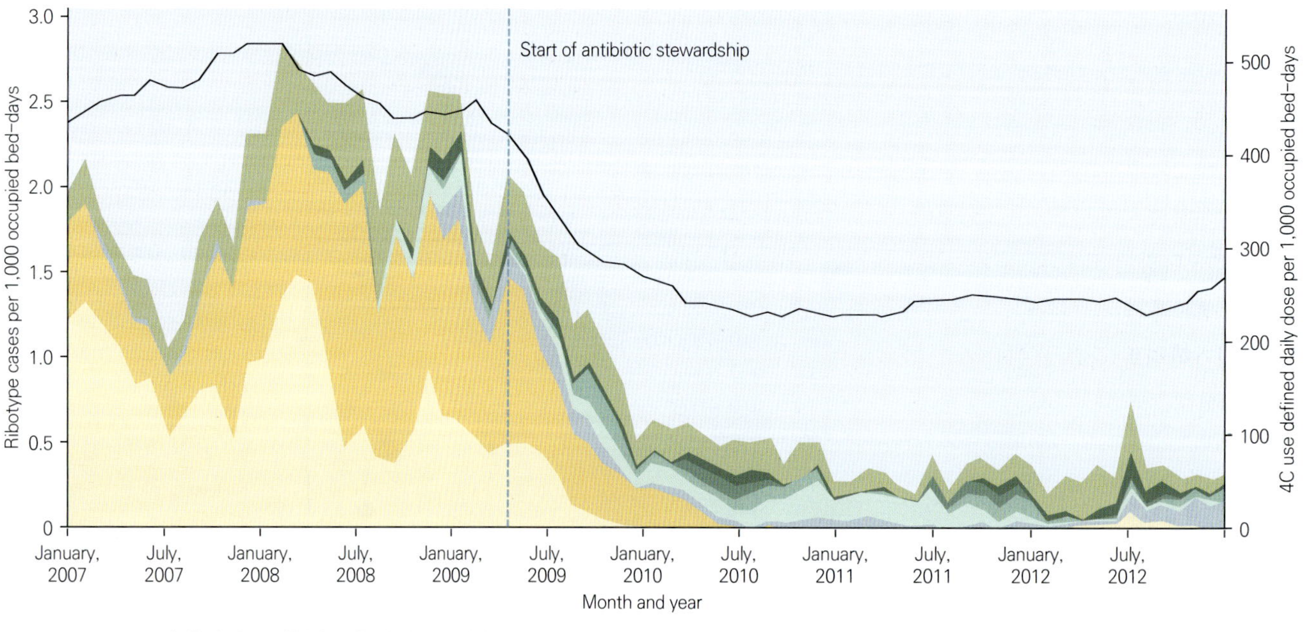

그림 2-3-12. 특정 항생제를 제한하는 항생제 적정사용관리 수행 이후 *C. difficile* 감염 발생률의 변화

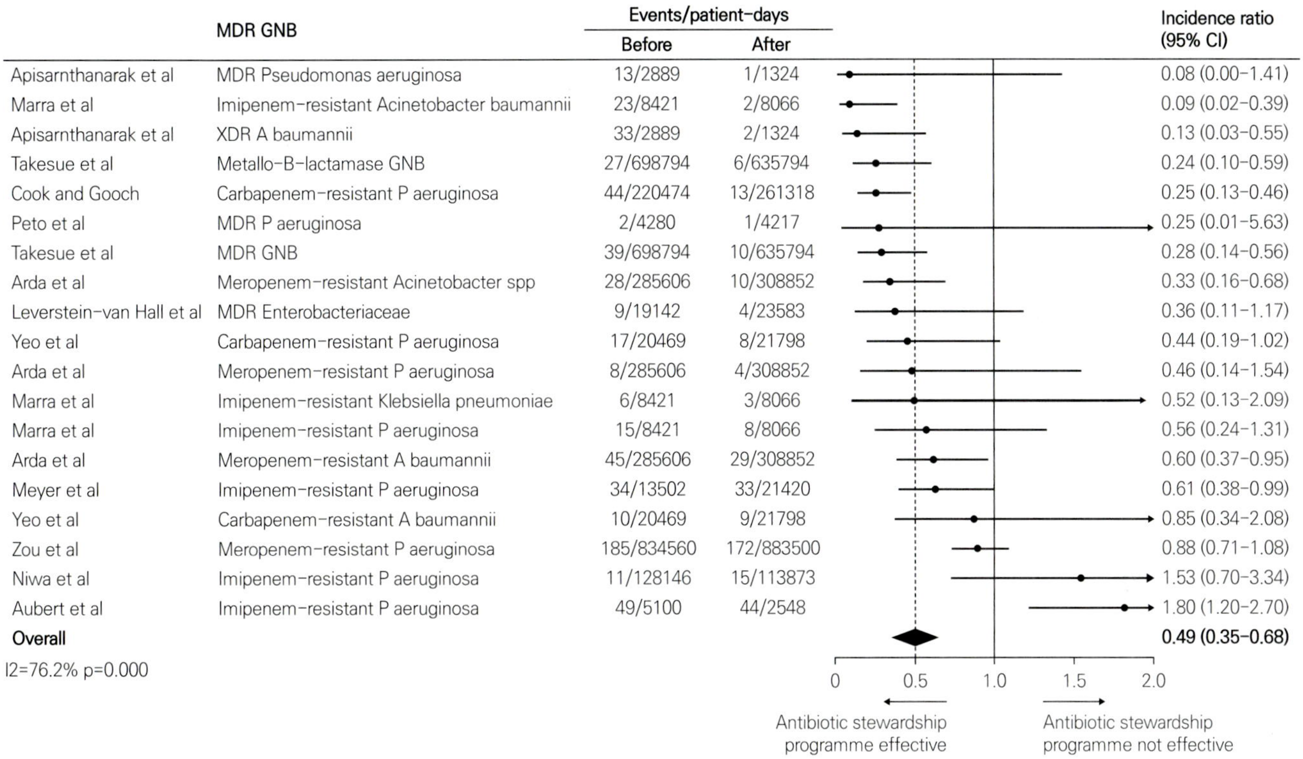

그림 2-3-13. 항생제 적정사용관리와 다제내성균 발생 대한 메타분석. 연구에 따르면 항생제 적정사용관리는 항생제 내성 그람음성세균의 발생을 51% 감소시킬 수 있다.

인으로 알려져 있기 때문에 항생제 적정사용관리는 다제내성균의 발생과 확산을 억제하는 데 핵심적인 역할을 한다. 결국 항생제 적정사용관리에 따른 항생제 처방은 내성균 감염 발생을 줄여 환자 치료 성공률을 높이기 때문에 다제내성균 발생은 항생제 적정사용관리의 효과를 평가하는 핵심 지표 중 하나이다(그림 2-3-13).

다제내성균 발생은 *C. difficile* 감염과 마찬가지로 항생제 적정사용관리뿐만 아니라 감염관리 활동 및 병원의 특성과 같은 다양한 요인의 영향을 받을 수 있다. 따라서, 항생제 적정사용관리가 다제내성균 발생률에 미친 영향을 정확히 평가하려면 다른 요인들의 변화 여부를 확인하고 이를 고려하여 접근하는 것이 필요하다.

3) 기타

항생제 적정사용관리는 환자 치료효과를 높여 재원 기간, 의료 비용, 재입원, 사망을 줄일 시킬 수 있어 이들을 결과지표로 설정할 수 있다.

표 2-3-12. 항생제 적정사용관리 결과지표 체크리스트 예시

1. *C. difficile* 감염 발생
• *C. difficile* 감염 발생률을 항생제 사용과 연계하여 측정하고 있는가? • *C. difficile* 감염 발생률에 영향을 줄 수 있는 감염관리 활동을 함께 확인하고 있는가?
2. 다제내성균 발생
• MRSA, VRE, CRE 등 주요 다제내성균에 대한 감시 체계가 존재하는가? • 다제내성균 발생률을 항생제 사용과 연계하여 분석하고 있는가? • 손 위생, 환경 청소, 격리 등 감염관리 활동과 병행 분석이 이루어지고 있는가?
3. 환자 예후
• 항생제 적정사용관리 도입 후 재원 기간, 사망률, 재입원율이 감소하였는가? • 항생제 적정사용으로 인해 의료비용 절감 효과가 있었는가?

4. 항생제 적정사용관리 결과지표 체크리스트

결과지표들 중에서 기관의 특성과 목표에 맞는 지표를 선택해 항생제 적정사용관리가 환자 및 기관 수준에 미치는 영향을 평가할 수 있도록 구성한 체크리스트의 예시를 제시한다(표 2-3-12).

[성공 사례]

사례 연구 1

- 우리나라 수술의 예방적 항생제 처방 적정성 평가
  - 상황: 우리나라 수술의 예방적 항생제 사용에서 부적절한 처방이 관찰되었다.
  - 개입: 건강보험심사평가원은 수술의 예방적 항생제 처방 적정성 평가를 시작하였다.
  - 결과: 평가 시행 이후 수술의 예방적 항생제 사용기간이 감소하였다.

사례 연구 2

- 스코틀랜드의 특정 항생제 사용 제한 정책
  - 상황: 높은 항생제 사용량으로 인한 *C. difficile* 감염 발생 증가가 관찰되었다.
  - 개입: Fluoroquinolones, clindamycin, amoxicillin/clavulanate, cephalosporins 항생제 처방을 제한하였다.
  - 결과: 특정 항생제 제한은 *C. difficile* 감염과 특정 *C. difficile* ribotype 발생 감소로 이어졌다.

SUMMARY

항생제 적정사용관리는 환자 안전을 증진하고 항생제 내성을 줄이기 위한 핵심적인 활동이다. 과정지표는 항생제 사용량, 적절성, 권고 순응도 등을 평가하여 프로그램의 실행 과정을 점검하며, 결과지표는 *C. difficile* 감염, 다제내성균 발생률, 입원 기간, 사망률 등으로 프로그램의 궁극적인 효과를 확인한다. 이러한 지표들은 감염관리 활동, 병원 특성 등 다양한 요인에 의해 영향을 받을 수 있으므로, 분석 시 이를 종합적으로 고려해야 한다. 적절한 지표 설정과 정기적인 평가를 통해 항생제 적정사용관리의 효과를 극대화할 수 있다.

참고문헌

1. 건강보험심사평가원. 2023년 약제급여 적정성 평가 결과. 2024.
2. 건강보험심사평가원. 2020년(2주기1차) 수술의 예방적 항생제 사용 적정성 평가보고서. 2023.
3. Baur D, Gladstone BP, Burkert F, et al. Effect of antibiotic stewardship on the incidence of infection and colonisation with antibiotic-resistant bacteria and Clostridium difficile infection: a systematic review and meta-analysis. Lancet Infect Dis. 2017;17(9):990-1001.
4. Donabedian A. The quality of care. How can it be assessed? JAMA. 1988;260(12):1743-8.
5. Feazel LM, Malhotra A, Perencevich EN, et al. Effect of antibiotic stewardship programmes on Clostridium difficile incidence: a systematic review and meta-analysis. J Antimicrob Chemother. 2014;69(7):1748-54.
6. Lawes T, Lopez-Lozano JM, Nebot CA, et al. Effect of a national 4C antibiotic stewardship intervention on the clinical and molecular epidemiology of Clostridium difficile infections in a region of Scotland: a non-linear time-series analysis. Lancet Infect Dis. 2017;17(2):194-206.
7. Ng TM, Khong WX, Gan WY, et al. Sustaining antimicrobial stewardship in a high-antibiotic resistance setting. JAMA Netw Open. 2022;5(5):e2210180.
8. Park SY. Current status and prospect of qualitative assessment of antibiotics prescriptions. Infect Chemother. 2022;54(4):599–609

Chapter — 04

항생제 적정사용관리와 의료의 질 개선을 위한 접근

김형숙 분당서울대학교병원 약제부

목적

- 질 향상 활동으로써의 항생제 적정사용관리 활동의 개념 이해와 기본 단계 습득
- PDSA (Plan-Do-Study-Act) 사이클 등을 이용하는 방안 소개
- 항생제 적정사용관리 활동의 잠재적 문제를 예상하고 이에 대한 해결 방안을 제시할 수 있는 능력 배양
- 질 향상을 위한 항생제 관리의 중요성 분석
- 항생제 관리 활동이 의료의 질 개선과 비용 절감에 미치는 효과 이해

학습 성과

Learning outcomes

- 질 향상 활동의 한 형태로 항생제 적정사용관리 활동을 이해하고 시행하는 데 필요한 기본 단계를 설명할 수 있다.
- 의료의 질 개선을 위한 항생제 적정사용관리 활동에서 직면할 수 있는 잠재적 제한점을 예상하고, 이에 대한 해결 방안을 설명할 수 있다.

의료계는 질병을 치료하는 개념의 의료를 넘어, 국민의 건강을 관리하는 방향으로 나아가고 있다. 이러한 변화는 한정된 재원 내에서, 의료의 '질' 향상을 위한 노력을 지속적으로 요구한다. 여기에서 '질(quality)'이란 각 환자에 대해서 의료행위로 인한 합병증이 없이 환자와 가족의 필요성에 대한 관심을 가지고 비용 효과적이고 증명된 방법으로, 적정 수준의 성취 가능한 결과를 확보하는 것을 의미한다. 또한 '질 향상(quality improvement) 활동'이란 고객의 요구를 충족시킬 수 있는 의료의 질을 향상시키기 위하여 병원 전체 구성 요원들이 계획적이고 체계적인 방법으로 측정, 평가하고 업무 과정을 개선하는 활동을 말한다.

항생제 적정사용관리 활동은 임상의의 항생제 처방과 환자에서 항생제 사용을 개선하고 그 개선 결과를 측정하는 지속적인 질 향상 활동의 한 형태로 볼 수 있다. 항생제 적정사용관리는 개선이 필요한 사항 파악, 항생제 처방 개선을 위한 전략 개발, 실행 가능하고 영향력이 큰 개입에 초

점을 맞추어 실행 후 결과 측정 등을 시행하여 궁극적으로 환자의 안전을 향상시키고자 한다는 점에서 질 향상 활동과 유사하다.

계획과 실행이 원활한 항생제 적정사용관리 활동은 증거를 기반으로 개입하고 및 신중하게 개선이 필요한 사항을 선택하고, 이를 기관의 특성에 따른 요구, 목표, 이용 가능한 자원 및 문화에 맞게 조정해야 한다. 적절한 항생제 적정사용관리 활동 방안을 계획 후, 이를 각 의료기관의 진료 여건, 임상의의 근무환경에 가장 적절하게 도입하는 방법을 결정해야 한다. 이 장의 목적은 의료의 질 개선을 위한 적극적인 항생제 적정사용관리 활동을 시행하는 데 필요한 기본 단계를 설명하고, 직면할 수 있는 잠재적 제한점에 대해 논의하고, 가장 일반적인 문제에 대한 해결책을 제안하는 것이다.

질 향상 활동의 일환으로 지속적인 항생제 적정사용관리 활동 개선을 위한 문제해결 과정으로 PDSA (Plan-Do-Study-Act) cycle(그림 2-3-14)을 고려할 수 있다.

01 적극적인 항생제 적정사용관리 활동 구현을 위한 일반적인 접근방식

다음 12단계는 적극적인 항생제 적정사용관리 활동을 시행하기 위한 기본 프로세스로, 개별 계획은 중재 유형과 각 기관의 의료환경을 고려해야 하므로 일반적인 지침으로 활용하고 수정할 수 있다. 또한, 여기에서 제시하는 12단계가 반드시 순차적으로 진행해야 하는 것은 아니며, 일부 단계는 활동 유형, 상황, 의료진 등의 근무환경에 따라 동시에 또는 반복적으로 발생할 수 있다.

1. 1단계: 항생제 적정사용관리를 위해 개입이 필요한 중재에 대한 문제와 이론적 근거를 명확화

항생제 적정사용관리 활동의 목적은 항생제 관련 안전성, 치료결과 및 비용적인 측면에서 개선하기 위함이므로, 첫 번째 단계는 활동의 주요 목표와 대상을 식별하는 것이다. 또한, 이 첫 번째 단계에서 항생제 적정사용관리 활동을 구현 시 어떤 긍정적인 결과가 예상되는지 결정하고, 이를 실행하기 위한 근거를 명확하게 정의해야 한다.

2. 2단계: 항생제 적정사용관리 활동 개발

항생제 적정사용관리 활동 개발에는 주요 내부 데이터 검토, 포괄적인 문헌 검색, 지침 검토, 활동 개발 및 구현에 대한 사전 경험이 있는 동료와의 토론 등이 포함되어야 한다. 이 단계에서는 이용 가능한 자원과 인력을 포함한 기관별 요소를 고려해야 하며, 중재를 위해 제안하는 프로세스는 중재 대상 영역의 주요 이해관계자의 도움을 받아 공동으로 개발되어야 한다. 이 단계는 더 많은 데이터와 경험이 쌓이면 여러 번 수정될 수 있다.

3. 3단계: 항생제 적정사용관리 활동의 결과지표와 달성 가능한 목표 설정

항생제 적정사용관리 활동의 결과로 환자 수준 또는 의료기관 수준에서의 개선이 있을 수 있다. 이러한 결과에는 임상적, 경제적 또는 인문학적 결과가 포함될 수 있다. 임상 결과의 예로는 치료 예후 또는 약물 이상 반응 발생률 등이 있고, 경제적 결과에는 입원 기간이나 항생제 비용을 포함할 수 있으며, 인문학적 결과는 처방자나 환자의 선호도를 파악할 수 있다. 이러한 여러 활동에서 책임자의 승인을 얻기 위해서는 궁극적으로 비용 분석이 필요할 수 있다. 달성 가능한 중재 목표를 설정하기 위해서는 그 결과값을 타당성과 효용성 측면에서 보수적인 추정값을 사용하여 설정되어야 한다.

4. 4단계: 항생제 적정사용관리 활동을 시행하는 데 제한점을 예측하고 조기에 해결

항생제 적정사용관리 활동을 위한 초기 초안을 완성한 후 잠재적인 제한점을 예측하고 이를 해결하기 위한 계획을 개발한다(표 2-3-13). 이 제한점에는 활동 관련 비용, 직원의 책임, 주요 이해관계자 모집, 제도적 우선순위 경쟁, 항생제 적정사용관리 활동을 반대하는 의료진과 소통, 영향력

Section II

표 2-3-14. 항생제 적정사용관리 12단계 체크리스트

체크 항목	확인 여부 (✓ 또는 X)
1단계: 중재 필요성 및 이론적 근거 명확화	
병원내 항생제 관련 주요 문제를 정의하였다.	
ASP의 궁극적 목적을 명확히 설정하였다.	
개입 대상을 구체적으로 설정하였다.	
시행 시 기대되는 긍정적인 변화를 정리하였다.	
2단계: ASP 활동 개발	
항생제 사용 데이터 또는 감염 관련 데이터를 분석하였다.	
최신 지침 및 문헌을 검토하였다.	
다학제 회의를 진행하였다.	
기관 여건을 반영한 전략을 수립하였다.	
3단계: 결과지표 및 목표 설정	
주요 평가지표를 정의하였다.	
임상·경제·행태적 결과지표를 설정하였다.	
보수적으로 목표치를 설정하였다.	
비용분석 등의 근거자료를 준비하였다.	
4단계: 제한점 예측 및 대응계획	
인력 및 예산 제약을 파악하였다.	
활동 반대 의료진에 대한 전략을 수립하였다.	
병원내 우선순위 경쟁을 고려하였다.	
리더급 참여 전략을 수립하였다.	
5단계: 일정 및 조사 방법 계획	
상세 일정표를 수립하였다.	
파일럿 시행 계획이 포함되어 있다.	
예상 영향 범위를 추정하였다.	
파일럿 데이터를 활용한 판단 기준이 있다.	
6단계: 공식 문서화	
활동 개요 및 목적이 기술된 문서를 작성하였다.	
프로세스와 운영 방안을 정리하였다	
예상 성과, 일정, 재평가 계획을 포함하였다.	
보고서 형식으로 준비하였다.	
7단계: 자원 및 기관 승인 확보	
공식 승인을 받았다.	
활동 필요성을 발표하였다.	
필요 자원을 확보하였다.	
역할을 명확히 하였다.	
8단계: ASP 활동 시작	
주요 인력 교육을 완료하였다.	
기준선 데이터를 확보하였다.	
체크리스트 또는 매뉴얼이 마련되었다.	
파일럿 기간 중 기록 체계를 갖추었다.	
9단계: 프로세스 개선	
피드백을 주기적으로 수집하고 있다.	
변경 시 승인 절차를 고려하였다.	
관리 기준 변경 여부를 검토하였다.	
문제 해결 체계를 갖추었다.	
10단계: 데이터 수집 및 중재 검증	
정기적인 회의를 운영하고 있다.	
데이터의 정확성을 검토하였다.	
중재 수행 여부를 점검하였다.	
이탈사항 발생시 대처방안이 있다.	
11단계: 결과 평가	
중재 전-후 지표를 분석하였다.	
제한점 및 해결 방안을 분석하였다.	
향후 전략을 결정하였다.	
성과를 공유하였다.	
12단계: 경험 공유	
내부 이해관계자에게 결과를 공유하였다.	
교육자료로 정리하였다.	
외부 공유 계획을 수립하였다.	
활용 가능한 형태로 문서화하였다.	

있는 지도자를 모집, 제한점을 우회하는 항생제 적정사용관리 활동을 하는 방법을 개발하는 것이 중요하다.

표 2-3-13. PDSA (Plan-Do-Study-Act) cycle 활동 정의

P (Plan)	개선 대상과 자료 수집을 명확히 하여, 항생제 적정사용관리 활동과 자료수집을 계획
D (Do)	항생제 적정사용관리 활동을 시행하고, 자료를 수집
S (Study)	항생제 적정사용관리 활동을 시작하기 전에 합의한 측정 가능한 결과를 바탕으로 변경 전후의 데이터를 수집하고 변경의 영향과 개선 내용 등을 반영
A (Act)	개선사항을 유지하면서 또다른 개선 활동을 지속하는 것으로 항생제 적정사용관리 활동을 표준화하고, 일상 업무 활동이 되도록 적용

5. 5단계: 시행 가능한 일정을 포함하여 질향상 활동 또는 연구 조사 방법 계획

항생제 적정사용관리 활동은 대부분 질향상 활동으로 계획하고 수행하지만, 연구 조사도 상황에 따라 고려할 수 있다. 두 경우 모두 계획 시 효율성 추정치와 잠재적으로 영향을 받을 수 있는 환자 수를 고려해야 한다. 이러한 추정치는 의학 문헌 및 의료기관의 기존 데이터(예: 항생제 사용 데이터, 입원 횟수)에서 나올 수 있다. "실제" 적용에 대한 보수적인 추정치를 제공하기 위해 의학 문헌에서 추출한 경우 효과 추정치를 낮추는 것이 좋으며, 파일럿 연구 등의 접근 방식은 항생제 적정사용관리 활동을 모든 대상으로 확장하기 전에 타당성 데이터와 경험을 얻는 데 유용할 수 있다.

6. 6단계: 공식적인 서면 작성

항생제 적정사용관리 활동의 이론적 근거, 뒷받침하는 증거, 중재 및 과정에 대한 명확한 설명, 예상 결과, 일정, 검토 및 재평가 계획을 포함하는 공식적인 서면 작성은 중재에 대한 의도와 기대를 전달하는 데 도움이 된다. 프로젝트를 명확하게 정의하는 것은 항생제관리팀 구성원은 물론 동료 및 병원장 등의 의료기관 리더에게도 중요하다.

7. 7단계: 의료기관의 인적, 물적 자원 확보

의료기관의 항생제사용관리위원회 또는 병원장을 포함하는 관리자의 공식 지원 및 승인을 통해 항생제 적정사용관리 활동을 할 수 있는 권한을 확보한다. 이 단계를 통해 항생제 적정사용관리 활동 중에 갈등이 발생할 때 기관 리더십의 공식 문서화한 근거를 활용하여, 활동을 보장할 수 있다. 또한 항생제사용관리위원회에서 발표하고 승인을 받으면 모든 이해관계자의 기대치를 명확하게 정의하고 전달하는 데 도움이 된다. 또한 이러한 프레젠테이션은 영향력 있는 리더를 위한 항생제 적정사용관리 활동의 지속적인 노력을 강조한다.

8. 8단계: 항생제 적정사용관리 활동 시작

항생제 적정사용관리 활동 시작은 주요 데이터 및 지원 인력의 가용성에 맞춰 적절하게 이루어져야 한다. 데이터 수집은 개입 활동 자체만큼 어려울 수 있으므로, 일단 소규모 파일럿 프로젝트로 시작하면 많은 수의 임상의와 환자에게 영향을 미칠 수 있는 의료기관 전체로 확장 전에, 갈등이나 프로세스 문제를 해결하는 데 필요한 경험을 제공할 수 있다. 항생제 적정사용관리 활동이 의도한 대로 시행 중임을 증명하기 위해 프로세스와 결과에 대한 문서화가 동시에 시작되어야 한다.

9. 9단계: 항생제 적정사용관리 활동의 프로세스를 개선하고 새로운 제한점을 해결

발생하는 갈등에 따라 항생제 적정사용관리 활동의 원래 계획을 개선하거나 수정해야 할 수도 있다. 항생제 적정사용관리 활동의 수정에 대해 항생제사용관리위원회 등의 공식적인 허가의 필요성은 변경 내용과 규제 및 행정적인 절차 등에 따라 달라질 수 있다(예: 제한항균제 지정).

10. 10단계: 항생제 적정사용관리 활동의 데이터 수집, 데이터 유효성 검사 수행 및 적절한 중재가 제공되는지 확인

중재 기간 전체에 걸쳐 상황 변화가 발생할 수 있으므로, 정기적인 데이터 유효성 및 타당성 평가를 주간 또는 월간 항생제관리팀 회의 등에서 진행하여 문제점, 갈등 상황, 데이터 오류 등에 대해 평가하고, 해결해야 한다.

11. 11단계: 항생제 적정사용관리 활동 결과 평가

환자 및 의료기관 수준에서 항생제 적정사용관리 활동의 결과를 분석하고 검토해야 한다. 이러한 데이터를 해석할 때 활동 수행 시 실제 발생했던 제한점들과 해결방안도 논의하는 데 중요하다. 다각도 분석을 통해서 수정, 유지, 추가 자원 요청, 활동 확장 또는 중단에 대한 향후 계획을 세울 수 있다.

12. 12단계: 경험 공유

항생제 적정사용관리 활동의 결과는 주요 이해관계자, 동료, 위원회 및 항생제를 처방하는 임상의와 공유되어야 한다. 단일 의료기관의 경험은 다른 의료기관, 동료 및 환자에서도 적용할 수 있도록 외부로 공유하는 것도 중요하다.

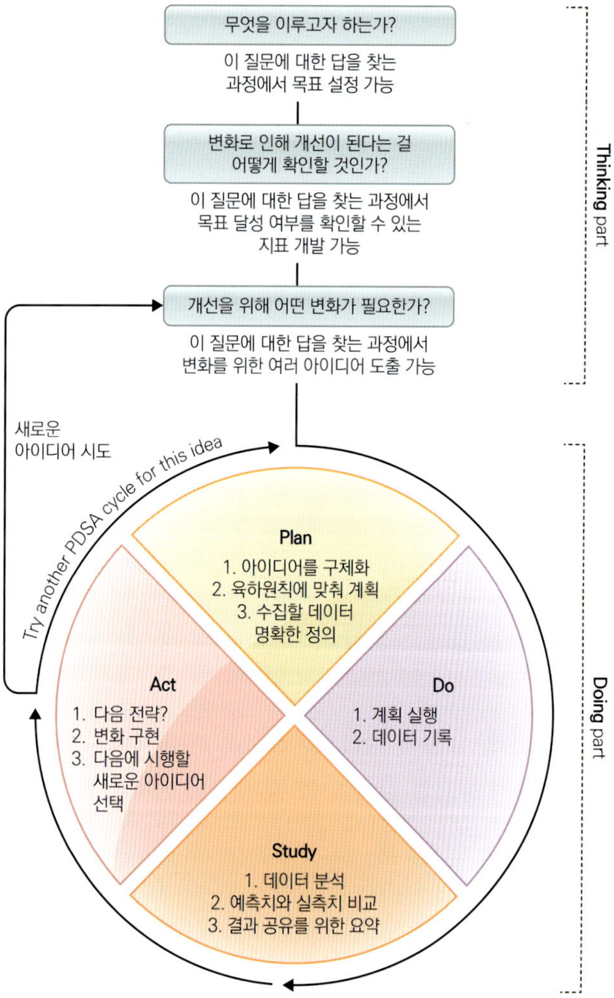

그림 2-3-14. PDSA (Plan-Do-Study-Act) 사이클

위에서 적극적인 항생제 적정사용관리 활동을 구현하기 위한 12단계를 제안하였다. 또한 항생제 적정사용관리 활동에 대한 제한점과 잠재적 해결책을 표 2-3-15에 제시하였다. 항생제 적정사용관리 활동의 구체적인 시행방안은 의료기관마다 다르지만, 일반적인 어려운 점은 항생제 적정사용관리 활동 설계 단계 초기에 공통적으로 예상할 수 있는 경우가 많으므로, 이 장의 내용을 활용하여, 각 의료기관에서 적절한 항생제 적정사용관리 활동을 계획하고 시행하고 평가해 볼 수 있겠다.

02 질향상 활동으로써의 항생제 적정사용관리 관련 연구

이러한 질향상 활동의 일환으로 단일기관에서 항생제 적정사용관리 활동을 시행한 내용에 대한 단일기관의 연구들을 표 2-3-16에 정리하였다. 앞서 설명한 것처럼 각 의료기관의 특성에 따라 다양한 형태의 항생제 적정사용관리 활동이 가능하며, 그에 따른 임상적 결과 등을 고려하여 각 의료기관에 벤치마킹하여 도입해 볼 수 있다.

표 2-3-16에서 제시한 것처럼 단일기관에서의 보고는 많으나, 대규모로 다기관에 걸쳐 항생제 적정사용관리 프로그램을 적용하여, 시스템 전반에 걸쳐 항생제 사용을 줄인 사례를 미국 재향군인 건강관리국(VHA)에서 보고한 바 있다. VHA 계열의 모든 의료기관에서 2010년부터 항생제 적정사용관리 프로그램을 시작하여, 교육, 지침 개발, 정책 예시 등을 통해 항생제 사용을 최적화하려고 노력하였고, 2011년 41%에서 2015년은 89%의 기관에서 항생제 적정사용관리 프로그램을 적용하게 하였다. 그 결과, 입원 환자에서 항생제 사용량이 12% 감소하였고, 재입원률율과 사망률도 감소하였다. *C. difficile* 감염률과 항생제 내성 그람음성균에 대한 항생제 사용이 감소했다. VHA 계열의 의료기관이 전자의무기록을 포함하여 항생제 적정사용관리 프로그램을 책임지는 리더쉽, 정책 및 정보 기술 등을 공유함

표 2-3-15. 항생제 적정사용관리 활동 전략: 제한점 및 잠재적 해결책

전략	적극적인 활동에 대한 제한점	잠재적 해결책
감사 및 피드백	적절하지 않은 항생제 치료를 받고 있는 환자 식별	환자에게 처방된 항생제와 진단검사의학과의 배양 검사 결과를 결합하여 부적절한 항생제 처방인 경우 검토가 필요한 환자를 표시할 수 있는 프로그램 개발하여 원내 전산에 적용
	항생제 치료 관련 권고사항을 전달하기 어렵고, 소통 경로 부재	회진 또는 회진 전과 같이, 가장 크게 영향을 미칠 수 있는 시간에 항생제 치료 관련 권고사항을 전달하고, 의무기록에 작성 가능한 권고 양식 등을 마련하여 전달 사항을 작성하고, 정기적으로 항생제 관리팀 회진 등을 개최
감사 및 피드백	의무기록 작성 관련 법적 문제 제기 가능성	• 항생제사용관리위원회 등 정식으로 승인된 정책을 사용하여 적절한 소통 방법 설명 • 승인된 개입/프로그램/기준 준수 • 감염병 전문가(감염내과 전문의 등) 개입 • 특정 적응증에 대한 감염병 전문의 필수 상담(예: 황색포도상구균 혈증)
제한 항생제 / 사전 승인	의사 처방 자율성에 대한 도전으로 인식	• 항생제사용관리위원회 등 정식으로 제한항생제에 대해 승인된 정책 보유 • 제한항생제 승인을 승인 의뢰 24-72시간 이내에 승인 • 제한항생제 목록에 대해 지속 제한이 필요한지 정기적으로 검토 및 평가
	처방발행 과정과 제한항생제/사전승인절차 통합	• 항생제 처방 발행 시 제한항생제 관련 지침 제공 및 제한항생제 승인 시스템 자동 연동 • 근무 시간 외 제한항생제 승인 절차 확립
처방자 교육	항생제 적정사용관리 프로그램의 역할에 대한 지식 부족	병원별 데이터를 경영진 회의, 실무교수급 회의 등에서 제공하며 발표
지침 구현	항생제 사용지침에 대한 지식 부족 및 준수 부족	• 인쇄된 포켓 핸드북, 인터넷 또는 인트라넷을 통해 정보 배포 • 항생제 처방시스템 등을 만들어 항생제 처방 과정에 통합 • 여러 분야의 전문가를 지침 개발에 참여 • 환자 특정 요인(알레르기, 인구 등)에 따른 선택의 유연성 제공
정보 기술의 적용	의료 기술 자원 부족, 재정적 및 인적 자원 투자 부족	환자 안전의 중요성과 상당한 비용을 절감할 수 있는 가능성을 강조
주사-경구 전환	주사-경구제 투여경로 대상 환자 식별	투여경로 변경을 결정하는 기준 개발(예: 체온, 백혈구 수)하여, 매일 생체이용률이 높은 항생제(예: fluoroquinolone) 주사제를 투여받는 환자 검토
항생제 용량 및 빈도 최적화	약물 비호환성 및 IV 접근 증가로 인한 장기 투여에 대한 간호사의 우려	• 투여 프로토콜 작성 및 호환 약물 목록 작성 • 항생제 간헐적 투여 방법과 비교하여 지속 주입의 이점에 대한 근거 및 교육 제공
	필요한 용량 조정을 수행할 전문 약사의 가용성	• 적응증 및 장기 기능을 기반으로 한 '약사 용량 조정' 프로토콜 작성
치료 기간	많은 감염에 대한 최적의 치료 기간 불명	• 항생제 투여 적절성 재평가를 위한 자동 또는 '타임 아웃'(보통 시작 후 48시간) • 지속적인 항생제 투여 시 근거 기록 필요
	과도한 항생제 투여 기간으로 인한 비용 증가, 부작용	• 지침(프로토콜) 기반 치료 기간 • 적응증 또는 약물별 투여 기간 기본값 설정

표 2-3-16. 항생제 적정사용관리 활동을 통한 임상결과 개선 연구

연구	대상 기관	항생제 적정사용관리 활동	연구 설계	결과
Hou et al., 2014, 중국	700병상 3차 병원의 중환자실 12병상	교육, 처방 제한 및 사전승인	사전-사후	• 총 ICU 항생제 소비량이 197.65에서 143.41 DDD/ 100 patient-days로 감소 • 입원 환자 항생제 사용도 68.05에서 50.76으로 감소
Fukuda et al., 2014, 일본	429병상 지역 병원	중재와 피드백, 용량 최적화, 제제	사전-사후	• 항생제 전체 비용 25.8% 감소(p=0.005) • Aminoglycosides 계열 항생제 사용 80.0% 감소(p<0.001)
Cook & Gooch, 2015, 미국	904병상 3차 병원	제한 및 사전 승인, 검토 피드백, 자동 중지	전향적 중재 연구	• 총 항생제 사용량이 62.8% 감소(p<0.0001) • Aminoglycosides 계열 항생제 사용 91.3% 감소(p<0.0001) • Cephalosporines 계열 항생제 사용 68.3% 감소(p<0.0001) • Carbapenems 계열 항생제 사용 63.7% 감소(p<0.0001) • Quinolones 계열 항생제 사용 78.7% 감소(p<0.0001) • 항생제 비용 71.0% 감소(p<0.0001)
Taggart et al., 2015, 캐나다	465병상 교육 병원의 2개 ICU	감사 및 피드백	비교 전후 중단 시계열	2개 ICU 중 1개 ICU의 총 월간 항생제 사용량이 75 DDD/1,000 patient-days 감소(p<0.0001)
Dancer et al., 2013, 미국	450병상 지역 종합 병원	발병 후 교육, 제한	전향적 중재 연구	• CDI 비율 77% 감소 • MRSA 비율에는 NS 효과(p=0.62) 및 ESBL 생성 대장균의 경계 효과(p=0.075)
Weinisch et al., 2014, 오스트리아	1,000병상 3차 지역 병원	목시플록사신 제한, 교육	사전-사후	CDI 사례 46% 감소(p=0.004)
Lew et al., 2015, 싱가포르	1,500병상 교육 병원	carbapenem 요법의 디에스컬레이션	ASP 중재의 후향적 검토	항생제 관련 설사(44% vs. 12.5%; p=0.015)에서는 두 그룹 간 차이 있음
Okumura, et al.,2015, 브라질	550병상 대학 병원	리뷰 및 피드백, 하강치료, 교육, 해결 시까지 추적관리를 포함하는 번들 ASP	후향적 코호트	번들 ASP가 포함된 30일 사망률이 기존 ASP (ID와 전화 상담을 포함한 수동 차트 리뷰로 구성된) 보다 낮았음(p<0.01)
Tsukamoto et al., 2014, 일본	600병상 대학 병원	일일 리뷰 및 피드백	사전-사후	중재 후 30일 사망률이 중재 전 기간보다 낮았음 (14.3% vs. 22.9%, p=0.2).

CDI, *Clostridioides difficile* infection.

표 2-3-17. 항생제 적정사용관리를 위한 미국 보건의료 연구·품질청(AHRQ) 주관 환자안전 프로그램

대상	빈도	구현 요소	목표
ASP 팀	첫 6주 동안 격주 진행	항생제 적정사용관리 활동 구현 웨비나	항생제 적정사용관리 구현을 위한 인프라를 개발 또는 강화하고, 개입을 실행하고, 적정사용관리 결과를 측정하기 위한 전략을 제공
ASP 팀과 의료진	두 번째 6주 동안 격주	환자안전 관점에서 항생제 적정사용관리 웨비나	항생제 사용을 환자 안전 문제로 규정하고, 항생제 의사결정에 대한 팀워크와 의사소통을 개선하고, 항생제 관련 위해를 식별하고 이를 방지하기 위한 해결책을 개발하기 위한 정보를 제공
	4-11개월 동안 매월	감염질환 관련 웨비나	일반적인 감염질환(무증상 세균뇨, 요로감염, 지역사회획득 및 병원 획득 호흡기 질환, 봉와직염 및 연조직 농양, 게실염 및 담도 감염, 클로스트리디오이데스 디피실리 감염, 패혈증 및 균혈증)의 진단 및 관리에 지침과 모범 사례를 제공
ASP 팀	마지막 달	지속 가능 웨비나	항생제 적정사용관리 교육 종료 후에도 지속적으로 항생제 사용관리 유지 방법 제공
ASP 팀과 의료진	교육 웹사이트에서 개인별 수강 및 이용 가능	프레젠테이션 영상	대상 주제에 대한 자세한 교육 영상 제공(임상미생물학 실험실과 협력, 간호사를 항생제 적정사용관리 활동에 통합, 항생제 알레르기 등)
		1페이지 문서와 사용자 가이드	• 웨비나에서 다루는 감염질환에 대한 간결한 지침을 제공 및 기관별 항생제 권장사항을 입력하도록 편집 가능 • 문서는 ① 정보 포스터 ② 임상 라운드에 대한 논의사항 또는 ③ 지역 지침 개발을 위한 기초자료로 사용 가능 • 함께 제공되는 사용자 가이드에는 소아청소년과 성인을 위한 특정 항생제 정보와 지역 지침을 개발하는 경우 포함할 기타 관련 정보가 포함
	매월 10개 작성	항생제관리팀 검토 양식	Four Moments 프레임워크(항생제 필요 여부, 항생제 투여 전 균 배양 검사 시행, 경험적 항생제 투여 적절성, 경구 항생제로 전환 여부, 항생제 투여기간 적정성 평가 등)를 사용하여 적절한 항생제 처방에 대한 논의를 촉진하기 위해 항생제를 투여받고 있는 환자에 대해 작성하는 문서
	교육 웹사이트에서 개인별 수강 및 이용 가능	네 가지 항생제 결정 프레임워크 포스터, 포켓 카드, 화면 보호기	네 가지 항생제 결정 프레임워크 광고(https://www.ahrq.gov/antibiotic-use/acute-care/four-moments/index.html)
ASP 팀과 의료진		신중한 항생제 처방 약속 포스터	각 의료기관이 적절한 항생제 처방을 위해 노력하고 있음을 환자와 직원에게 알리기 위해 현지 로고, 사진 및 서명이 포함된 포스터를 제공
의료진	교육 웹사이트에서 개인별 수강 및 이용 가능	항생제 타임아웃 도구	항생제 투여 적절성 평가를 위한 일일 검토 지침 제공
ASP 팀과 의료진		항생제 관련 이상 반응 식별 양식; 항생제 관련 이상반응 학습 도구	항생제와 약물 이상 반응 관련성을 식별하고 향후 항생제 관련 이상반응을 예방할 수 있는 잠재적인 해결책을 제안하는 도구
	월 2회	사례 미팅	• 각 의료기관의 교육 참가자들이 연구팀의전문가들에게 항생제 적정사용관리 전략 및 임상에 적용 등의 방법에 대해 질문하고 타병원의 성공 사례와 과제 등을 공유할 수 있는 모임을 제공 • 개별 연락이 가능한 전문가의 이메일 주소와 의료기관별 배정된 질 개선 전문가도 각 의료기관의 모든 참가자에게 제공

으로써 보일 수 있는 성공적인 결과였다.

Tamma의 연구에서는 항생제 적정사용관리 프로그램을 402개의 지역 병원들을 대상으로 질 향상 활동으로 수행한 지속 가능한 항생제 적정사용관리 프로그램 개발하고 각 병원에 상주하는 의료진에게 항생제 적정사용관리를 통상적인 임상 치료에 통합하는 방법을 교육하였다(표 2-3-17).

이 연구에 참여하는 병원의 약 173곳(43%)은 감염내과 전문의가 없었으나, 웹 기반 및 지속 가능한 교육 콘텐츠, 숙련된 항생제 적정사용관리 및 질 향상 활동 전문가의 외부 지원, 항생제 처방에 대한 팀 기반 검토, 항생제 사용 데이터에 대한 분기별 피드백을 포함하는 기본적인 전략 구현을 통해, 연구에 참여한 병원에서 항생제 사용이 1,000 환자-일당 30.3일(days of therapy, DOT) 감소했다. 또한, 원내 *C. difficile* 감염률이 19.5% 감소하였다. 연구 시기에 연구에 참여한 병원과 유사한 규모의 다른 병원의 항생제 사용은 변하지 않았으며, 이를 통해, 소규모 병원과 인적, 물적 자원이 부족한 병원에서도 웹 기반 교육, 원격으로 항생제 적정사용관리 전문가의 조언, 온라인 항생제 사용관리 등의 방법으로 수행한 항생제 적정사용관리 프로그램에 의해 항생제 사용량 감소가 가능함을 확인하였다. 장기적인 후속 연구는 부재하여, 지속 가능성은 아직 확인하지 못하였으나, 특정 감염병에 대한 교육 없이 쉽게 접근 가능한 자원을 통한 항생제 적정사용관리 프로그램을 통해, 효과적인 항생제 적정사용관리 활동을 더욱 발전시키기 위해 향후에는 광범위한 개입을 지원하고, 지속 가능성을 보장하는 전략에 초점을 맞춰야 한다.

각 의료기관에서 질 향상 활동의 하나로 항생제 적정사용관리 활동의 정착을 통해 항생제 사용관리 전략을 선택하고 구현하는 프로세스를 표준화함으로써, 항생제 적정사용관리 활동의 지속적인 효과를 기대할 수 있겠다.

SUMMARY

항생제 적정사용관리는 의료 질 향상(quality improvement) 활동의 일환으로, 항생제 오남용을 방지하고 환자 안전과 치료효과를 개선하는 데 중점을 둔 활동이다. 항생제 적정사용관리는 항생제 사용 문제를 인식하고, 명확한 목표를 설정한 후, 중재 방안을 개발한다. 자원과 인력을 고려해 현실적인 목표를 설정하고, 예상되는 제한점을 미리 해결하려고 해야 한다. 파일럿 프로젝트로 시작해 데이터를 수집하고, 필요시 프로세스를 수정하며 확장하며, 활동 전반에서 데이터의 유효성을 검토하고 결과를 평가해 개선 방향을 설정한다. 결과는 의료진 및 이해관계자와 공유하며, 다른 기관과 협력해 경험을 확산할 수 있다. PDSA (Plan-Do-Study-Act) 사이클을 통해 계획, 시행, 평가를 반복하며, 항생제 적정사용관리를 통해 의료 질 향상을 지속적으로 추구한다.

참고문헌

1. Barlam TF, Neuhauser MM, Tamma PD, Trivedi KK, eds. Practical Implementation of an Antibiotic Stewardship Program. Cambridge University Press; 2018.
2. Centers for Disease Control and Prevention and Institute for Healthcare Improvement. Antibiotic Stewardship Driver Diagramand Change Package. 2012.
3. Continuous Quality Improvement (CQI) for general practice antimicrobial stewardship Activity Guide; Supported by PHARMAC. 2023.
4. Cook, P.; Gooch, M. Long-term effects of an antimicrobial stewardship program at a tertiary-care teaching hospital. Int. J Antimicrob. Agents 2015;45:262-7.
5. Dancer SJ, Kirkpatrick P, Corcoran DS, et al. Approaching zero:temporal effects of a restrictive antibiotic policy on hospital-acquired *Clostridium difficile*, methicillin-resistant *Staphylococcus aureus* and extended-spectrum beta-lactamase producing coliforms in a district general hospital. Int. J Antimicrob Agents. 2013;41:137-42.
6. Fukuda T, Watanabe H, Ido S, Shiragami M. Contribution of antimicrobial stewardship programs to reduction of antimicrobial therapy costs in community hospital with 429 beds-before-after comparative two-year trial in Japan. J Pharm Policy Pract. 2014;7.
7. Hou D, Wang Q, Jiang C, et al. Evaluation of the short-term effects of antimicrobial stewardship in the intensive care unit at a tertiary hospital in China. PLoS One. 2014;9(7):e101447.
8. Kelly AA, Jones MM, Echevarria KL, et al. A report of the efforts of the Veterans Health Administration National Antimicrobial stewardship initiative. Infect Control Hosp Epidemiol. 2017;38(5):513-20.
9. Lew KY, Ng TM, Tan M, et al. Safety and clinical outcomes of carbapenem de-escalation as part of an antimicrobial stewardship program in an ESBL-endemic setting. J Antimicrob Chemother. 2015;70:1219-25.
10. McGregor JC, Fitzpatrick MA, Suda KJ. Expanding antimicrobial stewardship through quality improvement. JAMA Netw Open. 2021;4(2):e211072.
11. Okumura LM, da Silva MMG, Veroneze I. Effects of a bundled antimicrobial stewardship program on mortality: A cohort study. Braz J Infect Dis. 2015;19:246-52.
12. Park SH, Do YK, Chung YS. Review and application of the standards for quality improvement reporting excellence guidelines in Korea Qual Improv Health Care. 2023;29(1):85-100.
13. Taggart LR, Leung E, Muller MP, et al. Differential outcome of an antimicrobial stewardship audit and feedback program in two intensive care units: A controlled interrupted time series study. BMC Infect Dis. 2015;15:480.
14. Tamma PD, Miller MA, Dullabh P, et al. Association of a safety program for improving antibiotic use with antibiotic use and hospital-onset *Clostridioides difficile* infection rates among US hospitals. JAMA Netw Open. 2021;4(2):e210235.
15. Tsukamoto H, Higashi T, Nakamura T, et al. Clinical effect of a multidisciplinary team approach to the initial treatment of patients with hospital-acquired bloodstream infections at a Japanese university hospital. Am J Infect Control. 2014;42:970-5.
16. Wenisch JM, Equiluz-Bruck S, Fudel M, et al. Decreasing *Clostridium difficile* infections by an antimicrobial stewardship program that reduces moxifloxacin use. Antimicrob Agents Chemother. 2014;58:5079-83.

Section II

Section

III

성공적인 항생제 적정사용관리 수행을 위한 상황별 고려사항

항생제는

필요할 때만

제대로

사용하기

항생제는

필요할 때만

제대로

사용하기

Part **1**

특수 상황에서의 항생제 적정사용관리

1. 중환자실에서의 항생제 적정사용관리

2. 응급실에서의 항생제 적정사용관리

3. 수술 환자에서의 항생제 적정사용관리

4. 면역저하환자에서의 항생제 적정사용관리

5. 생애말기 시점에서의 항생제 적정사용관리

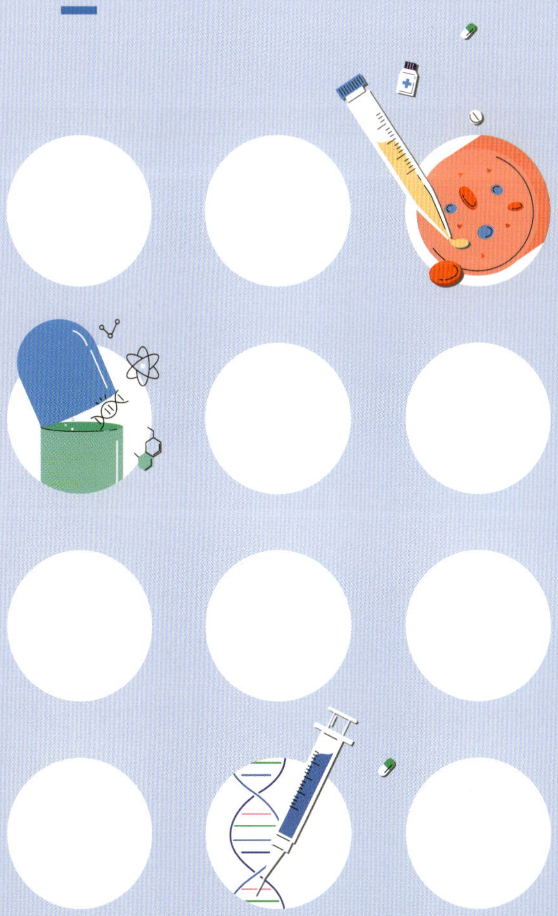

Chapter — 01

중환자실에서의 항생제 적정사용관리

김지은 한양대학교 의과대학 내과학교실

목적

- **중환자실 항생제 적정사용관리의 핵심(기본) 전략(core strategies)의 기술**
  - 중환자실의 특수성을 알고, 그에 맞는 중환자실 항생제 적정사용관리 구성요소를 이해
  - 중환자실 항생제 적정사용관리로 인한 기대효과 및 효과 평가방법의 이해
  - 전향적 감사와 적절한 피드백을 통한 관리

학습 성과

Learning outcomes

- 중환자실 항생제 적정사용관리에 대한 중요성을 안다.
- 중환자실 항생제 적정사용관리에 필요한 요소들을 설명할 수 있다.
- 중환자실 항생제 적정사용관리 시 효능을 평가하기 위해 품질 결과물을 평가할 수 있다.

중환자실은 병원에서 다제내성균의 발현 빈도가 가장 높은 곳이며, 동시에 광범위 항생제 처방률이 가장 높은 곳이다. 중환자실에 입실하는 환자는 초기에는 감염과 무관한 질환으로 입원을 하더라도 다양한 술기와 환경으로 인해 내성균을 쉽게 획득하여 감염이 발생할 가능성이 높다. 또한 과거에 비해 감염으로 인해 중환자실에 입원하는 환자가 증가하고 있다. 이렇듯, 다양한 이유로 중환자실 환자 중 약 70%가 항생제를 사용하고 있으나, 실제로 중환자실에서 사용하는 항균제의 30-80%는 불필요하거나 부적절한 처방이었다. 중환자실에 대한 항생제 적정사용관리라는 것은, 다제내성균에 의한 감염을 줄일 뿐만 아니라, 광범위 항생제의 사용 감소와 그로 인한 비용 감소, 약제 부작용으로 인한 손실을 예방한다는 점에서 중요하게 다루어져야 한다.

01 중환자실 항생제 적정사용관리의 구성요소

최근 체계적 문헌고찰에서 항생제 적정사용관리 적용의 결과, 중환자실에서 항생제 사용량이 감소하였고(11-38% DDD/1,000환자-일), 의료비용 감소, 치료기간 감소, 부적절한 항생제 사용 감소, 항생제와 관련된 부작용 발생 감소 등을 확인하였다. 중환자실에서 항생제 적정사용관리를 위해 해야 하는 일들은 표 3-1-1과 같다.

표 3-1-1. 중환자실 항생제 적정사용관리의 구성요소

- 초기 경험적 항생제의 감소
- 경험적 광범위 항생제의 사용 제한
- 항생제 하강(de-escalation)
- 확정된 감염에 대해 병합요법 대신 단일요법 사용
- 약력학/약동학(PK/PD)을 활용한 용량적절화(optimization)
- 항생제 치료기간 감소
- 진단 스튜어드십(diagnostic stewardship)의 활용

1. 초기 경험적 항생제의 감소

중증 감염으로 인한 중환자에서 항균력이 있는 적절한 항생제를 감염 발생 24-48시간 이내에 사용하는 것은 매우 중요하다. 특히 혈압저하가 동반된 감염증에서 6시간 이상 지연되어 항생제 사용을 시작할 경우, 매시간마다 생존율이 7.6% 감소한다고 보고된 바 있다. 이러한 이유로 Surviving Sepsis Campaign에서 패혈증 진단 1시간 이내에 정주용 항생제를 사용하도록 권고하고 있다. 다만, 2021년 개정판에서는 쇼크가 동반되지 않은 패혈증의 경우 항생제 사용을 보류해볼 수 있다고 제시하고 있다. 그 근거로, 감염의 증거가 없을 때는 항생제를 사용하지 않도록 제한했던 연구에서 사망률이 6.1% 감소하였다. 또, 지역사회획득 패혈증 환자에서 입원 전에 이미 항생제를 사용하고 온 환자와 입원 후 항생제를 사용한 환자의 예후를 비교했을 때, 90분간의 시간 차가 있더라도 환자의 예후에 차이가 없었다는 연구 결과가 있다.

초기 경험적 항생제 사용을 보류해볼 수 있는 또 하나의 근거는 중환자실 환자에서 세균 감염이나 패혈증을 진단하기 어렵다는 사실이다. 평균 8년 이상의 경력이 있는 중환자실 전문의가 패혈성 쇼크와 패혈증을 구분하여 진단하였는데, 연구자 간 일치도가 매우 낮았다. 응급실에서 패혈증 의심으로 입원한 환자의 1/4가 비감염질환으로 진단을 받은 연구가 있다. 또한 중환자실에서 패혈성 쇼크로 진단받은 환자의 25%가 패혈성 쇼크가 아닌 것으로 확인되었다. 이처럼 불필요한 상황에서 항생제를 사용할 기회가 많아지기 때문에 좀 더 항생제 필요성이 명확해진 후에 항생제를 사용할 것을 권장하고 있다.

지금까지 모든 연구는 패혈증이거나 패혈성 쇼크 환자를 대상으로 항생제를 빨리 사용하는 것이 좋다는 결과를 보여줬다. 그러나 실제로는 우리가 임상에서 마주하는 상황은 의심 단계의 환자들도 포함되기 때문에 해당 연구결과가 실제 현실을 반영하지 못하며, 우리가 경험적으로 항생제를 사용하는 것이 적절하다는 의미와 동의어로 사용될 수 없다. 감염이 의심된다면 당연히 항생제를 빨리 쓰는 것이 좋지만 감염이라고 명확히 말할 수 없는 상태라면 항생제 사용으로 인한 불필요한 위험이 초래될 수 있기 때문에 신중을 기할 필요가 있다.

따라서, 감염이 의심되지만 쇼크가 동반되지 않은 상태이거나 명백한 감염이 아닌 경우라면 감염의 명확한 증거가 나올 때까지 기다리는 것이 합당한 태도이다. 대신 모든 리소스를 동원해서 최대한 빠르게 감염을 진단하도록 노력할 필요가 있다.

2. 경험적 광범위 항생제 사용의 제한

경험적 항생제 사용 시 광범위 사용을 줄이는 방법으로, 지역사회획득 감염이나 입원 초기에 발생한 의료관련감염에서는 다제내성균을 대상으로 하는 항생제 사용을 지양하는 노력이 필요하다. 표 3-1-2는 다제내성균에 의한 감염의 위험요소를 보여준다. 진료지침마다 약간의 차이는 있으나, 대략적으로 최근 병원 입원력이나, 항생제 사용력이 있

표 3-1-2. 지침별 기계환기관련 폐렴/의료관련 폐렴 치료 시 내성균 감염을 고려해야 할 위험요소

구분	다제내성균 감염의 위험	MRSA 감염의 위험
북미지침 (IDSA/ATS)	• 90일 이내에 주사 항생제 사용력 • 인공호흡기관련 폐렴 발생시 패혈성 쇼크 동반 • 인공호흡기관련 폐렴에 선행하여 ARDS가 발생 • 현재 입원기간이 5일 이상 • 인공호흡기관련 폐렴 발생에 선행하여 급성 신대체요법 시행	• 90일 이내에 항생제 사용력 • *S. aureus* 분리균 중 MRSA 비율이 20%를 초과하거나 MRSA 유병률이 알려지지 않은 병동에서 치료 중이거나, 배양 또는 비배양 선별검사를 통해 과거 MRSA가 검출된 경우
유럽과 남미지침 (ERS/ESICM/ESCMID/ALAT)	• 다제내성균의 비율(25% 초과)이 높은 병원 • 항생제 사용력 • 최근 장기간 입원(5일 초과하는 입원) • 이전의 다제내성균 집락화 과거력	호흡기검체에서 분리된 *S. aureus* 중 MRSA가 25%를 초과하는 중환자실

MRSA, methicillin-resistant *Staphylococcus aureus*; ARDS, acute respiratory distress syndrome; IDSA, Infectious Disease Society of America; ATS, American Thoracic Society; ERS, European Respiratory Society; ESICM, European Society of Intensive Care Medicine; ESCMID, European Society of Clinical Microbiology and Infectious Diseases; ALAT, Asociación Latinoamericana del Tórax

을 때, 항생제 내성률이 높은 곳에서 발생한 감염일 때 다제내성균 감염을 고려하여, 광범위 항생제의 선택이 필요하다. 이러한 위험 요소가 없을 때에는 경험적으로 광범위 항생제를 사용하는 것을 지양하도록 노력해야 한다. 다제내성균으로 인한 감염 위험이나 MRSA 감염 위험이 없는 상태라면, 녹농균에 대한 항균력이 없는 β-lactam계열 항생제 사용으로 충분하다.

1) Carbapenem 사용의 제한

기존에 ESBL 집락화가 있는 환자에서 감염 발생 시 경험적 항생제로 carbapenem을 사용할 가능성이 높다. 그러나, carbapenem은 3일 사용만으로도 carbapenem 내성 장내세균총의 집락화 위험이 증가하는 양상으로, 가급적 carbapenem 노출을 줄여야 한다. 중환자실에 입실한 ESBL 보균자가 실제로 ESBL에 의한 감염이 발생할 확률은 10% 정도로 높지 않은 편이다. 따라서, 중환자실에서 발생한 감염 중 패혈성 쇼크와 같은 중증이 아닌 경우, 기관지나 직장에 ESLB 생성 균주가 집락화 되어 있는 경우에만 경험적으로 carbapenem 항생제 사용을 고려하는 것도 한 가지 방법이 될 수 있다. 실제로 감염이 발생하기 1주 전에 시행한 보균검사에서 ESBL 생성 균주가 검출되지 않았다면, 해당 감염의 원인균이 ESBL 생성균주가 아닐 가능성이 높다(음성예측도 93-99%).

2) Anti-MRSA 항생제 사용의 제한

기존의 지침은 HAP/VAP 환자에서 MRSA 유병률이 높거나, MRSA 보균자인 경우, 쇼크가 동반된 경우에는 MRSA를 치료할 수 있는 항생제를 사용하도록 권장하고 있다. 실제로는 MRSA 유병률이 20% 이상이라 HAP 환자에서 경험적으로 MRSA 치료를 시행하였으나, 결과적으로 MRSA 감염률은 5.2%에 불과했다. 대부분의 환자들은 anti-MRSA 치료로 인해 생존율이 개선되는 것보다는 사망률 포함 약제관련 이상 반응 빈도만 높아졌다. 따라서, 환자의 중증도와 상관없이 MRSA에 대한 경험적 치료는 대부분의 상황에서 불필요하며, 과도한 사용을 야기할 수 있음에 주의가 필요하다.

3. 항생제 축소

항생제 축소라 함은 항균제감수성 결과에 따라 항생제를 변경하는 것뿐만 아니라 감염이 없는 경우 항생제를 중단하는 것 역시 포함한다. 항생제 축소는 항생제 내성의 발현을 막고, carbapenem과 같이 다제내성균에 사용할 수 있는 항생제를 보존하기 위함이다. 그러기 위해서는 항생제 사용량뿐만 아니라 처방건수를 줄이고, 항균범위를 좁혀 광범위 항생제의 사용을 아끼는 노력이 필요하다.

여러 문헌검색을 통한 체계적 문헌고찰에서, 항생제 축소를 하는 경우에도 사망률이 증가하지 않고, 입원기간이

늘지 않고, 치료기간이 늘지 않았다. 항생제 축소 시 항녹농균제제 사용이 줄었고, 병합요법 사용이 줄었다. 결론적으로, 중환자실 환자에서 항균범위를 줄이는 것은 비교적 안전하고 실행해볼 수 있는 항생제 적정사용관리 항목이다. 그럼에도 불구하고 40%의 환자들은 항생제 축소를 시행하지 않고, 배양결과 음성인 환자들 또한 항생제 축소를 제대로 하지 않아 지속적인 교육 및 모니터링이 필요하다.

4. 확정된 감염에 대해 병합요법 대신 단일요법 사용

적절한 항생제의 사용이란 감염의 원인이 되는 병원체에 대해 최소 한 가지 이상의 세포내 활성을 갖는 약제를 사용하는 것으로 정의한다.

1) 병합요법의 장단점

병합요법을 하는 경우, 초기 경험적 항생제의 작용범위를 넓게 하여 원인균이 내성을 갖더라도 충분한 항균력을 보일 수 있다는 이론적인 장점이 있다. 그러나 병합요법은 병원체가 감수성을 보이는 경우에는 불필요한 사용으로 간주되며, 쇼크가 동반된 환자에서만 생존 이익을 보였다. 따라서 병합요법은 쇼크가 동반된 감염 환자에서 병원체의 항균범위를 넓히기 위해서만 사용을 고려해볼 수 있다. 그 외의 병합요법 시 내성균의 출현을 막지 못하고, 오히려 중복 감염의 위험을 높인다는 점에서 주의가 필요하다.

2) 병합요법의 제한적 적용

패혈성 쇼크 환자를 대상으로 한 연구에서, 병합요법 시 중환자실 사망률과 원내사망률이 통계적으로 유의하게 감소하였다는 보고가 있다. 그러나, 대부분의 경우, 병합요법이 아닌 단독요법으로 치료가 충분한 경우가 많다. 간혹 중환자실 환자에서 병합요법을 지속하는 경우가 있는데, 이는 CRE와 같은 다제내성균을 치료할 때 적용될 수 있다. 실험실(in vitro)에서는 다제내성균에 감수성이 있는 약제가 아니더라도 항생제 병합요법을 통해 접종 크기(inoculum size)나 병원체에 생체내 효과를 나타낼 수 있기 때문에 치료 항생제가 없는 경우 이러한 선택도 고려해볼 수 있다.

5. 약력학/약동학(PK/PD)을 활용한 용량적절화(Optimization)

일반적으로 항생제는 정상 신기능을 가진 비중증 환자를 대상으로 항생제 용량요법이 추정 및 도출된다. PK/PD는 이전에는 신장기능 저하로 인한 과도한 약물 노출을 효율적으로 줄이는 방법으로만 여겨졌으나, 최근에는 MIC가 높은 병원체에 대한 치료, 과체중 환자에 대한 치료, 항생제 도달이 어려운 부위의 감염 등에서 감염부위로의 항생제 침투를 극대화하기 위해서 중요하게 다뤄지고 있다. 또한 병태생리가 복잡하고 약동학이 변화된 중환자실 환자의 경우 PK/PD를 통한 약물 농도의 적절성이 반드시 고려되어야 할 대상이다.

1) 약력학(Pharmacodynamics)을 활용한 용량적절화

항생제의 최적 용량이란 감염 부위에서 병원균의 MIC 대비 효과적인 항균 농도에 도달하는 데 필요한 용량을 말한다. 농도 의존성 살균효과를 갖는 항생제는 병원체의 MIC와 관련된 최대 농도에 기반하여 효과를 나타내며, MIC 대비 약물농도가 증가함에 따라 살균력과 범위가 증가한다. 농도 의존성 항생제의 적용 가능한 약동학적 지표로는 비결합형 항생제의 최대 농도와 MIC (Cmax-:MIC), MIC 대비 자유면적곡선(area under the curve) (AUC:MIC), 두 가지이다. MIC 이상으로 항생제 농도가 유지되는 시간에 의존하여 살균효과를 가진 항균제의 경우, MIC 이상으로 유지하기 위해 항생제 주입 간격을 조절해야 한다(fT>MIC %). 특히 MIC가 높은 경우, 24시간 동안 지속주입(continuous infusion)을 하거나 3-4시간 이상 연장 주입(prolonged infusion)을 통해 MIC 이상으로 항생제가 유지되는 시간을 늘리는 방법을 고려해야 한다(표 3-1-3).

Cmax:MIC ≥10-12 또는 AUC:MIC>125, fT>MIC %를 얻기 위해 고용량 용법과 주입시간을 지속적으로 하거나 연장하여 주입하는 경우, 항균제감수성 중단점(breakpoint)을 넘어선 MIC라 하더라도 최적 노출에 도달할 수 있다. 적절한 PK/PD를 위해서는 항균제감수성 결과에서 MIC가 제시되어야 하며, 그 결과를 토대로 용량 증량

Section III

표 3-1-3. 정상신기능 환자에서 β-lactam계열 주입속도에 따른 최대 치료 가능한 MICs 범위

항생제	용법(주입시간)	최대 치료 가능한 MIC (mg/L)
Ceftazidime	2 g Q8H (0.5 h)	4-8
	2 g Q8H (3 h)	8-16
	6 g Q24H (continuous)	8-16
Cefepime	2 g Q8H (0.5 h)	4-8
	2 g Q8H (3 h)	8-16
	6g Q24H (continuous)	8-16
Imipenem	500 mg Q6H (0.5 h)	2
	500 mg Q6H (3 h)	4
Meropenem	500 mg Q6H (0.5 h)	2
	500 mg Q6H (3 h)	4
	1 g Q8H (0.5 h)	2
	1 g Q8H (3 h)	4-8
	2 g Q8H (0.5 h)	4
	2 g Q8H (3 h)	8-16
Piperacillin-tazobactam	4.5 g Q6H (0.5 h)	8
	4.5 g Q6H (3 h)	16-32
	18 g Q24H (continuous)	16-32

또는 장시간 주입을 통해 적절한 용량 용법을 찾는 노력이 필요하다.

일례로, vancomycin은 시간 의존성 항생제로 AUC/MIC가 MRSA로 인한 혈류감염 환자의 생존과 상관관계가 있다. vancomycin 용량 계산은 과거 trough 수치가 15 mg/L 이상 유지하도록 설계되었으나, 이후 AUC/MIC가 생존과 더 잘 연관성을 보이며, AUC 자체가 신독성의 예측인자라고 제시되고 있어 최근에는 AUC/MIC가 400을 넘도록 설계되어 있다. 이를 통해 vancomycin의 임상효과는 유사하면서 신독성 발생률이 감소하여 입원일을 줄일 수 있다는 장점이 있다.

2) 약동학 최적화

일반적으로 항생제는 정상 신기능을 가진 비중증 환자를 대상으로 항생제 용량요법이 추정 및 도출된다. 중환자실 환자는 중증상태로 인해 도달 가능한 약물농도에 변화가 있을 수 있으며, 적절한 용량을 사용하여 최적화된 농도에 도달하는지 중요하게 살펴봐야 할 문제이다.

패혈증 동안의 고혈역학적(hyperdynamic) 상태는 심박출량을 증가시켜 신장의 청소율을 증가시키고 약물의 혈장농도를 낮출 수 있다. 모세혈관 투과성의 증가와 삼투압의 변화로 인해 제3공간(3rd space)을 포함한 세포외액으로의 체액 분포가 증가하여 분포 용적의 증가를 초래한다. 저알부민혈증의 경우, 알부민의 결합이 감소하게 되어 혈장 내 약물농도가 낮아지고, 결합되지 않은 약물농도가 증가하게 되어 배설량이 늘어난다. 또한 신장 및 간기능 저하로 인해 청소율이 감소하여 혈장농도가 증가할 수 있으며, 지속적인 신장 대체요법 등 다양한 장기 지원 치료법은 분포 용적과 청소율에 영향을 미친다.

분포 용적의 변화는 주로 수용성 항생제에 영향을 미치며, glycopeptides, aminoglycosides, β-lactams, carbapenems, linezolid, daptomycin, colistin 등이 이에 해당한다. 이를 해결하기 위해서는 초기 로딩 용량 및 유지 용량을 증가시켜야 한다.

3) 신기능 저하자에 대한 고려

중환자실에 입원한 중증 환자의 약 5%가 급성신부전으로 신대체요법을 필요로 한다고 보고되었다. 감염이나 패혈증을 동반한 급성신부전 환자는 적시에 적절한 항생제를 투여하는 것이 이환율과 사망률을 줄이는 데 매우 중요한 요소이다. 신대체요법 시 혈역학적 변화 뿐만 아니라 분포 용적, 청소율 등 약력학적 변화로 인해 필요한 약물이 체내에 적절한 농도로 도달하지 못할 수 있어 주의가 필요하다.

신대체요법 시행 시 고려해야 할 점은 항생제가 목표하는 부위에 잘 도달하고, 충분한 농도를 유지하면서 과도하게 배설되지 않도록 유지하는 것이다. 투석 중에 수용성 항생제, 특히, 혈장 단백질 결합도가 낮은 항생제는 독성물질과 함께 제거되기 쉽고, 지속적 신대체요법이나 고용량 혈

액여과 방법 적용 시 청소율이 높은 시기와 낮은 시기가 번갈아 나타나기 때문에 목표하는 농도 이상으로 약물농도를 유지하기 어렵다.

가능한 해결책 중 하나는 신대체요법 변동에 맞춰 조정된 항생제를 지속적으로 주입하는 것이다. 항생제 용량은 환자마다 변동성이 크기 때문에 개별화해야 하며, 기본적인 약리학적 원리를 이해하고 신대체요법 환자에게 적절한 용량을 최적화할 수 있는 감염병 전문 약사와 상담이 필요하다.

4) 체외순환기 적용 환자에 대한 고려

체외순환기(extracorporeal membrane oxygenation, ECMO)를 적용한 환자는 심각한 폐나 심장기능 부전으로 인해 약리학적 변화가 발생하며, 분포 용적의 증가와 일부 항생제가 ECMO 회로에 결합하는 현상이 나타날 수 있다. Fluoroquinolones, macrolides, lincosamides, tigecycline, clindamycin과 같은 지용성 항생제가 ECMO 막과 튜브에 흡수되어 혈장내 약물 농도가 감소할 수 있다. 체계적 문헌고찰에 따르면 약리학적 변화는 환자마다 다르게 나타날 수 있어 지침보다는 개별화된 항생제 요법을 권장하고 있어, 개별 환자마다 특수성을 고려하여 항생제 처방이 필요하다.

6. 항생제 치료기간 감소

중환자실에서 일반적으로 마주하게 되는 두 가지 상황은 감염이 의심되나 미생물학적으로 확인되지 않는 경우와 감염이 확인된 경우이다. 항생제 사용기간은 감염부위와 병원체에 따라 결정된다. 감염이 확인된 환자들은 각 질환별 권장되는 항생제 사용기간에 맞춰 항생제를 사용할 수 있으며, 환자 상태에 따라 변동이 가능하다(표 3-1-4).

중환자실 의사는 항생제를 권장된 기간보다 길게 사용하는 경향이 있다. 이는 항생제 중단에 대한 의사들의 불안에서 기인하는 경우가 많다. 장기간 항생제 사용은 항생제 부작용의 위험을 증가시킬 뿐만 아니라 다제내성균의 출현, *Clostridioides difficile* 감염의 발생 등에 위험요인으로 작용한다. 따라서 항생제 사용기간을 줄이는 것은 중요한 항생제 적정사용관리 요소 중 하나이다.

표 3-1-4. 감염부위에 따른 추천 항생제 치료기간

감염부위	제시된 기간(일)	
비복잡성 균혈증	7-8	
비복잡성 카테터 관련 감염	7, MRSA나 Candida가 아닌 경우	
만성폐쇄성폐질환의 급성 악화	5	
지역사회획득폐렴	5-7	
의료감염폐렴과 인공호흡기관련 폐렴	7-8, *P. aeruginosa* 포함	
복강내 감염	5-7, 적절하게 원인을 조절한 경우	
수술 후 복막염	5-15, 적절하게 원인을 조절한 경우	
중증 지역사회획득 요로감염	여자	7
	남자	14
봉와직염	7	
괴사성 근막염	14-21, 수술적 제거가 완전하게 이루어진 경우	
중성구감소증	3, 열이 없고 상태가 안정적인 환자에서 명확한 감염 근거가 없는 경우	

특히 인공호흡기관련 폐렴의 경우 항생제를 8일 사용한 군과 15일 사용한 군을 비교하였을 때, 사망률 차이가 없었고, 재발이나 중복 감염이 8일 군에서 더 적었기에 가급적 항생제를 짧게 사용할 것을 권장하고 있다. 표 3-1-5에는 항생제 사용기간에 따라 단기간 항생제 사용이 비열등하게 보고된 연구들을 정리한 내용을 담고 있다.

감염이 의심되지만 배양 검사 등에서 음성이거나 또는 임상적으로 의미 있는 결과가 아닌 경우, 항생제를 중단할 것을 권장한다. 인공호흡기관련 폐렴이 의심되어 검사를 진행했지만, 배양 검사에서 음성으로 확인된 환자를 대상으로 조기 항생제 중단 정책을 썼을 때, 항생제 사용기간이 짧은 군(4일)과 긴 군(9일) 간에 사망률 차이가 없었다. 다제내성균 출현율은 7.5% vs 35.7%로 짧은 군에서 의미 있게 낮았다.

Section III

표 3-1-5. 단기간의 항생제 사용이 장기간 사용에 비해 비열등함을 보여주는 연구결과

감염부위	단기 사용(일)	장기 사용(일)
비복잡성 그람음성균혈증	7	14
만성폐쇄성폐질환의 급성 악화	≤5	≥7
지역사회획득폐렴	3-5	7-10
원내폐렴과 인공호흡기관련 폐렴	7-8	14-15
복강내 감염과 수술 후 복막염	4-8	10-15
중증 지역사회획득 요로감염	5-7	10-14
봉와직염	5-6	10
중성구감소증	3일간 열이 없고 임상적으로 회복된 경우	3일간 열이 없고 임상적으로 회복되고 중성구가 0.5×10^9 세포/L 초과인 경우
골수염	42	84

Section Ⅲ

7. 진단 스튜어드십의 활용

중환자실 환자는 그 복잡성으로 인해 치료를 결정할 때 많은 요소를 고려해야 한다. 증상이 없거나 도뇨관을 가지고 있는 환자에서 시행한 요배양 검사나 가래 또는 기관내 흡인 배양, 중심정맥관을 통한 혈액배양 등에서 균이 동정되었다고 해서 항생제를 사용하는 것은 불필요한 치료일 수 있다. 감염된 것으로 의심되는 부분에 대한 미생물 검사만 시행할 것을 권장하며, 이를 통해 무의미한 위양성 결과를 줄일 수 있다.

진단 스튜어드십은 검사실에서의 결과를 항생제 적정사용관리를 시행하는 근거로 활용하는 것을 의미하는 개념으로 몇 가지 검사기법은 중환자실에서 특히 중요하게 다뤄질 수 있다.

1) 항생제 사용기간을 줄이기 위한 바이오마커의 활용 -procalcitonin

Procalcitonin은 감염에 대한 전신염증반응의 강도(intensity)와 관련된 바이오마커로서, 여러 염증 상태, 세균 감염, 패혈증 말라리아, 췌장염 등에서 증가한다. 염증상태가 되면 2-4시간 이내 상승하기 시작하고, 2일째 피크를 이룬다. 회복되면서 수치가 급격하게 감소한다. 비세균성 감염에서도 증가할 수 있는데 외상으로 인한 엄청난 스트레스, 수술, 화상, 심인성 쇼크 등에서 증가할 수 있다.

감염병에 따라 권장 항생제 사용기간이 있으나 명확하지 않고, 환자의 상태나 의사의 경험에 따라 다양하게 적용될 수 있다. Procalcitonin은 이러한 항생제 치료기간을 직접적으로 결정하는 데 도움을 준다. Procalcitonin이 일정 수치 이상일 경우 항생제를 사용하고, 일정 수치 이하거나 80-90% 이상 감소하는 양상 시 항생제를 중단하는 Procalcitonin 기반 항생제 사용 결정 알고리즘은 급성호흡기 감염 환자를 대상으로 한 메타분석에서 사망률과 항생제 사용기간을 줄였고, 항생제 사용으로 인한 부작용 또한 줄였다.

그러나 procalcitonin이 세균 감염이 아닌 상황에서도 증가할 수 있으며, procalcitonin이 활발한 감염을 확실하게 배제할 수 있는 능력에 대한 근거가 명확하지 않아 지침을 준수하는 데 제한이 있다.

2) 진단을 위한 PCR과 MALDI-TOF

PCR과 MALDI-TOF를 중환자실에서 활용 시에, 빠르게 병원체를 찾고, 사망률과 입원기간을 감소시킨다. 중환자실이 아닌 곳에서 시행한 연구에서도, 신속 복합 PCR 시행 결과로 항생제 적정사용관리 감사(audit)를 시행했을 때, 광범위 항생제의 사용을 줄이고 좁은 항균범위를 갖는 항생제를 사용하고, 적절한 항생제를 쓰는 데 걸리는 시간을 줄이는 반면, 사망률, 입원기간, 비용에는 영향을 미치지 않았다. 이러한 상황은 내성률이 높은 중환자실에서 훨씬 더 유용하게 사용될 수 있다.

배양 검사는 진단도구의 가장 근본이 되는 검사이나 결과가 나올 때까지 시간이 많이 걸린다는 단점이 있다. 또한 항생제 결합 수지(antibiotic-binding resin)가 충분함에도 불구하고 균이 자라지 않는 상황이 발생할 수 있다. 특히 배양혈액 채취 전 4시간 이내에 carbapenem이나 cefepime

을 투약했을 때, 혈액 내 잔존하는 항생제가 그람음성균의 성장을 막아 위음성으로 나올 수 있다는 점을 고려해야 한다. Carbapenem이나 cefepime을 경험적으로 자주 사용하는 중환자실에서는 중환자실 환자가 세균 감염이 강력하게 의심이 되는데 혈액배양 24시간째에 자라는 것이 없다면 혈액배양 시점과 항생제 투약 시점과의 연관성을 확인해 보는 것이 좋다. 혈액배양 4시간 이내에 항생제를 투약받은 경우라면, 혈액배양을 다시 시행하거나 항생제 노출에 영향을 받지 않는 다른 검사법을 적용하는 것이 필요하다.

02 중환자실 항생제 적정사용관리의 실제 적용

1. 중환자실 항생제 적정사용관리로 인한 기대효과

적정사용관리의 목표는 중환자의 임상경과를 개선하고, 항생제로 인한 이상 반응을 막고, 내성을 줄이는 것이다. 항생제 적정사용관리를 적용하는 것은 사망률 증가 없이 항생제 사용을 감소시키고, 다제내성균에 의한 집락화와 감염을 막고, *C. difficile* 감염을 감소시키는 것이다.

부적절한 처방을 하게 만드는 요인으로 진단의 불확실성, 지식의 부족, 미생물학적 정보의 부족, 감염전문가의 부족, 제약회사의 마케팅 압력, 생명에 치명적인 감염을 놓치거나 불완전하게 치료한다는 공포 등이 제시될 수 있다. 중환자실 환자는 진료지침에서 제시된 기간보다 긴 기간 동안 항생제 치료를 받는 경향이 있다. 부적절한 항생제 사용은 환자의 경과를 나쁘게 하는데, 이는 질병률 증가, 부작용으로 인한 사망률 증가, 독성, 중복 감염, 다제내성균 발생과 집락화, *C. difficile* 감염 발생 등이 있다. 입원기간 연장과 합병증으로 인한 비용 증가라는 경제적 영향도 있다. 이러한 요소들이 항생제 사용을 좀 더 엄격하게 통제해야 할 필요성을 강조한다.

2. 중환자실 항생제 관리방법

항생제를 관리하는 시행하는 방법으로, 하나는 첫 항생제 사용 이후에는 허가를 받은 뒤 사용해야 하는 항생제 제한 프로그램과 다른 하나는 처방 후 전향적 감사와 피드백이 있다. 이 프로그램에 대한 장단점은 표 3-1-6에 정리되어 있다.

1) 항생제 제한(사전 승인제도)

항생제 제한 프로그램은 DDD나 DOT로 표현되는 항생제 사용량을 줄인다. 항생제 사용 감소는 항생제 내성 감소를 동반한다. 그러나 추가적인 개입이나 교육을 하지 않고, 단순히 특정 항생제만 제한한다면, 다른 제한되지 않는 항생제가 제한항균제의 자리를 대체하고 이들로 인한 내성 문제가 생기게 된다. 항생제 제한 프로그램을 통해 승인을 얻은 경우, 추후 항균제감수성 결과가 나온 이후 축소나 항생제를 중단할 기회를 잃게 된다는 단점이 있다. 또한 승인을 받기 위한 시간과 과정이 중증 환자를 진료하는 데 있어 업

표 3-1-6. 중환자실 항생제 관리 프로그램별 장단점

프로그램	장점	단점
처방 전 사전승인 (항생제 제한)	• 효과적으로 목표 항생제의 DDD나 DOT를 감소시킬 수 있음 • 제한약제의 내성을 감소시킴 • 시간 소요가 적음	• 비제한항생제의 사용 증가와 그에 따른 내성률 증가 가능성 • 항생제 승인 이후에는 사용이나 일수를 제한할 기회가 없음
처방 후 감사와 피드백	• 환자 맞춤 권고 • 항생제 하강과 사용 기간 조절이 가능 • 항생제 사용을 개선할 수 있는 교육 기회 제공 • 개개인별 효과적으로 DDD나 DOT를 감소시킬 수 있음 • 환자 경과에 위해요소가 없음	• 시간이 많이 소요됨 • 권고 수용 여부에 따라 결과가 달라짐

무를 마비시키거나 적절한 시점에 환자에게 처방을 할 수 없게 만들 수 있어 중환자실 의료진의 저항이 클 수 있다. 중환자실과 같이 침상 수가 적고, 중증도 때문에 복잡한 환자를 더 면밀하게 살펴봐야 하는 상황이라면 항생제 제한 프로그램만으로는 적절한 운영이 어렵다.

2) 처방 후 감사 및 피드백

중환자실만을 대상으로 처방 후 승인제도에 대한 체계적 문헌고찰 시행 결과, 사망률에 영향을 미치지 않고 항생제 적정사용관리가 성공적으로 시행되었다. 처방 후 승인제도의 일환으로 중환자실 팀과 최소 주 3회 이상의 처방 후 감사 및 피드백을 시행하였을 때 모든 계열 항생제의 DDD/100환자-일을 의미 있게 감소시킨 반면, 사망률, 입원기간, 재입원 등 임상 경과에 영향을 줄 수 있는 어떠한 요소에도 악영향을 주지 않았다.

3) 일부 항생제 제한과 감사 및 피드백

현재 항생제 적정사용관리 관리방법으로 가장 추천되는 것은 일부 항생제는 제한하고 나머지는 처방 후 감사 및 피드백(post-prescription audit and feedback)을 하는 병합 관리가 가장 적절한 방법으로 제시된다. Carbapenems, quinolones, 3rd generation cephalosporin에 대해 사전 승인제도를 적용하고, 매주 처방 후 감사 및 피드백을 시행했을 때, 목표 항생제의 50-85% 감소를 이루었으며, 중환자실 사망률에 어떠한 악영향도 끼치지 않았다.

제한이 필요한 항생제 계열은 각 중환자실이 처한 역학적 환경에 따라 다르게 설정할 수 있다. 제한하는 항생제를 주기적으로 순환하는 것은 이론적으로 선택 압력을 낮추는 등 이득이 있을 것이라 생각하지만, 실제로 6주 간격의 순환을 시도했던 중환자실 대상 연구에서 항생제 사용량, 내성균 출현 여부, 사망률 모두에서 이득이 없었다. 또한 순환 간격으로 6주가 타당한가 역시 아직도 논란거리이다.

3. 중환자실에서 경험적 항생제 선택 시 주의사항

중증 감염으로 인한 중환자에서 항균력이 있는 적절한 항생제를 감염 발생 24-48시간 이내에 사용하는 것은 매우 중요하다. 특히, 혈압저하가 동반된 경우 6시간 이후에는 한 시간 늦춰질수록 생존율이 7.6% 감소한다는 것은 잘 알려진 사실이다. 이로 인해 중환자실에서는 대부분의 병원균을 커버할 수 있는 가장 광범위한 항생제나 병합요법을 가급적 빨리 처방해야 한다고 생각한다. 그러나, 이러한 상황은 항생제 적정사용관리 전략에 반하는 정책으로, 이 둘의 균형을 잘 맞추는 것이 중환자실 항생제 적정사용관리의 쟁점사항이다.

그러기 위해서는 개별 중환자실에서 가장 흔한 감염의 원인이 무엇인지 또 내성 현황은 어떤지를 잘 알고 있어야 위의 균형을 맞출 수 있다. 경험적 항생제의 초기 선택을 위해 표준진료지침이나 프로토콜을 중환자실 의사들에게 제공해야 할 필요가 있다.

성공적으로 경험적 항생제를 선택하고, 원인균과 감수성 결과가 확인된 후에는 해당 원인균에 대해 적합한 항균력을 가진 단일 항생제로 항균범위를 좁혀 나가는 항생제 적정사용관리가 적용되어야 한다(그림 3-1-1).

4. 실전 항생제 적정사용관리를 위해 준비해야 할 일들

1) 중환자실에서 항생제 적정사용관리의 역할

항생제 적정사용관리 프로그램은 항생제 사용과 관련된 부작용을 줄이면서 임상경과는 최적화하고자 하는 목적으로 운영된다. 중환자실이라는 상황 고려 시 환자들이 일반적으로 높은 사망률과 함께 심각한 질병을 가지고 있다는 점, 의료관련 감염이 종종 발생하며, 내성률이 높다는 점, 환자당 항생제 사용률이 높고 비용이 비싸다는 점 등이 병원내 다른 부서와 차이가 있다. 중환자실 의사들은 항생제 적정사용관리가 환자들의 예후에 도움이 되고 필요하다는 것을 알지만, 여러 이유로 실제 항생제 적정사용관리를 구축하는 데 적극적이지는 않는다.

2) 중환자실 항생제 적정사용관리팀 구성

가장 먼저 할 일은 다학제적 접근이 가능하도록 항생제 적정사용관리팀을 구성하는 것이다. 항생제 적정사용관리에서 제시된 의견을 받아들이고 실제로 수행하기 위해서는 중환자실 의사의 지원과 협력이 필요하기 때문에, 리더십

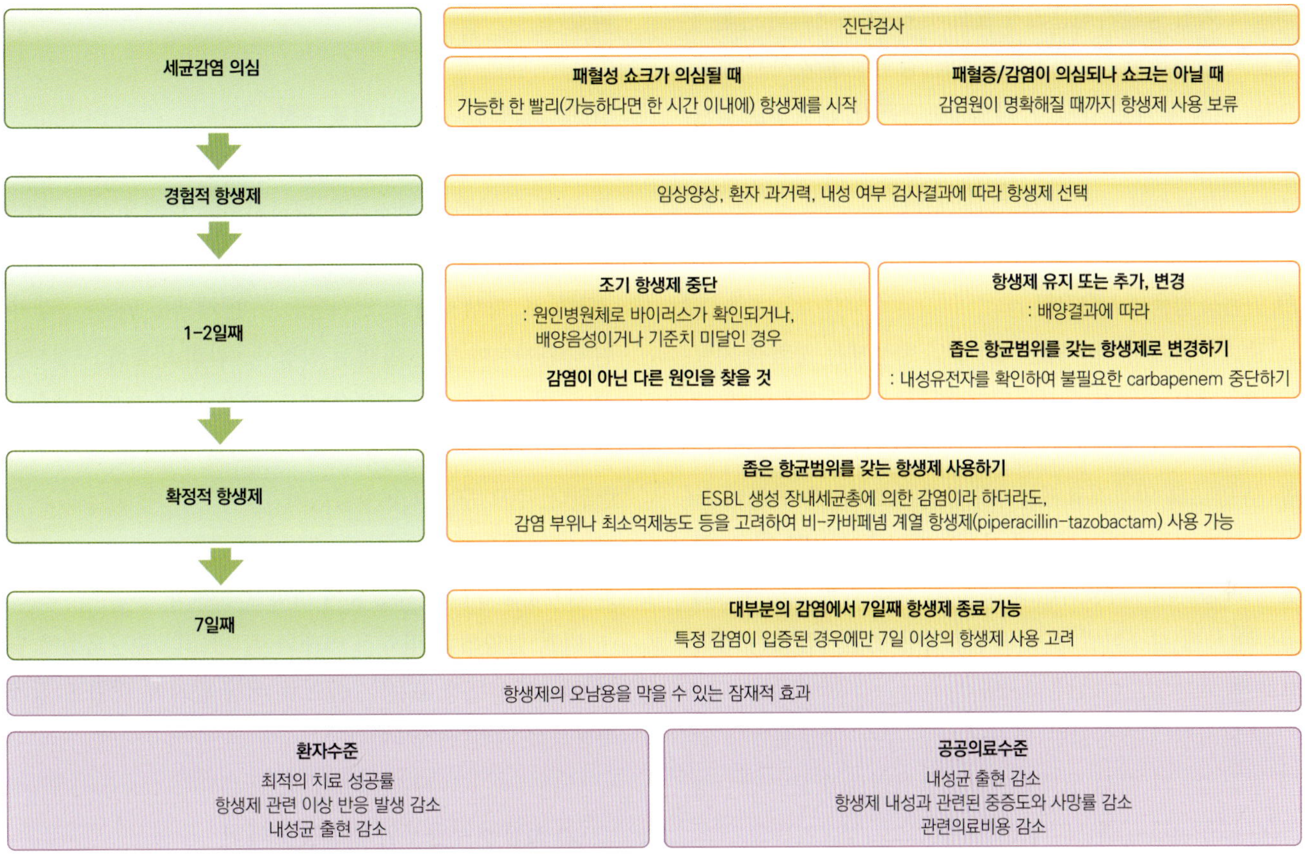

그림 3-1-1. 중환자실 중증 감염환자에 대한 항생제 적정사용관리 적용 모식도

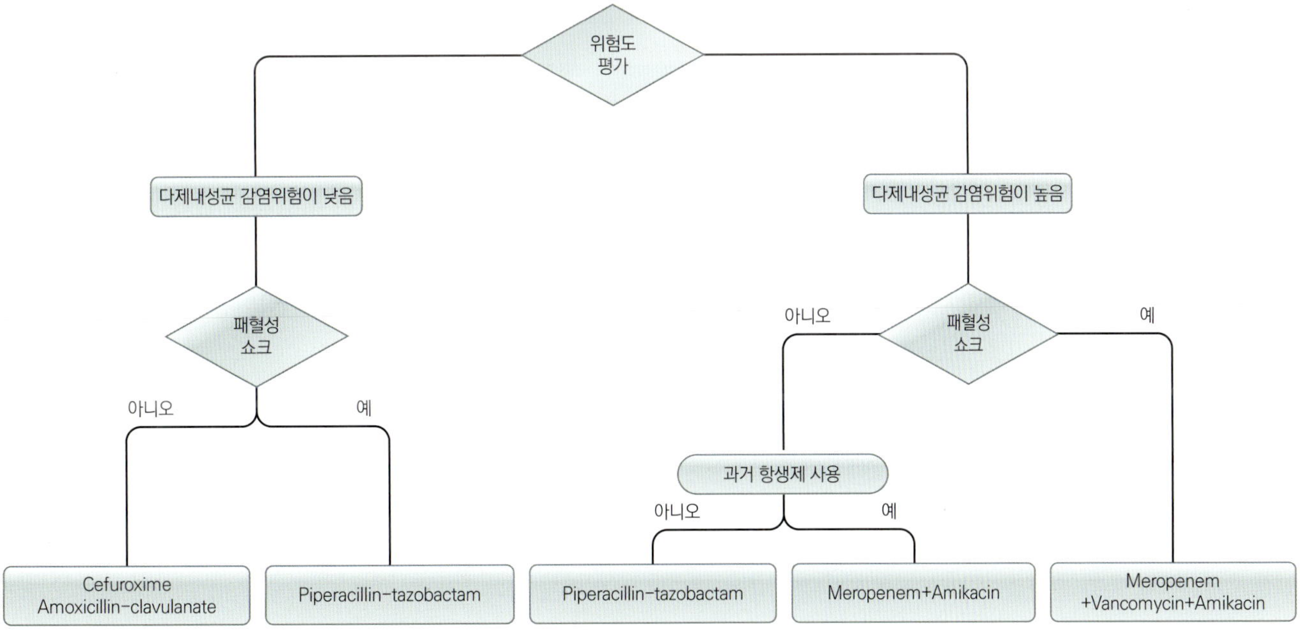

그림 3-1-2. 지역의 내성률을 반영한 경험적 항생제 선택 알고리듬 예시

해당 지역의 역학에 따른 알고리듬. 다제내성균에 의한 감염 위험도 평가 시에는 과거 항생제 사용력, 최근 5일 이상의 입원, 6개월 이내에 2일 이상 입원한 과거력 등이 위험요소로 활용

역할의 핵심 중환자전문의가 필요하다. 팀 리더격의 중환자 전문의를 포함한, 감염내과 전문의, 감염전문 약사를 주축으로, 미생물 파트 담당자, 감염예방전문가, 의료정보 담당자 등이 팀원으로 필요하다. 일부에서는 간호사, 환자나 가족들이 포함되어 팀을 구성하기도 한다.

3) 경험적 항생제 사용지침

중환자실에서 처방되는 대부분의 항생제는 경험적 치료의 범주에서 선택하여 사용된다. 따라서 가장 흔하게 항생제를 사용하는 질환에 대해 적합한 경험적 항생제를 선택할 수 있도록 임상진료지침이나 표준진료지침을 만들어 두어야 한다. 임상 알고리듬과 가이드라인을 사용할 경우, 항균제 사용 여부, 사용기간, 의료비용, 그리고 항균제 내성이 유의미하게 감소하였으며, 사망률이나 입원기간에는 영향을 미치지 않았다(그림 3-1-2).

중환자실의 내성률은 병원내 다른 부서-응급실이나 일반 병동 등-와 다르기 때문에, 각 부서별로 항균제감수성표(antibiogram)를 정리하고 주기적으로 업데이트할 필요가 있다. 항균제감수성 표에 반드시 MIC를 표시해야 하는 건 아니지만, 중증 감염으로 인한 중환자실 환자에서 MIC에 따라 항생제 용량과 용법이 다르게 사용되어 항생제의 효과를 극대화할 수 있기에 가급적 표기할 것을 권장한다.

중환자실에서 흔히 발생하는 의료관련 감염에 대해서도 프로토콜을 만들어서 항생제 처방이 표준화되도록 만들어야 한다. 특히 인공호흡기관련 폐렴, 복강내 감염, 중심정맥관 관련 혈류 감염 등 비교적 흔히 발생하는 질환에 대해 임상진료지침을 만들고 이를 토대로 한 알고리즘을 따라 자동화된 처방 시스템이 있을 경우 표준화된 항생제 처방을 증진시킬 수 있다.

4) 처방세트

컴퓨터화된 또는 표준화된 의사 처방세트(order set)는 패혈성 쇼크 및 중증 균혈증 관리에서 개선된 결과를 보였다. 최근 연구에 따르면, 표준화된 처방세트를 전자의무기록에 도입한 결과, 적절한 항생제 선택이 향상되고, 장기 부전의 발생률이 감소하고, 생존율 개선이 이루어졌다고 보고되었다.

5) 항생제 적정사용관리 번들 구성

항생제 적정사용관리 번들은 적절한 항생제 선택, 적절한 용량, 적합한 투여경로를 결정하도록 도움을 준다. 이러한 접근법은 항생제 적정사용관리 권장사항에 대한 준수를 촉진하고, 항생제의 최적 사용을 위한 체계를 만든다. 각 병원 중환자실에 맞는 항생제 적정사용관리 번들을 구성해야 하며, 이러한 번들을 통해 항생제 적정사용관리 권장사항을 준수하고 항생제 사용을 체계적으로 할 수 있는 체계가 마련된다. 주요 구성요소는 다음과 같다.

(1) 항생제 사용 적응증의 명확한 문서화

기저 질환의 병리학적 이해와 각 병원의 중환자실에 맞는 항균제감수성 표를 기반으로 해당 환자에 대한 항생제 적응증을 명확히 기록한다.

(2) 적절한 무균부위 배양검체 채취

(3) 중환자실 감수성과 병원 지침에 기반한 경험적 항생제의 적절한 선택

병원의 특성을 반영한 항균제감수성 표를 이해하고 이를 바탕으로 적절한 경험적 항생제를 선택한다.

(4) 항생제 투여 시작 및 예상 중단 날짜의 기록

치료는 명확히 문서화된 종료 날짜와 함께 시작되어야 하며, 이를 통해 불필요한 항생제의 장기 사용을 제한할 수 있다.

(5) 감수성 결과에 따른 항생제 하강

경험적 광범위 치료에서 특정 병원체에 초점을 맞춘 치료로 전환하는 것이 중요하다. 이는 항생제 중단으로 이어질 수도 있다.

(6) 항생제 "중단 시간(time-out)"을 통한 재평가

전자의무기록을 활용하여 항균제의 이름, 투여 시작일,

표 3-1-7. 항생제 처방 적합성 분류

적절한 항균제 처방기준
환자가 확진되었거나 가능성이 높은 감염을 가지고 있으며, • 항균 치료는 너무 좁거나 너무 넓지 않은 항균범위를 커버 • 항균 치료가 환자의 알레르기 과거력에 포함되어 있지 않으며 명확한 금기사항이 없음 • 항균 치료에 명확하고 분명한 금기 사항이 없음 • 항균 치료가 감염과 환자의 임상 상태에 가장 적합한 경로로 투여 • 항균 치료의 용량 및 용법이 감염을 치료하기에 충분 • 항균 치료가 목표부위에 도달할 것으로 예상 • 현재 항균 치료의 기간이 증거 기반(또는 승인된) 치료기간을 초과하지 않음
효과적이지만 불필요한 항균제 처방기준
• 환자가 가능성이 높은 감염을 가지고 있으며, 경험적 항균요법이 지나치게 넓은 항균범위를 포함하거나, 확진된 병원체에 비해 과도하게 광범위한 범위의 항균제를 사용하는 경우 • 환자가 확진된 감염을 가지고 있으며, 항균요법에서 항균범위가 중복하여 포함되어 있지만, 이중 치료가 우월성을 가지는 것으로 알려져 있지 않거나 일반적으로 인정되지 않는 경우 • 환자가 감염을 가지고 있으며, 항균요법이 경구 투여가 가능하고 동등한 효과가 기대됨에도 불구하고 정맥주사로 투여되는 경우 • 환자가 감염을 가지고 있으며, 항균요법의 투여량 또는 빈도가 지나치게 높거나 잦아 환자의 감염을 치료하기에 부적합한 경우 • 환자가 감염을 가지고 있으며, 항균제의 현재 사용기간이 증거 기반(또는 일반적으로 인정되는) 치료기간을 초과한 경우
부적절한 항균제 처방기준
• 환자가 감염이 없고, 처방된 항균요법에 대한 명확한 적응증이 없는 경우 • 환자가 감염이 의심되었으나, 활성 감염에 대한 객관적 증거가 없으며, 최소 3일간의 합리적인 경험적 항균요법에 객관적인 반응이 없는 경우 • 환자가 예방적(prophylaxis) 또는 선제적(pre-emptive)으로 항균제 치료를 받고 있으나, 해당 관행을 뒷받침하는 증거가 없고, 예상되거나 알려진 감염의 위험과 심각성이 낮은 경우 • 환자가 확진되었거나 가능성이 높은 감염을 가지고 있으나, 생명을 위협하는 명확한 금기사항이 있는 약물이 처방된 경우
불충분한 치료(Under-treatment) 기준
환자가 확진되었거나 가능성이 높은 감염을 가지고 있으나 • 처방된 항균요법이 원인병원체를 치료하기에 활성이 부족한 경우 • 처방된 항균요법이 감염 치료에 적합한 투여 경로로 투여되지 않은 경우 • 처방된 항균요법의 용량이 너무 적거나 투여 빈도가 낮아 감염을 치료하기에 부적합한 경우 • 처방된 항균요법이 목표 부위에 도달할 것으로 예상되지 않는 경우 • 처방된 항균요법이 증거 기반(또는 일반적으로 인정되는) 충분한 치료 기간을 완료하기 전에 중단된 경우 • 환자가 확진된 감염을 가지고 있어 항균요법이 필요하지만, 항균요법이 처방되지 않았고, 환자가 말기 치료(palliative care)로 간주되지 않는 경우 • 환자가 명확한 항균제 예방(prophylaxis) 적응증을 가지고 있으나, 예방적 항균요법이 처방되지 않은 경우

사용 적응증, 계획된 중단 날짜를 조사하고 환자의 임상 반응을 평가하여 항균제의 지속 필요성을 재검토하거나 치료 기간을 결정하기 위해 매일 재평가를 실시한다. 이는 침습적 기기를 매일 재평가하는 방식과 유사하다.

(7) 감염의 원인이 될 수 있는 불필요한 기기와 카테터 제거

필요하지 않은 장치와 카테터를 제거하여 감염위험을 줄인다.

6) 실제 적용 예시

항생제 적정사용관리는 전반적으로 다양한 행동 변화를 필요로 하며 이는 중환자실에서도 예외는 아니다. 전향적 감사와 피드백이 주로 사용되는 방법으로, 중환자실 다학제 팀과 최소 주 3회 이상의 정기적인 회의를 진행하고 새로운 처방 또는 항균제 처방이 작성될 때 담당 의사와 추가로 회의를 진행할 수 있다.

항생제 적정사용관리는 각 항생제의 사용이 "적절한지" 여부를 검토하는 작업을 포함해야 한다. 적절성은 경험적 치료 단계에서는 객관적이지 않을 수 있기 때문에 피드백은 항생제의 필요성이 임상상황과 일치하는지, 선택된 항생제, 경로, 용량, 빈도 및 기간이 적절한지에 대해 논의해야 한다.

① 준비물 챙기기: 환자 목록을 준비하고 가능한 한 최신 정보(특히 최신 미생물학 및 항균제 치료)를 최대한 확보한다.
② 각자 이름과 역할을 소개하기
③ 중환자실 의료진이 먼저 논의할 수 있도록 허용하기: "1번 병상에 있는 OOO에 대해 말해 주세요."
④ 관계 초기에는 너무 많은 추천을 하지 않기: 항생제 적정사용관리팀 내에 충분한 신뢰관계가 구축되고 난 뒤, 민감한 사안에 대해서도 논의가 가능하다. 초기에는 덜 논란이 되는 문제(예: 용량)부터 상의하는 것이 관계 발전에 도움이 될 수 있다.
⑤ 의료 제공자마다 위험 수용도가 다르다는 것을 인정하기: 위험 수용도를 바꾸려 하기보다는 처방자의 위험 수용도를 파악하는 것이 좋다. 예를 들어, 처방자가 *Pseudomonas aeruginosa*에 대한 경험적 치료를 중단하지 않으려 한다면, *Pseudomonas*가 원인균일 확률을 먼저 물어보는 것이 훨씬 유용하다.
⑥ 각 만남이 학습의 기회가 되도록 하기: 약리학적 특성이나 내성 메커니즘에 관한 정보를 언급하는 것만으로도 코칭 세션에 가치를 추가할 수 있다.
⑦ 개별 항균제에 지나치게 신경 쓰지 않기: 예를 들어, *S. aureus* 혈액 감염에 대해 meropenem에서 cefazolin으로 변경하는 문제에 대해 길게 논의하고 싶을 수 있지만, 개별 환자 관리에 대한 논쟁은 더 유익하기보다는 해로울 가능성이 높다.

5. 피드백

항생제 적정사용관리는 이상적으로 항균제의 적절한 사용을 안내하는 것을 목표로 한다. 그러나 적절성은 본질적으로 주관적이며, 시간이 지남에 따라 경험적 및 확정적 항생제 치료의 역할이 변할 수 있다. 최근 중환자실에서 항균요법의 적절성 기준과 범주를 다음과 같이 분류하여 피드백하는 것을 추천하며 기준은 다음과 같다: "적절(appropriate)", "효과적이지만 불필요(effective but unnecessary)", "부적절(inappropriate)", "불충분한 치료(under-treatment)".

03 항생제 적정사용관리의 효과 평가

1. 품질 지표(Quality indicators)

중환자실에서 항균제 사용을 개선하기 위한 한 가지 방법은 항생제 적정사용관리 적용 시 실제로 환자의 예후를 포함한 중환자실 관리 품질이 좋아졌다는 것을 입증하는 것이다.

패혈증에서의 항생제 치료에 대한 품질 지표로 다음과 같은 네덜란드 연구팀 예시를 참고할 수 있다: 배양검체 채취, 진료지침에 따른 경험적 항생제 사용, 정맥주사 치료, 1시간 이내에 항생제 치료, 결과 확인 후의 항생제 치료 최적화

1) 항균제 사용(Antimicrobial use)

항균제 사용 지표는 대상 질환과 특성에 따라 적절성이 다르게 평가될 수 있음에도 불구하고, 전체적인 파악을 위해 모든 항균제 사용 지표는 환자 규모에 따라 표준화되어야 한다. 일반적으로 1,000 환자-일(patient-days)을 기준으로 사용량을 평가한다.

2) 정의된 일일 용량(Defined daily doses, DDD)

수집이 비교적 쉽고, 전반적인 항균제 사용을 잘 나타낸다. 다만, 용량을 조절하여 사용하는 경우 DDD가 약물 노출을 과소평가하거나(예: 투석 환자의 용량 조정) 과대평가(예: 비만 환자나 중추신경계 감염 환자)할 수 있다는 우려가 있다.

3) 치료 일수(Days of therapy, DOT)

DOT는 DDD보다 수집이 더 어렵지만, 유사한 측정값을 나타낸다. 또한, DDD에서 발생하는 용량 조정 문제를 대부분 피할 수 있다는 장점이 있다.

4) 항균제 내성(Antimicrobial resistance)

항생제 적정사용관리를 통해 항생제 내성이 줄었는지를 평가하기 위해 감수성 표(antibiogram)를 지속적으로 모니터링하고 업데이트 하여 질적 향상을 도모할 필요가 있다. 내성에 대한 모니터링뿐만 아니라 *C. difficile* 감염률과 칸디다균혈증 발생률 또한 항생제 적정사용관리가 적절하게 이루어지고 있는지를 평가하는 지표로서 활용할 수 있다.

2. 균형 지표(Balancing measures)

항생제 적정사용관리 도입으로 인해 항생제를 임상의가 원하는 대로 사용하지 못하여 환자가 나빠질 것이라는 의심을 없애기 위해 환자의 예후와 관련된 항목을 수집하고 평가하여 지표로 제시할 것을 권장한다. 대표적으로 사망률, 재원 기간, 인공호흡기 사용일 등이 환자의 안전과 관련된 지표로 제시될 수 있으며, APACHE-2 점수와 같은 중증도 지표 또한 활용할 수 있다. 이러한 지표 값을 통해 막연한 불안감을 없애고 적극적으로 항생제 적정사용관리에 참여할 수 있도록 독려가 필요하다.

[성공 사례]

국내 3차병원 외과계 중환자실에서 수행된 항생제 적정사용관리의 효과

외과계 중환자실에 입원한 환자를 대상으로 주 3회 전향적 감사와 피드백을 시행하였다. 담당의사는 환자의 병력과 상태를 발표하고, 감염내과 의사는 항생제 적정사용관리 라운딩을 이끌고 항생제 사용력을 검토, 배양결과 확인 및 적절한 항생제 용량 용법을 제시하였다. 약사는 항생제 용량과 신기능 등을 점검하고 적절한 용량을 권장, 순응도를 평가하였다. 중재기간 동안 환자의 중증도가 통계적으로 유의하게 높았음에도 불구하고, 녹농균에 대한 항균력을 가진 β-lactam 항생제 사용률은 통계적으로 유의하게 감소하였다. 중재기간 동안 항생제 하강이 적절하게 이루어졌으며, 사망률 또한 통계적으로 유의하게 감소하였다.

국내 3차병원 중환자실에서 수행된 전향적 감사와 피드백의 효과

중환자실에 재실 중인 모든 환자의 항생제 사용에 대해 주 2회 전향적 감사와 피드백을 시행하여 시행 전 시기와 항생제 사용량 및 내성균 발생률을 비교하였다. 항생제 적정사용관리 회진 시에는 수술 시 예방적 항생제를 포함한 항생제 선택, 용량 및 기간의 적절성 평가, 원인이 되는 감염질환 확인 및 필요한 검사 권고, 적극적인 감염병소 제거 및 치료 권고, 중심정맥 카테터 관리, 환경오염 관리 등 감염관리 중재를 시행하였다. 중재 전후로 광범위 항생제의 사용량은 감소하였으나 통계적 유의성은 없었으며, 카바페넴 내성 아시네토박터 바우마니 균의 발생률이 감소하였으나 이 또한 통계적 유의성은 없었다.

배양 음성 폐렴에서 항생제 하강

중환자실 환자를 포함한 연구로, 배양결과가 음성이었다 하더라도 항생제를 중단하지는 못하고, 최소 MRSA와 *Pseudomonas*에 대한 항생제 중단 혹은 변경을 시행하였다. 항생제 하강을 시행한 군에서 원내 사망률이 더 낮았고, 총 항생제 사용일, 입원기간 등에서 더 좋은 결과를 보였다. 적합한 검체로 시행한 배양검사에서 음성 결과가 나왔을 때 항생제를 중단해볼 수 있는 좋은 근거자료이다. 배양 음성 폐렴 환자들을 대상으로 항생제 하강을 시행한 연구들의 메타분석에서도 동일한 결과를 보여줬다.

내성균 집락화 환자에서 내성균으로 인한 감염이 발생할 가능성을 점수화하여 차등 치료 적용

ESBL producing *Enterobacteriaceae* 집락화된 환자에서 ESBL 생성 균주로 인한 감염이 발생할 위험도를 점수화하였다. 60세 초과, 간경화, 만성폐질환이 없는 경우, 3개월 이내 광범위 항생제 사용력, 감염원이 요로감염이나 복강내 감염인 경우에 각각 점수를 부여하였을 때, 총합이 4점 미만인 경우에는 집락화된 ESBL 생성 균주로 인한 감염 위험이 낮았다(음성예측도 97%). 4점 미만인 환자들에게서 경험적으로 ESBL을 커버하지 않아도 된다는 근거를 제공해주는 연구로, 각 병원 환경에 맞게 점수화 시스템을 도입하여 불필요한 경험적 항생제의 처방을 줄이고자 하는 노력이 필요하다(표 3-1-8).

표 3-1-8. ESBL 생성균주를 보균한 중환자실 환자에서 ESBL 생성 균주로 인한 감염 위험도 평가

변수	점수
나이>60세	1
간경화	1
만성 폐질환이 없는 경우	2
3개월 이내 광범위 항생제 사용력	1
요로감염이나 복강감염	2
총 점수	0-7

인공호흡기관련 폐렴에서 항생제 사용기간에 따른 경과

인공호흡기관련 폐렴 환자에서 해열 48시간 후에 혈역학적으로 안정적인 중환자실 환자를 대상으로, 7일 미만으로 항생제를 사용한 군과 통상적으로 8일 이상 항생제를 사용하는 군으로 임의 배정하였다. 항생제를 짧게 사용한 군은 평균 6일(IQR 5-7) 항생제를 사용하였고, 통상적으로 사용한 군은 14일(10-21) 사용하였다. 짧게 사용한 군이 일차 목표-60일 사망률이나 폐렴 재발-를 41% 만족한 반면, 통상 사용군에서 44% 만족시켜 통계적으로 유의한 차이가 없었다. 이 연구에서 짧게 사용한 군이 통상 사용군에 비해 비열등하였고, 항생제 이상 반응이 발생이 의미 있게 적었다.

SUMMARY

중환자실은 병원내에서 다제내성균의 발현 빈도가 가장 높은 만큼, 광범위 항생제 처방률이 가장 높은 곳이다. 이곳에서의 항생제 적정사용관리는 궁극적으로 내성균으로 인한 감염 감소 뿐만 아니라 불필요한 항생제 사용의 감소를 유도할 수 있다는 점에서 매우 중요하다. 중환자실 항생제 적정사용관리를 구성하는 초기 경험적 항생제의 감소, 경험적 광범위 항생제의 사용 제한, 항생제 축소, 확정된 감염에 대해 단일요법 추천, 약력학/약동학을 활용한 용량 적절화, 항생제 치료기간 감소, 진단 툴의 활용을 통해 중환자실의 항생제 적정사용관리를 이루어 낼 때, 항균제 사용량 감소뿐만 아니라 내성률 감소, *C. difficile* 감염 감소 및 환자 치료에 열등하지 않음을 확인할 수 있다.

참고문헌

1. Ambaras Khan R, Aziz Z. Antibiotic de-escalation in patients with pneumonia in the intensive care unit: A systematic review and meta-analysis. Int J Clin Pract. 2018;72(10):e13245.
2. Doernberg SB, Chambers HF. Antimicrobial stewardship approaches in the intensive care unit. Infect Dis Clin North Am. 2017;31(3):513-34.
3. Lindsay PJ, Rohailla S, Taggart LR, et al. Antimicrobial stewardship and intensive care unit mortality: A systematic review. Clin Infect Dis. 2019;68(5):748-56.
4. Mo Y, Booraphun S, Li AY, et al. Individualised, short-course antibiotic treatment versus usual long-course treatment for ventilator-associated pneumonia (REGARD-VAP): A multicentre, individually randomised, open-label, non-inferiority trial. Lancet Respir Med. 2024;12(5):399-408.
5. Mutters NT, De Angelis G, Restuccia G, et al. Use of evidence-based recommendations in an antibiotic care bundle for the intensive care unit. Int J Antimicrob Agents. 2018;51(1):65-70.

Section III

Chapter — 02

응급실에서의 항생제 적정사용관리

김태은 한양대학교 의과대학 내과학교실

목적

- **응급실에서의 항생제 적정사용관리의 필요성 이해하기**
  - 응급실 항생제 적정사용관리의 중요성 제시
  - 응급실 항생제 적정사용관리의 특수성과 장애요인 파악
- **응급실 항생제 적정사용관리에서 우선적으로 고려할 사항 확인 및 실제 처방에 활용하기**
  - 응급실 항생제 적정사용관리에서 우선 순위 고려사항에 대한 이해
  - 응급실에서 흔히 만나는 감염질환에 대한 적절한 경험적 항생제 처방 개요 제시

학습 성과

Learning outcomes

- 응급실에서의 항생제 적정사용관리의 특수성과 필요성을 설명할 수 있다.
- 응급실 항생제 적정사용관리 활동에서 우선적으로 고려해야 할 사항을 이해하고, 응급실로 내원하는 흔한 감염질환들에 대한 경험적 항생제 처방에 적용하여 제시할 수 있다.

01 서론

응급실 방문은 전체 의료기관 이용 중 적지 않은 비중을 차지한다. 미국의 경우 응급실 방문은 전체 의료기관 이용 건수의 절반에 달하는 것으로 보고된 바 있으며, 2021년에만 1억 4,000만 건에 육박하는 응급실 이용이 확인되었다. 국내의 경우, 2022년 전국 응급실 이용 건수는 8,874,564건, 인구 십만 명당 9,875건으로 집계되었으며, 이는 같은 해 급성기 진료 퇴원건수 7,709,972건을 뛰어넘는 수치이다. 2023년 전국 응급실 이용 건수는 9,642,461건으로 2022년에 비해 더 증가하였고, 2020년 이후 응급실 이용 건수는 지속 증가 추세이다.

감염질환은 응급실을 방문하는 가장 흔한 원인 중 하나로, 모든 응급실 방문 환자들 중 15%가 넘는 환자들에게 항생제가 처방되거나 투약되었다. 국내의 경우 응급실 내원 환자들 중 약 20% 정도가 해당 의료기관으로 입원하는 것으로 집계되었는데, 미국의 경우 80% 이상의 입원 환자가 입원 전 응급실 진료를 받는 것으로 보고된 바 있다. 이러한 통계들을 바탕으로, 입원 환자의 항생제 적정사용 향상을 위한 노력이 응급실에서부터 시작되어야 한다는 인식이 점차 확대되고 있다. 응급실 항생제 적정사용관리는 의료기관 내 입원 환자와 지역사회 모두의 항생제 사용에 영향을 미칠 수 있는 잠재력을 가지고 있어 항생제 적정사용관리 사업의 중요한 영역으로 대두되고 있다.

02 응급실 항생제 적정사용관리의 필요성

국내 응급실 항생제 사용현황에 대한 자료는 아직 부족하여 미국의 경우를 살펴보면, 매해 응급실에서 약 3천만 건의 항생제 처방이 이루어지고 있는데, 전체 응급실 항생제 처방 중 60%는 진료지침에 맞지 않는 항생제 처방이며, 그중 40%는 항생제 처방이 필요치 않은 경우로 확인되었다. 광범위 항생제 처방빈도도 늘어나고 있는데, 이는 항생제 내성균 감염 위험이 낮은 환자에서도 마찬가지였다. 불필요하거나 과도한 항생제 처방에 대해 응급실 근무 의사들 역시 문제로 인지하고 있었다.

실제로 응급실 의사 150명을 대상으로 한 설문에서 75%가 항생제 남용을 인식했으며, 약 50%는 그들 스스로 항생제를 남용한다고 응답하였다.

나아가, 응급실에서 이루어진 항생제 선택은 입원 환자의 항생제 사용에 상당한 영향을 미치며, 심지어 응급실에서 시작된 부적절한 항생제 처방이 입원 후에도 변경되지 않고 계속되는 경향이 있다. 따라서, 응급실에서 시작한 항생제 사용의 필요성을 재평가하지 않는 것은 입원 환자의 항생제 과사용으로 이어질 수 있으며, 입원 환자의 항생제 적정사용관리 측면에서도 응급실 항생제 적정사용관리가 중요하다고 할 수 있겠다.

또한, 과도한 항생제 처방은 외래 및 퇴실 환자의 안전과도 직결될 수 있다. 통계에 따르면 외래 및 퇴원 항생제 처방 1,000건당 한 명 꼴로 항생제 부작용으로 응급실을 내원하며, 약물 부작용으로 응급실 방문하는 환자들의 약 20%가 항생제 부작용 때문으로 집계되었다. 따라서, 응급실은 항생제 적정사용관리를 통해 환자의 예후에 영향을 미칠 수 있는 중재의 여지가 가장 큰 영역이라 할 수 있겠다.

03 응급실 항생제 적정사용관리의 특수성과 장애요인들

응급실은 다양한 연령과 기저질환, 중증도를 가진 환자들이 방문하며, 응급실 진료의사들은 환자 및 원인 미생물에 대한 제한된 정보를 가지고 빠르게 돌아가는 진료환경, 밀려드는 환자들 속에서 신속하게 의사결정을 내려야 하는 시간적 제약에 직면한다.

신속 진단 검사들(표 3-1-9)은 이러한 응급실 진료의 패러다임에 변화를 가져오기 시작했으며, 의사들이 질병을 더 빠르고 정확하게 진단하고, 환자 치료를 위한 신속한 임상 결정을 내리도록 도움을 준다. 신속 진단 검사는 항생제 적정사용관리와 결합될 때 유의한 사망률 감소효과를 가져올

표 3-1-9. 응급실 항생제 적정사용관리에 도움이 될 수 있는 신속 진단 검사들

감염증	신속 진단 검사
상기도 감염	신속 바이러스 검사
	신속 사슬알균 검사(인후염)
폐렴	신속 바이러스 검사
	Procalcitonin

수 있다.

이 중, procalcitonin은 급성기 반응물질로, 국내 응급실과 중환자실에서 폭넓게 사용되고 있다. Procalcitonin은 세균 내독소 또는 침습성 세균 감염 시 2-6시간 내에 증가하고 24시간에 최고치에 달하며, 감염이 적절히 조절되면 매일 50%씩 감소하는 예측 가능한 변화 및 질환의 중증도와 정량적 상관관계를 보이는 등의 장점이 있다. 이에 국내 전문가들은 임상판단과 함께 procalcitonin을 항생제 적정사용관리에 활용하여 항생제 적정 처방을 유도하고 항생제 사용기간을 단축할 수 있는 알고리듬을 제시하였다(그림 3-1-3). 또한, 최근 국내 응급실 체류 시간 단축 정책과 관련하여, 열이 해소되지 않았거나 항균제 사용 후 재입원하여 중단 여부를 결정해야 하는 경우 등에서 procalcitonin 검사가 적절히 활용되어 적절한 항생제 처방을 유도하는 데 도움이 될 수 있다는 견해도 있다. 다만, 아직 국내 현실에서는 procalcitonin을 활용한 알고리듬을 실제 임상에 적용하기까지 결과 해석의 한계, 적용 대상의 제한, 인력 부족, 의료진의 순응도 등 여러 과제가 남아 있다. 따라서, procalcitonin과 같은 신속 진단 검사를 응급실 항생제 적정사용관리에 활용하는 데 대한 임상 연구들이 필요하다.

시간적 제약과 함께 근무 교대 및 응급실 의사들의 높은 이직률 또한 교육을 통한 지속적 관리를 어렵게 하는 장애요인이다. 응급실 의사들을 대상으로 한 설문조사에서는 항

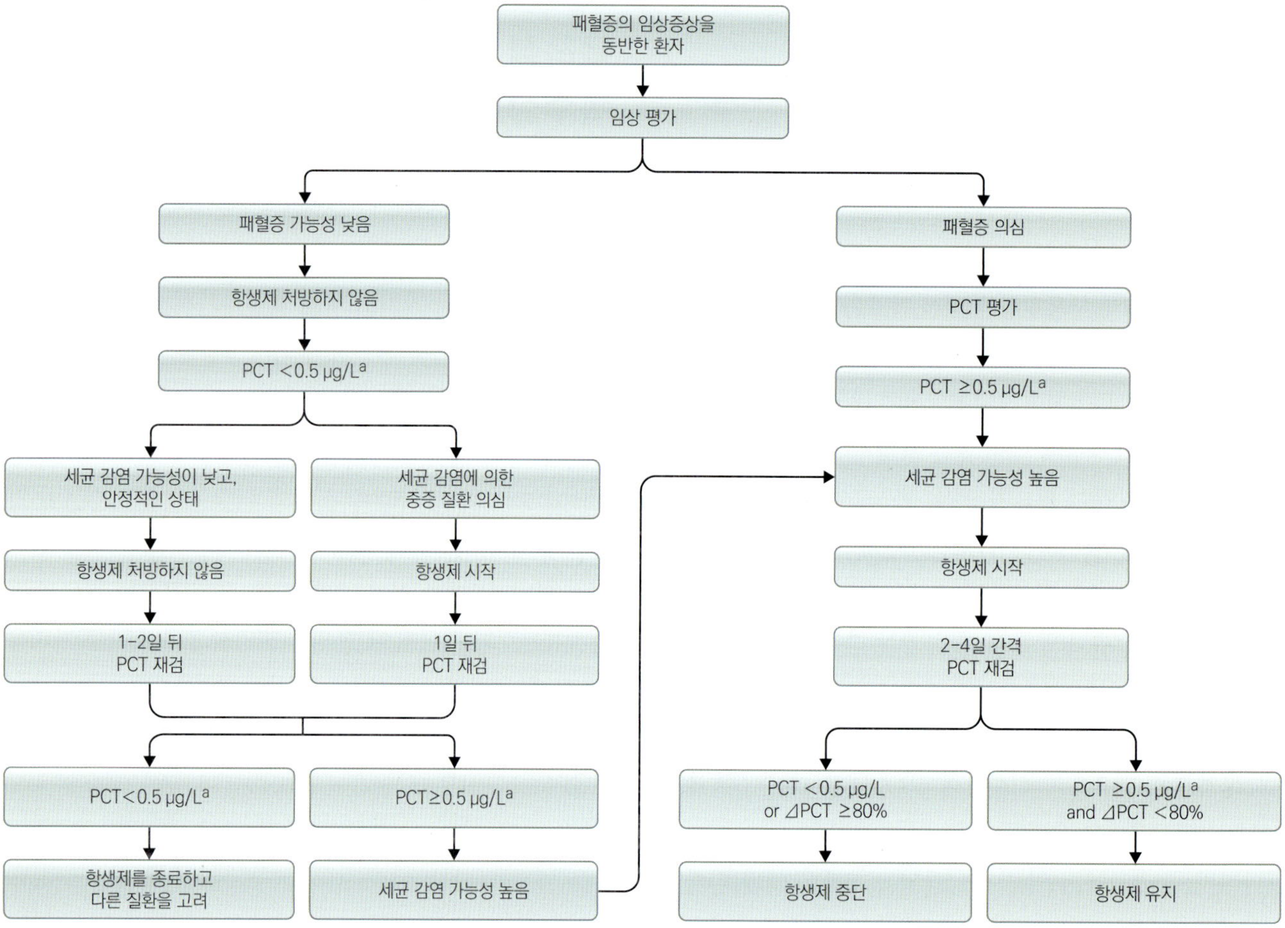

그림 3-1-3. Procalcitonin을 활용한 항생제 적정사용을 위한 알고리듬. 골수염, 심내막염 등 만성 감염이나 면역저하환자의 감염에는 적용이 어려울 수 있다.

[a] 하기도 감염 환자에서는 0.25 μg/L를 기준값으로 고려할 수 있다.
PCT, procalcitonin; ⊿ PCT, procalcitonin 최대치 대비 감소율(%)

생제를 처방하지 않았을 때 환자의 응급실 진료에 대한 만족도 저하 우려, 퇴실 환자들의 추적관리의 어려움, 응급실 진료 당시 원인 미생물 정보 및 항균제감수성 결과에 대한 정보 부족 등이 항생제 적정사용의 장애요소들로 꼽혔다. 응급실 환경의 특성으로 인해 응급실 항생제 적정사용관리를 위해서는 다각적 접근(multi-modal)을 통한 중재가 요구된다.

04 응급실 항생제 적정사용관리에서 우선적으로 고려할 사항

응급실 항생제 적정사용관리의 가장 우선순위는 다음과 같다.

① 임상적으로 필요하지 않은 경우 항생제를 처방하지 않는다.
- 예시
  - 바이러스 감염이나 무증상 세균뇨에서 항생제를 처방하지 않거나 항생제 처방의 최소화

② 항생제 처방이 필요한 경우, 해당 감염증의 가장 가능성 높은 원인병원체를 대상으로 한다. 특히, 항생제 내성균 감염위험이 낮은 환자에서 *P. aeruginosa* 또는 methicillin-resistant *Staphylococcus aureus* (MRSA)에 대한 항균력이 있는 광범위 항생제 사용은 피해야 한다.
- 예시
  - 지역사회 단순 방광염에서 fluoroquinolone 계열 항생제 사용의 제한
  - 피부연조직 감염에서 그람음성균이나 혐기균에 대한 항균제 처방 줄이기
  - 내성균 위험이 낮은 지역사회획득폐렴이나 복강내 감염 환자에서 piperacillin-tazobactam과 같은 광범위 항생제 사용 피하기

③ 응급실 근무 의사들의 노력 또한 중요하다. 미생물 배양검사는 당장 응급실 진료환경에서는 그 유용성이 제한적이지만, 입원 환자의 항생제 적정사용관리에 객관적인 자료를 제공한다.
- 예시
  - 음성 배양결과 또는 항생제에 감수성 있는 병원체의 배양결과

항생제 투여 전에 배양검체를 채취하지 않을 경우 임상 배양 검사의 양성률은 급격히 감소하는 경향이 있으므로, 항생제 투여 전 적절한 배양 검사 채취 노력이 필요하다. 부적절한 배양 검사는 오염균이나 집락균의 배양으로 부적절한 항생제 처방을 야기할 수 있다. 약 1-5%의 혈액배양 검사에서 정상 피부 상재균에 의해 오염되는 경우가 발생하므로, 연조직염과 같은 배양 양성률이 낮은 감염증에서 일괄적인 혈액배양 검사는 지양해야 한다. 또한, 무분별한 소변배양 검사는 무증상 세균뇨에 대한 불필요한 항생제 치료로 이어져 항생제 내성 증가를 유도할 수 있다.

05 응급실에서 흔히 만나는 감염질환별 적절한 경험적 항생제 처방 개요 및 관리 방안

효과적인 응급실 항생제 적정사용관리를 위해서는 상기도 감염, 폐렴, 요로감염, 피부연조직 감염 등 응급실에서 흔히 접하는 감염질환에 대한 직접적인 교육이 중요하다. 이들 질환은 응급실을 찾는 감염질환 환자의 70% 이상을 차지한다.

1. 호흡기 감염증

호흡기 감염증은 폐렴을 제외한 부비동염, 중이염, 인두염, 기관지염, 그리고 감기와 같은 비특이적인 상기도 감염을 포함한다. 상기도 감염과 기관지염은 거의 항상 바이러스

에 의한 감염이지만, 외래 항생제 처방의 가장 흔한 적응증이다. 외국 보고들에서 기관에 따른 차이는 있지만, 전체적으로 상기도 감염으로 응급실을 방문한 경우 40-50%에서 항생제가 처방되었다. 미국의 대규모 통합 보건시스템 처방 자료에 따르면, 부비동염 환자의 29%만 지침에 따른 적절한 치료를 받았으며, 2022년 건강보험 분석 보고(HEDIS)에서는 많게는 절반에 가까운 기관지염 환자들이 국가 지침에 맞지 않는 부적절한 항생제 처방을 받았다. 국내의 경우, 심사평가원 자료에 따르면, 외래 진료에서 감기 등 급성 상기도 감염의 항생제 처방률은 2022년 32.36%로 2021년 35.14%에 비해 감소하였으며, 2002년 73.33%에 비해서는 38.19%p 감소하여 지속 감소 추세인 것으로 조사되었다. 아직 응급실 항생제 처방에 대한 국내 통계 자료나 연구는 부족한 실정이다.

1) 진단

호흡기바이러스 다중 PCR 검사는 세균성 원인이 아님을 빠르게 감별함으로써 상기도 감염 환자에서 항생제 처방을 개선할 수 있는 진단방법이다. 이러한 패널을 통해 진단할 수 있는 바이러스의 예로는 respiratory syncytial virus (RSV), influenza, parainfluenza, human metapneumovirus, adenovirus, rhinovirus 그리고 human coronavirus 등이 있다. 이러한 검사의 진단 정확도와 민감도는 확인되었으나, influenza 양성인 경우를 제외하고는 실제 항생제 처방률 감소와 일관된 연관성을 보이지 않았다. 반면, influenza에 대한 신속 검사 양성인 경우에는 항생제 처방률 감소와 적절한 항바이러스제 처방이 유의한 연관성을 보였다. 이러한 차이는 influenza 외에는 응급실에서 처방할 수 있는 항바이러스제가 없어 응급실 근무 의사들이 단순한 보존적 치료보다 항생제를 처방하는 쪽을 더 편하게 받아들이기 때문으로 추측된다. 따라서, 호흡기바이러스 다중 PCR은 세균성 원인 감별에 유용한 도구이지만, 검사 결과만으로는 응급실 항생제 처방에 충분한 영향을 미치지 못할 수 있어, 바이러스 검사 양성 환자에서 결과에 따라 항생제 적정사용을 유도할 수 있는 적절한 중재가 함께 이루어질 필요가 있다.

2) 치료

상기도 감염의 적절한 치료는 불필요하고 부적절한 항생제 사용을 최소화하는 데 중점을 두어야 한다. 교육 기반 중재, 진료지침에 따른 권고를 결합한 컴퓨터 의사결정 지원 시스템의 활용은 제한적인 효과만 보였다. 관련 연구결과들은 응급실 항생제 처방 의사에 대한 피드백, 의사 동료들간 비교 자료 등을 활용한 항생제 적정사용관리의 다각적 접근과 중재의 필요성을 보여준다. 그에 비해, 행동경제학을 활용한 개입은 임상의사의 자율성을 보존하면서도 진료지침에 부합하는 치료를 유도하는 데 효과가 있었다.

더불어 응급실 항생제 적정사용관리에 환자를 참여시키려는 노력도 필요하다. 바이러스에 의한 상기도 감염에서 항생제 처방에 대한 환자의 기대가 여전히 큰 장애요인으로 작용하며, 이를 극복할 수 있는 방법 중 하나는 응급실 내원 환자들에게 상기도 감염에서 항생제가 도움이 되지 않는다는 교육 정보지를 제공하는 것이다. 앞서 기술한 것과 같이 환자 만족도는 응급실 의사들에게 흔한 우려사항이며, 항생제가 처방되지 않을 경우 환자가 덜 만족할 것이라는 믿음이 우세하다. 하지만, 연구에 따르면 환자 만족도는 항생제 처방 여부보다는 의사가 환자 자신의 질병을 잘 이해하고 있다고 느꼈는지 여부와 더 밀접하게 연관되어 있다. 따라서, 항생제가 필요하지 않은 질환과 이유를 명시한 환자 교육 정보지 제공은 의사의 자신감을 높이는 데 도움이 될 수 있다.

"관찰 후 치료(watch and wait)" 또는 "항생제 지연 처방(delayed)" 전략은 항생제 처방률을 유의하게 줄인 또 다른 방법이다. 환자에게 항생제를 당장 처방하지 않고 증상이 일정 기간 후에도 개선되지 않을 경우 의사에게 연락하도록 지시하거나 환자에게 항생제 처방을 내리되, 증상이 지속될 경우에만 처방전에 따른 약을 구입하도록 하는 방식을 의미한다. 여러 종류의 상기도 감염을 대상으로 한 대규모 메타분석에서 항생제 지연 처방은 즉각적 항생제 처방에 비해 항생제 사용률이 낮았으며(31% vs. 93%), 합병증 증가나 환자 만족도 저하는 관찰되지 않았다. 궁극적으로 상기도 감염 치료에서 항생제 투약은 임상적 이득이 거의 없는 반면 잠재적 위험성이 있다는 사실을 환자와 함께

Section III

논의하는 의사결정 과정이 권장된다. 제공되는 정보지의 핵심은 다음과 같다: "상기도 감염에서 항생제가 심각한 합병증을 예방할 가능성은 약 4,000분의 1이며, 설사 유발 가능성은 5-25%, 항생제 부작용으로 응급실을 방문할 가능성은 약 1,000분의 1입니다."

2. 폐렴

폐렴은 응급실을 찾는 감염질환 중 이환율과 사망률이 가장 높은 질환이다. 폐렴 환자의 약 20%는 입원으로 이어지며, 국내 주요 사망 원인의 3위를 차지한다. 폐렴 환자에서의 항생제 적정사용관리는 전통적으로 적절한 경험적 항생제 선택에 중점을 두어 왔다. 그러나 상기도 감염에서와 같이 응급실에서 신속 진단기법과 바이오마커를 활용해 비세균성 병인을 조기에 구분함으로써 불필요한 항생제 치료의 조기 중단을 도모할 수 있다.

1) 진단

내원 당시 폐렴을 진단받고 입원한 환자들 중 15% 미만에서 원인 세균이 확인된다. 흔한 폐렴원인균 중 일부 배양이 어렵거나 까다로운 원인균의 특성(예: 비정형 세균, *Streptococcus pneumoniae*) 때문일 수도 있지만, 항생제로 치료되지 않는 바이러스성 폐렴도 있다. 또한, "폐렴 유사 증후군"인 만성 심부전 및 만성폐쇄폐질환 악화와 같은 비감염질환 역시 비특이적인 방사선 소견과 호흡기 증상(예: 기침, 가래, 호흡곤란, 빈호흡)으로 나타날 수 있으며, 폐렴과 명확한 감별이 어려울 수 있다. 이러한 상황에서 하기도 증상의 세균성 원인과 비세균성 원인을 감별하는 것은 특히 중요하다.

폐렴에서 procalcitonin이 항생제 치료를 시작하거나 중단하는데 있어서 기준으로 사용될 수 있는지에 대한 다수의 무작위 대조 임상시험 결과와 실제 임상에서 프로칼시토닌에 따른 치료 전략은 환자의 예후에 악영향을 미치지 않고, 일관되게 유의한 항생제 치료기간의 단축을 보였다. 하지만, 최근 미국에서 진행된 응급실 내원한 하부 호흡기 감염 환자 약 1,600명을 대상으로 한 무작위배정 임상시험에서는 procalcitonin 활용이 기존 진료 방식과 비교하여 항생제 사용일수를 유의미하게 줄이지 못했다. 이는 해당 연구 대조군의 항생제 사용기간이 이전 연구들(평균 항생제 투약일수 8일)에 비해 짧았기 때문에 항생제 사용일수를 추가로 단축할 수 있는 여지가 제한적이었던 것으로 추측된다. 또한, 해당 연구에서 연구 프로토콜 준수율이 낮았는데, procalcitonin 수치를 기준으로 볼 때, 92% 환자에서 항생제가 불필요했음에도 그중 59% 환자에서 항생제가 투여되었다. 이는 임상의사들이 이미 항생제를 처방하기로 결정한 상태에서는 검사결과가 진료현장의 의사결정 및 진료과정에 적절히 반영되기 어려울 가능성을 시사한다.

이와 더불어 procalcitonin의 세균 감염에 대한 민감도가 항생제 치료를 보류하게 할 만한 충분한 근거가 되는지에 대해서도 의문이 제기되고 있다. 폐렴 환자들만 대상으로 한 연구는 아니지만, 균혈증을 동반한 입원 환자들을 대상으로 한 연구에 따르면, 전체 환자의 3분의 1 이상이 초기 procalcitonin 값이 기준치 이하였으며, 중환자실 입실 환자들 중 19%에서도 초기 procalcitonin 값은 기준치 이하였다. 또한, 만성폐쇄폐질환의 급성 악화 환자들을 대상으로 한 다기관 무작위 임상시험에서 procalcitonin 기반 항생제 치료 전략은 3개월 사망률에서 표준 치료군에 비해 비열등성을 입증하지 못했다. 이에 따라 국내외 성인 지역사회획득폐렴 진료지침에서도 procalcitonin 검사기준에 따라 항생제 치료를 보류 또는 권고하는 것은 이르다고 결론짓고 있다. Procalcitonin의 반복 측정은 입원한 폐렴 환자의 항생제 치료 기간을 단축시키거나 바이러스성 폐렴 진단을 뒷받침하는 보조적인 도구로서의 활용 가능성을 고려해 볼 수 있겠다.

실시간 PCR을 이용한 호흡기바이러스 다중검사도 최근 많이 활용되고 있다. 폐렴에서 호흡기바이러스에 대한 대부분의 연구들이 상기도검체를 이용한 바이러스 검사를 시행하였는데, 지역사회획득폐렴 환자의 20-40%에서 PCR 검사 결과 호흡기바이러스가 확인되었다. 호흡기바이러스 PCR 검사가 높은 진단율과 민감도를 갖고 있기는 하나, 상기도검체에서 바이러스 PCR 양성 소견만으로 폐렴의 원인이 호흡기바이러스라고 단정할 수는 없다. 호흡기바이러스는 그 자체가 폐렴을 일으킬 수도 있으나, 단순히 세균성 폐렴으로 진행되는 선행요인으로만 존재할 수도 있기 때문이다. 실제 세균성 폐렴이 진단된 환자의 약 20%에서도 호흡기바이러스가 함께 검출된다. 국내 성인 지역사회획득폐렴 항생제 사용지침에서는, influenza 바이러스를 제외한 다른 바이러스에 대해서는 항바이러스제 사용 필요성이 명확하지 않으며, 바이러스 PCR 양성소견만으로 즉시 바이러스 폐렴으로 진단하기 어려운 점, 검사의 가격 등을 고려하여, "임상증상 또는 영상학적 소견으로 호흡기바이러스에 의한 폐렴이 의심되는 경우에 시행하는 것이 유용할 것"으로 제시하고 있다.

Legionella PCR과 Mycoplasma PCR의 경우, 소변 항원이나 혈청학적 검사에 비해 더 높은 민감도를 보였으며, 비인두검체에 비해 객담검체에서 민감도가 더 높았다. Chlamydophila PCR 검사 민감도에 대해서는 정확한 연구는 없으나 특이도는 높은 것으로 알려져 있다. 이러한 비정형 폐렴 원인균 PCR은 항생제 사용을 단순화하는 데 도움을 줄 수 있어 항생제 적정사용관리의 잠재적 중재수단으로 주목할 수 있다.

항생제 적정사용관리를 위해 새로운 진단 검사를 도입하여 응급실 진료에 활용하거나 구매하기 전에는, 환자당 진단 및 치료 비용이 증가할 수 있음을 유념해야 한다. 또한, 검사결과를 바탕으로 한 항생제 처방 교육, 실행, 추적관리 계획을 미리 세워 두는 것이 필수적이다. 미국에서는 응급실 전담 약사가 검사 대상 환자를 선별하고, 검사결과를 추적·평가하여 항생제 사용을 조정하는 등 핵심적인 중재 역할을 수행하고 있다. 국내에서는 이와 유사한 역할을 맡을 주체와 어떻게 협력할지에 대해 부서 간 충분한 논의가 필요하겠다.

2) 치료

지역사회에서 폐렴으로 내원하는 환자들에게 흔한 원인 세균으로는 *S. pneumoniae*, *Haemophilus influenzae*, *Moraxella catarrhalis* 등이 있으며, 이와 함께 비정형 세균인 *Mycoplasma pneumoniae*, *Chlamydophila pneumoniae*, *Legionella pneumophila*도 대표적인 원인균으로 꼽힌다. 과거에는 요양원 거주자나 투석 환자, 최근 입원 이력이 있는 환자 등으로 정의되는 "의료관련폐렴(healthcare-associated pneumonia, HCAP)"과 "지역사회획득폐렴(community-acquired pneumonia, CAP)"을 구분하여, HCAP 환자들의 경우 *P. aeruginosa*나 MRSA 같은 내성균에 의한 폐렴 위험도가 더 높으므로 보다 광범위한 경험적 항생제 치료가 필요하다고 여겼다. 그러나 이제는 폐지된 2005년 HCAP 지침 발표 후 수행된 여러 연구에서 HCAP 정의는 항생제 내성균 보유 환자를 선별하거나 예측하는 데 한계를 보였다. 내성균 위험도가 높은 환자들을 더 잘 식별하기 위한 여러 점수체계가 제시되었으나, 아직까지 모든 상황에서 적용 가능한 높은 민감도와 특이도를 가진 단일 모델은 없는 상황이다. 따라서 각 의료기관의 역학적 특성을 반영한 응급실에서 적용할 수 있는 폐렴 진료지침을 마련함으로써, 폐렴 환자의 내성 위험도를 정확히 분류하고 불필요한 광범위 항생제 사용을 최소화하려는 효과적인 전략이 필요하다.

또한, 폐렴 환자의 호흡기검체에서 균이 배양될 가능성이 낮더라도 응급실 의사는 호흡기 배양 검사를 적극적으로 시행해야 한다. 최종적으로 음성 배양결과가 확인되면 광범위 항생제 하향 조정 또는 중단할 수 있는 근거로 활용할 수 있기 때문이다. 비강 MRSA PCR 검사는 MRSA 폐렴 진단에 99%를 넘는 높은 음성 예측도를 보이는 유용한 검사이나, 국내 CAP에서 MRSA의 역할에 대해서는 아직 체계적인 연구가 부족한 상황이다.

컴퓨터화된 의사결정 지원시스템 활용은 CAP 항생제 처방 최적화에 성공적인 중재 방법으로, 진료지침과 높은 일치도를 보이는 치료율, 입원기간 단축, 예측치보다 낮은 사망률 등의 효과가 보고되었다. 리뷰 및 피드백 프로그램 도입으로 응급실 초기 경험적 항생제 선택이 개선되었으며, 적절한 CAP 항생제를 응급실 처방 앞쪽에 배치하고 CAP 치료 알고리듬을 함께 마련했을 때 적절한 경험적 항생제 선택 비율이 크게 향상되었다는 보고도 있다. 바쁜 응급실 진료 흐름에 쉽게 융화될 수 있는 사용자 친화적 개입이 문서로 된 긴 지침에 비해 실제 임상에서 활용될 가능성이 높고 실제 진료패턴을 변화시키는 데도 더 효과적일 것이다.

마지막으로, 응급실 근무 의사들에게는 외래 진료 가능

한 폐렴 환자에서 가능한 5-7일 정도의 단기간 항생제 처방을 우선 권장하며, CAP의 흔한 원인균인 *S. pneumoniae*의 높은 내성률을 감안하여 macrolide 단독요법은 삼가도록 권고한다. 국내 지침에서도 외래 CAP 환자에서 경험적 항생제로 β-lactam 사용을 우선 권장한다. 호흡기계 fluoroquinolone 계열 항생제 사용도 권고하나 결핵을 배제할 수 없는 경우에는 피하도록 권장한다. 최근 메타연구에서 경증-중등도 CAP 환자에서 doxycycline 단독요법의 효용성이 보고되었는데, 국내에서 분리된 *S. pneumoniae*의 tetracycline 내성률이 70% 이상으로 높아, 비정형 폐렴을 제외한 국내 CAP의 경험적 치료로는 처방에 주의가 필요할 것으로 생각한다(표 3-1-10).

3. 요로감염

요로감염은 지역사회에서 흔하게 발생하는 감염질환으로 감염 부위에 따라 상부요로감염(신우신염)과 하부요로감염(방광염, 전립선염 등)으로 나누어진다. 요로감염의 임상양상은 무증상 세균뇨에서 패혈성 쇼크까지 다양하여 이에 대해 충분히 이해하고 적절하게 항생제를 사용하는 것이 중증 합병증의 예방, 항생제 오남용의 방지 및 내성 세균 발현의 차단을 위해 매우 중요하다.

1) 진단

요로감염에서 항생제 적정사용을 위한 가장 큰 요소는 무증상 세균뇨와 증상이 있는 요로감염을 정확히 구분하여 진단하는 것이다. 무증상 세균뇨란 요로감염의 증상이나 징후 없이 소변에 의미 있는 정도의 세균이 존재하는 것을 의미한다. 젊고 건강한 가임기 여성의 약 5%, 지역사회 거주하는 노년 남녀의 11-16%에서 무증상 세균뇨가 발견된다. 장기요양시설에 거주하는 성인의 경우 무증상 세균뇨의 유병률이 최대 50%까지 올라가며, 유치도뇨관이 삽입된 환자들의 경우 도뇨관 삽입 후 2주 이내에 거의 모든 환자에서 세균 집락화가 이루어진다. 대개의 경우 무증상 세균뇨는 부차적인 영향이 없으며, 오히려 무증상 세균뇨에 대한 불필요한 항생제 투여로 항생제 내성이 유발되고 약제 부작용이 나타나기도 한다. 그러므로 무증상 세균뇨에 대한 항생제 치료는 임신 중이거나 침습적 비뇨기 시술을 앞둔 경우 등 이득이 밝혀진 경우로 제한해야 한다.

표 3-1-10. 흔한 세균 감염질환의 외래 치료 시 추천되는 경험적 항생제와 치료 권고기간

감염증	병원체	추천되는 항생제	치료기간	피해야 할 항생제
지역사회획득폐렴	*S. pneumoniae*, *H. influenzae*, *M. catarrhalis*, 비정형 세균, 바이러스	(Amoxicillin-clavulanate 또는 cefpodoxime) + (doxycycline 또는 macrolide)*, Respiratory fluoroquinolone	5일	Macrolide 또는 doxycycline 단독요법
단순방광염	*E. coli*, *S. saprophyticus*, *Klebsiella* spp., *Proteus* spp.	Nitrofurantoin	5일	Fluoroquinolone
		Fosfomycin	1회	
단순신우신염	*E. coli*, *Klebsiella* spp., *Proteus* spp.	경구/주사 ciprofloxacin 또는 levofloxacin, 주사 ceftriaxone 또는 aminoglycoside**	7일	Nitrofurantoin (방광염 치료제)
연조직염	*S. pyogenes*, other streptococci, *S. aureus*	1세대 cephalosporin (Cephalexin, cephradine, cefadroxil) Amoxicillin-clavulanate	5일	그람음성균에 대한 광범위 항생제 (교상 아닌 경우)
피부농양	*S. aureus* (MSSA/MRSA), *S. pyogenes*, other streptococci	단순 농양은 절개배농 후 일반적으로 항생제 불필요		그람음성균에 대한 광범위 항생제
		필요한 경우: 1세대 cephalosporin, amoxicillin-clavulanate, TMP-SMX, clindamycin	5일	

* 비정형 폐렴이 의심되는 경우에 한해 병합요법 권고; ** 지역사회 fluoroquinolone 내성률 ≥10%일 때

무증상 세균뇨 환자들을 12개월 추적한 연구에 따르면, 치료를 받은 여성들은 치료받지 않은 여성들보다 요로감염 재발 확률이 더 높았다. 또한, 재발 시에는 점차 더 광범위한 내성을 지닌 균이 동정되는 것이 확인되었다. 그럼에도 불구하고, 무증상 세균뇨 환자의 40-50%에서 항생제가 처방되고 있다. 무증상 세균뇨에서 불필요한 항생제 처방을 줄이기 위한 중재는 주로 증상이 없는 환자에서 요검사와 소변 배양 검사 처방을 줄이는 것에 중점을 두고 있다. 임상 증상(예: 배뇨통, 빈뇨, 절박뇨)이 있는 환자에서 요검사는 요로감염 진단을 뒷받침하는 데 유용하지만, 요검사 결과만으로 요로감염 진단을 확진할 수는 없으며, 균 집락수나 아질산염, 농뇨 존재 여부만으로 무증상 세균뇨와 요로감염을 구분할 수는 없다.

그럼에도 많은 기관에서 응급실 내원 환자들에서 증상과 무관하게 일괄적으로 요검사를 하고, 그중 40%까지 달하는 상당수에서 배양 검사까지 이어지고 있다. 기본 묶음 처방에 따른 처방도 문제이지만, 응급실 및 내과 의사들의 재량에 따라 요검사를 처방하게 한 연구에서도 62%의 환자들이 요검사를 받았고, 이 중 84%는 배뇨 관련 증상이 전혀 없었던 것으로 확인되었다. 또 다른 연구들에서도 소변 배양 검사가 진료지침에서 권고되는 임상적 적응증 없이 58-68%에서 처방되고 있었다. 비정상 요검사 결과만으로 요로감염을 진단하려는 인지 편향에 주의해야 한다. 예로, 고령 환자에서 농뇨나 그람음성균에 의한 세균 집락화가 관찰되는 경우, 실제로는 치료 적응증이 아님에도 항생제를 처방할 가능성이 높아진다는 연구결과가 이를 뒷받침한다.

무증상 세균뇨에서 불필요한 항생제 처방을 줄이기 위한 간단하면서도 효과적인 중재 방법으로 요검사 결과에 따라 배양 검사 처방기준을 엄격하게 설정하는 방안이 있다. 한 기관에서는 농뇨 ≥10/고배율 시야, 혈뇨의 존재, 요단백 ≥30 mg/dL, 백혈구에스터라제, 아질산염, 또는 소변 혼탁 중 하나 이상이 동반된 경우에만 배양 검사를 시행하도록 하였을 때, 요검사 후 소변 배양으로 이어지는 검사 비율이 유의미하게 감소했고, 이를 통해 연간 702건의 불필요한 항생제 처방을 막을 수 있었다. 다만, 중재 전후 무증상 세균뇨 치료율 자체의 변화는 없었다. 또 다른 기관에서 카테터가 없는 환자의 소변 배양 결과를 미공개하고, 진료의가 배양 결과를 직접 문의하는 경우에만 보고하는 중재를 도입한 후 미공개 상태의 소변 배양 결과를 문의한 경우는 전체의 14%에 불과했으며, 무증상 세균뇨에 대한 치료율 또한 49%에서 12%로 유의하게 낮아졌다(P=0.002). 연구기간 중에도 실제 요로감염이 동반된 환자 4명에서는 배뇨 증상이 동반된 요로감염으로 경험적 항생제를 투여했기 때문에 해당 중재로 인해 요로감염에 대한 치료가 지연되는 일은 없었다. 이 밖에도 오염을 줄이기 위한 올바른 채뇨 방법 교육, 현미경 저배율 시야당 상피세포가 5개를 초과한 오염된 검체는 검사실에서 반려하는 등의 전략을 통해 불필요한 소변 배양 검사를 줄일 수 있다.

응급실에 내원하는 일부 환자군에서 증상이 있는 요로감염 진단이 더욱 까다로울 수 있다. 예를 들어 요양시설에 거주하는 고령 환자들은 인지기능 저하로 인해 배뇨 증상을 명확히 호소하지 못할 수 있다. 이로 인해 일각에서는 단순 의식 변화만을 근거로 요로감염을 진단하고 항생제 치료를 시작하기도 하는데, 무증상 환자에게 소변 배양 검사를 처방하는 가장 흔한 이유가 "혼돈(confusion)"이었다는 연구 보고도 있다. 요양시설 환자군에서는 무증상 세균뇨(15-50%)와 치매(63%)의 유병률이 모두 높기 때문에 세균뇨와 인지기능 저하만으로 요로감염을 진단할 경우 상당수의 환자가 불필요한 치료를 받게 될 위험이 높다. 고령 환자에서는 의식 변화를 일으킬 수 있는 탈수, 저산소증, 약물 부작용 등 다른 요인들이 많이 알려져 있으므로, 패혈증 쇼크가 아닌 혼돈 상태만 보이는 경우에 항생제를 즉시 투여하기보다는 24-48시간 동안 관찰이 우선 권장되기도 한다. 요양시설 거주자의 경우 증상 기반 최소 기준을 충족할 경우에만 요로감염에 대한 경험적 항생제를 시작하는 프로토콜(그림 3-1-4) 등을 도입함으로써 불필요한 항생제 사용을 줄이고 임상 예후에도 부정적인 영향이 없었음이 보고되기도 하였다. 이러한 접근 방법은 백혈구증가 등의 전신 감염 징후가 뚜렷하게 나타나지 못할 수 있는 다른 취약 집단(예: 면역저하환자)에서도 유용할 것으로 사료된다.

응급실 의료진은 투석 환자나 척수 손상 환자와 같은 무증상 세균뇨 위험이 높은 환자군에 대한 인식도 필요하다.

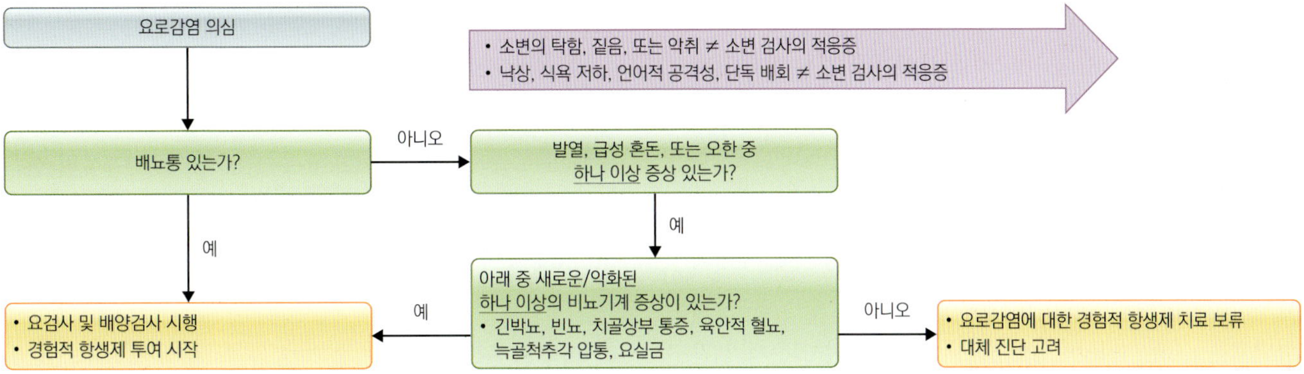

그림 3-1-4. 장기요양시설에서 온 환자의 요로감염 진단을 위한 접근 방법

이러한 환자 집단은 증상을 기반으로 진단하기 어려운 반면, 세균 집락화 비율이 매우 높으므로, 요로감염의 진단은 다른 원인을 모두 배제한 후 이루어져야 한다. 특히 유치 도뇨관이 있는 환자의 경우 거의 모두 세균뇨가 있기 때문에, 말초 혈액의 백혈구증가나 치골상부 통증 혹은 압통과 같은 다른 감염의 증상이나 징후를 확인한 후에 요로 감염 치료를 시작해야 한다. 발열만으로 요로감염 진단을 내릴 때는 특히 주의가 필요하다. 유치 도뇨관을 지닌 상태로 열이 난 환자의 3분의 1 이상에서 비뇨기계와 무관한 명확한 발열의 원인이 확인되었다는 보고도 있다. 고령 환자에서 혼돈을 보일 때와 마찬가지로, 도뇨관 관련 요로감염(catheter-associated urinary tract infection, CAUTI)을 의심할 때도 "wait-and-see" 접근을 고려할 수 있다. 전향적 코호트 연구에서 CAUTI로 진단된 환자(약 80%가 발열 동반)의 초기 경험적 치료 여부와 30일 사망률 감소에는 유의미한 연관성이 없었다. 이는 입원 후 보다 면밀한 평가가 가능해질 때까지 항생제 투약을 안전하게 보류할 수 있음을 시사한다. CAUTI 예방을 위해 응급실 진료의사는 불필요한 유치 도뇨관 삽입을 줄이기 위한 노력에도 적극 참여해야 한다. 간호 편의를 위한 도뇨관 삽입이나 소변량 모니터링을 위한 도뇨관 삽입 등은 부적절한 적응증으로 간주되며, 이러한 불필요한 삽입이 전체 도뇨관 사용의 최대 65%에 이른다는 보고도 있다. 도뇨관은 의학적으로 꼭 필요한 기간 동안만 유지되어야 하며, CAUTI 위험을 줄이기 위해 장기간 도뇨관 유치 대신 간헐적 도뇨나 외부 도뇨관 사용을 고려할 수 있다.

한편, 응급실에서 무증상 세균뇨로 확인해 항생제를 투여하지 않더라도 환자의 후속 진료의가 요검사 결과나 세균뇨를 근거로 부적절하게 항생제를 시작할 가능성이 존재한다. 따라서, 응급실 진료 단계에서 "무증상 세균뇨(배뇨통/빈뇨/절박뇨: -/-/-)"와 같이 '소변 증상이 없어 항생제를 투여하지 않았다'는 내용을 명확히 의무기록에 남겨두면 입원 환자에서의 항생제 적정사용관리에도 큰 도움이 될 수 있다.

2) 치료

요로감염은 주로 상행성, 즉 환자 본인의 장내 세균총이 방광으로 올라오면서 발생한다. 장내 그람음성균, 특히 *E. coli*가 대부분을 차지하고, 그 외 *Staphylococcus saprophyticus*나 드물게 *Enterococcus faecalis* 등이 원인균으로 보고된다. 여러 균에 의한 (polymicrobial) 요로감염은 드문 편으로, 소변 배양 검사에서 여러 균종이 검출될 경우 오염을 시사할 수 있다. 여성의 단순 방광염에는 nitrofurantoin, fosfomycin 등과 같은 좁은 스펙트럼 항생제 단기 처방이 권장된다. 국내의 경우, 미국과 유럽에서 단순 방광염의 일차 항생제로 권고되는 trimethoprim-sulfamethoxazole (TMP-SMX)에 대한 내성률이 높아 원인균의 감수성 결과를 확인한 후에 사용이 가능하다.

실제 응급실에서 요로감염에 대한 광범위 항생제 처방률은 점차 증가 추세이다. Fluoroquinolone 계열 항생제는 내성의 증가와 항생제 사용 시 인대, 근육, 관절, 신경, 중추신경계 등의 이상 반응이 보고되어 있어 이러한 심각한 부작용을 고려하여 미국과 국내 모두 단순 요로감염에 대해서는 fluoroquinolone 계열 항생제를 사용하지 않도록 권고한다. 그럼에도 불구하고 요로감염 치료에서 fluoroquinolone 계열 항생제가 가장 빈번하게 처방되며, 요로감염 항생제 처방지침에 부합하지 않는 사례들도 주로 부적절한 fluoroquinolone 처방에 의해 발생한다. 국내의 경우, 방광염 치료에서 1차 치료제로 사용할 수 있는 대체 항생제(nitrofurantoin, pivmecillinam 등)가 최근까지 원활하게 공급되지 못하였지만 최근 들어 nitrofurantoin의 국내 도입 및 생산이 이루어지기 시작했다.

외국의 경우 단순 방광염 치료에서 fluoroquinolone 사용 감소를 위한 다양한 전략이 적용되어 왔다. 항생제 목록에서 fluoroquinolone을 삭제하고, 응급실 요로감염 치료에 적합한 항생제 목록을 제공하거나, 컴퓨터화된 의사결정 지원도구(예: 요로감염 묶음 처방 개발 등)를 통한 방식도 있다. 여기에 사후 모니터링 및 피드백을 추가한 경우 지침에 부합하는 항생제 선택과 fluoroquinolone 사용량 감소 모두 큰 개선을 보였다. 응급실에 특화된 항균제감수성 자료인 "응급실 전용 항균제감수성표(antibiogram)"를 마련하는 경우도 있는데, 이 경우 경험적 항생제 선택의 유용한 근거가 되며, 진료의사가 지역 내 내성이 있는 항생제 처방을 덜하는 경향을 보였다. 다만, 의료기관 단위의 항균제 감수성표는 지역사회 내성률을 실제보다 높게 추정하거나 위험도가 높은 환자 또는 치료 실패로 내원한 환자에 치우칠 위험이 있어 주의가 필요하다.

입원이 필요하지 않은 요로감염 환자는 소변 배양 결과와 감수성 정보가 확인되기 전에 항생제를 처방받고 귀가하게 된다. 따라서 배양 결과 추적관리가 이루어진다면 항생제 내성 여부를 확인해 필요한 경우 적절한 항생제 치료로 신속하게 전환할 수 있다. 효과적인 배양결과 추적은 적절한 항생제 치료를 받는 환자 비율을 높이고, 응급실 재내원율과 30일 입원율을 낮춘다는 보고도 있다. 또한, 배양결과 추적은 소변 배양 음성 환자에서 불필요한 항생제 투약을 중단할 수 있는 기회도 제공한다. 미국의 경우 응급실 전담 약사가 배양 결과 추적 관리를 주도하였을 때 여러 지표들의 향상을 보여주었다. 국내 현실에 맞는 항생제 적정사용관리 주체 선정이 필요하겠다.

마지막으로 입원하지 않고 요로감염을 치료할 경우, 응급실에서 가장 짧으면서도 효과적인 기간 동안 항생제를 처방하도록 중재해야 한다(표 3-1-10). 예시로, 여성의 신우신염 치료에서 균혈증 동반한 경우를 포함하더라도 fluoroquinolone 7일 투여가 14일 투여와 비교해 비열등하였다.

4. 피부연조직 감염

피부연조직 감염은 응급실을 찾는 흔한 감염질환 중 하나로, 요로감염과 마찬가지로 잘못된 진단이 흔하고, 필요 이상으로 광범위한 항생제 치료가 이루어지는 경우가 많다. 따라서 피부연조직 감염은 응급실 항생제 적정사용을 위한 중재를 시행하기에 매우 적합한 영역이다.

1) 진단

잘못된 연조직염(cellulitis) 진단으로 미국의 경우 매년 약 50,000-130,000건의 불필요한 입원이 발생하고, 이로 인해 의료 시스템에 최대 5억 달러 이상의 추가 비용이 발생하는 것으로 추산된다. 하지 피부의 발적, 부종, 통증 등 연조직염과 유사한 소견을 보이지만 실제 감염이 아닌 질환들은 '가성 연조직염(pseudocellulitis)'으로 분류된다. 대표적으로 정맥 울혈성 피부염, 접촉 피부염, 만성 심부전 관련 부종, 심부정맥 혈전증, 통풍, 혈종 등이 있으며, 이러한 가성 연조직염은 전체 연조직염 진단의 약 30-40%를 차지한다. 특히 응급실 환경에서는 이들 비감염질환이 세균성 연조직염으로 오인되어 불필요한 항생제 처방을 유발하는 주요 원인 중 하나이다. 따라서 응급실 진료의에게 연조직염과 유사 증상을 보이는 질환들에 대해 교육하고, 특히 전신 감염 징후가 없는 환자에서 연조직염을 진단하기 전에 부종을 일으키는 다른 원인을 우선 배제하도록 권장해야 한다. 특히, 양쪽 다리에 동시에 발생하는 연조직염은 극히 드물며, 대부분 만성 심부전에 의한 부종이나 울혈성 피부염과 관련이 있다.

2) 치료

농양이 동반된 피부연조직 감염에서 적절한 배액은 필

수이며, 단순 농양은 절개 배농만으로 적절히 치료할 수 있다. 실제 여러 메타분석 결과에 따르면 절개 배농 후 전신 항생제 치료가 농양의 완치율을 높이거나, 재발위험을 낮추지 못했다. 그럼에도 불구하고 실제 응급실에서는 절개 배농 후 퇴실하는 환자에게 항생제가 과도하게 처방되는 사례가 빈번히 관찰되며, 이는 응급실 항생제 적정사용관리로 개선할 수 있다.

한편, 두 건의 임상 연구에서 단순 농양 배농 후 7-10일간 TMP-SMX 또는 clindamycin을 투여하였을 때 통계적으로 유의미한 치료 성공률 향상을 보였다는 결과도 있다. 설령 항생제로 인해 실제 추가적인 치료효과가 있다고 가정하더라도 1명의 추가 치료효과를 얻기 위해 7-14명에게 항생제를 투여해야 하는 것으로 추산되는데, 이는 거꾸로 전체 환자의 70% 이상에서 항생제 처방이 불필요하다는 의미이기도 하다. 특히, 앞선 연구에 포함된 2,000명 이상의 환자에서 패혈증이나 감염으로 인한 사망 사례가 보고되지 않았고, 항생제 치료를 받은 환자들 중 최대 22% (clindamycin 투약 시)에서 부작용이 발생했다. 따라서, 추가 항생제 치료의 이익과 위험의 측면에서, 배농이 적절히 이루어진 단순 농양 환자에게는 항생제를 투여하지 않는 것이 여전히 합리적인 일차 치료 전략이라 할 수 있겠다. 국내 지침에서도 화농성 피부연조직 감염은 절개 배농으로 치료를 권고하며, 배농 후에도 주위에 광범위하게 연조직염이 남아 있는 경우, 발열·오한 등 전신 감염의 증상이 있는 경우, 면역저하환자의 경우에는 전신 항생제 사용을 추천한다.

농 또는 삼출물이 있는 경우 그람염색과 세균 배양 검사를 시행하여 원인균을 확인할 수 있으나, 화농이 없거나 전형적인 피부연조직 감염의 경우 미생물 배양 검사 없이 치료할 수 있다. 대부분의 연조직염은 *Streptococcus pyogenes* 및 기타 β-hemolytic *streptococci*과 *S. aureus*에 의해 발생하는 것으로 잘 알려져 있다. 반면, 농양을 포함한 화농성 피부연조직 감염은 주로 *S. aureus* (MRSA 포함)가 원인이다. 따라서, 경험적 항생제 선택 시 *Streptococci* spp.과 *Staphylococci* spp.을 주된 표적으로 하며, MRSA에 대한 항균력 필요 여부는 임상 양상과 환자 개별 위험요인(예: 주사 약물 사용, MRSA 보균 여부)에 따라 달라진다. 미국에서는 MRSA를 겨냥한 경험적 항생제 사용이 급격히 증가하여 항생제 적정사용관리 측면에서 문제가 되고 있지만, 국내 화농성 피부연조직 감염에서 MRSA 유병률 연구는 부족한 상황이다. 국내에서는 아직까지 피부연조직 감염의 경험적 항생제로 1세대 cephalosporin, amoxicillin-clavulanate를 추천하며, clindamycin 단독 사용도 고려할 수 있다. 국내에서도 MRSA 집락 또는 감염이 있었던 경우, 일차 치료에도 반응이 없는 경우, MRSA 감염에 대한 항생제 사용을 고려할 수 있다.

그람음성균과 혐기균은 단순 피부연조직 감염에서는 크게 중요하지 않지만, 당뇨발궤양(diabetic foot ulcer), 교상(bite wound), 괴사성 근막염(necrotizing fasciitis) 등 여러 균에 의한 감염 가능성이 높은 감염에서는 이들 균주들을 고려한 항생제 치료가 필요하다고 여겨진다. 하지만 교상 환자의 진료지침 준수율이 낮은 반면, 피부연조직 감염에서는 실제 필요 범위를 넘어선 광범위한 그람음성균 항생제 사용이 빈번히 관찰된다. 한 연구에서 응급실을 찾은 피부연조직 감염 환자의 30%가 광범위한 그람음성균 항균력(이 중 약 절반은 *P. aeruginosa*에 대한 항균력 포함)을 지닌 항생제를 투여받았지만, 실제 배양 결과 그람음성균은 17%에 불과했고, 그중 *P. aeruginosa*는 단 한 건에 불과했다. 심지어 당뇨발 궤양과 같은 그람음성균과 혐기균에 대한 항생제 치료가 필요한 경우에도 *P. aeruginosa*에 대한 항균력 있는 항생제의 경험적 사용은 권장되지 않는다. 추후 배양에서 *P. aeruginosa*가 분리되더라도, 초기 *P. aeruginosa*에 대한 항균력 있는 항생제 요법과 항균력 없는 항생제 요법간 치료효과에 유의한 차이는 보고되지 않았기 때문이다. 따라서, 각 의료기관의 상황에 맞춘 피부연조직 감염 치료지침 마련을 통해 불필요한 광범위 그람음성균 항생제 사용을 줄이고 적절한 경험적 항생제 선택을 유도해야 한다.

마지막으로, 피부연조직 감염 환자에서 배양 검사 처방이 신중하게 이루어져야 하며, 대부분의 연조직염이나 단순 농양은 배양 검사가 치료 방침에 큰 영향을 미치지 않는다. 피부 상처를 문질러서(swabbing) 시행한 배양은 정상 피부 상재균이 자랄 가능성이 높아 권장되지 않는다. 혈액 배

Section III

양 역시 패혈성 쇼크가 아닌 정상 면역 환자에서는 양성률이 5% 미만으로 낮고, 피부 상재균 오염으로 인한 위양성 위험이 있어 일반적으로 권장되지 않는다. 면역저하자, 항암 치료 중인 암환자, 호중구감소증 환자, 물에 빠진 후 생긴 상처(immersion injury), 동물 교상에 의한 감염의 경우에는 β-hemolytic streptococci이나 *S. aureus*가 아닌 경우가 상대적으로 흔하기 때문에 혈액배양 검사, 병변 흡인, 또는 생검배양 검사가 도움이 될 수 있다. 피부연조직 감염으로 진료 후 퇴실하는 환자들의 항생제 치료기간을 단축하는 것 역시 비교적 용이한 항생제 적정사용관리 방안 중 하나이다.

[성공 사례]

이탈리아에서 Savoldi 등은 응급실 항생제 적정사용관리를 위한 중재를 시행하기 전 1년 동안 역학적·임상적 정보를 수집하였다. 이렇게 수집된 정보를 토대로 응급실을 위한 적절한 경험적 항생제 사용지침을 개발하고 배포한 뒤, 주간 교육(weekly education), 전향적 감사(prospective audit) 및 피드백과 함께 감염질환에 대한 적극적인 협업 치료(active collaborative treatment), 무작위 감사(randomized audit), 정기적인 피드백 등을 3년간 실시하였다. 그 결과, 병동 전체에서 항생제 사용과 의료 비용이 감소하였고, *C. difficile* 감염 발생률 역시 유의하게 낮아졌다.

SUMMARY

응급실은 입원 환자와 외래 환자 모두의 항생제 적정사용에 지대한 영향을 줄 수 있는 중요한 의료현장이지만, 상대적으로 미개척 영역으로 여겨져 왔다. 빠른 업무 흐름과 진단적 불확실성이 공존하는 응급실의 고유한 특수성과 그에 따른 항생제 적정사용관리의 장애 요인들이 존재하기 때문에, 항생제 적정사용관리를 정착시키기 위해서는 다각적인(multi-modal) 접근 전략이 필요하다. 우선 순위 중재는 응급실에서 불필요한 항생제 처방을 줄이고, 항생제 처방이 필요한 경우 가장 적절하고 좁은 스펙트럼의 항생제를 사용하도록 권장하는 데에 초점을 맞추는 것이다. 이와 더불어 적절한 배양 검사를 시행하고, 진단적 불확실성에 대해 의료진 간 원활하게 소통할 수 있는 체계를 마련하는 것이 중요하다. 이는 환자가 응급실에서 입원 단계로 넘어간 이후에도 항생제 적정사용관리를 이어갈 수 있는 기반이 된다. 또한 응급실의 바쁜 업무 환경에서도 의료진이 손쉽게 활용할 수 있는 사용자 친화적인 중재 방법이 필요하다. 마지막으로, 응급실에서 접하는 흔한 감염증들에 대해서는 각 의료기관이 속한 지역사회 항생제 내성률을 반영한 경험적 항생제 사용지침을 마련하는 것이 필수적이다.

참고문헌

1. 강철인, 박대원, 김백남 외. 요로감염 항생제 사용지침. Infect Chemother. 2018.
2. 보건복지부, 국립중앙의료원, 중앙응급의료센터. 2023 응급의료 통계연보(제22호). 2024.
3. 이미숙, 강철인, 김의석 외. 성인 지역사회획득 폐렴 항생제 사용지침. Infect Chemother. 2023.
4. Apisarnthanarak A, Kim HB, Moore L, et al. Rapid diagnostic testing for antimicrobial stewardship: Utility in Asia Pacific. Infect Control Hosp Epidemiol. 2021;42:864-68.
5. Apisarnthanarak A, Kim HB, Moore L, et al. Utility and applicability of rapid diagnostic testing in antimicrobial stewardship in the Asia-Pacific region: A delphi consensus. Clin Infect Dis. 2022;74:2067-76.
6. Centers for Disease Control and Prevention. National Hospital Ambulatory Medical Care Survey: 2021 Emergency Department Summary Tables. 2023.
7. Herrera M, Aguilar YA, Rueda ZV, et al. Comparison of serological methods with PCR-based methods for the diagnosis of community-acquired pneumonia caused by atypical bacteria. J Negat Results Biomed. 2016;15:3.
8. Kellie J. Goodlet MDN, and Larissa S. May. Antimicrobial Stewardship in Non-Traditional Settings: Spiringer; 2023.
9. May L, Gudger G, Armstrong P, et al. Multisite exploration of clinical decision making for antibiotic use by emergency medicine providers using quantitative and qualitative methods. Infect Control Hosp Epidemiol. 2014;35:1114-25.
10. Park DW, Choi JY, Kim CJ, et al. Implementation of procalcitonin in antibiotic stewardship: Derivation of a consensus algorithm for procalcitonin use in clinical practice. Infect Chemother. 2022;54:621-36.
11. Sandberg T, Skoog G, Hermansson AB, et al. Ciprofloxacin for 7 days versus 14 days in women with acute pyelonephritis: a randomised, open-label and double-blind, placebo-controlled, non-inferiority trial. The Lancet. 2012;380:484-90.
12. Savoldi A, Foschi F, Kreth F, et al. Impact of implementing a non-restrictive antibiotic stewardship program in an emergency department: a four-year quasi-experimental prospective study. Sci Rep. 2020;10:8194.
13. Weng QY, Raff AB, Cohen JM, et al. Costs and consequences associated with misdiagnosed lower extremity cellulitis. JAMA Dermatology. 2017;153:141-6.

Chapter — 03

수술 환자에서의 항생제 적정사용관리

김봉영 한양대학교 의과대학 내과학교실

목적

- 수술 환자에서 항생제 적정사용관리의 필요성과 중요성을 이해
- 수술부위 감염의 발생위험을 감소시키기 위한 예방적 항생제 사용 원칙을 학습
- 수술 환자에서 항생제 오남용이 초래하는 문제점(항생제 내성, 부작용, 의료 비용 증가 등)을 파악
- 수술 후 감염 발생 시 적절한 항생제 사용 전략을 습득하고, 수술부위 감염의 관리 및 치료 방안을 습득
- 기관 차원의 체계적인 항생제 적정사용관리 프로그램 실행을 위한 다학제적 접근 및 모니터링 전략을 이해

학습 성과

Learning outcomes

- 수술 환자에서 항생제 적정사용이 중요한 이유에 대해 설명할 수 있다.
- 수술 예방적 항생제 사용의 기본 원칙(적절한 항생제 선택, 투여 시기, 투여 기간 등)을 적용할 수 있다.
- 수술 후 발생하는 감염(수술부위 감염, 요로감염, 폐렴 등)에 대한 적절한 항생제 사용 및 치료 원칙을 평가할 수 있다.
- 항생제 오남용이 초래하는 문제점과 이를 방지하기 위한 전략(항생제 적정사용관리 중재활동, 모니터링 등)을 수립할 수 있다.
- 다학제적 협력을 통해 병원내 수술 환자 대상 항생제 적정사용관리 프로그램을 효과적으로 운영하는 방안을 제안할 수 있다.

수술 환자에서 항생제 적정사용관리(antimicrobial stewardship program)는 수술 절차와 관련된 감염 위험이 높고 항생제의 과도하거나 부적절한 사용 가능성이 있기 때문에 매우 중요하다. 수술은 외과적 절개가 동반되며 이 과정에서 필연적으로 외부 병원체에 노출될 위험이 따르며 이로 인해 수술부위 감염(surgical site infection)이 동반되기도 한다. 수술부위 감염이 발생할 경우 수술부위의 기능적 장애가 발생할 수 있고, 치료기간 연장 및 입원기간이 증가될 수 있으며, 결과적으로 의료비 상승뿐 아니라 환자의 삶의 질에 심각한 영향을 미칠 수 있다. 이러한 수술부위 감염의 발생률을 감소시키기 위해 적절한 시기에 적절한 종류의 항생제를 투여하는 것은 필수적이다. 이렇듯 수술

환자에서의 항생제의 적절한 사용은 수술부위 감염 위험을 최소화하고, 감염증이 발생한 환자의 빠른 회복을 돕는 데 중요하다.

하지만 항생제를 부적절하게 사용할 경우 심각한 문제를 초래할 수 있다. 불필요하게 수술부위 감염 예방 목적의 항생제를 장기간 투여하거나, 감염 위험이 낮은 환자에게 광범위 항생제를 과도하게 사용하는 경우 항생제 내성균이 발생할 위험이 커진다. 이렇게 발생하여 환자에게 집락된 항생제 내성균은 해당 환자에서 발생한 새로운 감염의 원인균으로 작용하여 치료 선택지를 제한하게 할 뿐만 아니라 의료진과 보호자를 포함한 타인에게 전파시키고 감염을 유발하기도 한다. 이뿐만 아니라 항생제의 사용으로 인해 환자에게 알레르기 반응 등의 부작용을 초래하기도 하고, 투여 중인 타 약물과의 상호작용을 유발하여 타 약제의 효과를 감소시키기도, 독성을 증가시키기도 한다.

이렇듯 수술 환자에서 항생제의 적정사용은 수술부위 감염 예방과 발생한 감염증의 치료뿐 아니라 환자 안전과 의료 자원의 효율적 관리 측면에서도 필수적인 부분이다. 의료진은 수술 환자에서 항생제를 선택하고 투여할 때 환자의 개별적 상황과 수술의 특성을 고려해야 하며, 항생제 내성균과 항생제 투여로 인한 부작용 문제를 최소화하기 위한 다각적인 노력을 기울여야 한다. 그리고 이러한 노력은 비단 개별 의료진뿐 아니라 기관 차원에서 체계적이며 효율적으로 이루어져야 한다. 따라서 수술 환자에서 항생제 예방 사용을 최적화하고, 수술부위 감염을 비롯한 감염증이 발생할 시 적절한 항생제가 처방될 수 있는 것에 중점을 둔 효과적인 항생제 적정사용관리 프로그램의 구현이 강조되어야 할 것이다. 이 장에서는 수술 환자를 대상으로 한 성공적인 항생제 적정사용관리 전략, 프로토콜 및 사례를 탐구한다.

01 수술 환자의 도전 과제

1. 예방적 항생제 사용

예방적 항생제 사용으로 수술부위 감염률을 낮출 수 있음은 과거 수많은 연구들을 통해 입증되었다. 수술 전 투여된 항생제가 조직 내로 침투하게 되어 환자에게 집락된 세균의 양을 감소시켜 이로 인해 수술로 인해 발생한 상처부위로 세균이 침입하는 확률을 낮추는 데 도움을 주게 된다. 현재 수술 예방적 항생제는 수술부위 감염 예방을 위한 핵심 전략 중 하나로 간주되고 있다.

수술 예방적 항생제 사용에는 다음과 같은 원칙이 있다. 첫째, 수술 예방적 항생제는 청결-오염 상처(clean-contaminated wound)를 유발하는 수술과 청결 상처(clean wound)를 유발하는 수술 중 인공장치(implant)를 삽입할 때 사용해야 한다. 둘째, 수술 과정에서 침입할 수 있는 세균에 효과적이고 안전한 항생제를 사용해야 한다. 셋째, 수술 시작 시 조직과 혈청에 충분한 농도의 항생제가 존재하도록 적절한 시간에 항생제를 주입하여 수술적 절개 시 세균의 침입을 최소화해야 한다. 넷째, 수술 중에도 조직과 혈청에 충분한 농도의 항생제가 존재하도록 해야 한다. 다섯째, 수술 예방적 항생제는 수술 종료 후 사용을 중단해야 한다.

'예방적'이라는 용어에서 알 수 있듯이 수술 예방적 항생제는 '감염이 없는 상태에서 감염증으로 진행하는 확률을 낮추어'주는 것이 주 목적이다. 때문에, 이미 감염증이 존재하거나 존재할 확률이 높은 경우(예: 오염 상처나 감염 상처)에서는 '예방적 항생제'가 아닌 '치료 목적의 항생제'가 투여되어야 하며, 이 경우에는 항생제의 종류와 사용 기간 등이 예방적 항생제과 비교하여 다소 상이할 수 있다. 또한, 감염이 없지만 감염증으로 진행하는 확률이 낮은 청결 상처에서는 예방적 항생제를 사용이 권고되지 않는다. 하지만 인공장치 삽입(예: 인공관절, 혈관 내 인공장치 등)이 필요하거나 심혈관 수술 및 신경외과 수술 등 감염증이 발생할 경우 심각한 위험을 가져올 수 있는 일부 특수한 경우에서는 청결 상처에 해당하더라도 수술 예방적 항생제 사용이 권고된다. 청결-오염 상처에 해당하는 수술은 수술 전에 감염증이 없으나 정상적인 상태에서 미생물이 상주하는 호흡기계, 소화기계, 비뇨생식계 등에 대한 수술들이며, 이 경우 수술 예방적 항생제를 사용함으로써 환자에게 집락된 세균의 양을 감소시킬 수 있고, 결과적으로 세균 침투로 인한 수술부위 감염증 발생 확률을 낮출 수 있기 때문에 수술 예방적 항생제 사용이 적극적으로 권고된다(표 3-1-11).

수술 과정에서 침입할 수 있는 세균은 수술부위에 따라 차이가 있는데, 대부분의 수술에서는 피부에 상재하고 있는 그람양성균인 *Streptococcus* spp., *Staphylococcus aureus* 및 coagulase-negative *Staphylococcus*를 수술부위 감염증을 유발할 가능성이 있는 주요 세균으로 고려해야 한다. 때문에 대부분의 수술에서는 이들에 효과적인 1세대 cephalosporin(예: cefazolin)이 우선적으로 권고된다. 하지만 위장관이나 비뇨생식기를 침범하는 수술의 경우 이들 부위에 상재하고 있는 그람음성균, 경우에 따라서는 혐기균도 고려해야 한다. 때문에 이 경우에는 그람음성균이나 혐기균에 효과가 있는 항생제를 1세대 cephalosporin과 병행하거나(예: cefazolin+metronidazole) 2세대 cephalosporin이나 quinolone 계통의 항생제가 권고된다.

Penicillin 알러지가 있는 경우라도 cephalosporin 계통의 항생제와 교차반응이 드물기 때문에 과거 penicillin 계통 항생제 투약 후 경미한 피부발진 등이 있었던 경우를 포함하여 penicillin 알러지의 과거력이 있더라도 대부분의 경우 cephalosporin 계통의 항생제를 사용할 수 있다.

최근 methicillin-resistant *S. aureus* (MRSA)가 증가하면서 수술부위 감염 중 MRSA에 의한 경우가 증가한 것으로 보고하나 vancomycin을 수술 예방적 항생제로 일률적으로 사용하는 것은 권고되지 않는다. Vancomycin을 일률적으로 사용하는 것이 1세대 cephalosporin을 사용하는 것에 비해 우수하다는 것이 증명되지 않았을 뿐 아니라 vancomycin 사용 증가 시 약제 부작용 발생이나 vancomycin-resistant Enterococci (VRE) 등의 내성균 발생에 대한 우려가 있다. 따라서 vancomycin은 β-lactam 항생제에 알러지가 있거나 MRSA나 methicillin-resistant *S. epidermidis*가 집락된 것이 확인되는 환자에게 시행하는 고위험 수술 등에서만 선택적으로 사용해야 한다.

수술 시 절개된 조직으로의 세균 침투를 최소화하기 위해서는 절개 시점에 충분한 농도의 항생제가 조직에 존재하여야 한다. 이를 고려하였을 때 적절한 시점에 항생제를 투여하는 것이 매우 중요하다. 피부 절개 30분-1시간 전에 항생제를 투여하였을 때 수술 감염 예방효과가 가장 높았기 때문에 현재 피부 절개 1시간 이내에 항생제 투여를 시작하도록 권고하고 있다. 그리고 충분한 항생제 농도를 수술 중에 유지해야 하기 때문에 수술이 길어지면 수술 중 예방적 항생제를 재투여해야 한다. Cefazolin의 경우 4시간 이상 소요되는 수술에서는 4시간마다 재투여를 권고한다. 그리고 수술 중 1,500 cc 이상의 실혈이 있을 경우에는 충분한 항생제 농도가 유지될 수 없기 때문에 투여한 항생제의 반감기에 상관없이 재투여한다.

수술 예방적 항생제의 사용기간에 대한 여러 연구들에서는 상처가 봉합되고 수술이 종료된 이후에도 항생제를 사용하는 것은 수술부위 감염증 예방에 대한 효과를 입증하지 못하였다. 오히려 항생제를 지속적으로 사용함에 따른 비용 발생, 항생제 내성균 발생, 그리고 항생제 부작용 증가 등의 우려가 있기 때문에 수술 예방적 항생제는 수술 종료 후에는 사용을 중단할 것을 권고하고 있다.

수술 부위에 대한 항생제 세척(irrigation)이나 연고, 파우더 형태 등의 국소 항생제 사용이 일부수술 영역에서 시도되고 있고, 일부 소규모 후향적 연구에서는 수술부위 감염 예방에 대한 효과가 있다고 보고되기도 하였다. 하지만 잘 디자인된 무작위 대조시험을 통하여 효과가 입증된 바가 없기 때문에 수술부위에 대한 항생제 세척이나 국소 항생제 사용은 권고되고 있지 않는 상황이다.

2. 수술부위 감염 및 기타 의료관련 감염

앞서 서술하였듯이 수술 예방적 항생제의 경우 상처가 봉합되고 수술이 종료된 이후에는 사용이 권고되지 않는다. 하지만 수술부위 감염이나 요로감염, 폐렴, *C. difficile* 감염 등이 발생할 경우에는 치료 목적의 항생제가 투여되어야 한다.

수술부위 감염은 대개 수술 후 30일 이내에 수술 절개

표 3-1-11. 추천되는 부위별 수술 예방적 항생제

1. 심장흉부 수술

수술 종류	우선적으로 권고되는 항생제	대안으로 권고되는 항생제
심장		
관상동맥우회술	Cefazolin, cefuroxime	Clindamycin, vancomycin
심장 장치 삽입 시술	Cefazolin, cefuroxime	Clindamycin, vancomycin
심실 보조 장치	Cefazolin, cefuroxime	Clindamycin, vancomycin
흉곽		
엽절제, 폐절제, 가슴 절개를 포함한 비심장 시술	Cefazolin, ampicillin-sulbactam	Clindamycin, vancomycin
비디오보조 흉강경 수술	Cefazolin, ampicillin-sulbactam	Clindamycin, vancomycin

2. 소화기계 수술

수술 종류	우선적으로 권고되는 항생제	대안으로 권고되는 항생제
담도계		
개복술	Cefazolin, cefoxitin, cefotetan, ceftriaxone, ampicillin-sulbactam	Clindamycin or vancomycin + aminoglycoside or aztreonam or fluoroquinolone Metronidazole + aminoglycoside or fluoroquinolone
복강경수술		
정규수술, 저위험	None	None
정규수술, 고위험	Cefazolin, cefoxitin, cefotetan, ceftriaxone, ampicillin-sulbactam	Clindamycin or vancomycin + aminoglycoside or aztreonam or fluoroquinolone Metronidazole + aminoglycoside or fluoroquinolone
비복합충수염에 대한 충수절제술	Cefoxitin, cefotetan, cefazolin + metronidazole	Clindamycin + aminoglycoside or aztreonam or fluoroquinolone Metronidazole + aminoglycoside or fluoroquinolone
소장		
비폐색	Cefazolin	Clindamycin + aminoglycoside or aztreonam or fluoroquinolone
폐색	Cefazolin + metronidazole, cefoxitin, cefotetan	Metronidazole + aminoglycoside or fluoroquinolone
탈장수술	Cefazolin	Clindamycin, vancomycin

Section III

수술 종류	우선적으로 권고되는 항생제	대안으로 권고되는 항생제
결장직장	Cefazolin + metronidazole, cefoxitin, cefotetan, ampicillin-sulbactam, ceftriaxone + metronidazole, ertapenem	Clindamycin + aminoglycoside or aztreonam or fluoroquinolone, Metronidazole + aminoglycoside or fluoroquinolone

3. 두경부 수술

수술 종류	우선적으로 권고되는 항생제	대안으로 권고되는 항생제
청결 (갑상선 절제술 포함)	None	None
보형물을 위치하는 청결 수술(고막절개 튜브 제외)	Cefazolin, cefuroxime	Clindamycin
청결-오염 종양수술	Cefazolin + metronidazole, cefuroxime + metronidazole, ampicillin-sulbactam	Clindamycin
그 외 청결-오염 수술 (편도절제술, 기능내시경부비동수술 제외)	Cefazolin + metronidazole, cefuroxime + metronidazole, ampicillin-sulbactam	Clindamycin

4. 뇌신경계 수술

수술 종류	우선적으로 권고되는 항생제	대안으로 권고되는 항생제
정규수술 중 개두술, 뇌척수액 분류수술	Cefazolin	Clindamycin, vancomycin
척수강 내 주입 펌프	Cefazolin	Clindamycin, vancomycin

5. 산부인과 수술

수술 종류	우선적으로 권고되는 항생제	대안으로 권고되는 항생제
제왕절개	Cefazolin	Clindamycin + aminoglycoside
자궁절제술(질식 혹은 복식)	Cefazolin, cefotetan, cefoxitin, ampicillin-sulbactam	Clindamycin or vancomycin + aminoglycoside or aztreonam or fluoroquinolone Metronidazole + aminoglycoside or fluoroquinolone

6. 정형외과 수술

수술 종류	우선적으로 권고되는 항생제	대안으로 권고되는 항생제
손, 무릎 또는 발을 포함하는 청결수술과 이물질 삽입을 포함하지 않는 청결수술	None	None
기구 사용여부와 무관한 척추 수술	Cefazolin	Clindamycin, vancomycin
고관절 골절 복구	Cefazolin	Clindamycin, vancomycin
내부고정장치를 이용한 삽입술 (예, 못, 나사, 판, 철사)	Cefazolin	Clindamycin, vancomycin
총관절치환술	Cefazolin	Clindamycin, vancomycin

7. 비뇨기계 수술

수술 종류	우선적으로 권고되는 항생제	대안으로 권고되는 항생제
감염 위험이 있는 하부 기관 수술 (직결장 전립선 조직검사 포함)	Fluoroquinolone, trimethoprim-sulfamethoxazole, cefazolin	Aminoglycoside with or without clindamycin
요로 경유가 아닌 청결수술	Cefazolin (the addition of a single dose of an aminoglycoside may be recommended for placement of prosthetic material [e.g., penile prosthesis])	Clindamycin, vancomycin
보철삽입물을 포함한 수술	Cefazolin±aminoglycoside, cefazolin±aztreonam, ampicillin-sulbactam	Clindamycin ± aminoglycoside or aztreonam, vancomycin ± aminoglycoside or aztreonam
요로를 통한 청결 수술	Cefazolin (the addition of a single dose of an aminoglycoside may be recommended for placement of prosthetic material [e.g., penile prosthesis])	Fluoroquinolone, aminoglycoside with or without clindamycin
청결-오염 수술	Cefazolin + metronidazole, cefoxitin	Fluoroquinolone, aminoglycoside + metronidazole or clindamycin

8. 혈관 수술

수술 종류	우선적으로 권고되는 항생제	대안으로 권고되는 항생제
혈관	Cefazolin	Clindamycin, vancomycin

Section III

9. 이식 수술

수술 종류	우선적으로 권고되는 항생제	대안으로 권고되는 항생제
심장, 폐 이식 심장 이식 폐와 심장-폐 이식	 Cefazolin Cefazolin	 Clindamycin, vancomycin Clindamycin, vancomycin
간 이식	Piperacillin-tazobactam, cefotaxime + ampicillin	Clindamycin or vancomycin + aminoglycoside or aztreonam or fluoroquinolone
췌장과 췌장-신장 이식	Cefazolin, fluconazole (for patients at high risk of fungal infection [e.g., those with enteric drainage of the pancreas])	Clindamycin or vancomycin + aminoglycoside or aztreonam or fluoroquinolone

10. 성형 수술

수술 종류	우선적으로 권고되는 항생제	대안으로 권고되는 항생제
위험요소가 있는 청결수술 혹은 청결-오염 수술	Cefazolin, ampicillin-sulbactam	Clindamycin, vancomycin

부위 주변에 발생한 감염증으로 정의하는데, 인공삽입물(예: 인공관절, 인공판막, 혈관이식물 등)을 삽입하는 수술에서는 수술 시 발생한 감염증이 오랜 시간 후 증상으로 발현될 수 있기 때문에 수술 후 90일 이내에 발생하는 것으로 정의한다. 수술부위 감염은 의료관련 감염 중 폐렴, 요로 감염과 더불어 가장 흔하게 발생하는 감염증 중 하나로, 수술 환자 중 2-5%에서 발생한다고 알려져 있다. 비록 발생률이 높지는 않지만 발생하게 될 경우 환자에게 심각한 해를 입히게 되는데 과거 국내에서 조사한 바에 따르면 수술부위 감염이 발생할 경우 20.4일의 추가 입원기간이 발생한다고 한다. 수술부위 감염은 다음 중 하나 이상에 해당할 때 진단이 가능하다.

① 수술 절개부위에서 화농성 삼출물이 발생함
② 수술 전에는 개방되지 않고 무균상태였던 절개부위에서 확보한 검체 배양 검사에서 균이 발견됨
③ 수술 절개부위에 통증, 열감, 발적, 부종 등 감염증상이 나타남
④ 수술 집도의가 상처를 추적관찰하며 평가하였을 때 감염증의 증상이 나타남

대부분에서 수술부위 감염에서 원인균은 환자의 피부나 점막 또는 내장 등에 정상적으로 상재하고 있는 상재균에 의해 발생한다. *Streptococcus* spp.나 *S. aureus*, Coagulase-negative *Staphylococcus* 같은 피부 상재균이 수술부위감염의 가장 흔한 원인균인데, 이들의 20%는 지방선, 털, 모낭, 땀샘 같은 피부 부속기에 서식하므로 수술 전 chlorohexidine이나 povidone iodine 등으로 소독을 철저히 하더라도 완전히 제거할 수 없기 때문에 수술 중 피부 절개 시 이들 피부 상재균들이 침투할 수 있다. 위장관이나 비뇨생식기를 침범하는 수술의 경우 이들 부위에 상재하고 있는 그람음성균이나 혐기균이 절개부위를 통해 침투할 수 있기 때문에 내부 장기를 침범한 수술에서 발생한 수술부위 감염증에서는 해당 장기에 정상적으로 상재하고 있는 상재균의 종류를 고려해야 한다. 빈도가 상대적으로 낮지만 의료진, 수술기구, 수술환경 등에 상재하고 있는 균이 수술과정에서 환자에게 침투하여 수술부위 감염을 유발하는 사례도 존재한다. 이 경우에도 주요 원인균은 피부 상재균인 *Streptococcus* spp.나 *S. aureus*, Coagulase-negative *Staphylococcus*라고 알려져 있다.

감염관리지침을 철저히 준수하고, 수술 예방적 항생제

를 적절히 사용함으로써 수술부위 감염을 예방하는 것이 가장 이상적이지만, 수술부위 감염증이 발견된 경우 적절한 치료를 하여 후유증을 최소화해야 한다. 감염으로 인한 괴사 조직의 제거가 수술부위감염 치료의 기본이며, 이와 함께 적절한 항생제 치료가 병행되어야 한다. 표피 절개부위에 국한된 수술부위 감염의 경우를 비롯하여 감염으로 인한 괴사조직의 범위가 넓지 않은 경우에는 수술적 제거 없이 항생제 사용만으로 치료가 가능할 수도 있다. 항생제의 선택과 치료기간은 감염부위, 수술적 제거의 적정성, 항생제 내성 등을 고려하여 결정해야 한다. 위장관 수술 후 발생한 수술부위 감염의 경우 복강내 상재하는 그람음성균, 혐기균 및 수술기구나 환경을 통해 오염될 수 있는 *Pseudomonas* spp.에 효과가 있는 piperacillin-tazobactam, meropenem, imipenem-cilastatin 등이 권고되며, 괴사 조직이 수술을 통해 적절히 제거된 경우, 항생제 치료 기간은 4일이면 충분하지만 만약 병소가 충분히 제거되지 않은 경우에는 임상상태가 호전(예: 해열, 백혈구 수치의 정상화, 위장관 운동 회복 등)된 후 48시간까지, 일반적으로 5-7일간의 항생제 치료가 필요하다. 인공관절 감염의 경우 전통적으로는 감염된 삽입물과 괴사된 조직을 제거하는 수술을 한 뒤 6-8주 주사 항생제(예: 그람양성균이 원인일 시에는 내성 여부에 따라 vancomycin이나 nafcillin 혹은 cefazolin을 사용)를 사용하고 난 뒤 새로운 인공관절을 재삽입하는 2단계 교환수술이 완치를 위한 표준 치료로 알려져 있다. 하지만 환자 컨디션을 고려하여 인공관절을 제거하지 못하는 경우에는 항생제를 12주 이상 사용하는 경우도 있다.

다른 입원 환자와 마찬가지로 수술을 받은 환자들 역시 유치도뇨관, 중심정맥관, 인공호흡기 등의 의료기구를 사용하는 경우가 흔하며, 입원기간이 길어지게 되면 병원 환경에 존재하는 여러 항생제 내성균에 노출될 위험이 높아진다. 또한, 만약 항생제에 장기간 노출될 경우 *C. difficile* 감염이 발생할 수도 있다. 이들 환자에서 입원 중 폐렴, 요로감염, 중심정맥관 연관 혈류 감염, *C. difficile* 감염 등의 의료관련감염이 발생할 경우 해당 감염증들에 대한 치료 원칙과 항생제 사용 권고는 수술을 받지 않는 환자들에서의 권고와 동일하다.

02 수술 환자를 대상으로 한 항생제 적정사용관리 전략

수술 환자를 대상으로 한 항생제 적정사용관리 중재활동은 주로 수술 예방적 항생제 사용에 초점을 맞출 수 있다. 또한, 수술부위 감염에서의 항생제 최적화도 수술 환자에서 고려할 수 있는 항생제 적정사용관리 중재활동이다. 의료관련 감염에서의 항생제 최적화의 경우 나머지 환자에서 적용할 수 있는 전략과 동일하기 때문에 본 챕터에서는 따로 언급하지 않기로 한다.

1. 수술 예방적 항생제 사용 최적화

앞서 언급한 수술 예방적 항생제의 사용원칙(수술 예방적 항생제가 효과적인 수술에서 사용, 적절한 종류의 항생제 선택, 적절한 시간에 항생제를 투여, 수술 중 항생제 농도 유지, 수술 종료 후 항생제 중단)을 잘 준수할 수 있는 항생제 적정사용관리 전략을 수립해야 한다.

그 첫 단계로 수술 종류별로 수술 예방적 항생제 사용원칙에 대한 원내지침을 수립하는 것이 필요하다. 이러한 원내지침에는 비단 수술 예방적 항생제의 종류뿐 아니라 청결 상처에 해당하는 일부 수술이나 감염증이 존재하거나 존재할 확률이 높은 오염 상처나 감염 상처에는 수술 예방적 항생제를 사용하지 않는 내용이나 투여 타이밍, 재투여 시기, 그리고 항생제 종료 시기에 대한 내용도 포함시킬 것을 고려해야 한다. 그리고 지침 개발과정에서 근거 기반의 최신 문헌들과 병원내 가용한 자원(도입되어 있는 항생제 종류 등)을 고려하여야 하며, 수술 예방적 항생제를 실제로 처방하는 외과계 진료 부서들과도 충분한 논의를 거쳐야 한다.

두 번째 단계는 개발된 원내지침을 각 진료 부서에서 잘 준수할 수 있도록 배포하고 교육하는 것이다. 각 진료지침을 인쇄물로 배포하거나 원내 포털 사이트에 업로드하는 것에 그치지 말고 각 부서에서 손쉽게 접근할 수 있도록 해야 한다. 부서별로 EHR에 세트 메뉴 형태의 약속 처방을 제작하여 배포하는 것이 좋은 예가 되겠다. 지침에 대한 교육은 온라인 녹화, 온라인 실시간, 대면 강의 방식을 취할 수도 있지만 가능하다면 항생제 적정사용관리 전담팀에서 개별 부서와의 미팅 자리를 만들어서 개발된 지침의 배경과 내용에 대해 간단히 설명한 다음 지침 준수를 잘 할 수 있는 방안에 대해 논의하는 것이 필요하다. 특히, 수술 예방적 항생제 투여 타이밍과 재투여 시기에 대해서는 비단 진료 부서뿐 아니라 간호부나 마취통증의학과의 협조가 필요하기 때문에 해당 부서와의 긴밀한 소통도 중요하다. 강의식 교육의 경우에는 일회성으로 그칠 것이 아니라 정기적으로 수행해야 보다 좋은 효과를 얻을 수 있을 것이다.

세 번째 단계는 배포된 지침을 적절히 준수하는 지에 대한 모니터링을 하고 지침 준수를 촉진시키기 위한 중재활동을 하는 것이다. 모니터링을 위해서는 원내 전산 프로그램 개발이 필수적이며 이를 위해 의료정보팀 등 개발 부서와 긴밀하게 협조해야 한다. 항생제 적정사용관리팀이 주도하여 개발된 프로그램을 이용한 모니터링을 수행하고, 부적절한 사용 사례(부적절한 항생제 종류, 투여 타이밍, 재투여, 그리고 항생제 종료 등)가 발견될 시 이에 대한 중재활동을 수행해야 한다. 중재활동은 여러 가지 방식으로 수행할 수 있는데 피드백을 남기는 방법이나 부적절한 처방을 제한하는 방식이 대표적인 중재활동의 예시이다. 이 과정에서 항생제 적정사용관리팀에서 개별 진료과의 의료진과의 직접적인 커뮤니케이션을 활발히 할 경우 중재활동의 효과가 향상되는 것은 이미 잘 알려져 있다.

마지막 단계는 중재활동에 따른 효과를 평가하는 단계이다. 중재활동 수용률이 얼마나 되는지, 그리고 그에 따라 장기적인 처방 행태의 변화가 일어나는지 등을 항생제 적정사용관리팀에서 추적관찰해야 하며, 그 결과에 따라 중재를 포함한 전략들의 방향을 조정해야 한다. 그리고 이러한 효과 평가 결과는 항생제 관리위원회나 원내 뉴스레터 등을 통해 경영진 및 직원들에게 공유되어야 한다.

2. 수술부위 감염증에 대한 적절한 항생제 사용

수술을 받은 환자에서 수술부위감염이 발생할 수 있고, 다른 입원 환자와 마찬가지로 폐렴, 요로감염, 중심정맥관연관 혈류 감염, *C. difficile* 감염 등 의료관련감염이 발생하는 경우가 흔히 관찰된다. 이러한 감염증이 발생한 환자들을 조기에 발견하여 적절한 항생제를 적시에 투여하여야 하며, 균 동정 결과가 확인되면 감수성이 있는 약제 중 가급적 좁은 항균범위를 갖는 약제로 조절해야 한다. 그리고, 충분 기간 사용한 후에는 빠르게 중단하는 것을 원칙으로 한다.

수술부위감염에 대한 원내 항생제 사용지침은 수술부위별로 개발되어야 할 것이며, 항생제 사용 외에도 반드시 필요한 검사(예: 배양검사 등)나 검사 시점(예: 상처부위에 변동이 있을 시에 검사하고 아닐 시 정기적인 검사는 지양함 등) 등에 대한 내용 역시 포함되어야 한다. 배양검사가 확인될 경우 이에 대한 해석과 적절한 항생제로의 조절은 필요시 항생제 적정사용관리팀과 상의할 수 있는 창구를 열어두는 것도 고려해야 한다. 그리고, 일부 수술부위 감염증에서는 감염원의 적절한 제거가 이루어지지 않아 항생제 사용기간을 설정하기 어려운 경우가 발생할 수 있는데 이 경우에는 수술부위 상처를 관리하는 의료진이 수술부위에 대해 가장 빠르고 정확하게 판단할 수 있기 때문에 수술부서 의료진들과의 긴밀한 소통을 통해 항생제 사용기간을 최소한으로 설정해야 할 것이다. 수술부위 감염증에 대한 장기 항생제 투여를 방지하기 위해서 항생제 적정사용관리팀 차원에서 수술부위 감염증에 대한 장기 항생제 투여 환자에 대한 정기적인 검토를 하고, 수술부서 의료진들과 소통하여 항생제를 조절하고, 사용 기간을 최소화하는 전략을 취해야 한다.

수술부위 감염이 발생하였을 때 적절한 치료를 조기에 시행하고, 항생제 사용량을 최소화하는 것이 중요하지만 무엇보다 수술부위 감염이 발생하지 않도록 적절한 예방 조치를 취하는 것이 최선이다. 수술 전 적절한 소독을 하고, 수술 중 체온을 유지하고 혈당 조절을 적절히 하는 등의 감염 예방 조치가 필요한데 이러한 부분은 주로 감염관리팀에서 수술 부서와 협업하여 세팅해야 하기 때문에 여기에서는 추가적으로 언급하지 않기로 한다.

폐렴, 요로감염, 중심정맥관연관 혈류감염, *C. difficile* 감염 등 의료관련감염에서의 항생제 최적화의 경우 나머지 환자에서 적용할 수 있는 전략과 동일하기 때문에 본 챕터에서는 따로 언급하지 않기로 한다.

03 지침 및 간단한 가이드

우리나라에서는 2007년부터 건강보험심사평가원에서 주도하여 주기적으로 수술 예방적 항생제에 대한 적정성 평가를 하고 있는데, 여기에 제시된 기준을 참고할 수 있다. 가장 최근에 시행된 23년 2주기 2차 평가에서는 총 18종류의 수술(개두술, 견부수술, 고관절치환술, 골절수술, 담낭수술, 대장수술, 슬관절 치환술, 유방수술, 인공심박동기삽입술, 자궁적출술, 전립선절제술, 제왕절개술, 척추수술, 충수절제술, 폐절제술, 허니아수술, 혈관수술, 후두수술)에 대한 수술 예방적 항생제 적정성 평가를 하였으며, 평가에 포함된 부분은 '항생제 투여 시점', '항생제 종류' 그리고 '항생제 투여기간'이다(표 3-1-12). .

해당 평가에서 수술 예방적 항생제 평가에서 제외하는 환자의 기준은 표 3-1-13과 같다.

수술 예방적 항생제 적정성 평가에 포함된 평가지표의 세부기준을 살펴보자면 다음과 같다.

1. 피부절개 전 1시간 이내 최초 예방적 항생제 투여

수술의 예방적 항생제의 최초 투여 시기는 피부 절개 전 30분 또는 1시간 이내에 비경구로 항생제를 투여하여 수술 시점에 혈청 및 조직 부위의 항생제 농도를 충분히 유지하도록 하는 것이 가장 효과적인 것으로 보고되고 있기 때문에 수술 예방적 항생제 적정성 평가에서는 수술 예방적 항생제 투여가 권고되는 시술에서는 수술 예방적 항생제를 '피부절개 1시간 이내'에 비경구로 예방적 항생제를 투여받은 것을 적절하다고 판단하여 이에 대한 비율을 산출하고 있다.

Quinolone 계통 항생제 등은 투여시간이 오래 걸리므

표 3-1-12. 수술 예방적 항생제 적정성 평가기준(23년 2주기 2차 평가)

구분		지표명
평가지표(3)	최초 투여시기	① 피부절개 전 1시간 이내에 최초 예방적 항생제 투여율
	항생제 선택	② 권고하는 예방적 항생제 투여율
	투여기간	③ 수술 후 24시간 이내 예방적 항생제 투여 종료율

표 3-1-13. 수술 예방적 항생제 평가에서 제외하는 환자 기준(23년 2주기 2차 평가)

구분	제외 기준	제외 영역
수술 전 환자상태	만 18세 미만	전체
	ASA Score Class 4, 5, 6인 경우	
	수술 전 감염 등으로 항생제를 사용한 경우 • 감염을 확진하고 항생제를 투여한 경우 • 항생제가 필요한 환자상태에 대한 진료의 혹은 감염내과 의사의 기록이 있고 항생제를 투여한 경우	
	응급수술(충수절제술 외) • 제왕절개술은 자궁경부 4 cm 이상 개대 시	
	항생제 알러지가 있는 경우	항생제 선택

<table>
<tr><th>구분</th><th>제외 기준</th><th>제외 영역</th></tr>
<tr><td rowspan="2">입원 중 시행 수술</td><td>동일 입원기간 내에 2회 이상 수술을 시행한 경우
• 평가대상 수술을 2회 이상 시행한 경우
• 평가대상 수술과 다른 시점에 기본마취를 1건 이상 시행한 경우</td><td rowspan="2">전체</td></tr>
<tr><td>평가대상 수술과 동시에 다른 수술을 시행한 경우
• 2종류 이상의 평가대상 수술을 시행한 경우
• 2개 이상의 진료과에서 각각 다른 장기에 대한 수술을 시행한 경우
• 평가대상 수술이 제2의 수술인 경우</td></tr>
<tr><td rowspan="2">수술 후 환자상태</td><td>수술 후 24시간 이내에 혈액을 4 pint 이상 수혈한 환자</td><td rowspan="2">항생제 선택 및 투여기간</td></tr>
<tr><td>수술 후 감염 등으로 항생제를 사용한 경우
• 수술부위 감염
• 수술 후 수술부위 외 감염
- 수술 후 감염을 확진한 경우
- 항생제가 필요한 환자상태에 대한 진료의 혹은 감염내과 의사의 기록이 있는 경우</td></tr>
</table>

표 3-1-14. 수술 종류에 따라 권고되는 항생제(23년 2주기 2차 평가)

<table>
<tr><th rowspan="2">수술</th><th colspan="2">권고하는 항생제</th></tr>
<tr><th>성분명</th><th>ATC code</th></tr>
<tr><td rowspan="4">대장</td><td>1세대 Cephalosporin</td><td>J01DB</td></tr>
<tr><td>1세대 Cephalosporin+Metronidazole</td><td>J01DB+Metronidazole</td></tr>
<tr><td>2세대 Cephalosporin</td><td>J01DC</td></tr>
<tr><td>Combinations of penicillins, ind. β-lactamase inhibitors</td><td>J01CR</td></tr>
<tr><td rowspan="4">담낭</td><td>미투여</td><td>-</td></tr>
<tr><td>1세대 Cephalosporin</td><td>J01DB</td></tr>
<tr><td>2세대 Cephalosporin</td><td>J01DC</td></tr>
<tr><td>Combinations of penicillins, ind. β-lactamase inhibitors</td><td>J01CR</td></tr>
<tr><td>개두술</td><td>1세대 Cephalosporin</td><td>J01DB</td></tr>
<tr><td rowspan="2">허니아</td><td>미투여</td><td>-</td></tr>
<tr><td>1세대 Cephalosporin</td><td>J01DB</td></tr>
<tr><td rowspan="3">충수</td><td>1세대 Cephalosporin</td><td>J01DB</td></tr>
<tr><td>1세대 Cephalosporin+Metronidazole</td><td>J01DB+Metronidazole</td></tr>
<tr><td>2세대 Cephalosporin</td><td>J01DC</td></tr>
<tr><td rowspan="2">후두</td><td>1세대 Cephalosporin</td><td>J01DB</td></tr>
<tr><td>2세대 Cephalosporin</td><td>J01DC</td></tr>
<tr><td rowspan="2">폐절제</td><td>1세대 Cephalosporin</td><td>J01DB</td></tr>
<tr><td>2세대 Cephalosporin</td><td>J01DC</td></tr>
<tr><td rowspan="2">혈관</td><td>1세대 Cephalosporin</td><td>J01DB</td></tr>
<tr><td>2세대 Cephalosporin</td><td>J01DC</td></tr>
</table>

수술	권고하는 항생제	
	성분명	ATC code
인공심박동기	1세대 Cephalosporin	J01DB
	2세대 Cephalosporin	J01DC
고관절	1세대 Cephalosporin	J01DB
	2세대 Cephalosporin	J01DC
슬관절	1세대 Cephalosporin	J01DB
	2세대 Cephalosporin	J01DC
견부	1세대 Cephalosporin	J01DB
	2세대 Cephalosporin	J01DC
골절	1세대 Cephalosporin	J01DB
척추	1세대 Cephalosporin	J01DB
	2세대 Cephalosporin	J01DC
유방	미투여	-
	1세대 Cephalosporin	J01DB
제왕절개	1세대 Cephalosporin	J01DB
	2세대 Cephalosporin	J01DC
	Extended-spectrum penicillin	J01CA
자궁적출	1세대 Cephalosporin	J01DB
	2세대 Cephalosporin	J01DC
	Combinations of penicillins, ind. β-lactamase inhibitors	J01CR
	Lincosamides	J01FF
전립선	1세대 Cephalosporin	J01DB
	2세대 Cephalosporin	J01DC
	Fluoroquinolone	J01MA
	Combinations of sulfonamides & trimethoprim ind. derivatives	J01EE

로 수술부위 절개 전 2시간 이내부터 주입할 것을 적절하다고 판단한다.

2. 권고하는 예방적 항생제 투여율

수술부위 감염은 다양한 위험인자와 병원균에 기인하지만, 수술부위에 따라 예상되는 병원균이 상이할 수 있기 때문에 수술 종류에 따라 권고하는 항생제에 차이가 있다(표 3-1-14).

3. 수술 후 24시간 이내 예방적 항생제 투여 종료율

국제적으로 통용되는 가이드라인에 따르면 수술의 예방적 항생제는 수술 종료 후 24시간 이내 종료할 것을 권고하고 있기 때문에 평가대상 수술을 받은 전체 환자 중 예방적 항생제를 수술 종료 후 24시간 초과하여 투여하지 않은 환자의 비율을 산출하고 있다.

[성공 사례]

사례 연구 1: 수술 예방적 항생제 종류 최적화

- 상황: 한 병원에서는 수술 예방적 항생제로 사용 시 항생제 선택의 적정성을 높이기 위해 EHR 내 항생제 처방 관련 CDSS (clinical decision support system)에 수술 부위별로 권고되는 예방적 항생제를 각 수술 부서에서 쉽게 처방할 수 있는 프로그램을 개발하였다.
- 개입: 해당 병원의 감염 전문의가 문헌 검토 & 고찰을 통하여 수술 부위별로 권고되는 예방적 항생제 목록을 만든 뒤 EHR 내 항생제 처방 관련 CDSS에 수술 부위별로 권고되는 예방적 항생제 목록을 매핑하고, 각 수술 부서 간담회와 원내 그룹웨어 공지를 통해 해당 프로그램 사용법을 수술부위 의료진에게 교육하였다.
- 결과: 부적절한 수술 예방적 항생제 선택 비율이 줄었고, 건강보험 심사평가원의 '수술 예방적 항생제 적정성 평가'에서 A등급을 획득하였다.

사례 연구 2: 수술 예방적 항생제 종류 최적화

- 상황: 한 병원에서는 penicillin 계통 항생제에 대한 알러지 과거력이 있는 환자에게 수술 예방적 항생제로 1, 2세대 cephalosporin이 아닌 vancomycin, fluoroquinolone 등의 약제를 사용하는 경우가 많아서 이에 대한 중재 활동을 진행하였다.
- 개입: 항생제 적정사용관리팀에서 문헌고찰을 하여 1세대 cephalosporin인 cefazolin이 penicillin 계통 항생제와 알러지 교차반응을 일으키지 않는다는 것과 penicillin 계통 항생제에 아나필락시스를 포함한 알러지 반응 과거력이 있었다 할지라도 cefazolin을 사용하는 것에 문제가 없음을 확인하였다. 이를 근거로 원내 프로토콜을 개정하고, 각 진료 부서에 안내문을 만들어 배포하고, 수술 진료 부서를 대상으로 한 설명회 & 간담회를 진행하였다. 수술 부서에서 문의사항이 있을 경우 항생제 적정사용관리팀에서 연락을 받고 추가 안내를 하였다. 그리고 수술 예방적 항생제로 cefazolin 외의 항생제를 선택할 시에는 EHR에 'penicillin 계통 항생제 알러지 병력이 있어도 cefazolin을 사용할 수 있음'을 알리는 팝업 창이 뜨도록 전산 프로그램을 수정하였다.
- 결과: 수술 예방적 항생제로 광범위 항생제를 사용하는 비율이 줄어들었고 이 중 1세대 cephalosporin (cefazolin)의 사용 비율이 증가하였다.

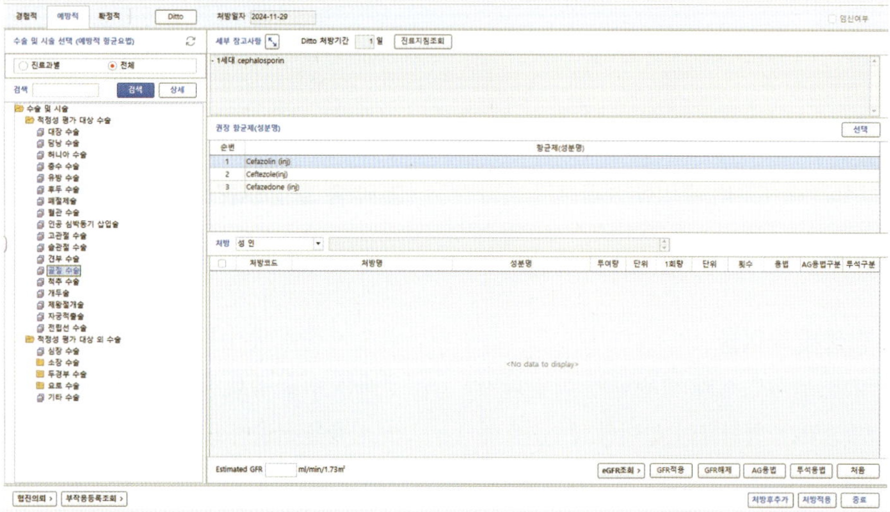

그림 3-1-5. EHR 내 항생제 처방 관련 CDSS (clinical decision support system)에 수술 부위별로 권고되는 예방적 항생제 매핑 예시

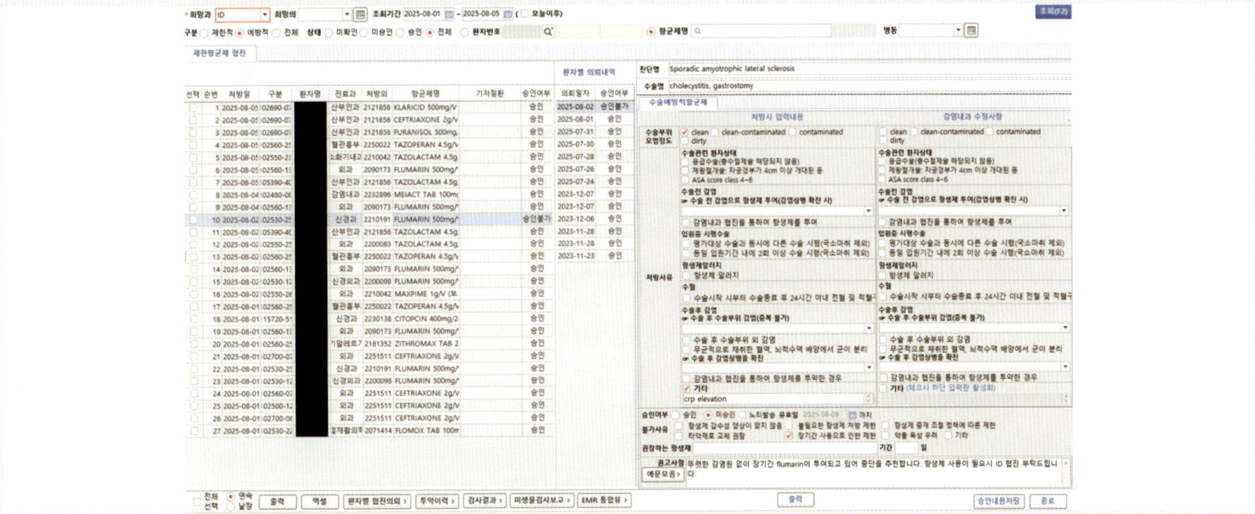

그림 3-1-6. 수술을 받은 환자에서 POD #2 이후에 처방된 항생제에 대한 승인/제한을 하는 프로그램 예시

사례 연구 3

수술 예방적 항생제 사용 기간 최적화

- 상황: 한 병원에서는 수술 24시간 이내 수술 예방적 항생제 사용 중단율을 높이기 위해 건강보험심사평가원의 '수술 예방적 항생제 적정성 평가'에 포함되는 수술을 받은 모든 환자에서 POD #2 이후에 처방된 항생제에 대한 승인/제한을 하는 프로그램을 개발하였다.
- 개입: 해당 프로그램을 개발한 후 주요 수술 진료과 대상으로 간담회를 개최하였다. 간담회에서는 '수술 예방적 항생제 적정성 평가'의 의미와 중요성, 수술 예방적 항생제를 24시간 이상 사용할 경우 실제 수술 예방효과가 없다는 근거, 개발한 프로그램 사용법 등에 대해서 설명하고 각 수술 부서에서 해당 지침을 지키는 데 있어 어려움을 겪는 부분에 대해 경청하였다. 프로그램 도입 후에는 매일 감염내과 전문의가 해당 프로그램의 목록에 올라온 환자를 리뷰하면서 POD #2 이후에 처방된 항생제의 적정성을 평가하였다. 부적절한 수술 예방적 항생제의 경우 '제한'을 하고, 적절한 항생제 처방임에도 해당 프로그램에 집계된 경우에 대해서는 프로그램 내에 탑재된 '권고사항' 입력란을 통해 적절한 처방의 근거를 기입하였다.
- 결과: 수술 24시간 이후 부적절한 수술 예방적 항생제 사용 비율이 줄었고, 건강보험 심사평가원의 '수술 예방적 항생제 적정성 평가'에서 A등급을 획득하였다.

SUMMARY

수술 환자에서의 효과적인 항생제 적정사용관리는 수술 예방적 항생제 사용 최적화, 수술 후 적절한 항생제 사용 보장을 포함한 종합적인 전략이 필요하다. 특히, 수술 예방적 항생제의 경우 사용 원칙(수술 예방적 항생제가 효과적인 수술에서 사용, 적절한 종류의 항생제 선택, 적절한 시간에 항생제를 투여, 수술 중 항생제 농도 유지, 수술 종료 후 항생제 중단)을 잘 준수할 수 있는 항생제 적정사용관리 전략을 수립해야 한다.

참고문헌

1. Anderson DJ, Podgorny K, Berríos-Torres SI, et al. Strategies to prevent surgical site infections in acute care hospitals: 2014 update. Infect Control Hosp Epidemiol. 2014;35(6):605-27.
2. Badia JM, Casey AL, Petrosillo N, et al. Impact of surgical site infection on healthcare costs and patient outcomes: a systematic review in six European countries. J Hosp Infect. 2017;96(1):1-15.
3. Ban KA, Minei JP, Laronga C, et al. American College of Surgeons and Surgical Infection Society: Surgical Site Infection Guidelines, 2016 Update. J Am Coll Surg. 2017 Jan;224(1):59-74.
4. Berríos-Torres SI, Umscheid CA, Bratzler DW, et al. Centers for Disease Control and Prevention guideline for the prevention of surgical site infection, 2017. JAMA Surg. 2017;152(8):784-91.
5. Bratzler DW, Dellinger EP, Olsen KM, et al. Clinical practice guidelines for antimicrobial prophylaxis in surgery. Surg Infect (Larchmt). 2013 Feb;14(1):73-156.
6. Bratzler DW, Dellinger EP, Olsen KM, et al. Clinical practice guidelines for antimicrobial prophylaxis in surgery. Am J Health Syst Pharm. 2013;70(3):195-283.
7. Bratzler DW, Houck PM. Antimicrobial prophylaxis for surgery: an advisory statement from the National Surgical Infection Prevention Project. Clin Infect Dis. 2004;38:1706-15.
8. Choe PG, Koo HL, Yoon D, et al. Effect of an intervention targeting inappropriate continued empirical parenteral vancomycin use: a quasi-experimental study in a region of high MRSA prevalence. BMC Infect Dis. 2018;18:178.
9. Choi HJ. Surgical Site Infection. Hanyang Med Rev. 2011;31:159-66.
10. Classen DC, Evans RS, Pestotnik SL, et al. The timing of prophylactic administration of antibiotics and the risk of surgical-wound infection. N Engl J Med. 1992;326:281-6.
11. Ierano C, Thursky KA, Marshall CL, et al. Appropriateness of surgical antimicrobial prophylaxis practices in Australia. JAMA Netw Open. 2019;2(11):e1915003.
12. Kim ES, Park SW, Lee CS, et al. Impact of a national hospital evaluation program using clinical performance indicators on the use of surgical antibiotic prophylaxis in Korea. Int J Infect Dis. 2012;16(3):e187-92.
13. Magill SS, O'Leary E, Janelle SJ, et al. Changes in prevalence of health care–associated infections in U.S. hospitals. N Engl J Med. 2018;379(18):1732-44.
14. Mangram AJ, Horan TC, Pearson ML, et al. Guideline for Prevention of Surgical Site Infection, 1999. Centers for Disease Control and Prevention (CDC) Hospital Infection Control Practices Advisory Committee. Am J Infect Control. 1999;27:97-132.
15. Martinez-Sobalvarro JV, Pereira Júnior AA, Borges Pereira L, et al. Antimicrobial stewardship for surgical antibiotic prophylaxis and surgical site infections: a systematic review. Int J Clin Pharm. 2022;44(3):301-19.
16. McDonald M, Grabsch E, Marshall C, Forbes A. Single- versus multiple-dose antimicrobial prophylaxis for major surgery: a systematic review. Aust N Z J Surg. 1998;68(6):388-96.
17. Nelson RL, Iqbal NM, Kravets A, et al. Topical antimicrobial prophylaxis in colorectal surgery for the prevention of surgical wound infection: a systematic review and meta-analysis. Tech Coloproctol. 2018;22(8):573-87.
18. Norman G, Atkinson R, Smith TA, et al. Intracavity lavage and wound irrigation for prevention of surgical site infection. Cochrane Database Syst Rev. 2017;(10):CD012234.
19. Norman G, Atkinson R, Smith TA, et al. Intracavity lavage and wound irrigation for prevention of surgical site infection. Cochrane Database Syst Rev. 2017 Oct 30;(10):CD012234.
20. Page CP, Bohnen JM, Fletcher JR, et al. Antimicrobial prophylaxis for surgical wounds. Guidelines for clinical care. Arch Surg. 1993;128:79-88.
21. Petca A, Rotar IC, Borislavschi A, et al. Adapting surgical 'bundles' to prevent surgical site infections in obstetrics and gynecology (Review). Exp Ther Med. 2022;24(5):695.
22. Song J, Kim S, Lee K, et al. Prospective estimation of extra health care costs and hospitalization due to

nosocomial infections in Korean hospitals. Korean J Healthc Assoc Infect Control Prev. 1999;4:157-65.
23. Yoon YK, Moon C, Kim J, et al. Korean guidelines for use of antibiotics for intra-abdominal infections in adults. Infect Chemother. 2022;54(4):812-53.

Chapter — 04

면역저하환자에서의 항생제 적정사용관리

김봉영 한양대학교 의과대학 내과학교실

목적

- 인체의 주요 면역 기관(골수, 흉선, 림프절, 비장 등)의 역할과 면역체계의 기능을 이해
- 면역저하 상태에서 발생할 수 있는 감염의 유형과 위험요소를 분석
- 면역저하환자에서 항생제 적정사용관리의 필요성을 이해하고, 효과적인 전략을 학습
- 다학제적 접근을 통한 면역저하환자의 감염관리와 항균제 최적화를 위한 실질적인 방법을 탐구
- 면역저하환자에서 항진균제 및 항바이러스제 사용의 최적화를 위한 근거 기반 전략을 습득

학습 성과

Learning outcomes

- 면역 체계의 구성요소와 각 기관의 기능을 설명할 수 있다.
- 면역저하 상태에서 기회감염의 종류와 병원체의 특징을 분석할 수 있다.
- 면역저하환자에서 항생제 사용과 관련된 도전과제를 평가하고, 항생제 적정사용관리의 핵심원칙을 적용할 수 있다.
- 다학제적 협력을 통해 면역저하환자의 감염 치료를 최적화하는 전략을 수립할 수 있다.
- 항진균제 및 항바이러스제 사용 최적화를 위한 진단적 접근과 프로토콜 개발 방안을 제시할 수 있다.

인체는 다양한 면역 담당기관(흉선, 골수, 림프절, 비장 등)을 통해 외부 병원체로부터 자신을 보호하고 내부 환경의 균형을 유지한다. 먼저, 골수는 모든 면역세포의 기원이 되는 기관이다. 골수에서 생성된 조혈모세포는 B세포, T세포, 호중구 등 다양한 면역세포로 분화된다. 특히 B세포는 골수에서 성숙하여 항체를 생산한다. 흉선은 T세포가 성숙하는 곳이다. T세포는 세포매개면역의 핵심으로, 바이러스 감염 세포나 종양세포를 제거하는 역할을 한다. 림프절과 림프관은 면역세포 활성화가 이루어지는 중심지로, 병원체에 대한 면역반응이 시작되는 곳이다. 림프관은 림프액을 이동시키며 면역세포와 체액의 순환을 돕는다. 비장은 병원체를 여과하고 대식세포를 활성화하며, 면역글로불린 생산을 지

표 3-1-15. CD4+ T세포 수에 따라 호발하는 기회감염증

CD4+ T세포 수	기회감염증
>350	Recurrent candidiasis (oral, vaginal)
201-350	Tuberculosis (mostly pulmonary), Herpes zoster, Bacterial infections (*S. pneumoniae, H. influenza*), Carcinoma of the cervix, Oral hairy leukoplakia
101-200	*P. jirovecii* pneumonia, Tuberculosis (extrapulmonary), Herpes simplex, Kaposi's sarcoma, Lymphoma
51-100	Toxoplasmosis (encephalitis), Histoplasmosis
<50	NTM infection (*M. avium* complex), CMV infection (CMV retinitis) Cryptosporidiosis, Progressive multifocal leukoencephalopathy

원하는 역할을 한다. 또한 오래된 적혈구를 제거하며 협막(capsule)을 보유하는 세균에 대한 방어를 담당한다. 점막 면역 시스템은 소화기, 호흡기, 비뇨생식기 등 점막조직을 통해 병원체의 침입을 막는 1차 방어선을 형성한다. 점막은 점액과 IgA 항체를 분비하여 병원체를 억제한다.

면역 담당기관에 문제가 생기면 면역기능이 저하되고, 병원체의 침입을 막지 못해 기회감염증이 발생할 가능성이 커진다. 체액성 면역은 항체를 생성하여 병원체를 중화하는 중요한 역할을 하지만, B세포의 기능이상으로 인해 이 과정에 문제가 생기면 캡슐성 세균에 의한 감염 위험이 높아진다. 이러한 결함은 저감마글로불린혈증, 림프증식질환, 다발성 골수종, 급성 백혈병 등과 같은 상태에서 흔히 나타난다. 이로 인해 *Streptococcus pneumoniae*, *Haemophilus influenzae*, *Neisseria meningitidis*와 같은 협막 보유 세균에 의한 감염이 증가할 수 있다. 비장은 협막 보유 세균을 여과하고 제거하는 데 중요한 기관으로, 이 기능이 손상되면 유사한 병원체에 대한 방어력이 크게 저하된다. 비장의 손상은 주로 비장 절제술, 겸상적혈구 빈혈, 간경변증 등과 같은 상태에서 발생하며, 이로 인해 체액성 면역 결함에서 발생하는 것과 유사한 세균 감염이 빈번하게 나타난다. 세포성 면역은 T세포를 중심으로 작동하며, 바이러스, 진균, 세포내 병원체를 방어하는 데 필수적이다. 그러나 T세포 기능에 문제가 생기면 면역체계는 광범위한 병원체에 취약해진다(표 3-1-15). 림프종, 면역억제제 사용, 방사선 치료, HIV/AIDS, 장기이식 등의 상태에서 T세포 기능이 저하될 수 있으며, 이로 인해 Herpes simplex virus (HSV), Respiratory syncytial virus (RSV)와 같은 바이러스, *Pneumocystis jirovecii*, *Cryptococcus*, *Histoplasma*와 같은 진균, *Mycobacteria*, *Legionella*, *Nocardia*와 같은 세포 내로 침투하는 균 그리고 *Strongyloides*, *Toxoplasma*와 같은 기생충 감염이 증가할 수 있다. 호중구는 세균과 진균 감염에 대한 주요 방어 역할을 담당하는 면역세포로, 그 기능에 이상이 생기면 심각한 감염 위험에 노출된다. 호중구 기능이상은 항암화학요법, 골수증식질환, 재생불량성 빈혈 등의 상태에서 발생할 수 있으며, 이로 인해 그람음성균, *Staphylococcus*, *Aspergillus*, *Candida*와 같은 병원체에 의한 감염이 흔히 발생한다.

또한, 면역저하환자는 면역체계가 손상되어 감염에 대한 방어 능력이 낮기 때문에, 정상 면역 환자에게 발생할 수 있는 감염증이 발생할 경우에도 정상 면역 환자보다 치명적인 결과를 초래할 가능성이 높다. 이에 따라 항생제를 비롯한 항균제 사용이 필요한 경우가 정상 면역 환자에 비해 흔하지만, 무분별하거나 부적절한 항생제 사용은 항생제 내성균 발생, 약물 부작용, 의료비용 증가 등을 초래할 수 있다. 미국의 연구에 따르면 면역저하환자는 미국 인구의 약 3%에 불과하지만 이들에서 항생제 사용 비율은 20-50%로 높기 때문에 개별 병원에서 이들 환자를 배제한 상태에서 항생제 적정사용관리 활동을 논하기는 어렵다.

면역저하환자들은 종종 복합적이고 비정형적인 감염 증상을 나타내며, 감염의 근원을 명확히 파악하기 어려운 경우가 많다는 특징이 있다. 이러한 점에서 정상 면역 환자에 비해 항생제 적정사용관리 활동을 수행하는 것에 어려운 점이 있지만 항생제 내성균 발생을 줄이고, 치료결과를 최적화하고, 항생제에 의한 약물 부작용을 감소시키고, 감염증으로 인한 의료 비용을 절감시킬 수 있다는 측면에서 항생제 적정사용관리 활동은 이들 환자들에게서도 강조되어야 한다.

이렇듯 항생제 적정사용관리 활동은 면역저하환자의 감염 치료를 최적화할 수 있는 중요한 전략이지만, 이 환자군에 대한 연구와 데이터는 여전히 제한적이다. 이 섹션에서는 면역저하환자를 위한 성공적인 항생제 적정사용관리 실천을 보여주는 전략, 프로토콜 및 사례 연구를 탐구한다.

01 면역저하환자의 도전과제

1. 의료진들의 면역저하자에 대한 인식

면역저하환자를 다루는 의료진은 이 환자군을 감염위험이 매우 높은 고위험군으로 판단하는 경향이 뚜렷하다. 이러한 인식은 감염이 발생할 경우 중증 감염으로 급격히 진행될 가능성과 그로 인한 치명적인 결과를 우려하는 데서 기인한다. 따라서 의료진은 항생제 사용을 줄이거나 중단하는 결정을 내리는 데 신중하며, 종종 보수적인 태도를 취한다. 특히, 항생제 사용을 제한할 경우 패혈증과 같은 심각한 합병증이 발생할 가능성을 지나치게 높게 평가하는 경향이 있다. 반면에 항생제 내성균의 출현과 신장 독성, 간독성, 약물 간 상호작용과 같은 부작용의 위험성은 상대적으로 덜 중요하게 여겨지는 경우가 많다.

항생제 사용의 부작용은 환자의 상태에 따라 다양한 형태로 나타날 수 있지만, 직접적으로 생명을 위협하지 않는 경우에는 그 중요성이 간과되기도 한다. 의료진은 보통 항생제의 단기적인 치료효과에 집중하며, 장기적으로 항생제가 환자 치료결과와 내성균 발생에 미칠 영향을 충분히 고려하지 못하는 경우가 있다. 이와 같은 태도는 면역저하환자에서 의료진의 항생제에 대한 의존성을 강화하는 요인으로 작용한다.

2. 면역저하자 감염에서의 비전형적 임상 증상과 원인균

면역저하환자는 감염 발생 시 일반적인 환자와는 다른 비정형적이고 복잡한 임상양상을 보이는 경우가 많다. 이는 면역 체계의 약화로 인해 감염에 대한 생리적 반응이 둔화되는 것에 기인한다. 이러한 비정형적 임상증상은 감염 여부를 판단하거나 감염의 정확한 원인을 파악하기 어렵게 하고 결과적으로 항생제 사용 관련 결정에 영향을 미친다. 면역저하환자에서는 감염이 전신적으로 확산될 가능성이 큰 상황이기 때문에 비특이적인 피로, 무기력, 식욕부진과 같은 증상만 나타날 경우, 감염 여부를 명확히 진단하기 어려워 의료진이 광범위 항생제 사용에 의존하게 되는 경향이 강화된다.

일반적으로 감염에서 나타나는 주요 증상인 발열, 국소적 통증, 염증반응 등은 면역저하환자에서는 미약하거나 전혀 나타나지 않을 수 있다. 예를 들어, 패혈증이나 중증 감염이 발생했음에도 불구하고 전형적인 발열이 나타나지 않는 경우가 관찰될 수 있다. 이러한 경우 의료진이 감염의 심각성을 과소평가할 수 있고 이로 인해 진단이 지연되기도 한다. 반대로, 감염이 아닌 면역억제요법, 종양 열, 대사장애 등과 같은 다른 원인에 의해 발열이나 폐 침윤 등 감염과 유사한 증상이 발생하기도 한다. 이러한 경우, 감염증으로 오인되어 불필요한 항생제가 사용되기도 한다.

또한, 면역저하 상태에서 비전형적인 병원체가 감염을 일으키는 경우가 흔하다. 예를 들어, *Pneumocystis jirovecii* 폐렴이나 Cytomegalovirus (CMV) 감염과 같은 기회 감염은 정상 면역 환자에게 잘 나타나지 않지만 면역저하환자에서 흔히 나타나며, 일반적인 영상 검사나 진단 검사로는 쉽게 발견되지 않을 수 있다. 때문에 면역저하환자에서 폐렴이 의심될 경우 조기에 흉부 CT를 촬영하고, 필요할 경우 기관지폐포세척액 등의 특수 검체 채취가 권고되기도 한다.

3. 면역저하자에서의 항생제 적정사용관리 중재활동 관련 데이터 부족

면역저하의 경우 범주가 다양한 상태와 질환을 포괄하고 있어, 단일화된 권고안을 제시하기 어렵기 때문에 면역저하환자는 경험적 항생제 선택 및 사용기간에 대한 가이드라인에서 명시적으로 제외되는 경우가 흔하다. 또한, 면역저하환자의 경우 취약한 환자군으로 분류되는 경우가 흔하기 때문에 항생제 적정사용관리 중재효과 평가와 관련한 많은 연구에서 종종 제외되기도 한다. 그리고 일부 연구에서 면역저하환자가 포함되었을지라도, 다른 종류의 면역저하환자군이나 면역저하 수준이 다른 환자에 적용하는 데 여전히 어려움이 존재한다. 결과적으로 정상 면역 환자에게 권고되는 항생제 적정사용관리 중재활동을 면역저하환자들에게 적용하는 것이 적합한지를 확신하기 어려운 경우가 존재한다. 이러한 이유로 인해 면역저하환자는 항생제 적정사용관리 권장사항에서 면제되거나 제외되는 경우도 많다.

4. 다학제적 접근의 어려움

면역저하환자는 감염 전문의, 이식 및 종양 전문가, 간호사, 약사, 임상검사 전문의 등 여러 전문 분야의 의료진으로 구성된 다학제적 팀에 의해 관리되는 경우가 존재한다. 이러한 다학제적 팀 구성은 환자 치료의 양적, 질적 향상에 기여하지만, 항생제 적정사용관리 측면에서의 권장사항을 전파하고 이를 실행하게 하는 데 어려움을 초래할 수 있다. 다양한 의료진이 참여하는 경우, 정보의 전달이 왜곡되거나 지연될 가능성이 있는데 항생제 사용과 관련된 중요한 결정을 내릴 때 의견 충돌이 발생할 가능성이나 책임의 소재가 불분명한 경우가 발생할 수 있다. 또한, 의료진 간에 항생제 적정사용관리에 대한 훈련이나 경험이 부족할 수 있으며 이로 인해 항생제 적정사용관리에 대한 이해나 실천의 차이를 초래할 수 있다.

02 면역저하환자에서의 효과적인 항생제 적정사용관리 전략

1. 일반 원칙

면역저하환자에서 효과적인 항생제 적정사용관리를 운영하기 위해서는 다학제적 전문성을 바탕으로 한 체계적이고 포괄적인 접근이 필요하다. 면역저하환자를 위한 항생제 적정사용관리는 단순히 항생제 사용을 줄이는 것이 아니라, 이 환자군에서 발생하는 특수한 임상적 요구를 충족시키며 치료결과를 최적화하는 것을 목표로 설정해야 한다. 이를 위해서 면역저하환자에서 나타나는 비감염성 문제(예: 이식 환자나 혈액암 환자에서 나타나는 이식편대숙주질환, 면역억제제나 항암제 부작용 등)에 대한 심도 있는 이해가 필요하다. 이를 위해 항생제 적정사용관리 전담팀의 의료진은 면역저하환자에서 항생제 적정사용관리 중재활동을 계획할 시 면역저하환자를 일차적으로 진료하는 혈액종양내과, 이식외과 등의 전문의, 그리고 환자를 직접 관리하는 간호사, 의사, 약사뿐만 아니라, 진단검사실, 감염관리팀 등 간접적으로 환자 치료에 기여하는 모든 이해관계자들과 긴밀하게 소통해야 한다. 이러한 긴밀한 소통을 통해 면역저하환자를 돌보는 의료진들이 가지고 있는 '항생제 하강치료 혹은 중단 시 환자에게 나쁜 영향이 있을 가능성에 대한 우려' 등을 해소하고, 환자에게 데이터에 기반한 최선의 항생제 처방을 할 수 있다.

정상 면역 환자의 항생제 적정사용관리 중재활동으로 권고되고 있는 감사 및 피드백(Prospective Audit and Feedback)은 면역저하환자에 대한 효과적인 항생제 적정사용관리 중재활동으로 우선적으로 권고된다. 특히, 원활한 다학제 접근을 위해 의료진과 직접적으로 상호작용하여 항생제 적정사용관리 권장사항을 전달하는 '악수 스튜어드십(handshake stewardship)'이 효과적이고 지속 가능한 방법으로 권장된다. 이를 통해 항생제 적정사용관리 전담팀 의료진들은 면역저하환자를 일차적으로 진료하는 의료진의 문화와 이들이 가지고 있는 우려를 이해할 수 있으며, 꾸준한 소통을 통해 항생제 적정사용관리 전담팀 의료진의 권장사항 수용률을 높이는 데 기여할 수 있다.

이와 함께, 진단 스튜어드십(diagnostic stewardship)과 특정 임상 증후군을 위한 표준화된 치료지침 및 약속처방세트 생성에도 초점을 맞춰야 한다. 진단 관리는 불필요한 진단 검사나 항생제 사용을 줄이고, 환자에게 적합한 치료 옵션을 제공하는 데 필수적이다. 또한, 면역저하환자에서의 예방적 항생제 사용에 대한 명확한 지침을 개발함으로써 과도하거나 비효율적인 항생제 사용을 방지할 수 있다. 아울러 면역저하환자에 대한 예방접종 프로토콜을 개발·배포함으로써 면역저하환자들이 감염병의 위험이 노출될 우려를 낮추고, 결과적으로 불필요한 항생제 사용을 줄일 수 있을 것이다.

결론적으로, 면역저하환자를 위한 항생제 적정사용관리는 다학제적 접근과 면역저하환자의 치료에 특화된 전문성을 기반으로 실행되어야 하며, 'handshake stewardship'과 같은 상호작용적인 개입 방식을 중심으로 실행되어야 한다. 진단 및 치료지침을 체계적으로 표준화하고, 의료진간 협력과 신뢰를 강화하며, 면역저하환자의 고유한 임상적 필요를 충족시키는 것이 이러한 프로그램의 성공을 보장하는 핵심요소이다. 이를 통해 환자 결과를 개선하고, 항생제 내성을 줄이며, 의료 자원의 효율적 사용을 촉진할 수 있다.

2. 호중구감소증 환자에서의 항생제 적정사용관리 적용

호중구감소증 환자에서 예방적 항생제 사용은 감염 위험을 줄이는 데 효과적이라는 여러 연구들이 존재한다. 그러나 무분별하게 예방적 항생제를 사용할 경우 내성균 발생과 항생제에 의한 약제 부작용을 유발할 수 있다는 점에서 주의가 필요하다. 따라서 예방적 항생제 사용은 환자의 위험도에 따라 신중히 적용되어야 한다. 장기적인 호중구감소증이 예상되는 고위험군 환자에서는 예방적 항생제의 이점이 명확하지만, 짧은 기간 동안 호중구감소증이 나타나거나 지속적인 모니터링이 가능한 낮은 위험군에서는 이점이 불확실할 수 있기 때문에 항생제 적정사용관리팀은 혈액종양 전문가 등과 협력하여 호중구감소증 환자에서 예방적 항생제 사용을 위한 구체적인 원내 지침을 개별 환자의 위험도에 따라 마련해야 한다. 또한, 전향적 감시와 피드백을 통해 부적절한 예방적 항생제 투여를 중재할 수도 있다. 예를 들어, quinolone 내성균이 이미 집락되어 있거나 감염된 환자에서 quinolone 계열 항생제를 예방 목적으로 사용하는 경우를 모니터링하고, 이들 환자에서 무분별한 항생제 사용을 중단할 것을 촉진하는 피드백을 할 수도 있다.

호중구감소성 발열 환자에서 항생제를 사용할 경우 항생제 적정사용관리팀에서는 광범위 β-lactam 항생제가 지속적으로 사용되는 경우를 전향적 감시를 통해 적정성에 대해 지속적으로 검토하고, 환자의 임상상태에 따라 항생제를 조기에 감량하는 것을 권고하는 전략을 적용할 수 있다. 고형암 환자나 위험도가 낮은 호중구감소성 발열 환자에서는 주사 대신 경구 항생제를 사용하여 외래에서 관리하는 프로그램도 고려할 수 있다. 또한, 호중구감소성 발열 환자에서 무분별한 vancomycin 사용을 지양하고 근거가 있는 경우에만 사용하도록 하는 것도 고려할 수 있다. 무분별한 vancomycin 사용 중재의 경우 전향적 감시 및 피드백 전략 외에 제한항균제 프로그램을 적용해볼 수도 있다. 그리고 호중구감소성 발열 환자에서 적절한 항생제 사용기간을 설정하는 것도 중요하다. 반드시 호중구감소증에서 벗어나고, 발열이 없어질 때까지 항생제를 사용할 필요는 없으며, 환자별 맞춤형 접근을 활용하여 항생제 사용기간을 최소화해야 한다. 특정 감염 증후군이 확인되거나 병원체가 분리된 경우, 항생제 사용기간을 임상증상에 기반하여 조정하는 것이 중요하다.

3. 장기이식 환자의 수술 전후 항생제 최적화

장기이식 수혜자(solid organ transplant recipients)는 면역 억제상태로 인해 감염의 위험이 높기 때문에 수술 전후 적절한 수술 예방적 항생제 사용이 필요하다. 항생제 적정사용관리 적용은 이식 전후 항생제 사용의 선택과 기간을 최적화하여 수술 후 감염 위험을 줄이고 항생제 내성 발생을 억제하는 데 중요한 역할을 한다.

간이식 수혜자(liver transplant recipients)에서 수술부위감염을 예방하기 위해 수술 예방적 항생제가 일반적으로 사용된다. 수술 후 24시간 이상 예방적 항생제를 투여하는 경우 수술 직후 중단한 것과 비교하여 수술부위 감염증 발생률을 낮추지 못하는 것이 이미 여러 연구들을 통해 보고되었기 때문에 다른 수술과 마찬가지로 간이식 환자에서도 수술 예방적 항생제 사용기간은 수술 후 24시간 이내로 제한하는 것이 적절하다. 권고되는 항생제의 선택은 지역 내 병원체의 역학적 특성과 공여자 또는 수혜자에서 발견된 항생제 내성균의 유무에 따라 결정될 수 있다. 항생제 내성균에 감염된 것으로 알려진 환자들에게 표준 예방적 항생제 대신 표적화된 항생제를 사용하는 전략도 고려해볼 수 있지만 아직 이러한 전략의 효과에 대해서는 명확히 정립된 바가 없다. 항생제 적정사용관리팀에서는 표준화된 데이터를 활용하여 예방적 항생제에 대한 병원내 사용지침을 제작·배포해야 한다. 이 과정에서 개별 환자의 위험도를 평가하여 항생제 처방전략을 다르게 설정하는 내용을 포함시킬 수도 있다.

신장이식 수혜자(kidney transplant recipients)에서 요관 스텐트를 신장이식 후 2-6주 동안 유지되는 경우가 있으며, 스텐트 제거 시 감염 위험을 줄이기 위한 목적으로 항생제를 사용하는 경우가 존재한다. 그러나 이러한 예방적 항생제 투여로 요로감염을 줄일 수 있다는 근거가 부족하기 때문에 스텐트 제거 시 예방적 항생제를 무분별하게 처방하지 않도록 항생제 적정사용관리팀에서는 신이식 후 항생제 사용 프로토콜을 정립하는 것도 고려해야 한다. 이 과정에서 신장이식 팀과의 논의는 필수적이다. 만약 이러한 불필요한 항생제 처방이 비일비재하다면 항생제 적정사용관리팀 차원에서의 중재활동도 고려해볼 수 있다.

4. 항진균제 최적화

장기이식 수혜자와 혈액암/조혈모세포 이식 환자는 서로 다른 면역학적 특성을 가지고 있지만, 모두 yeast나 mold 등의 침습성 진균 감염에 취약하다. 이러한 침습성 진균 감염증이 발생할 경우 높은 사망률로 이어질 수 있다. 따라서 이들 면역저하자에서는 정상 면역 환자에 비해 항진균제를 적절하게 사용하는 것이 강조된다.

항진균제에 대한 적정사용관리 활동은 항생제에 적용하는 항생제 적정사용관리와 마찬가지로 감염증에 대한 치료를 최적화하고 약물 독성을 줄이는 것을 목표로 한다. 많은 종류의 항진균제가 고가의 약제이기 때문에 일부 기관에서는 항진균제 사용에 대한 보험 삭감의 위험을 줄이기 위한 목적으로 제한항균제 프로그램을 운영하기도 한다.

장기이식 수혜자와 혈액암/조혈모세포 이식 환자에게 예방적 항진균제를 프로토콜화하여 투여하기도 하지만 일부 예방 전략은 충분한 임상시험 결과 등의 근거가 부족한 경우도 있다. 특히, 최근 임상현장에 도입된 CAR-T 치료 환자와 관련된 예방적 항진균제 사용 관련한 연구는 부족하여 혈액암/조혈모세포 이식 환자에게 적용한 데이터를 기반으로 추론하고 있는 상황이다. 항진균제 사용을 최적화하고 약물 부작용, 약제비 부담 등을 최소화하기 위해서 항생제 적정사용관리팀 소속 의료진과 면역저하자를 치료하는 의료진들과의 충분한 논의를 거쳐 근거에 기반한 원내 프로토콜을 정립하는 것이 중요하다.

항진균제 최적화를 위해서 검사실과의 협력도 중요하다. Voriconazole 등의 일부 항진균제에 대해서는 치료 약물 모니터링이 중요하지만 간혹 모니터링 없이 투여가 지속되는 경우도 있다. 이러한 부분에 대한 병원내 프로세스를 정립하고 개선하는 작업도 고려해야 한다. 진균 감염의 경우 세균 감염과 달리 galactomannan, β-D-glucan test 등의 비배양 기반 바이오마커 검사를 통해 감염증을 진단하는 경우가 상대적으로 흔하기 때문에 이에 대한 정확한 해석을 하는 것도 항진균제 사용을 최적화하기 위한 도전 과제 중 하나이기 때문에 이러한 비배양 기반 바이오마커 검사의 기준을 제시하고, 정확한 진단을 위한 추가로 시행할 검사를 프로토콜화 하는 것도 고려해야 한다. 칸디다혈증의 경우 신속한 항진균제 투여가 예후에 영향을 미치기 때문에 혈액이나 뇌척수액 검사 등에서 칸디다균이 동정될 경우 신속하게 환자를 직접 진료하는 의료진들에게 해당 결과를 통보하고 적절한 항진균제가 투여될 수 있는 시스템을 구축하는 것도 항생제 적정관리 팀에서 면역저하환자 대상으로 고려해야 하는 활동 중 하나이다.

5. 항바이러스제 최적화

Cytomegalovirus (CMV), 호흡기세포융합바이러스(RSV), Epstein-Barr virus (EBV), 인간 헤르페스바이러스 6 (HHV-6), 아데노바이러스, BK 바이러스와 같은 여러 종류의 바이러스들은 면역저하환자에서 높은 이환율과 사망률을 초래한다. 항바이러스제 최적화의 주요 목표는 항생제에 적용하는 항생제 적정사용관리와 마찬가지로 치료의 이점을 극대화하면서 약물 독성의 위험을 최소화하고, 불필요한 약물 사용을 억제하는 데 있다.

항바이러스제에 대한 적정사용관리 활동은 대개 항진균제에 적용하는 전략과 유사하다. 일부 항바이러스제의 경우 고가의 약제이기 때문에 일부 기관에서는 고가의 항바이러스제 사용에 대한 보험 삭감의 위험을 줄이기 위한 목적으

Section III

로 제한항균제 프로그램을 운영하기도 한다. 또한 일부 항바이러스제의 경우 효과를 뒷받침하는 데이터가 제한적이거나 임상 연구가 충분하지 않은 경우가 있는데 사용을 최적화하기 위해서는 항생제 적정사용관리팀 소속 의료진과 면역저하자를 치료하는 의료진들과의 충분한 논의를 거쳐 근거에 기반한 원내 프로토콜을 정립하는 것을 고려해야 할 것이다

항바이러스제를 사용해야 할 환자군을 신중히 선정해야 하는 것도 항바이러스제 최적화를 위해 중요한 도전과제이다. BK 바이러스와 같은 경우 증상이 없는 조혈모세포 이식 환자에서 반드시 치료가 필요하지 않을 수 있으며, 저위험군의 CMV 균혈증 환자도 치료가 필요하지 않는 경우가 있다. 저위험군 환자에서 불필요한 항바이러스제 처방을 줄이기 위한 전략으로 이들 환자에서 적절한 상황에서 반드시 검사가 필요할 때만 검사를 시행하도록 유도하는 진단적 스튜어드십 프로그램 적용을 강화해야 한다.

CMV 균혈증 환자에 대해 불필요한 항바이러스제 사용을 줄이기 위해 다학제적 접근을 통한 프로토콜을 정립하는 것도 고려해볼 수 있는 전략이다. 장기이식이나 조혈모세포 이식 환자에서 CMV 감염증 발생 확률을 낮추기 위해 이식 후 예방요법(prophylaxis)을 사용하거나 혹은 CMV 균혈증이 존재할 경우 선제적 치료(preemptive therapy)를 하는 것에 대해 효과가 있음은 충분한 근거를 통해 밝혀졌으나 이외의 면역저하자(생물학적 제제 사용 환자 등)에서는 이러한 전략을 사용하는 것에 대한 아직 충분한 근거가 쌓이지 않은 상태이다. 항바이러스제 사용 대상을 설정하고, 예방요법을 적용할 시 예방요법 기간을 정하고, 선제적 치료를 적용할 시 기준값을 정하는 등의 원내 프로토콜 정립을 항생제 적정사용관리팀 의료진과 면역저하자를 치료하는 의료진들과의 충분한 논의를 거쳐 결정해야 한다.

03 지침 및 간단한 가이드

1. 호중구감소성 발열 환자에 대한 항생제 사용

초기에 항녹농균 항생제를 포함한 광범위 항생제를 사용하고 3-5일 뒤 재평가하여 항생제를 조절하는 전략을 취한다. 초기 항생제는 환자의 중증도에 따라 선택하게 되고, 경우에 따라 vancomycin 등의 glycopeptide를 추가하는 것을 고려한다. 저위험 환자는 ① 패혈증을 의심할 만한 증상 및 징

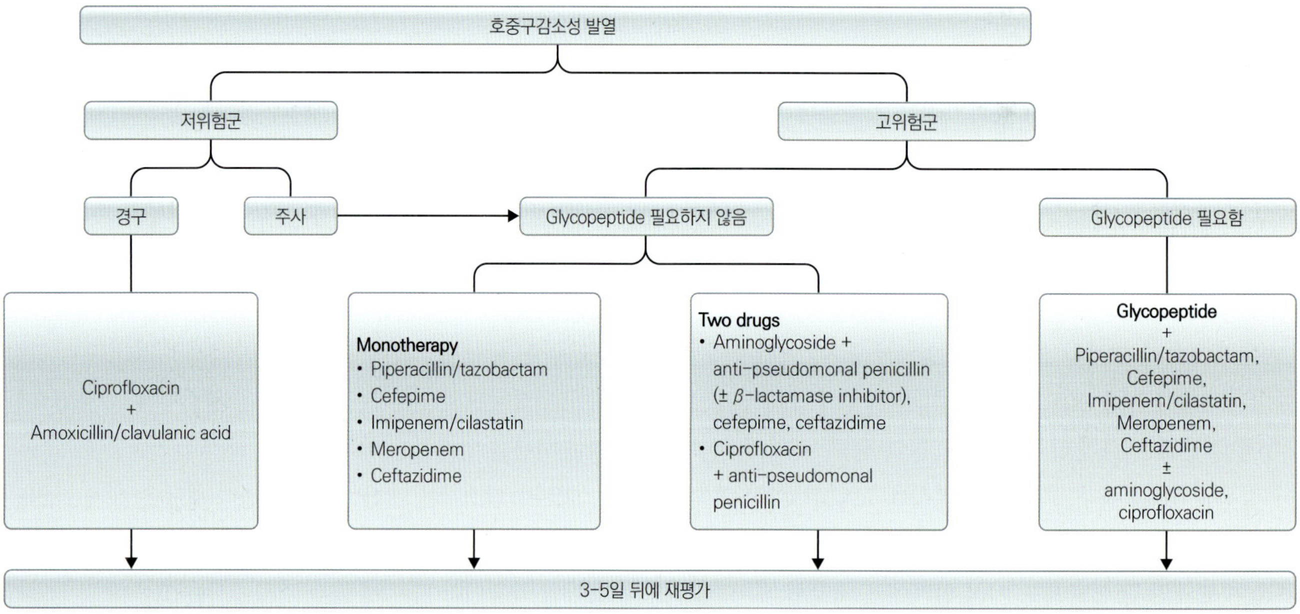

그림 3-1-7. 호중구감소성 환자에서의 경험적 항생제 사용 프로토콜: 치료시작 시

후가 없고, ② ANC ≥100/mm³이며, 고위험 환자는 ① 활력징후가 불안정함, ② ANC <100/mm³, 또는, ③ 점막염이 관찰됨 중 하나 이상을 만족할 경우로 정의한다. 그리고 glycopeptide를 초기 경험적 항생제로 사용하는 것을 고려해야 하는 상황은 다음과 같다: ① Severe mucositis, ② quinolone계 항생제 예방 용법 사용 중이었음, ③ MRSA나 penicillin 내성 *Streptococcus pneumoniae*의 집락이 확인됨, ④ 카테터연관 균혈증이 의심됨, ⑤ 저혈압이 관찰됨. 초기 항생제는 그림 3-1-7을 참고하여 사용할 수 있다.

초기 항생제는 3-5일 시점에 재평가한다. 해열이 되었고, 감염의 원인이 밝혀진 경우에는 감염증에 따른 항생제로 변경하여 치료를 진행하고, 감염의 원인이 불분명한 경우에는 어쨌거나 경험적 항생제에 반응이 있는 것으로 간주하여 경험적 항생제 사용을 지속한다(그림 3-1-8).

만약 3-5일 뒤에도 발열이 지속되는 경우, 감염의 원인이 밝혀진 경우에는 감염증에 따라 항생제를 교체하여 사용해야 하지만, 환자 상태가 악화되고 원인이 밝혀지지 않은 경우에는 항생제 교체 및 항진균제 추가를 고려해야 한

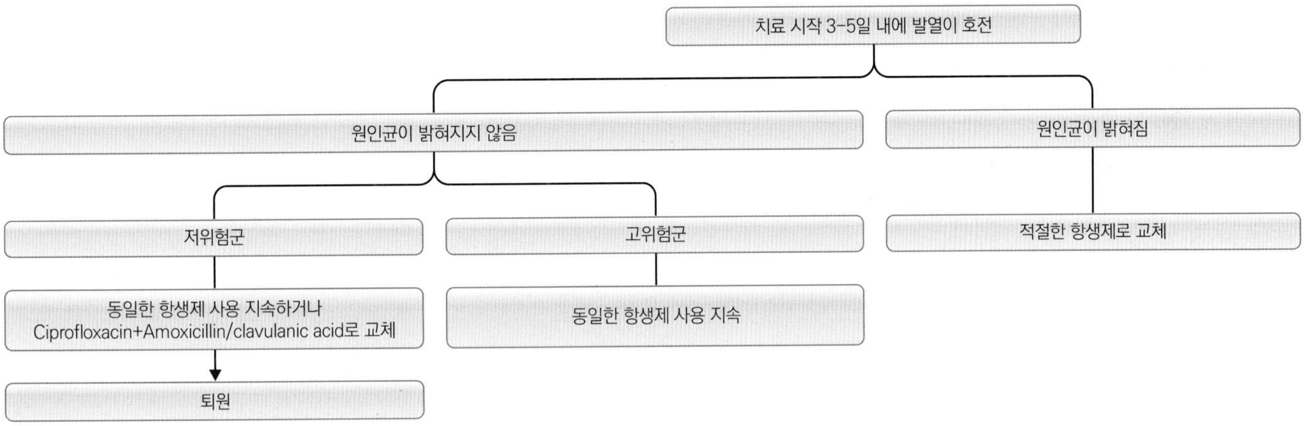

그림 3-1-8. 호중구감소성 환자에서의 경험적 항생제 사용 프로토콜: 치료시작 3-5일 내에 발열이 호전

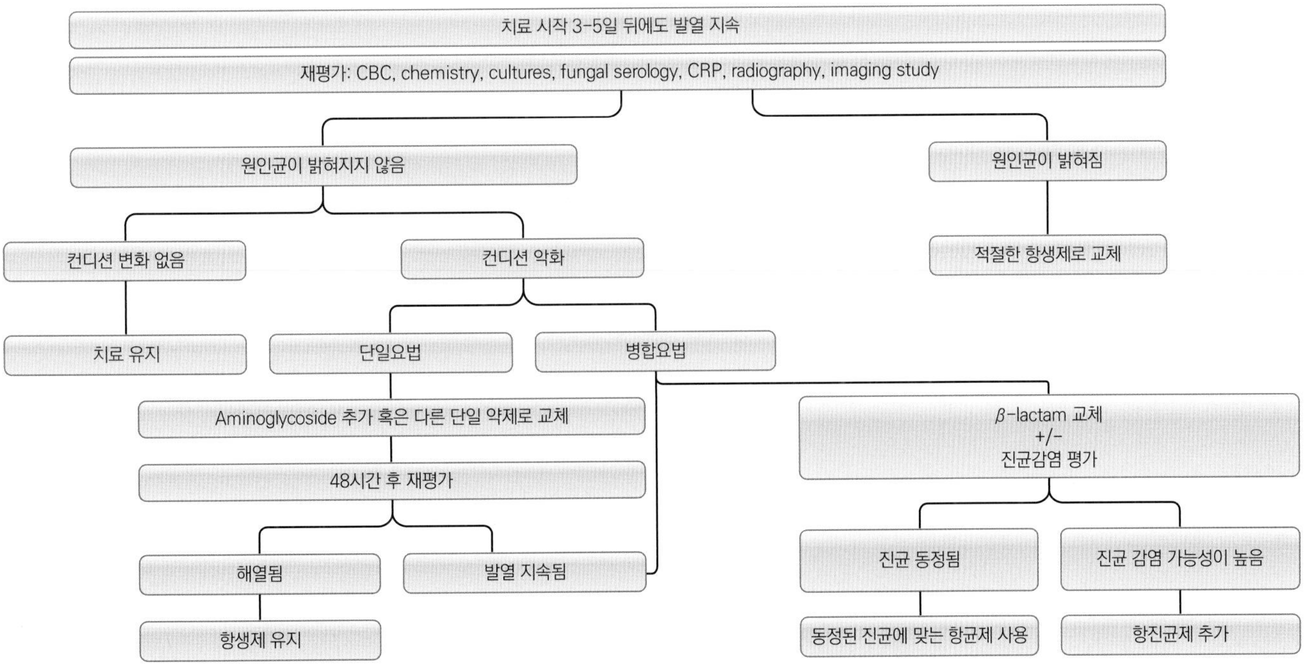

그림 3-1-9. 호중구감소성 환자에서의 경험적 항생제 사용 프로토콜: 치료시작 3-5일 뒤에도 발열 지속

다. 만약 발열이 지속되나 환자 상태가 비교적 양호한 경우에는 경험적 항생제에 반응이 있는 것으로 판단하고 항생제를 유지해야 한다(그림 3-1-9).

2. 장기이식 환자에서 CMV에 대한 예방적/선제적 항바이러스제 사용

모든 공여자와 수혜자는 장기이식 전 CMV IgG 항체 보유 여부에 대한 검사를 받아야 한다. CMV D+/R- (공여자에 항체가 있고, 수혜자에 항체가 없는 경우)에서 CMV 감염증 발생위험도가 가장 높고, 이 경우 수혜자에게는 CMV 감염증 발생을 예방하기 위한 예방적/선제적 항바이러스제가 권고된다. R+(수혜자에게 항체가 있을 경우)는 CMV 감염증 발생위험이 중등도인데, 폐이식에서는 항바이러스제 예방 요법이, 간이식, 신이식, 심장이식에서는 항바이러스제 선제요법이 우선적으로 권고된다. 비록 간이식, 신이식, 심장이식일지라도 개별 환자 상황이나 이식센터 자체 프로토콜에 따라 항바이러스제 예방요법을 사용할 수도 있다. D-/R- (공여자, 수혜자 모두 항체가 없는 경우)는 상대적으로 CMV 감염증 발생위험이 낮은 그룹이며, 이 경우 항바이러스제 예방 요법이 권고되지 않는다.

사용기간은 CMV D+/R-의 경우 신이식에서는 6개월, 심장이식, 간이식, 췌장이식에서는 3-6개월, 폐이식에서는 6-12개월이 권고된다. 예방요법으로 권고되는 항바이러스제는 표 3-1-16과 같다.

항바이러스제 선제요법은 정량적 핵산 검사(QNAT)를 기반으로 결정하는 것이 권고되며 해당 검사를 이용한 모니터링은 이식 후 최소 3개월까지 매주 하는 것을 권고한다. 위험도가 높은 경우 검사주기를 더 짧게, 그리고 보다 긴 기간을 모니터링 할 수도 있다. CMV QNAT 기준값은 검사실에 따라 기준이 달라진다. 표 3-1-17은 우리나라 검

표 3-1-16. 장기이식 환자에서 CMV에 대한 예방적/선제적 항바이러스제 권고 용량

CrCl (mL/min)	치료 용량	유지 혹은 예방적 용법 시 용량
Valganciclovir		
≥60	900 mg every 12 h	900 mg once daily
40-59	450 mg every 12 h	450 mg once daily
25-39	450 mg once daily	450 mg every 2 days
10-24	450 mg every 2 days	450 mg twice weekly
<10	200 mg 3 times a week after hemodialysis	100 mg 3 times a week after hemodialysis
IV ganciclovir		
≥70	5.0 mg/kg q12h	5.0 mg/kg q24 h
50-69	2.5 mg/kg q12 h	2.5 mg/kg q24 h
25-49	2.5 mg/kg q24 h	1.25 mg/kg q24 h
10-24	1.25 mg/kg q24 h	0.625 mg/kg q24 h
<10	1.25 mg/kg 3 times a week after hemodialysis	0.625 mg/kg 3 times a week after hemodialysis
Valacyclovir		
≥75	2 g 4 times a day	
51-75	1.5 g 4 times a day	
26-50	1.5 g 3 times a day	
10-25	1.5 g twice daily	
<10	1.5 g once daily	

표 3-1-17. 우리나라 검사실에서 적용하고 있는 CMV QNAT 기준값

환자군	이식 장기			
	신장	간	심장	폐
D+/R-	1,000 (34.5-10,000)	1,000 (34.5-10,000)	10,000	3,500 (1,000-10,000)
R+	1,000 (34.5-10,000)	1,500 (500-10,000)	1,000 (400-10,000)	3,500 (1,000-10,000)

사실들에서 적용하고 있는 기준이다.

항바이러스제 선제요법의 기간은 대개 CMV QNAT가 더 이상 관찰되지 않을 때까지로 정하되, 개별 환자의 위험도에 맞게 설정한다. 권고되는 항바이러스제 종류는 예방요법에서 권고되는 약제와 동일하다.

[성공 사례]

사례 연구 1: Handshake stewardship

- 상황: 조혈모세포 이식/혈액암 환자 담당 의료진들은 해당 환자들에 대한 감염증 발생에 대한 우려가, 항생제 적정사용관리팀 의료진들은 과도한 항생제 사용에 대한 우려가 존재하였다.
- 개입: 항생제 적정사용관리팀 의료진들이 조혈모세포 이식/혈액암 환자 담당 의료진들과 함께 주 2-3회 조혈모세포 이식/혈액암 환자들의 리뷰를 함께 수행하고, 항균제(항생제, 항진균제, 항바이러스제 포함) 사용에 대해 논의하였다. 이와 더불어 항생제 적정사용관리팀 의료진들은 조혈모세포 이식/혈액암 환자에 대한 정기 회진을 수행하였다. 이러한 활동을 기반으로 항생제 적정사용관리팀 의료진들은 조혈모세포 이식/혈액암 환자 담당 의료진에게 항균제 사용을 권고하였다.
- 결과: 항생제 적정사용관리팀 의료진의 항균제 권고 수용률이 높아졌고, 결과적으로 조혈모세포 이식/혈액암 환자에 대한 항생제 적정성이 향상되었다.

사례 연구 2: 호중구감소성 발열 환자에서의 vancomycin 승인/제한 프로그램

- 상황: 호중구감소성 발열 환자에서 vancomycin을 빈번히 처방하는 것이 발견되었다.
- 개입: 항생제 적정사용관리팀에서 호중구감소성 발열 환자에서 vancomycin을 사용해야 하는 경우에 대한 안내자료를 작성하여 호중구감소성 발열을 진료하는 부서와 병동에 전달하는 동시에 호중구감소성 발열 환자를 주로 진료하는 의료진들을 대상으로 간담회를 개최하였다. 이후 제한항균제 프로그램을 통해 호중구감소성 발열 환자에서의 vancomycin 처방 사례를 검토하고, vancomycin 사용 적응증에 해당하지 않는 경우에 대해서는 항생제 처방 제한을 하고, 처방 제한을 한 사유를 처방한 의료진에게 전달하였다.
- 결과: 호중구감소성 발열 환자에서 vancomycin의 사용량이 줄어들었고, 처방 적정성이 향상되었다. 이로 인해 호중구감소성 발열 환자에서 급성 신부전 사례도 감소하였다.

사례 연구 3: 칸디다혈증 환자에서 항진균제 투여 최적화:

- 상황: 칸디다혈증 환자에서 항진균제 사용 시점이 늦고, fluconazole 내성 칸디다(*C. kruzei*, *C. glabrata* 등)에서도 fluconazole이 투여되는 사례가 빈번하게 관찰되었다.
- 개입: 항생제 적정사용관리팀에서 진단검사의학과와 협업하여 칸디다혈증이 최초로 인지된 시점에 해당 부서의 의료진들에게 전화 연락을 하여 항진균제를 처방하도록 하는 프로그램을 구축하였다. 최초 항생제는 echinocandin으로 투여하도록 병원내 프로토콜을 개선하고, fluco-

nazole 내성 칸디다(*C. kruzei, C. glabrata* 등)로 판명나지 않고, fluconazole에 대한 약제 부작용 우려가 없는 환자에서는 균 동정 후 fluconazole로 de-escalation 하도록 추가로 안내하였다. 이와 동시에 칸디다혈증 환자에 대해 3일 뒤 혈액배양 검사 추적을 통해 혈액 내 균 음전이 이루어졌는지를 확인하게 하고, 중심정맥관이 감염원일 경우 카테터 제거를 권고하고, Candida 안내염 가능성에 대해 안과 검진을 권고하였다.

- 결과: 칸디다혈증 환자에서 항진균제 적정성이 향상되었고, 칸디다혈증 환자의 사망률, 합병증 발생률, 입원기간이 개선되었다.

SUMMARY

면역저하환자에서 효과적인 항생제 적정사용관리를 운영하기 위해서는 다학제적 전문성을 바탕으로 한 체계적이고 포괄적인 접근이 필요하다. 특히, 원활한 다학제 접근을 위해 의료진과 직접적으로 상호작용하여 항생제 적정사용관리 권장사항을 전달하는 'handshake stewardship'이 효과적이고 지속 가능한 방법으로 권장된다. 호중구감소증에서의 항생제 사용이나 장기이식 환자의 수술 전후 항생제 최적화, 항진균제/항바이러스제 최적화도 면역저하환자에서의 항생제 적정사용관리 적용 측면에서의 도전과제라고 할 수 있겠다.

참고문헌

1. Hensley MK, Howell MD, Donnelly JP, et al. Epidemiology and outcomes of cancer-related versus non-cancer-related sepsis hospitalizations. Crit Care Med. 2019;47(10):1310-6.
2. Rhee C, Wang R, Zhang Z, et al. Epidemiology of hospital-onset versus community-onset sepsis in U.S. hospitals and association with mortality: a retrospective analysis using electronic clinical data. Crit Care Med. 2019;47(9):1169-76.
3. van Vught LA, Klein Klouwenberg PM, Spitoni C, et al. Incidence, risk factors, and attributable mortality of secondary infections in the intensive care unit after admission for sepsis. JAMA. 2016;315(14):1469-79.
4. Schmidt M, Hajage D, Demoule A, et al. Clinical characteristics and day-90 outcomes of 4 244 critically ill adults with COVID-19: a prospective cohort study. Intensive Care Med. 2021;47:60-73.
5. Huh K, Kang C-I, Kim J, et al. Risk factors and treatment outcomes of bloodstream infection caused by extended-spectrum cephalosporin-resistant Enterobacter species in adults with cancer. Diagn Microbiol Infect Dis. 2014;78:172-7.
6. Garnica M, Maiolino A, Nucci M. Factors associated with bacteremia due to multidrug-resistant gram-negative bacilli in hematopoietic stem cell transplant recipients. Braz J Med Biol Res. 2009;42(3):289-93.
7. Hand J, Imlay H. Antimicrobial stewardship in immunocompromised patients: current state and future opportunities. Infect Dis Clin North Am. 2023 Dec;37(4):823-51.
8. Lee DG, Kim SH, Kim SY, et al. Evidence-based guidelines for empirical therapy of neutropenic fever in Korea. Infect Chemother. 2011;43(4):258.
9. Huh K, Lee SO, Kim J, et al. Prevention of cytomegalovirus infection in solid organ transplant recipients: guidelines by the Korean Society of Infectious Diseases and the Korean Society for Transplantation. Infect Chemother. 2024 Mar;56(1):101-21.

Chapter — 05

생애말기 시점에서의 항생제 적정사용관리

김지은 한양대학교 의과대학

목적

- 생애말기 환자들의 치료 목표 이해
- 생애말기 환자에서 항생제 사용으로 얻는 이득
- 생애말기 환자에서 항생제 사용으로 얻는 위해
- 어떤 환자들에게 항생제 치료를 할 것인지 결정하는 시기별 접근법
- 항생제 의사결정의 중요성

학습 성과

Learning outcomes

- 생애말기의 단계에 따른 항생제 사용의 목표를 설명하고, 그에 맞는 항생제 적정사용을 제안할 수 있다.
- 환자와 보호자, 처방의사와의 항생제 의사결정을 통해 항생제 사용 여부를 계획할 수 있다.

01 생애말기와 항생제 적정사용관리

"임종과정"이란 회생의 가능성이 없고, 치료에도 불구하고 회복되지 아니하며, 급속도로 증상이 악화되어 사망에 임박한 상태를 말한다. 2016년 말기 및 임종과정에 있는 환자를 대상으로 호스피스 완화의료를 제공하고, 임종과정에 있는 환자의 연명의료에 대한 환자의 자기결정을 존중함으로써 환자 최선의 이익을 보장하는 것을 목적으로 연명의료결정법이 발의되었다. 이 시기의 목표는 생존을 연장하는 것이 아니라 증상을 조절하고 편안함을 개선시키며 삶의 질을 최적화하는 것에 있다. 연명의료 결정 시 생명을 연장시키는 치료를 거부할 수 있으며, 해당 항목으로 인공호흡기 착용, 심폐소생술, 혈액투석, 항암제 투여, 수혈, 체외생명유지술, 혈압상승제 투여 등이 대상이다. 항생제 사용에 관한 결정은 국내에서는 아직까지 연명의료 치료 항목에 포함되지 않은 상태이다. 법적으로 항생제 사용이 연명의료

치료의 항목으로 다루어져 중단하거나 보류할 수 있다면 항생제 적정사용관리가 좀 더 적절하게 이루어질 수 있다.

생애말기라는 정의는 사망하기 수일에서 수 주 이내의 마지막 시간을 의미하나, 실제로는 그 기간이 수개월까지 연장되거나 치료 단계에서 임종과정으로 바로 이어지면서 시기가 명확하지 않다는 문제가 있다. 이 시기의 환자들은 무력증, 영양실조, 면역억제상태, 거동장애, 숙주의 방어력 약화, 도뇨관이나 중심정맥관 등의 카테터 사용 등으로 인해 감염의 위험성이 높다. 여러 조사 결과에 따르면, 죽음을 앞둔 생애 말기의 환자들은 17-90%의 다양한 빈도로 항생제를 처방받았다. 이 시기의 항생제 사용은 완화 치료가 아닌 생존을 위한 적극적 치료로 평가될 수 있으며, 항생제 사용과 그로 인한 부작용 발생, 다제내성균의 출현과 의료 비용 증가 등으로 이어질 수 있다는 점을 유의해야 한다.

2016년 미국의료역학학회(the Society for Healthcare Epidemiology of America, SHEA) 지침에 따르면, 생애말기 환자들도 항생제 사용 감소를 위해 항생제 적정사용관리를 적용할 것을 권장하고 있다. 암으로 인한 사망 환자의 87%는 입원 중 항생제를 처방받았고, 이 중 1/3의 환자들은 임종과정으로 이환된 이후에도 항생제 치료를 유지하였다. 72개의 연구를 메타분석한 자료에서도, 50% 이상의 생애말기 환자들이 항생제를 처방받았고, 이들 중 대부분이 세균 감염에 대한 명확한 증거 없이 항생제를 사용하였다. 국내 생애말기 환자들 중 사망 14일 이내의 항생제 사용 현황 조사 결과에서도, 44%의 환자들이 carbapenem을 처방받았고, 전체 항생제 사용 환자의 27.2%만이 적절한 항생제 처방이 이루어졌음을 확인한 바 있다. 따라서 이 시기의 환자들에게 꼭 필요한 항생제를 적절하게 사용하기 위해서는 항생제 적정사용관리를 적용하여 관리하는 것이 필요하다.

02 생애말기에 고려해야 할 항생제 사용의 이득과 위해

1. 항생제 사용의 이득

먼저, 항생제를 사용하고자 한다면, 항생제 치료에 따른 이익이 있는지를 평가해야 한다. 항균제 치료가 궁극적으로 기저질환이 악화되는 것을 막지 못하고 고통스러운 말기 상태만 연장시킬 수 있다는 점에서 생애 말기 치료로 부적절하다는 우려가 있다. 따라서 이 시기 항생제 치료의 목표는 생존 개선에서 증상 조절로, 치료에서 완화로 그 목표를 변경할 필요가 있다. 생애말기의 치료 목표를 달성하기 위해서는 항생제 사용을 통해 환자가 증상이 완화되어 편안함을 느낄 수 있는지가 가장 중요하다. 생애말기에 항생제 치료를 권장하는 감염병은 다음과 같다: 요로감염의 경우, 항균제 치료 시 증상이 완화되어 임종과정의 환자의 치료에 도움이 된다. 실제로 요로감염 환자의 60-92%가 증상이 개선됨을 느낀 반면, 호흡기 감염의 경우 0-53%의 환자만이 개선됨을 느꼈다. 증상이 있는 감염, 헤르페스 감염이나 대상포진, 구강 칸디다증처럼 통증을 유발할 수 있는 감염병에 대해서는 치료를 하는 것이 증상 완화 및 치료의 목표에 부합한다.

2. 항생제 사용의 위해

그 다음으로 고려해야 할 점은, 항생제 사용에 따른 위해이다. 생애 말기의 환자들은 다양한 기저질환으로 인해 여러 가지 약제를 투약해야 하는 상황이 잦고, 이로 인한 약제 부작용이나 상호작용을 겪을 가능성이 높다. 특히 경구 섭취가 불가능하여 주사로 항생제를 투약받아야 하는 경우, 정주 항생제 사용으로 인한 혈관염, 국소 피부 감염 등이 발생할 수 있으며, 주사로 인한 통증, 주사를 유지하기 위한 강박(restraint)이 필요할 수 있어 환자의 통증을 완화해주겠다는 치료 목적과 위배되는 상황이 흔히 발생할 수 있다. 또한 항생제 사용으로 인해 *Clostridioides difficile* 감염, 다제내성균 집락화 등이 발생할 수 있다. 다제내성균 집락화

시 감염관리와 격리 적용 등으로 생애말기 돌봄과는 완전히 위배되는 상황이 초래될 수 있으며, 심리적 부담감 등 항생제 사용에 따른 잠재적 위해는 삶의 질을 떨어뜨릴 뿐만 아니라 생존을 단축시킬 수 있어 주의가 필요하다.

03 생애말기 환자에서 감염병 진단 시 고려해야 할 사항

1. 감염병 진단의 어려움

한 연구에 따르면, 생애말기에 항생제 치료를 받은 환자를 Loeb의 항생제 시작을 위한 체크리스트에 맞춰 평가했을 때, 42%만이 항생제 처방이 적합한 감염이라고 평가할 수 있었다. 이는 생애말기의 환자들이 자신의 증상을 표현하기 어려운 경우가 많고, 또 감염의 증상이 비특이적이어서 감염 여부를 명확하게 구별하기 어렵기 때문이다. 또한 다양한 기저질환을 가지고 투약 중인 환자에서 발열, 백혈구증가증, CRP 상승 등의 감염을 시사하는 소견은 명확하게 나타나지 않고, 암, 폐 색전증, 약제 유발 발열 등 비감염질환에서도 감염을 시사하는 소견을 동반할 수 있다는 점에서 감염병을 진단하기 어렵다.

2. 검사 진행 시 주의사항

감염병을 진단하기 위해 여러 검사법을 사용해볼 수 있다. 다만, 진단을 위한 검사가 환자를 불편하게 만들고 불안감을 더해준다면, 이는 생애말기의 치료 목표와 상충할 수 있다. 일례로, 환자는 주사 치료를 위해 말초혈관을 확보하는 것부터 불편감을 호소할 수 있다. 진단을 위한 침습적 시술이 필요한 경우 시술에 따른 위험이 조금이라도 발생 가능한 상황이라면, 생애말기 치료의 목표에 위배되는지를 평가해야 한다. 환자에게 불편을 초래하고 원하지 않는 상황을 초래할 것이라 생각되는 경우, 환자와 보호자에게 설명하고 치료의 방향을 조정해야 한다.

3. 항생제 적정사용관리를 적용한 감염병 진단 평가

항생제 적정사용관리는 감염병 진단을 위한 추가 진단검사가 필요한지를 평가하여 지침을 제시할 수 있다. 예를 들어, 생애말기 환자에 대해 의사가 의료기관 관련 폐렴으로 치료를 하기로 결정했을 때, 항생제 적정사용관리에서는 비강 면봉채취(nasal swab)를 시행하도록 권유하여 MRSA 집락화 여부를 확인하도록 안내할 수 있다. 이는 불필요한 vancomycin의 사용을 줄여 약제로 인한 부작용을 줄이고 내성균의 발생을 예방하는 효과가 있다. Procalcitonin과 같은 바이오마커를 시행하여, 하기도감염증이 호전되고 있는지를 평가하고, 항생제 중단을 촉진하는 효과를 기대할 수 있다. 다른 상황에서는 불필요하거나 해를 끼칠 수 있는 검사를 막는 데 진단 관리를 제공할 수도 있다. 예를 들어, 균혈증 가능성이 낮은 환자에서 불필요한 혈액배양 검사를 시행하지 않도록 할 수 있으며, 이는 위양성 결과로 인한 불필요한 항생제 치료나 입원 장기화 등 환자의 치료 목적에 위배되는 상황을 피할 수 있게 도와줄 수 있다.

04 감염이 의심되는 생애말기 환자에서 치료를 위한 알고리즘

첫 번째로, 항생제 사용도 연명의료의 일환으로 항생제 사용에 따른 이득과 위해 등에 대해 환자와 가족들에게 충분한 교육과 설명이 필요하다.

두 번째로, 감염이 의심되어 항생제 사용을 고려할 때, 환자의 기대 여명, 증상, 비감염성 발열일 가능성 등을 모두 평가해봐야 한다. 항생제 사용이 질병의 경과를 바꾸지 못한 채 환자의 고통만 가중시키는 상황이 될 수 있다는 점을 고려해야 한다. 환자가 감염으로 인해 고통받는 증상이 있다면, 치료를 고려하는 것이 적절하다.

생애말기 항생제 적정사용관리의 궁극적 목적은 올바른 약을 올바른 시점에 올바른 용량으로 올바른 기간 동안 사용하는 것이다. 여러 가지 위험을 감수해가며 무리해서 감

표 3-1-19. 생애말기 환자에서 항생제 사용 여부 결정을 도와주는 알고리즘 도구(STAMPS)

		설명
S	Symptom assessment, 증상 평가	감염이 의심될 때, 환자의 증상이 편안함이나 삶의 질에 영향을 미치는지 평가 → 무증상이거나 증상이 있다 하더라도 편안함이나 삶의 질에 미치는 영향이 적다면 항생제 사용 적응증이 아님
T	Targets/goals of therapy, 치료의 목표	환자와 의료진이 감염과 증상 조절의 목적이 무엇인지 검토
A	Alternative treatment options, 치료 대안	환자의 목표에 따라, 항생제가 아닌 다른 치료는 없는지, 예상 치료효과는 어떤지 비교하여 결정
M	Medication factors, 약제 요소	약제 알러지나 약제 상호작용, 약제 사용으로 인한 이상 반응을 검토 삼킴 기능 포함, 항생제 선택과 투약 방법 결정 시 영향을 미칠 수 있는 요인들 평가
P	Prognosis, 예후	예상되는 예후를 바탕으로 치료에 필요한 기간 및 증상 호전까지의 소요 시간을 평가
S	Stewardship, 적정관리	원인균에 맞는 약제, 감염증에 부합한 약제, 환자 상황에 적합한 약제 선택할 것 항생제치료 선택 시, 적정 약제, 용량, 용법, 투약방법, 사용기간을 준수할 것

염병을 낫게 하는 것보다 환자에게 고통을 가중시키는 증상을 완화시키고 편안함을 추구하는 것이 우선시된다. 환자의 개인적 편안함을 추구하기 위해, 항생제 사용 여부를 결정하는 과정(decision-making)에 환자/보호자와 의사가 좀더 많은 의견을 나누어야 한다는 사실은 생애말기 항생제 적정사용관리의 특징이라 할 수 있다.

항생제 치료 여부에 대한 결정을 도와주는 도구로서 STAMPS를 고려해볼 수 있다(표 3-1-19).

05

항생제 의사결정 (Antimicrobial decision-making)

생애말기 대상자는 굉장히 다양성을 지닌 집단으로, 환자의 예후와 항생제 치료의 목적을 기반으로 의사결정을 제시할 필요가 있다. 모든 상황에서 항생제 적정사용관리는 치료가 필요하지 않은 세균 집락과 세균 감염을 감별하고, 다양한 임상양상에 맞춰 항생제를 선택하며, 감염의 유형과 중증도에 따라 치료기간을 추천하는 역할을 한다. 특히 생애말기에서는 감염 치료가 임종과정 중 적절한 치료인지, 항생제 치료로 인해 이득뿐만 아니라 위해에 대해서도 충분히 논의하여 환자와 가족들이 선택할 수 있도록 지원해주는 역할을 해야 한다.

항생제 사용 여부를 결정하는 데에는 항생제 치료의 목표가 무엇인지 명확하게 해야 할 필요가 있다. 그림 3-1-10과 같이 생애말기라 하더라도 더 구체적인 상황에 따라 좀 더 세분화할 수 있다. 기대 여명이 수개월 정도 이상인 경우, 삶을 연장시키기 위해서라면 적극적으로 감염원을 찾고 치료하는 과정이 필요하다. 반면에 기대여명이 수일 이내로 증상 완화가 목적이라면 증상에 직접적으로 영향을 미치는 감염병을 찾아 항생제 치료를 할 것인지, 진단을 위한 적극적 검사나 치료를 보류하고 항생제 사용을 회피할 것인지를 결정해야 한다. 환자와 환자의 가족이 우선시하는 목표와 의사로서의 목표가 다를 수 있기에 충분히 설명하고 합의를 이루어야 한다. 약 50%의 의사들이 생애말기 항생제 사용은 항생제 내성 발현에 기여한다는 것을 알고, 약 30%의 의사들이 항생제 사용이 의미 없어진 시점 이후에도 항생제를 유지할 계획이라고 밝혔다. 의사가 생애 마지막에 항균제를 계속 투여하는 이유 중 한 가지는 항생제가 환자에게 위해를 미치지 않을 것이라는 막연한 생각 때문이다. 또한 환자 가족의 기대에 부응하고, "환자를 포기했다"라는 인식을 피하고 싶어 하는 마음, 예후에 대한 불확실성을 피하고, 환자의 통증이나 불편함을 줄이고 싶다는 다양한 이유가 있다. 이러한 환자, 환자 가족, 의사의 항생제 사용에 대한 생각의 차이를 줄이기 위해서는 항생제 사용에 대한 의사결정을 공유하여 연명의료 중 한 가지 항목으로 다루려는 노력이 필요하다.

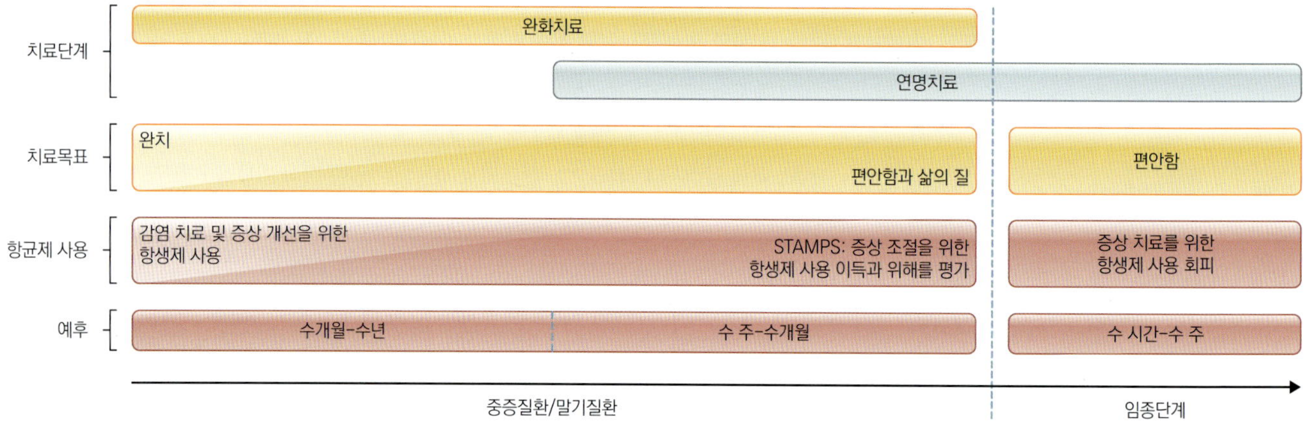

그림 3-1-10. 생애말기 시기별 항생제 적정사용관리 목표와 STAMPS 적용

[성공 사례]

생애말기로 이환된 이유가 말기 암, 중증 치매 등 다양한 이유가 있어 생애말기 연구로 단일화하기 어렵고 일관된 결과를 내기 어렵다. 따라서, 다른 특수상황과 달리 사례를 제시할 만한 연구가 부족한 실정이다.

국내 생애말기 환자들을 대상으로 이루어진 연구에서, 환자들은 연명의료중단 동의 후에도 96% 환자들이 항생제를 처방받았으며, 이 중 81%는 사망 시점까지 항생제를 유지하였다. 76.9% 환자가 항생제 병합요법을 처방받았으며, 2주 이내 사망한 환자 중 58.7%에서 항생제를 확대, 11.2%에서 중단, 8.4%에서 축소하였다. 이들의 의료진 중 31.7%가 항생제의 사용 여부를 연명의료중단 항목에 포함시킬지를 논의하였다. 항생제를 사용하던 환자의 5.6%만이 연명의료중단 동의 후 항생제를 중단하였다. 항생제를 계속 사용하거나 확대하는 이유로는 환자가 말기 상태임에 대한 확신이 없거나, 치료를 포기한다는 인식을 주고 싶지 않아서 등이 주된 이유였다.

싱가폴 중환자실에서 말기 환자(terminally ill patient)를 대상으로 항생제 적정사용관리 적용에 따른 효과를 후향적으로 평가한 연구가 있다. 이 연구에서 광범위 정주 항생제를 처방받은 환자를 대상으로 하였고, 감염에 대해 적극적으로 치료하는 경우에는 적절한 항생제를 사용하도록 안내하고 완화요법을 목적으로 사용한 경우에는 항생제 중단을 권고하였다.

권고를 받아들여 항생제를 중단한 군과 항생제를 유지한 군을 비교하였을 때, 30일 전체 사망률은 두 군 간에 76% vs. 81%로 통계적으로 유의한 차이가 없었다. 항생제 적정사용관리에 따라 항생제를 중단한 경우에도 7일 사망률과 30일 사망률은 증가하지 않았다. 말기 상태로 퇴원한 환자에서, 항생제 중단으로 항생제 사용기간이 짧았고, 퇴원 시까지의 시간이 짧았다.

권고사항에 맞춰 항생제를 중단하지 못한 가장 흔한 이유로는 의사의 개인적인 선호가 45.5%로 가장 많았고, 그 외에 환자가 중단하기 전에 사망한 경우가 32.4%, 임상적으로 호전되어 좀 더 항생제를 쓴 경우와 갑자기 악화되어 중단하지 못한 경우가 각각 9%가량이었다.

항생제를 중단하기 위해서는 환자-가족-의사의 항생제 사용에 대한 의사결정이 뒷받침될 필요가 있다.

도록 개선해야 한다.

Section III

SUMMARY

생애말기는 감염질환뿐만 아니라 비감염질환으로 인해 항생제 사용 여부를 결정하기 어렵다. 또한 항생제 사용으로 인한 부작용과 위해로 인해 완화를 목표로 하는 환자의 생애말기 치료목표에 위배될 수 있다. 이 시기의 항생제 사용에 대해서는 환자와 보호자, 의사가 함께 하는 의사결정과정이 중요하며, 생애말기의 항생제 사용 또한 연명의료 항목으로 포함시켜 치료 여부를 선택할 수 있도록 개선해야 한다.

참고문헌

1. Baghban A, Juthani-Mehta M. Antimicrobial use at the end of life. Infect Dis Clin North Am. 2017;31(4):639-47.
2. Hung KC, Lee LW, Liew YX, et al. Antibiotic stewardship program (ASP) in palliative care: antibiotics, to give or not to give. Eur J Clin Microbiol Infect Dis. 2022;41(1):29-36.
3. Kang M, Wang WS, Chang Z. Antibiotic use at the rnd of life: Current practice and ways to optimize. Am J Hosp Palliat Care. 2024:10499091241266986.
4. Kwon KT. Implementation of antimicrobial stewardship programs in end-of-life care. Infect Chemother. 2019;51(2):89-97.
5. Larnard J, Stead W, Branch-Elliman W. Considering patient, family, and provider goals and expectations in a rapidly changing clinical context: A framework for antimicrobial stewardship at the End of Life. Infect Dis Clin North Am. 2023;37(1):139-51.
6. Lee S, Datta R. Frontiers in antimicrobial stewardship: antimicrobial use during end-of-life care. Antimicrob Steward Healthc Epidemiol. 2023;3(1):e164.
7. Marra AR, Puig-Asensio M, Balkenende E, et al. Antibiotic use during end-of-life care: A systematic literature review and meta-analysis. Infect Control Hosp Epidemiol. 2021;42(5):523-9.
8. Sinert M, Stammet Schmidt MM, Lovell AG, et al. Guidance for safe and appropriate use of antibiotics in hospice using a collaborative decision support tool. J Hosp Palliat Nurs. 2020;22(4):276-82.

Part 2

소아청소년 환자에서의 항생제 적정사용관리

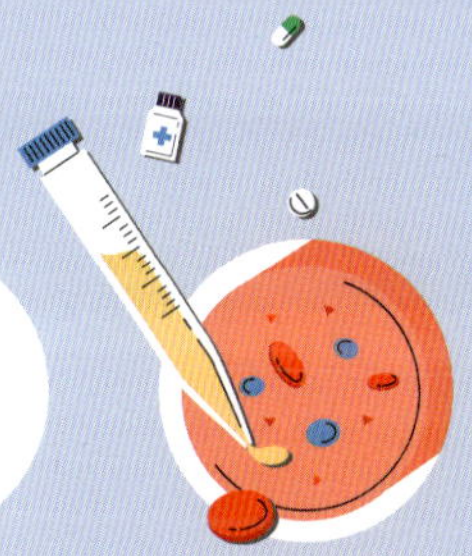

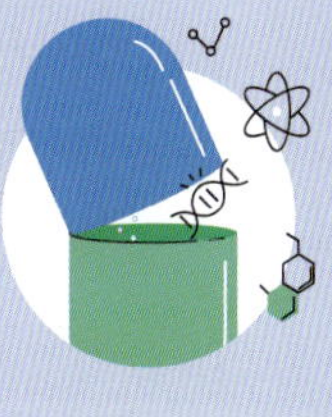

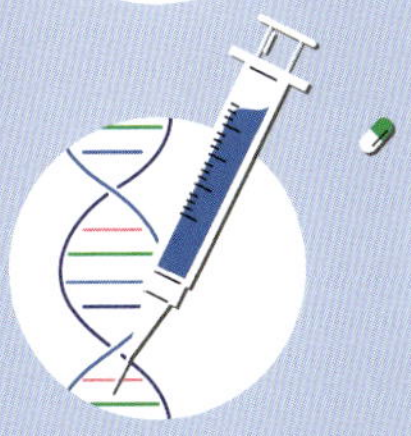

Chapter — 01

소아청소년 항생제 사용 현황 및 불필요한 항생제 사용의 영향

은병욱 을지대학교 의과대학 소아청소년과학교실

목적

- 소아청소년 항생제 사용 현황 및 부적절한 항생제 사용의 영향 파악
- 연령별, 지역별, 질병 유형별 항생제 사용량 분석
- 소아청소년 항생제 처방의 적절성 평가 및 개선 방안 모색
- 소아청소년 항생제 내성 증가의 심각성 및 결과 제시

학습 성과

Learning outcomes

- 소아청소년 항생제 사용의 심각성 및 영향 이해
- 소아청소년 항생제 적정사용관리의 필요성 인식 및 개선방안 모색

01 서론

본 장에서는 소아청소년 대상 항생제 사용 현황 및 부적절한 항생제 사용의 영향에 대해 알아보고자 한다. 소아청소년 입원 환자의 60% 이상이 입원기간 동안 적어도 한 가지 이상의 항생제를 투여받는 등 소아청소년 항생제 사용은 여전히 심각한 문제로 남아 있다. 전반적인 감소 추세에도 불구하고 어린이병원마다 항생제 처방 관행에 상당한 차이가 있어 신중한 사용을 위한 개선의 기회가 있음을 시사한다. 최근 몇 년 동안 특히 소아청소년에서 광범위한 항생제 사용이 증가했다. 항생제 사용에 영향을 미치는 요인으로는 연령, 건강상태, 보험, 부모 소득, 교육, 인종-민족, 지역 등이 있다. 유아기의 항생제 노출, 특히 여러 번의 항생제 투여는 천식 발병위험 증가와 관련이 있는 것으로 나타났다. 이러한 연구 결과는 소아청소년 항생제 사용에 관한 오해를 해소하고 적절한 항생제 사용을 촉진하기 위해 교육, 커

뮤니케이션 및 항균관리 프로그램에서 조율된 노력이 필요함을 시사한다.

02 국내외 연령별 항생제 사용

1. 국외 연령별 항생제 사용량

소아청소년의 항생제 사용패턴은 연령에 따라 상당한 차이를 보이는데 최근 미국에서 자세히 연구되었다. 1-5세 소아가 다른 연령대에 비해 항생제 사용률이 가장 높았다. 특히 호흡기 감염 치료 시 항생제 사용 가능성이 높았다. 구체적으로는 2004-2010년 데이터를 분석한 결과, 1-5세 소아는 다른 연령대에 비해 항생제 사용률이 15.9% 더 높았으며, 호흡기 감염 치료를 위해 항생제를 사용할 확률이 다른 연령대보다 22.9% 더 높게 나타났다. 6-10세는 15-17세에 비해 항생제 사용률이 높았는데, 2004-2010년 연구에서 6-10세는 다른 연령대보다 항생제 사용률이 7.3% 더 높았으며, 호흡기 감염 치료 시 항생제 사용 가능성이 13.3% 더 높았다. 11-14세 항생제 사용률은 15-17세와 큰 차이를 보이지 않았다. 15-17세는 항생제 사용률이 가장 낮게 나타났다. 1개월 미만 영아는 입원해서 항생제를 사용하는 전체 환자 중 약 30%를 차지하며, 항생제 사용에 있어서 상당한 부분을 차지한다.

전반적인 경향은 연령이 증가할수록 항생제 사용률이 감소하는 경향을 보인다. 2017-2018년의 한 연구에서는 5세 미만의 어린이가 병원에 입원한 어린이의 63.2%를 차지했으며, 그중 많은 수가 항생제를 투여 받았다고 보고했다. 이러한 연령별 차이는 항생제 관리 프로그램을 설계할 때 중요한 고려사항이다. 특히 어린 연령대의 소아(유아와 미취학 아동)에게는 항생제 사용을 보다 신중하게 접근하고 불필요한 항생제 사용을 줄이기 위한 노력이 필요하다. 더불어 광범위항생제 사용률 또한 연령별로 차이를 보였는데, 1-5세의 소아는 광범위항생제를 사용할 가능성이 높았지만, 11-14세에서는 광범위항생제 사용 가능성이 감소했다.

2. 국내 연령별 항생제 사용량

질병관리청과 대한감염학회가 공동 발간한 '전국 의료기관 항생제 사용량 분석'에 따르면, 소아청소년(15세 미만)의 항생제 사용량이 성인(15세 이상)보다 현저히 높은 것으로 나타났다. 2021년 기준 전국 상급종합병원·종합병원에

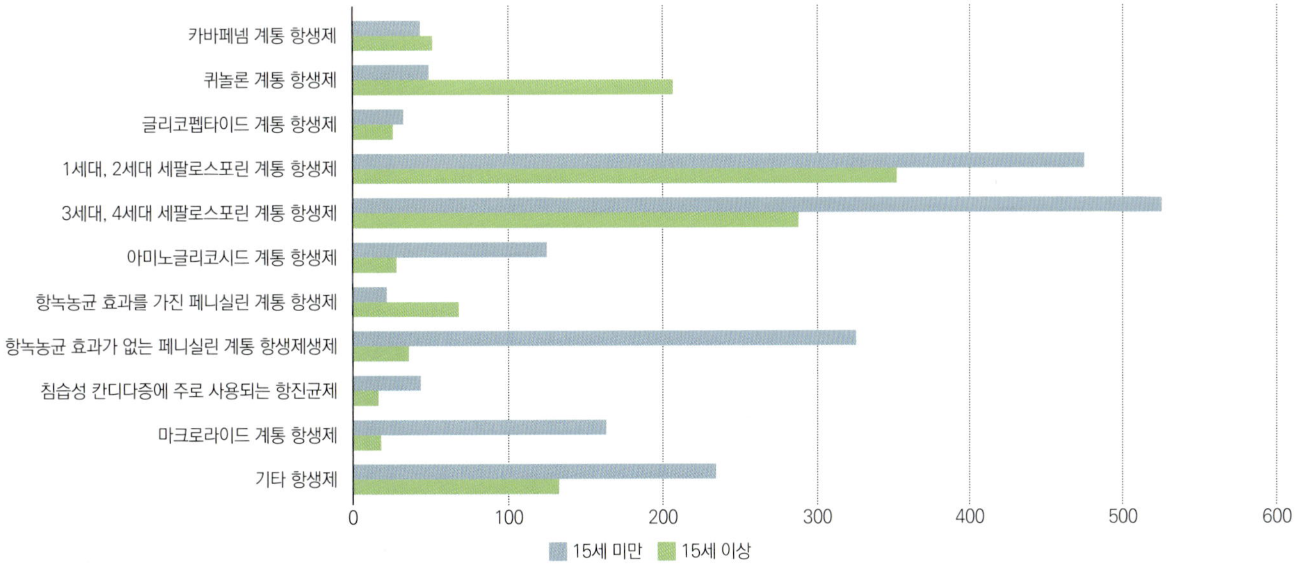

그림 3-2-1. 2021년 전국의료기관 성인 및 소아청소년 일반 항생제 사용량(단위: DOT, days of therapy) (출처: 전국 의료기관 항생제 사용량 분석 연보. 2023)

서 소아청소년의 항생제 사용량은 평균 2,028.8 사용일수(days of therapy, DOT)로 성인의 1,215.3 DOT에 비해 약 1.7배 높았다. 항생제 계통에 따라 소아청소년(15세 미만) 및 성인(15세 이상) 항생제 사용량에 차이를 보였다(그림 3-2-1).

특히 우려스러운 것은 코로나19 팬데믹 이후 소아청소년 연령층에서 항생제 사용량이 급격히 증가했다는 점이다. 2021년 대비 2023년 소아청소년 연령층의 항생제 사용량은 70-79% 증가했으며, 그중에서도 2-5세의 경우 전체 연령 중 가장 높은 사용량(110.3 DID)을 기록했다. 6-11세도 58.1 DID로 두 번째로 높은 사용량을 보였다.

우리나라 소아청소년의 연령별 항생제 사용량은 다음과 같은 특징을 보인다. 급성 기관지염의 경우, 유아(12개월 미만)보다 영아(12-23개월)에서 항생제 처방률이 더 높았다. 급성 중이염의 경우, 0-23개월의 영아는 2-6세 아동에 비해 amoxicillin/amoxicillin-clavulanic acid 처방률이 낮았고, cephalosporin 처방률도 낮았지만, macrolide 처방률은 높았다. 2세 미만의 소아는 연간 항생제 처방 횟수가 다른 국가에 비해 매우 높았다. 예를 들어, 국내 2세 미만 소아는 연간 평균 3.41회의 항생제 처방을 받았는데, 이는 노르웨이의 0.5회에 비해 약 7배 높은 수치이다. 항생제 처방률은 2-6세 연령대에서 가장 높았으며, 2014년 외래 환자 전체 처방의 84.0%를 차지했다. 2010년부터 2014년까지, 소아청소년 환자의 항생제 처방률은 34.8%에서 70.4%로 증가했다. 이러한 데이터는 국내에서 소아청소년의 연령에 따라 항생제 사용 패턴이 다르게 나타나고 있으며, 전반적으로 항생제 사용량이 매우 높다는 것을 보여준다. 특히 영유아 시기에 항생제 사용량이 높으며, 광범위항생제 사용 비율 또한 높다.

03 병상 규모별, 질병 유형별 항생제 사용

질병 유형별 항생제 사용을 살펴보면, 소아청소년 수술 환자는 내과 환자보다 항생제 사용률이 더 높다. 특히 수술 환자의 경우 광범위항생제 사용률이 더 높다. 소아집중치료실(pediatric intensive care unit, PICU) 환자는 신생아집중치료실(neonatal intensive care unit, NICU) 또는 다른 병동에 비해 항생제 사용률이 가장 높다. 특히, PICU 환자의 경우 광범위항생제 사용률이 매우 높다. 감염 진단 코드가 있는 환자의 경우 항생제 사용률이 더 높으며(57.8%), 광범위항생제 사용률은 더욱 높다(71.4%). 호흡기 감염은 소아청소년에서 가장 흔한 항생제 사용 원인이다. 그러나, 기관지염, 부비동염, 감기와 같은 특정 호흡기 감염에는 항생제가 불필요한 경우가 많다. 만성 질환을 가진 소아청소년은 항생제 사용률이 더 높고 광범위 항생제 사용률은 더욱 높다(84.9%). 건강상태가 좋지 않다고 인식되는 소아청소년은 항생제 사용 가능성이 높다. 의료서비스에 대한 접근성과 자원 또한 항생제 사용에 영향을 미친다. 이러한 정보는 항생제 관리 프로그램의 개발에 중요한 자료가 될 수 있다.

04 소아청소년에서 적절/부적절의 평가결과

최근 소아청소년에서 항생제 처방의 적절성을 평가한 연구 결과는 다음과 같다. 부적절한 항생제 처방비율을 살펴보면 호주 전국 연구에서는 소아청소년 항생제 처방의 19.6%가 부적절한 것으로 평가되었고 미국 어린이병원에서는 항생제 처방을 받은 환자의 21.0%가 최적 이하의 처방을 받은 것으로 나타났다. 외래환자 환경에서 급성질환을 앓는 어린이를 대상으로 한 연구에서는 부적절한 항생제 처방과 관련된 요인을 분석했으며, 특정 상황에서 부적절한 처방율이 높았다. 부적절한 처방과 관련된 요인으로 호주 연구에서는 비3차 어린이병원 입원과 주요 도시 외 지역이 부적절한 처방의 위험 요인으로 확인되었다. 제한된 항생제가 승인 없이 처방된 경우 부적절할 가능성이 더 높았다. 수술 예방을 위한 항생제 처방의 59%가 부적절했다. 미국 연구에서는 비신생아 중환자실에서 항생제 처방을 받은 환자의 33.6%가 최적 이하의 항생제 처방을 받았다. 외래 환경에서 급성 중이염, 일반의, 농촌 지역, 나이가 많은 어린이, 호흡기 감염이 있는 경우 부적절한 처방이 더 흔한 것으로 나타났다. 일반의는 소아청소년과 의사에 비해 부적절하게 항생제를 처방할 가능성이 1.38배 더 높았다. 적절한 처방과 관련된 요인으로 호주 연구에서는 신생아, 면역저하환자, 중환자실에 입원한 어린이는 부적절한 처방을 받는 빈도가 낮았다. 3차 소아 시설과 주요 도시 시설에서는 더 적절한 처방이 이루어졌다. 미국 연구에서는 내과계 진료(50.6%)보다 외과계 진료(14.6%)에서 항생제 처방이 더 적게 이루어졌다.

항생제 종류별 적절성을 살펴보면 호주 연구에서 항바이러스제의 적절성은 95% 이상이었지만, carbapenem의 적절성은 60%에 불과했다. 미국 연구에서는 trimethoprim-sulfamethoxazole 처방의 8.5%만이 차선(suboptimal)으로 평가되었다. 처방지침 준수 차원에서는 호주 연구에서 소아청소년 처방의 28.8%가 국가 치료지침을 준수했고, 32.7%가 지역지침을 준수했다. 지침이 없는 경우는 5.3%였다. 처방 개선을 위한 노력 측면에서 호주 연구에서는 35개 시설에서 2014년부터 2017년까지 적절성이 향상되었지만 통계적으로 유의미하지는 않았다. 미국 연구에서는 병원 항생제 관리 프로그램에서 최적이 아닌 항생제 처방에 대한 권장 수정사항을 기록했다.

프록시 지표는 임상지표 없이 일상적인 상환 데이터에 근거하여 감염질환에 사용되는 약물의 적절성을 추정하는 데 사용된다. 이러한 지표에는 계절별 항생제 사용량 변동,

표 3-2-1. 소아청소년 항생제 사용의 적절성 평가 시 실무 체크리스트

평가 항목	구체적 점검사항	체크(✓/X)
1. 정확한 진단·적응증 확인	• 바이러스성 감기·기관지염·크룹이면 항생제 금지 • 급성 인두편도염: RADT/배양 양성 시만 투여 • 급성 중이염: 6 개월 이상·경증·일측인 경우 48-72 h 관찰 후 결정 • 급성 부비동염: 증상 ≥ 10일 또는 고열·화농성 비루 동반 시	
2. 일차 권장 약제 선택	• 가이드라인 일차 약제(예: amoxicillin, penicillin V) 사용 • 광범위(3세대 cephalosporin·carbapenem 등)는 내성·중증 근거 문서화	
3. 용량·투여 경로 적정성	• 체중(mg/kg/일) 기반 표준용량·간격 준수 • 경구 가능 시 주사 → 경구 전환 전환 계획 수립	
4. 치료기간 준수	• 급성 중이염 5-7일, 세균성 부비동염 10일, 지역사회폐렴 5일 등 최단 권고기간 적용	
5. 배양·감수성 검사	• 입원·중증·재발 시 배양 시행 후 항생제 투여 • 결과 확인 ≤ 48 h 후 표적 치료로 축소(de-escalation)	
6. 48-72 h 재평가 (antibiotic time-out)	• 임상 반응·검사 결과·부작용 확인 후 유지/변경/중단 결정	
7. 약제 선택 모니터링	• WHO AWaRe "WATCH·RESERVE" 약제 사용 시 사유 기록 • DOT·DDD 지표로 부서별 사용량 추적	
8. 이상 반응·알레르기 점검	• β-lactam에 대한 알레르기 유형과 중증도 확인 후 대체 약제 사용	
9. 보호자 교육	• 감염 원인·치료기간·복용법·중단 금지 이유 설명	
10. 처방 문서화	• 진단명, 약제·용량·기간, 재평가 예정일 EMR 기재	

RADT; rapid antigen detection test, DOT; days of therapy, DDD; defined daily dose, EMR; electronic medical records amoxicillin/이차 항생제 비율, 항생제와 비스테로이드성 항염제 또는 코르티코스테로이드 병용 처방 등이 포함된다. 프록시 지표는 개별 의사 수준에서 처방을 모니터링하고 개선을 위한 피드백을 제공하는 데 사용할 수 있다.

이러한 결과를 통해 소아청소년 항생제 처방의 적절성을 향상시키기 위해 추가적인 노력이 필요함을 알 수 있다. 특히 부적절한 처방위험이 높은 그룹과 상황에 초점을 맞춘 중재전략이 필요하다. 또한, 항생제 사용량 및 처방의 적절성을 평가할 수 있는 표준화된 지표와 시스템을 구현하는 것이 중요하다.

05 항생제 내성 증가의 최근 현황 및 결과

1. 항생제 내성 증가의 최근 현황

소아청소년 항생제 내성 증가는 전 세계적으로 심각한 문제이며, 다양한 측면에서 부정적인 영향을 미치고 있다. 항생제 내성은 감염 치료를 어렵게 만들고, 의료 시스템에 큰 부담을 주며, 환자의 건강을 위협한다.

소아청소년 항생제 내성 증가의 현황은 다음과 같다. 다양한 항생제에 대한 내성이 증가하고 있다. Macrolide-resistant *Mycoplasma pneumoniae*뿐 아니라 특히, methicillin-resistant *Staphylococcus aureus*, vancomycin-resistant *enterococcus*와 같은 다제내성균의 증가가 심각하다. 항생제 내성률은 지역에 따라 큰 차이를 보인다. 이는 항생제 사용 패턴, 의료 시스템, 위생환경 등 다양한 요인에 의해 영향을 받는다. 세균 종류별 내성을 살펴보면 특정 세균에서 항생제 내성이 두드러지게 나타난다. 예를 들어, *Streptococcus pneumoniae*, *Salmonella* spps., *Escherichia coli* 등에서 다양한 항생제 내성이 보고되고 있다. 특히 그람 음성균에서 gentamycin/tobramycin, ceftriaxone/ceftazidime, piperacillin-tazobactam, ciprofloxacin 등의 항생제에 대한 내성이 증가하고 있다. 여러 항생제에 동시에 내성을 보이는 다제내성균의 증가가 큰 문제이다. 특히, carbapenem-resistant *enterobacteriaceae*과 같은 다제내성균은 치료가 매우 어렵다. 호주에서는 18세 미만 소아청소년의 혈류 감염에 대한 항생제 내성을 조사한 결과, 장내세균에서 gentamycin/tobramycin, ceftriaxone/ceftazidime, piperacillin-tazobactam, ciprofloxacin에 대한 내성이 발견되었으며, 이는 지역 및 병원 대 지역사회 발병 여부에 따라 차이를 보였다. *S. aureus*에서는 clindamycin, ciprofloxacin, erythromycin에 대한 내성이 확인되었고, Enterococcus spps.에서는 ampicillin, vancomycin, teicoplanin에 대한 내성이 나타났다.

2. 소아청소년 항생제 내성 증가의 결과

1) 치료실패

항생제 내성으로 인해 기존 항생제로 치료가 어려워져, 감염이 더 오래 지속되거나 악화될 수 있다. 특히, vancomycin 내성으로 인해 그람양성균 감염 치료가 더욱 어려워지고 있다.

2) 입원기간 증가

치료실패로 인해 입원기간이 길어질 수 있으며, 이는 환자 및 가족에게 상당한 부담을 줄 수 있다.

3) 의료비 증가

입원기간 증가와 더불어, 더 강력하고 새로운 항생제 사용으로 인해 의료비가 상승할 수 있다.

4) 합병증 위험 증가

치료되지 않은 감염이나 치료 실패로 인해 패혈증, 패혈성 쇼크와 같은 심각한 합병증이 발생할 위험이 높아진다.

5) 사망률 증가

항생제 내성으로 인해 감염 치료가 어려워지면 사망률이 증가할 수 있다. 특히 면역력이 약한 소아청소년 환자의 경우, 항생제 내성균 감염은 매우 위험할 수 있다.

6) 다제내성균의 심각한 감염

여러 항생제에 동시에 내성을 보이는 다제내성균 감염은 치료를 더욱 어렵게 만들고, 의료환경 내 감염관리의 활동성을 강화해야 한다.

7) 새로운 항생제 개발의 필요성

기존 항생제에 대한 내성이 증가함에 따라 새로운 항생제 개발이 시급하며, 소아청소년에게 적합한 제형 개발도 중요하다.

8) 공중보건 위협

항생제 내성은 개인의 건강 문제뿐 아니라 공중보건에도 심각한 위협이 될 수 있다. 내성균 확산은 지역사회 감염을 증가시키고, 의료 시스템 전체에 부담을 줄 수 있다.

[성공 사례]

국내 한 상급종합병원 소아청소년과에서 19년간(2001-2019년)의 기간을 대상으로 한 후향적 연구로, 항생제 적정사용관리 프로그램을 2008년 1월부터 도입하여 전후 기간 [2001-2008 (도입 전), 2009-2019 (도입 후)]을 비교 분석하였다.

주요 결과는 다음과 같다.

• 항생제 사용량 감소

항생제 적정사용관리 프로그램 도입 후 환자 1,000일당 항생제 사용일수(days of therapy, DOT)가 유의미하게 감소하였다. 분석 결과, delta slope 값이 -16.5(95% 신뢰구간: -30.6~-2.3; p value=0.049)로 나타나, 항생제 적정사용관리 프로그램 도입이 항생제 사용 최적화에 효과적임을 보여주었다.

• 내성균 비율 변화

연구에서는 ESBL(extended-spectrum beta-lactamase) 생성균, 특히 *Escherichia coli*와 *Klebsiella pneumoniae*의 비율이 도입 전 17%에서 도입 후 35%로 증가한 것으로 나타났다. 이는 전반적인 내성균 증가는 세계적 추세와도 맞물리는 현상이다.

• 환자 안전 및 임상결과 유지

30일 내 전체 사망률은 항생제 적정사용관리 프로그램 도입 전과 후 모두 10%로 변화가 없었으며, 이는 항생제 사용의 감소가 환자 안전이나 치료효과를 저해하지 않았음을 의미한다.

• 의의 및 시사점

이 연구는 소아청소년 항생제 적정사용관리 프로그램이 장기간에 걸쳐 효과를 발휘할 수 있음을 보여준다. 항생제 적정사용관리 프로그램은 다학제팀(소아청소년과 감염분과 전문의 전문의, 임상 약사 등)의 협업과 정기적인 처방 검토, 전자의무기록 기반 모니터링 등을 통해 항생제 남용을 줄이면서도 환자 안전을 유지하는 모델을 입증하였다. 또한, 내성균 비율의 증가는 프로그램 도입의 부작용이 아니라, 오히려 환경 변화나 전반적인 내성균 증가 추세와 관련된 복합적인 문제로 해석할 수 있으며, 프로그램이 오히려 불필요한 항생제 사용을 최소화해 장기적인 내성 문제 완화에 기여할 수 있음을 시사한다.

이와 같이, 국내에서 진행된 본 연구는 항생제 적정사용관리 프로그램 도입이 소아청소년 환자에게 안전하면서도 경제적, 임상적으로 긍정적인 효과를 가져올 수 있음을 보여주는 성공적인 사례로 평가된다.

06 정책 제언

질병관리청은 2024년 11월부터 '항생제 적정사용관리 시범사업'을 본격 추진하고 있으며, 전국 의료기관 항생제 사용량 분석 및 환류시스템(Korea National Antimicrobial Use Analysis System, KONAS)이 점차 확대 운영되고 있다. 이에 따라 대한소아감염학회는 소아청소년을 대상으로 항생제 사용을 관리할 수 있는 전문인력 양성에 힘쓰고 있지만 단기간 내에 많은 소아감염 전문인력을 배출하기는 어려운 일이므로, 소아감염 전문인력 양성 계획을 보건당국의 의료인력 수급 계획에 포함하여 체계적인 지원이 필요하다.

소아청소년 항생제 내성 증가는 심각한 결과를 초래할 수 있으므로, 항생제 오남용을 줄이고 감염 예방에 힘쓰는 것이 중요하다. 또한, 새로운 항생제 개발과 더불어 항생제 내성 감시 시스템 구축, 항생제 적정사용관리 프로그램 강화가 필요하다. 소아청소년 환자의 특성을 고려한 치료전략과 정책개발이 중요하며, 국제적인 협력을 통해 항생제 내성 문제를 해결해야 한다.

SUMMARY

국내에서도 소아청소년의 높은 항생제 사용률과 부적절한 항생제 사용이 심각하다. 이는 항생제 내성 증가의 주요 원인이 되어 치료 실패, 입원기간 및 의료비 증가, 심각한 합병증 위험 증가와 같은 부정적인 결과를 초래한다. 국내외 연령별, 지역별, 질병 유형별 항생제 사용량 분석 결과, 특히 어린 연령대와 특정 질병에서 항생제 사용량과 광범위항생제 사용률이 높고 부적절한 처방 비율 또한 상당한 것으로 나타났다. 따라서 소아청소년 항생제 적정사용관리를 위한 교육과 항생제 관리 프로그램의 강화, 표준화된 평가 시스템 구축, 그리고 항생제 내성문제 해결을 위한 지속적인 노력과 국제적 협력이 시급하다.

참고문헌

1. American Academy of Pediatrics. Antimicrobial Resistance and Antimicrobial Stewardship: Appropriate and Judicious Use of Antimicrobial Agents. In: Kimberlin DW, Brady MT, Jackson MA, Long SS, eds. Red Book: 2018 Report of the Committee on Infectious Diseases. Elk Grove Village, IL: American Academy of Pediatrics; 2018. pp. 906–10.
2. Aricò MO, Valletta E, Caselli D. Appropriate use of antibiotic and principles of antimicrobial stewardship in children. Children (Basel). 2023;10(4):740.
3. Bielicki JA, Fink G. Measuring antibiotic use in children: piecing together the puzzle. Lancet Glob Health. 2020;8(6):e742-e743.
4. Chiotos K, D'Arinzo L, Kitt E, et al. Quantifying empiric antibiotic use in US children's hospitals. Hosp Pediatr. 2021:hpeds.2021-005950.
5. Choe YJ, Shin JY. Trends in the use of antibiotics among Korean children. Korean J Pediatr. 2019;62(4):113-8.
6. Choi UY, Han SB. Antibiotic use in Korean children diagnosed with acute bronchiolitis: Analysis of the National Health Insurance reimbursement data. J Korean Med Sci. 2024;39(17):e141.
7. Gerber JS, Jackson MA, Tamma PD, Zaoutis TE; COMMITTEE ON INFECTIOUS DISEASES, PEDIATRIC INFECTIOUS DISEASES SOCIETY. Antibiotic stewardship in pediatrics. Pediatrics. 2021;147(1):e2020040295.
8. Kim KR, Park HJ, Baek SY, et al. The impact of an antimicrobial stewardship program on days of therapy in the pediatric center: An interrupted time-series analysis of a 19-year study. J Korean Med Sci. 2024;39(21):e172.
9. Medernach RL, Logan LK. The growing threat of antibiotic resistance in children. Infect Dis Clin North Am. 2018;32(1):1-17.
10. Nasso C, Scarfone A, Pirrotta I, et al. Appropriateness of antibiotic prescribing in hospitalized children: A focus on the real-world scenario of the different paediatric subspecialties. Front Pharmacol. 2022;13:890398.
11. Park JY, Kang HM. National level cross-sectional study on antibiotic use in children during the pre- and early COVID-19 eras. Antibiotics (Basel). 2024;13(3):249.
12. Park KH, Choe SA, Shin JY, et al. Trend of antibiotic use in children with acute otitis media in Korea. J Korean Med Sci. 2021;36(46):e317.
13. Sarpong EM, Miller GE. Narrow- and broad-spectrum antibiotic use among U.S. children. Health Serv Res. 2015;50(3):830-46.
14. Tribble AC, Lee BR, Flett KB, et al. Appropriateness of antibiotic prescribing in United States children's hospitals: A national point prevalence survey. Clin Infect Dis 2020;71(8):e226–34.
15. Yu D, Zheng Y, Shen A, et al. Editorial: Antimicrobial resistance in pediatric infectious diseases: antimicrobial resistance, resistance mechanisms and antimicrobial use. Front Cell Infect Microbiol. 2023;13:1287051.

Section III

Chapter — 02

소아청소년 항생제 적정사용관리 프로그램에서 고려사항

최영준 고려대학교 의과대학 소아청소년과학교실

목적

- **소아청소년 항생제 적정사용관리 프로그램의 중요성과 필요성 이해**
- **소아청소년의 특징을 고려한 항생제 적정사용관리 프로그램 설계 및 운영전략 습득**

학습 성과

Learning outcomes

- 소아청소년 항생제 적정사용관리 프로그램의 개념과 목표를 설명할 수 있다.
- 소아청소년 항생제 사용의 특징과 문제점을 분석할 수 있다.
- 소아청소년 항생제 적정사용관리 프로그램의 구성요소와 운영전략을 설명할 수 있다.
- 소아청소년 특수 집단에 대한 항생제 적정사용관리 프로그램의 고려사항을 설명할 수 있다.
- 항생제 내성 예방 및 관리를 위한 효과적인 중재전략을 제시할 수 있다.

01 서론

항생제 적정사용관리 프로그램(antimicrobial stewardship program)은 항생제 내성문제 해결과 소아청소년 환자의 안전을 위한 필수적인 전략이다. 소아청소년은 성인에 비해 면역체계가 미성숙하고, 장기기능이 완전히 발달하지 않았으며, 약물대사 능력이 떨어진다. 또한, 소아청소년에게 사용 가능한 항생제 종류와 용량이 제한적이며, 성장과 발달단계에 따라 약물반응이 다르게 나타날 수 있다. 따라서 소아청소년을 위한 항생제 적정사용관리 프로그램은 이러한 특징을 고려하여 맞춤형으로 설계되어야 한다.

소아청소년은 성인에 비해 기대수명이 길기 때문에 항생제 노출의 누적 용량이 많을 수 있으며, 이는 장기적인 건강에 영향을 미칠 수 있다. 또한, 소아청소년기의 항생제 사용 경험은 미래 세대의 항생제에 대한 선호도나 건강지식에 영향을 미칠 수 있다는 점에서 소아청소년은 한 사회의 항생제 적정사용관리 프로그램 대상 중 가장 중요하다고 할 수 있다.

해외 병원에서 소아청소년 대상 항생제 적정사용관리 프로그램을 시행하여 긍정적 결과를 얻은 사례가 다수 있다. 스페인의 한 병원에서는 프로그램 도입 후 전체 항생제 사용량이 27% 감소하고 부적절한 처방이 절반 이상 줄었으며, 이는 다른 국가의 프로그램 도입에도 영향을 준 것으로 알려져 있다. 독일 대학병원 소아병동 연구에서도 프로그램 적용으로 치료기간이 단축되고, 광범위항생제 사용이 크게 줄면서 처방패턴이 개선된 바 있다. 특히 진료지침 준수율이 현저히 높아졌으며, 이러한 변화 속에서도 환자 안전은 기존과 동일하게 유지된 점이 주목할 만하다.

이처럼 국외의 다양한 사례에서 항생제 적정사용관리 프로그램은 광범위항생제 사용 감소, 적정 처방비율 향상, 내성 감소 및 환자 예후개선 등에 기여하는 것으로 나타나고 있다. 우리나라의 경우 아직 초기 단계이기는 하지만, 일부 상급종합병원에서 자발적으로 항생제 적정사용관리 프로그램을 시행하여 항생제 사용량 감소와 내성률 개선 추세를 보인 보고가 있다. 앞으로 더 많은 병원으로 항생제 적정사용관리 프로그램이 확산되고 정부의 지원이 뒷받침된다면, 소아청소년 환자에서 효과적인 항생제 사용문화를 정착시키는 데 큰 도움이 될 것이라는 기대가 있다.

본 장에서는 소아청소년의 특징을 심층적으로 분석하여 항생제 적정사용관리 프로그램 설계 시 고려해야 할 사항들을 제시한다. 이를 통해 소아청소년 환자에게 안전하고 효과적인 항생제 치료를 제공하고 항생제 내성 발생을 억제하는 데 기여할 수 있기를 기대한다.

02 소아청소년 항생제 사용의 특징

1. 생리적 특성

소아청소년은 성인에 비해 신체기능이 미숙하고 체성분 구성이 다르기 때문에 약물 흡수, 분포, 대사, 배설과정이 성인과 다르게 나타난다. 특히, 신장기능이 미숙하여 약물 배설속도가 느리고, 체내 수분 함량이 높아 친수성 약물의 분포용적이 증가할 수 있다. 또한, 간의 약물대사 능력이 미숙하여 약물 반감기가 길어지고, 약물 효과 및 부작용 발현에 영향을 미칠 수 있다. 따라서 성인에게 효과적인 항생제 용량이 소아청소년에게는 과도하거나 부족할 수 있으며, 부작용 발생위험도 높아질 수 있다. 소아청소년의 빠른 성장 속도를 고려하여 약물 용량을 주기적으로 조절해야 하는 것도 중요한 고려사항이다.

특히 소아청소년 항생제 적정사용관리 프로그램에서는 약동학/약력학적(PK/PD) 특성을 고려한 항생제 용량 설정이 중요하다. 성인에 비해 소아청소년 PK/PD 데이터가 제한적이고, 많은 부분 성인에서의 약동학적 분포 데이터를 소아청소년에게 외삽하여 사용하고 있기 때문에 주의해서 프로그램을 시행해야 한다. 소아청소년 환자의 체중, 나이, 신장기능 등을 고려하여 개별 환자에게 맞는 최적의 항생제 용량을 설정하고, 치료 반응 및 부작용 발생 여부를 면밀히 모니터링하여 용량을 조절해야 한다. 또한, 항생제 사용과 관련된 최신 연구 결과 및 임상지침을 지속적으로 업데이트하고, 이를 바탕으로 프로그램을 운영해야 한다.

2. 높은 바이러스 감염 비율

소아청소년은 성인에 비해 면역체계가 미성숙하여 바이러스 감염에 더욱 취약하다. 특히 급성 호흡기 감염의 경우, 대부분 바이러스가 원인병원체이며 항생제 치료가 필요하지 않다. 그러나 실제 임상현장에서는 급성 호흡기 감염에 대해 불필요한 항생제 처방이 빈번하게 발생하고 있다. 미국에서는 연간 약 4,900만 건의 항생제 처방이 소아청소년 외래 환자에게 이루어지며, 이 중 절반은 광범위 항생제 처방이다. 이러한 과도한 항생제 처방은 항생제 내성균의 출현과 확산을 가속화시키는 주요 원인이 되고 있다. 특히, azithromycin과 같은 광범위 항생제는 내성 발생률이 높아 소아청소년에게 신중하게 사용되어야 한다.

소아청소년의 높은 바이러스 감염 비율과 이에 따른 불필요한 항생제 처방은 항생제 적정사용관리 프로그램의 중요한 개입 대상이다. 항생제 적정사용관리 프로그램은 의료진과 환자 보호자에게 항생제 내성 문제의 심각성을 알리고, 급성 호흡기 감염과 같은 바이러스성 질환에 대한 항생제 처방을 줄이도록 교육하고 권고해야 한다. 또한, 불필요한 광범위 항생제 처방을 줄이고, 좁은 범위 항생제 또는 대체 치료법을 적극적으로 고려해야 한다.

3. 제한적인 항생제 선택

소아청소년에게 사용 가능한 항생제는 성인에 비해 제한적이다. 소아청소년은 성인과 다른 생리학적 특징을 가지고 있어, 모든 항생제를 사용할 수 없다. 일부 항생제는 소아청소년에게 독성을 나타내거나 효과가 부족할 수 있다. 예를 들어, tetracycline 계열 항생제는 치아 변색이나 뼈 성장 억제와 같은 부작용을 유발할 수 있어 8세 미만 소아에게는 일반적으로 사용하지 않는다. 또한, quinolone 계열 항생제는 연골 손상 가능성 때문에 성장기 소아에게 제한적으로 사용된다.

소아청소년의 성장 및 발달단계에 따른 약동학적 특성 변화도 항생제 선택을 제한하는 요인이다. 소아청소년은 성인에 비해 신장기능이 미숙하고 체성분 구성이 다르기 때문에 약물 흡수, 분포, 대사, 배설과정이 성인과 다르게 나타난다. 따라서 성인에게 효과적인 항생제라도 소아청소년에게는 효과가 떨어지거나 부작용 발생위험이 높을 수 있다. 또한, 소아청소년은 성장속도가 빠르기 때문에 약물 용량을 주기적으로 조절해야 한다.

소아청소년에게 안전하고 효과적인 항생제를 선택하고 용량을 조절하는 것은 항생제 적정사용관리 프로그램의 중요한 목표 중 하나이다. 이를 위해서는 소아청소년의 특징을 고려하여 항생제 사용에 대한 최신 지침을 숙지하고, 약동학 및 약력학적 원리를 바탕으로 개별 환자에게 맞는 항생제를 선택하고 용량을 조절해야 한다. 또한, 항생제 사용에 따른 부작용 발생 여부를 면밀히 모니터링하고, 필요한 경우 대체 항생제를 고려해야 한다.

4. 항생제 사용 평가의 어려움

소아청소년 항생제 사용을 정확하게 평가하는 것은 성인에 비해 어려운 과제이다. 성인 항생제 사용 평가에 주로 사용되는 정의된 1일 투여량(defined daily dose, DDD)은 소아청소년에게 적용하기 어렵다. DDD는 특정 약물의 평균적인 성인 1일 유지 용량을 의미하는데, 소아청소년은 체중과 나이에 따라 항생제 용량이 달라지기 때문에 DDD를 일괄적으로 적용할 수 없다. 예를 들어, 10 kg의 영아와 50 kg의 청소년에게 동일한 항생제를 투여할 경우, 필요한 용량은 크게 차이가 난다. 따라서 소아청소년 항생제 사용을 평가할 때는 DDD 대신 치료일수(days of therapy, DOT) 또는 치료기간(length of therapy, LOT)과 같은 지표를 사용하는 것이 적절하다.

DOT는 특정 기간 동안 환자 1,000명당 항생제 사용 일수를 의미한다. 예를 들어, 1,000명의 입원 환자 중 500명이 5일 동안 항생제를 투여받았다면, DOT는 2,500 DOT/1,000 환자-일이 된다. LOT는 개별 환자의 치료 경과에 따른 항생제 사용기간을 의미한다. 예를 들어, 한 환자가 폐렴으로 입원하여 7일 동안 항생제 치료를 받았다면, 해당 환자의 LOT는 7일이 된다. DOT와 LOT는 소아청소년의 체중과 나이에 따른 용량 변화를 고려하지 않고 항생제 사용량을 평가할 수 있다는 장점이 있다.

그러나 DOT와 LOT는 항생제의 종류와 용량을 고려하지 않기 때문에 항생제 사용의 질적인 측면을 평가하기에는 한계가 있다. 예를 들어, 동일한 DOT 또는 LOT를 가진 환자라도 광범위항생제를 사용한 경우와 좁은 범위 항생제를 사용한 경우 항생제 내성 발생위험은 다를 수 있다. 따라서 소아청소년 항생제 사용 평가 시에는 DOT와 LOT와 같은 양적인 지표뿐만 아니라 항생제 종류, 용량, 적응증 등 질적인 측면도 함께 고려해야 한다. 또한, 환자의 치료 반응, 부작용 발생 여부, 그리고 치료 후 미생물 검사결과 등을 종합적으로 분석하여 항생제 사용의 적절성을 평가해야 한다.

소아청소년 항생제 사용 평가의 어려움은 항생제 적정사용관리 프로그램의 중요한 과제 중 하나이다. 정확하고 포괄적인 평가를 통해 항생제 사용의 효과를 극대화하고 부작용 및 내성 발생을 최소화하는 데 기여할 수 있다.

5. 보호자의 항생제 인식 및 선호도

소아청소년 항생제 사용에 있어 보호자의 인식과 선호도는 중요한 영향을 미친다. 일부 보호자들은 항생제가 모든 감염질환에 효과적인 치료법이라고 생각하거나, 항생제를 사용하지 않으면 아이의 증상이 악화될 것이라고 우려하여 항생제 처방을 요구하는 경우가 있다. 또한, 항생제 부작용에 대한 정보 부족으로 인해 항생제 사용을 꺼리는 보호자도 있다.

보호자의 항생제에 대한 인식과 선호도는 의료진의 항생제 처방 결정에 영향을 미칠 수 있다. 의료진은 보호자와의 갈등을 피하거나 치료 만족도를 높이기 위해 불필요한 항생제를 처방하는 경우가 있다. 이러한 상황은 항생제 오남용을 초래하고 항생제 내성 문제를 악화시킬 수 있다.

또한 소아청소년의 경우, 경구 항생제 복용 순응도가 낮을 수 있다는 점도 고려해야 한다. 쓴맛, 삼키기 어려움, 복용 횟수 등의 이유로 아이들이 항생제 복용을 거부하는 경우가 많으며, 이는 치료효과를 감소시키고 항생제 내성 발생위험을 높일 수 있다. 따라서 보호자의 적극적인 협조와 복약 지도가 필수적이다.

따라서 소아청소년 항생제 적정사용관리 프로그램에서는 보호자의 항생제 인식과 선호도를 고려하여 효과적인 의사소통 전략을 수립해야 한다. 의료진은 보호자에게 항생제 내성문제의 심각성, 항생제의 적절한 사용방법, 항생제 부작용 등에 대한 정확한 정보를 제공하고, 항생제 처방 여부에 대한 충분한 설명과 상담을 통해 보호자의 불안감을 해소하고 신뢰를 얻어야 한다. 또한, 항생제 대신 사용 가능한 대체 치료법을 제시하고, 항생제 복용 시 주의사항을 안내하여 보호자의 적극적인 참여를 유도해야 한다.

03 소아청소년 특수 집단

1. 신생아 집중치료실

신생아는 면역체계가 미성숙하고 감염에 취약하여 항생제 사용이 빈번하게 이루어지는 환자군이다. 특히 미숙아는 조산으로 인해 장기 발달이 미숙하고 면역기능이 약하며, 출생 후 장기간 입원치료를 받는 경우가 많아 병원내 감염에 노출될 위험이 높고, 이에 따라 항생제 내성균 출현 빈도가 높아진다. 광범위항생제는 미숙아에게 괴사성 장염, 침습성 칸디다증과 같은 심각한 부작용을 초래할 수 있으며, 항생제 내성균의 출현을 촉진하여 후기 패혈증의 발생률과 사망률을 증가시키는 원인이 된다. 따라서 신생아 집중치료실(neonatal intensive care unit, NICU), 특히 미숙아를 대상으로 한 항생제 적정사용관리 프로그램은 항생제 사용을 줄이고 적절한 항생제 선택을 통해 부작용 및 내성 발생을 최소화하는 데 중요한 역할을 한다.

2. 소아청소년 혈액종양 환자

소아청소년 혈액종양 환자는 항암 치료로 인해 면역기능이 저하되어 감염에 취약하다. 특히 호중구감소증은 세균 감염의 위험을 높인다. 항암 치료과정에서 발생하는 점막염, 카테터 관련 감염 등은 항생제 사용을 증가시키는 요인이 된다. 장기간의 항생제 사용은 항생제 내성균의 출현과 다제내성균 감염의 위험을 높이며, 이는 환자의 생명을 위협할 수 있다. 혈액종양 환자는 항암 치료과정에서 다양한 약물을 복용하기 때문에 약물 상호작용의 위험이 높다. 특히, 항생제와 항암제 간의 상호작용은 항암 치료효과를 감소시키거나 부작용 발생위험을 증가시킬 수 있다. 따라서 소아청소년 혈액종양 환자에게 항생제를 처방할 때는 환자의 면역상태, 항암 치료 종류 및 용량, 약물 상호작용 등을 종합적으로 고려하여 개별 환자에게 맞춤형 항생제 치료를 제공해야 한다.

3. 소아청소년 고형 장기이식 환자

소아청소년 고형 장기이식 환자는 이식 후 면역억제제를 복용하여 면역기능이 저하되어 감염에 취약하다. 특히 이식 초기에는 거대세포바이러스(cytomegalovirus, CMV), Epstein-Barr 바이러스(EBV) 등 기회 감염의 발생위험이 높으며, 이를 예방하기 위해 예방적 항생제 치료를 시행하는 경우가 많다. 또한, 수술 후 합병증, 카테터 관련 감염 등으로 인해 항생제 사용이 필요할 수 있다. 장기간의 면역억제제 사용과 항생제 치료는 항생제 내성균의 출현과 다제내성균 감염의 위험을 높인다. 면역억제제는 항생제와 상호작용을 일으켜 면역억제 효과를 감소시키거나 부작용 발생 위험을 증가시킬 수 있다. 따라서 소아청소년 고형 장기이식 환자에게 항생제를 처방할 때는 면역억제제 종류 및 용량, 이식 후 경과시간, 감염 위험도 등을 종합적으로 고려하여 신중하게 선택해야 한다.

4. 소아청소년 일차 면역저하환자

소아청소년 일차 면역저하환자는 선천적인 면역 결핍으로 인해 감염에 매우 취약하며, 반복적인 감염으로 인해 항생제 사용이 빈번하게 이루어진다. 특히 중증 복합 면역결핍증(severe combined immunodeficiency, SCID), 만성 육아종증(chronic granulomatous disease, CGD) 등과 같은 심각한 면역 결핍 질환을 가진 환자들은 기회감염의 위험이 매우 높아 예방적 항생제 치료가 필수적이다. 그러나 장기간의 항생제 사용은 항생제 내성균의 출현과 다제내성균 감염의 위험을 높이며, 이는 환자의 생명을 위협할 수 있다. 일차 면역저하환자는 면역 결핍의 종류와 심각도에 따라 감염 위험 및 항생제 치료 반응이 다르게 나타날 수 있다. 따라서 일차 면역저하환자에게 항생제를 처방할 때는 면역 결핍의 종류, 감염 병력, 약물 알레르기 등을 종합적으로 고려하여 개별 환자에게 맞춤형 항생제 치료를 제공해야 한다.

04 결론

소아청소년 항생제 적정사용관리 프로그램은 증가하는 항생제 내성문제 해결과 소아청소년 환자의 안전을 위한 필수적인 전략이다. 소아청소년은 성인과 다른 생리학적, 약동학적 특징을 가지고 있어 항생제 사용에 있어 각별한 주의가 필요하다. 따라서 소아청소년의 특징을 고려한 맞춤형 프로그램을 통해 항생제 사용을 최적화하고 부작용 및 내성 발생을 최소화해야 한다.

소아청소년 항생제 적정사용관리 프로그램은 단순히 항생제 사용을 줄이는 것뿐만 아니라, 적절한 항생제 선택, 용량 조절, 투여경로 설정, 치료기간 결정 등을 통해 항생제 치료의 효과를 극대화하고 부작용을 최소화하는 것을 목표로 한다. 특히, 면역체계가 미숙하고 약물대사 능력이 떨어지는 소아청소년의 특성을 고려하여 안전하고 효과적인 항생제 치료 전략을 수립해야 한다.

향후 소아청소년 항생제 적정사용관리 프로그램에 대한 연구는 입원 및 외래 환자에서의 항생제 적정사용관리 효과를 평가하고, 특수 환자군에 대한 맞춤형 전략을 개발하는 데 초점을 맞춰야 한다. 또한, 프로그램의 지속적인 운영 및 개선을 위한 효과적인 시스템 구축 및 지원방안 마련이 필요하다.

SUMMARY

- 소아청소년 항생제 적정사용관리는 항생제 내성문제 해결과 소아청소년 환자의 안전을 위한 필수적인 전략이다.
- 소아청소년은 성인과 다른 생리학적, 약동학적 특징을 가지고 있어 항생제 사용에 있어 각별한 주의가 필요하다.
- 소아청소년의 특징을 고려한 맞춤형 항생제 적정사용관리 프로그램을 통해 항생제 사용을 최적화하고 부작용 및 내성 발생을 최소화해야 한다.

참고문헌

1. American Academy of Pediatrics. Antimicrobial Resistance and Antimicrobial Stewardship: Appropriate and Judicious Use of Antimicrobial Agents. In: Kimberlin DW, Brady MT, Jackson MA, Long SS, editors. Red Book: 2018 Report of the Committee on Infectious Diseases. 31st ed. Elk Grove Village (IL): American Academy of Pediatrics; 2018. pp. 906-10.
2. Chiotos K, D'Arinzo L, Kitt E, et al. Quantifying empiric antibiotic use in US children's hospitals. Hosp Pediatr. 2021:hpeds.2021-005950.
3. Choe YJ, Shin JY. Trends in the use of antibiotics among Korean children. Korean J Pediatr. 2019;62(4):113-8.
4. Coffin SE, Abanyie F, Bryant K, et al. Pediatric research priorities in healthcare-associated infections and antimicrobial stewardship. Infect Control Hosp Epidemiol. 2021;42(5):519-22.
5. Gerber JS, Jackson MA, Tamma PD, et al. Antibiotic Stewardship in Pediatrics. Pediatrics. 2021 Jan;147(1):e2020040295.
6. Han SB, Bae KS, Choi UY, et al. Antibiotics for pediatric patients with laryngotracheobronchitis in Korea: a nationwide study based on administrative data. J Korean Med Sci. 2024 Jun 24;39(24):e189.
7. Kim KR, Park HJ, Baek SY, et al. The impact of an antimicrobial stewardship program on days of therapy in the pediatric center: an interrupted time-series analysis of a 19-year study. J Korean Med Sci. 2024 Jun 3;39(21):e172.
8. Kreitmeyr K, von Both U, Pecar A, et al. Pediatric antibiotic stewardship: successful interventions to reduce broad-spectrum antibiotic use on general pediatric wards. Infection. 2017 Aug;45(4):493–504. doi:10.1007/s15010-017-1009-0.
9. Park KH, Choe SA, Shin JY, et al. Trend of Antibiotic Use in Children with Acute Otitis Media in Korea. J Korean Med Sci. 2021;36(46):e317.
10. Rashed AN, Jackson C, Gastine S, et al. Pediatric pharmacokinetics of the antibiotics in the Access and Watch groups of the 2019 WHO model list of essential medicines for children: a systematic review. Expert Rev Clin Pharmacol. 2019 Dec;12(12):1099–1106. doi:10.1080/17512433.2019.1693257.
11. Song I, Park SJ, Byun SJ, et al. Increased use of third-generation cephalosporin antibiotics in the outpatient setting in Korean children and adolescents. Pediatr Int. 2018;60(9):803-10.
12. Soyka LF, Robinson DS, Lachant N, et al. The misuse of antibiotics for treatment of upper respiratory tract infections in children. Pediatrics. 1975;55(4):552-6.

Chapter — 03

소아청소년 입원 환자를 위한 성공적 항생제 적정사용관리 전략

이현주 서울대학교 의과대학 소아과학교실

목적

- 소아청소년 입원 환자의 항생제 사용 실태 분석
- 부적절한 처방을 줄이기 위한 효과적인 성공적 항생제 적정사용관리전략 제시
- 소아청소년 대상 항생제 적정사용관리 프로그램의 핵심요소와 운영 방안 정립
- 항생제 사용의 질적·양적 개선 도모

학습 성과

Learning outcomes

- 소아청소년 환자의 항생제 사용이 성인과 다른 점(질병 경과, 내성률, 약동학적 특성 등)을 이해하고, 이에 맞는 맞춤형 항생제 관리 전략을 수립할 수 있다.
- 항생제 적정사용관리 프로그램의 주요 전략(사전 승인, 사전 감사 등)을 활용하여 소아청소년 환자의 항생제 사용을 최적화하고, 부적절한 처방을 줄일 수 있다.

01 서론

항생제는 입원한 소아청소년 환자에게 흔히 처방된다. 입원한 소아청소년을 대상으로 한 다국적 점 유병률 조사에서는 국가에 따른 항생제 사용 비율에 차이가 있었으나 입원한 아이들의 30-44%가 항생제를 처방받는 것으로 보고되었으며, 환자군으로 나누었을 때, 소아청소년 혈액종양 환자에서 64%, 소아중환자실(pediatric intensive care unit, PICU)에서는 57%로 항생제 처방률이 높았다.

소아청소년 및 신생아 입원 환자에서 항생제 사용의 주요 이유는 표 3-2-2와 같다. 생후 1개월 이후 소아청소년 환자에서 항생제 사용의 이유로 세균성 하기도 감염이 가장 흔하며, 예방적 항생제(내과 및 수술 포함), 패혈증, 수술부위 감염, 요로감염, 혈액종양 환자 호중구감소 발열, 상기

표 3-2-2. 소아청소년(>1개월) 및 신생아(<30일) 항생제 사용 주요 이유

항생제 사용 이유(소아청소년)	%	항생제 사용 이유(신생아)	%
세균성 하기도감염	18.7	패혈증	36.4
내과적 예방요법	15.1	산모 위험인자 관련 예방요법	12.2
수술적 예방요법	9.9	신생아 위험인자 관련 예방요법	11.3
패혈증	9.0	하기도감염	8.7
수술부위감염	6.1	수술적 예방요법	5.4
요로감염	5.6	내과적 예방요법	5.1
호중구감소 발열	4.8	중심정맥관 관련 감염	3.4
상기도 감염	4.6	중추신경계 감염	3.2
피부연조직 감염	4.4	수술부위 감염	2.6
바이러스 하기도 감염	3.7	피부연조직 감염	2.6

도 감염, 피부연조직 감염, 바이러스 하기도 감염 순이었다. 신생아는 패혈증이 가장 흔히 처방되는 사유였으며, 다음으로 예방적 요법(산모 위험인자, 신생아 위험인자 관련), 하기도 감염, 예방적 항생제(수술 및 내과), 중심정맥관련 감염, 중추신경계 감염 등 순이었다.

한편, 미국 내 32개의 어린이병원 대상으로 진행된 조사에서 입원한 어린이의 35%가 적어도 하나의 항생제를 처방 받았으며, 그중 25.9%가 부적절한 것으로 분류되었다. 부적절한 원인으로 균주-약물 부적절, 수술 전 예방적 항생제를 24시간 이상 사용, 지나친 광범위 항생제 사용, 치료 적응증이 명시되지 않음, 불필요한 중복 치료, 예방요법 시 사유가 명시되지 않음, 생체이용률이 높은 항생제가 경정맥(intravenous, IV)으로 투여된 경우, 치료 기간이 긴 경우, 용량이 적절하지 않음 등 순으로 나타났다.

이와 같이 소아청소년 입원 환자에서 항생제는 흔히 처방되고 있으며 그 중 상당한 경우 부적절하게 처방되고 있어, 이번 장에서는 소아청소년 입원 환자 대상 성공적 항생제 적정사용관리 전략을 알아보고자 한다.

02 소아청소년 항생제 적정사용관리 프로그램 구축

소아청소년 항생제 적정사용관리 프로그램은 핵심요소를 갖추어 진행하는 것이 중요하며, 병원의 항생제 적정사용관리 프로그램 안에 소아청소년 관련 항생제 관리를 위해 다음을 고려해야 한다.

1. 운영체계 및 소아청소년 항생제 관리 전담인력(Operating system and pediatric ASP personnel)

소아청소년 항생제 적정사용관리는 성인과 마찬가지로 프로그램을 설계하고 성공적으로 구현하기 위해 헌신적인 핵심 인력이 필요하다. 이상적으로, 핵심 인력에는 소아 전담 임상 약사, 소아청소년과 감염분과 전문의가 필요하며, 다른 중요한 구성원으로는 데이터 분석가, 임상미생물학자, 그리고 감염관리전문가가 포함된다. 한 연구에서 병원 항생제관리 프로그램이 있으나 소아 전담인력이 없는 2개 의료기관에서 소아 항생제관리 전담인력 도입 후 항생제 사용량 변화를 평가하였을 때, 소아청소년 전체 항생제 사용량이 15% 감소하였으며, vancomycin은 각각 32%와 25%

표 3-2-3. 소아청소년 항생제 사용량 조사 지표의 예

보고 자료	단위
병원특성	
병상수	병상수
신생아중환자실 병상수	병상수
소아중환자실 병상수	병상수
소아청소년 수술 사례수	사례수
항생제 사용량 분석	
전체 항생제 사용량	DOT/1,000 환자-일당 치료 일수
항생제 계통별 항생제 사용량	DOT/1,000 환자-일당 치료 일수
특수병동 항생제 사용량(신생아중환자실, 소아중환자실, 조혈모세포이식 등)	DOT/1,000 환자(특수병동)-일당 치료 일수
면역저하자 항진균제 사용량	DOT/1,000 환자-일당 치료 일수
항생제 치료기간	중앙 일수
조혈모세포이식 환자 대상 특정 항생제 사용량	DOT/1,000 환자-일당 치료 일수
수술 환자 대상 특정 항생제 사용량	DOT/1,000 환자-일당 치료 일수
Clindamycin 사용량(일부 진단에 대해)	DOT/1,000 환자-일당 치료 일수
항혐기항생제 사용량	DOT/LOT
Anti-pseudomonal 항생제 사용량	DOT/LOT
생체이용률이 높은 약제의 정맥에서 경구투여 전환	주사-경구 전환 비율
질환별 항생제 사용량	
맹장염, 천공 및 미천공	DOT/1,000 환자-일당 치료 일수
경부 연조직염/농양	DOT/1,000 환자-일당 치료 일수
후인두 농양	DOT/1,000 환자-일당 치료 일수
지역사회폐렴	DOT/1,000 환자-일당 치료 일수
신생아괴사성장염	DOT/1,000 환자-일당 치료 일수
골수염(경구 및 주사)	DOT/1,000 환자-일당 치료 일수
수술 예방적 항생제 요법	>24시간 사용 환자 비율
결과지표	
Clostridioides difficile 감염률	사례/10,000 환자-일당

DOT, days of therapy; LOT, length of therapy.

감소한 것으로 보고하였다. 스페인의 어린이병원에서 수행된 연구에서는 소아청소년 대상 항생제 관리 프로그램을 도입한 후 항생제 사용량이 감소할 뿐 아니라, 부적절한 항생제 처방이 의미 있게 감소하였다. 우리나라에서도 소아청소년과 감염분과 전문의 부임 전후 및 부재 시 항생제 사용량의 변화에 대한 연구가 발표되었다. 항생제 사용량이 증가하고 있던 기관에서 소아청소년과 감염분과 전문의 부임 후 항생제 사용량이 의미 있게 감소하였으며, 신종플루, 메르스 등 대유행으로 감염관련 업무가 증가한 기간 또는 전임의 인력이 부재한 기간에 항생제 사용량이 의미 있게 증

가한 것으로 나타났다. 이와 같이 소아청소년 항생제 관리를 위해서는 핵심 인력 확보가 중요하며, 적절한 인력 확보 시 항생제 사용의 양적 및 질적 개선에 효과적임을 알 수 있다.

2. 중재의 실행(Action)

소아청소년 항생제 사용에 대한 중재는 성인과 구분되어야 한다. 소아청소년은 질병의 원인 및 경과, 항생제 내성률, 약동학적 특성, 용량 용법 및 흔히 사용하는 항생제 종류가 성인과 다르며, 연령에 따른, 질환군에 따른, 진료과에 따른 평가가 되는 것이 바람직하다.

3. 추적조사(Tracking) 및 보고(Reporting)

소아청소년에서 항생제 사용에 대한 추적조사는 성인과 구분되어야 한다. 소아청소년 치료 가이드라인은 성인과 다르며 중재에 대한 수용 및 비수용의 이유가 다를 수 있어 효과적인 항생제 관리를 위해서는 구분하여 관리하는 것이 필요하다.

특히 병원내 항생제 사용량에 대한 감시는 소아청소년 및 성인은 구분되는 것이 바람직하다. 또한 기관 간 소아청소년 항생제 사용량 감시체계가 필요하다. 이때 양적 및 질적 평가가 가능한 시스템이 필요하다. 소아청소년 항생제 사용량 감시에 사용하는 지표의 예시는 표 3-2-3와 같다.

병원내 항균제감수성 분석(antibiogram) 결과 또한 소아청소년 및 성인은 다르므로 별도로 모니터 및 관리하는 것이 바람직하다. 항균제감수성 결과에 따라 권고하는 항생제가 달라지므로, 소아청소년은 성인과 구분되어 관리하는 것이 중요하다.

4. 교육(Education)

소아청소년에서 항생제 사용에 대한 교육 내용에는 항생제의 적절한 사용에 대한 일반적인 내용에 추가로 다음에 대한 내용을 고려할 수 있다. 신체발달에 따른 항생제 사용 시 주의 사항(예: 출생 이후 신기능의 변화, 미숙아의 특성), 소아청소년 약물 역학 시 고려사항, 연령에 따른 항생제 사용 시 주의사항, 이상 반응, 소아청소년 주요 감염증의 치료 지침 및 보호자 대상 교육(바이러스 감염의 빈도, 관찰 후 항생제 사용 결정 등)도 중요하다.

03 소아청소년 입원 환자 대상 일반적 항생제 적정사용관리 전략

핵심 전략인 사전 승인 및 사전 감사는 소아청소년 입원 환자 대상 항생제 사용을 줄이는 데 효과적이다. 또한, 임상지침, 교육 및/또는 주사에서 경구로의 전환과 같은 보조 전략은 핵심 전략과 함께 가장 잘 활용된다.

사전 감사 프로그램의 일반적인 구조는 처방한 임상의의 처방에 따라 선택된 항생제를 평가하는 것을 포함한다. 처방된 항생제의 임상 적응증을 검토하고, 제공된 임상정보, 미생물 데이터, 내성패턴 및 임상지침에 기반하여 치료 방법을 최적화하기 위한 필요한 권장사항을 제공한다. 소아청소년 사전 감사 프로그램에서 보고된 가장 일반적인 권장사항은 다음과 같다: 항생제 치료 중단(12-44%), 용량 조정(7-40%), 감염전문가 상담 요청(6-12%), 그리고 정맥주사에서 경구제형으로 전환(6-10%). 한 연구에서 항생제 적정사용관리 권장사항에 대한 초기 동의율은 80%였으며, 권장사항 준수율은 83-92%로 보고되었다.

이러한 사전 감사 프로그램은 항생제 사용, 치료결과 및 의사 만족도에 상당한 영향을 미쳤다. 소아청소년 항생제 적정사용관리 전략에 대한 조사에서는 전체 항생제 사용량이 38%, 목표 항생제는 21% 감소하였으며, 동일한 기간 내성균의 의미 있는 증가가 없음을 보고하였다. 한 어린이병원에서 실시한 또 다른 사전 감사 항생제 적정사용관리에서는 프로그램이 모니터링한 항생제의 DOT/1,000 환자-일수에서 월 평균 17% 감소가 관찰되었고, 다른 어린이병원과 비교했을 때 모든 항생제에서 월 평균 7% 감소가 있었다. 이 프로그램은 병원내 의료진 대상 조사하였으며, 82%에서 항생제 적정사용관리가 환자의 치료 질을 개선했다고 동의했고, 84%는 항생제 적정사용관리가 부적절한 항생제 처방을 줄였다고 동의했다.

사전감사는 처방 의사가 자신의 자율성에 영향을 미치지 않고 초기 치료 계획을 결정할 수 있는 장점을 제공한다. 또한 항생제 적정사용관리 검토 시 문화 결과, 질병진행 등 더 많은 정보가 제공되어 관리 권장사항을 개선하는 데 도움이 된다. 사전감사 전략의 단점은 항생제 사용을 적극적으로 감사하고 매일 개입하기 위해 상당한 시간과 노동이 필요하다는 것이다. 또한 항생제 사용 시작 순간부터 항생제 요법을 최적화할 기회를 잃게 된다. 예를 들어, 기관지염 또는 무증상 세균뇨 치료를 시작하는 결정을 치료 과정 초기에 영향을 줄 수 없다.

사전승인은 항생제 적정사용관리의 또 다른 핵심 전략이다. 특정 항생제가 제한 대상으로 선택되며, 투여 전에 승인(사전승인)이 필요하다. 항생제 사전승인 과정은 항생제 적정사용관리팀의 구성원이 직접 참여해야 하며, 이 접근방식이 효과적인 항생제 관리를 보여주었다.

04 결론

항생제 적정사용관리 프로그램은 입원한 소아청소년에게 효과적인 전략임이 잘 알려져 있다. 사전승인 및 사전감사의 핵심 전략은 독립적인 어린이병원에서 항생제 사용을 줄이는 데 효과적이었다. 또한, 임상지침, 교육 및/또는 주사에서 경구로의 전환과 같은 보조 전략은 핵심 전략과 함께 가장 잘 수행된다. 항생제 관리 프로그램이 항생제 내성과 병원 체류기간, 재입원, 및 약물 부작용과 같은 환자 결과에 미치는 영향에 대한 데이터도 함께 관리되어야 한다. 병원에 입원한 소아청소년을 위한 항생제 적정사용관리 프로그램은 기본적인 핵심요소를 바탕으로 기관에 따라 효과적이고 효율적인 방법으로 운영되어야 한다.

Section III

SUMMARY

소아청소년 입원 환자에서 항생제는 흔히 처방되고 있으나, 상당 부분이 부적절하게 사용되고 있어 효과적인 항생제 적정사용관리 프로그램이 필요하다. 이를 위해 소아청소년 전담 인력을 확보하고, 맞춤형 중재 전략을 적용하며, 항생제 사용량을 체계적으로 추적·보고하는 것이 중요하다. 또한, 사전승인 및 사전감사 같은 핵심 전략과 교육 및 경구 전환 등의 보조 전략을 병행하면 항생제 사용을 최적화할 수 있다. 궁극적으로, 소아청소년 환자에 특화된 항생제 관리 프로그램을 구축하여 항생제 내성을 줄이고 치료효과를 개선하는 것이 중요하다.

참고문헌

1. American Academy of Pediatrics. Antimicrobial Resistance and Antimicrobial Stewardship: Appropriate and Judicious Use of Antimicrobial Agents. In: Kimberlin DW, Brady MT, Jackson MA, Long SS, editors. Red Book: 2018 Report of the Committee on Infectious Diseases. 31st ed. Elk Grove Village (IL): American Academy of Pediatrics; 2018. pp. 906-10.
2. Gerber JS, Jackson MA, Tamma PD, et al. Antibiotic Stewardship in Pediatrics. Pediatrics. 2021;147(1):e2020040295.
3. Goldman JL, Newland JG. Role of Antimicrobial Stewardship in Pediatrics. In: LaPlante KL, Cunha CB, Morrill HJ, Rice LB, Mylonakis E, editors. Antimicrobial Stewardship: Principles and Practice. London: CABI; 2016. pp. 652-62.
4. Kim KR, Park HJ, Baek SY, et al. The Impact of an antimicrobial stewardship program on days of therapy in the pediatric center: An interrupted time-series analysis of a 19-year study. J Korean Med Sci. 2024;39(21):e172.
5. Newland JG, Gerber JS, Kronman MP, et al. Sharing Antimicrobial Reports for Pediatric Stewardship (SHARPS): A Quality Improvement Collaborative. J Pediatric Infect Dis Soc. 2018;7(2):124-8.
6. Tribble AC, Lee BR, Flett KB, et al. Appropriateness of antibiotic prescribing in United States children's hospitals: a national point prevalence survey. Clin Infect Dis. 2020;71(8):e226-34.
7. Versporten A, Bielicki J, Drapier N, et al. The Worldwide Antibiotic Resistance and Prescribing in European Children (ARPEC) point prevalence survey: developing hospital-quality indicators of antibiotic prescribing for children. J Antimicrob Chemother. 2016 Apr;71(4):1106-17.

Chapter — 04

소아청소년 외래 환자를 위한 성공적인 항생제 적정사용관리 전략

박지영 서울대학교병원 넥슨어린이통합케어센터

목적

- 소아청소년 외래 환자의 항생제 과다 사용 실태 인식
- 항생제 적정사용관리 전략 제시
- 항생제 내성 문제 대응

학습 성과

Learning outcomes

- 소아청소년 외래 환자에서 항생제 사용의 현황과 문제점을 설명할 수 있다.
- 호흡기 감염(상기도 감염, 급성 인두편도염, 급성 기관지염, 폐렴 등)에서의 항생제 적정사용지침을 숙지하고 임상에 적용할 수 있다.
- 의료 소비자 및 의료진 교육의 필요성과 그 영향을 인식하고, 교육적 개입의 방향을 이해할 수 있다.
- 관찰 및 대기 전략을 설명하고 임상에서 안전하게 적용할 수 있다.
- 국내외 항생제 적정사용관리의 모범 사례를 바탕으로 실효성 있는 항생제 적정사용 전략을 수립할 수 있다.
- 1차 의료기관 중심의 외래 항생제 적정사용관리 구축 및 정책적 뒷받침 필요성을 이해하고, 효과적인 항생제 적정사용관리 운영 방안을 도출할 수 있다.

01 소아청소년 외래 환자에서의 항생제 사용 실태 및 전략

2023년도 전국 의료기관 항생제 사용량 분석(Korea National Antimicrobial Use Analysis System, KONAS) 연보에 따르면, 전국 상급 종합병원 및 종합병원 자료와 KONAS 참여기관 자료 모두에서 성인의 항생제 사용량에 비해 소아청소년에서의 항생제 사용량이 많음을 확인하였다. 또한, 소아청소년에서 이루어진 한 연구에서는 소아청소년에서의 항생제 사용이 94.58% 외래에서 처방되었으며, 77.16%가 1차 의료기관에서 처방됨을 확인할 수 있다. 소아청소년에서 대다수의 항생제가 외래 진료 중에 처방되기에 소아청소년에서의 외래 진료 중 항생제 처방 관리는 매우 중요함을 알 수 있다.

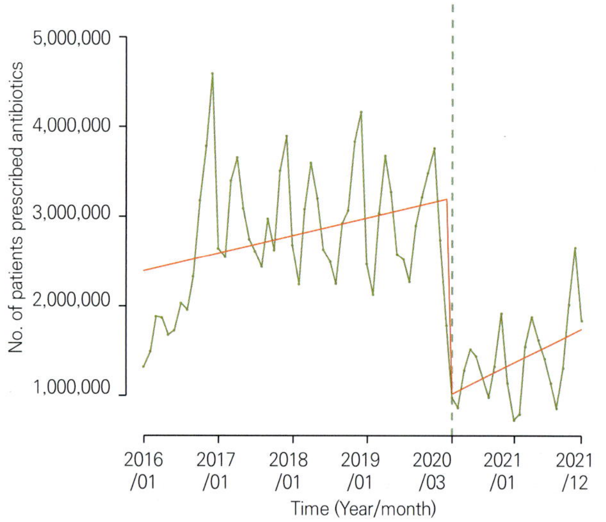

그림 3-2-2. 2016년부터 2021년까지 월별 소아청소년에서 항생제 처방을 받은 환자수의 변화

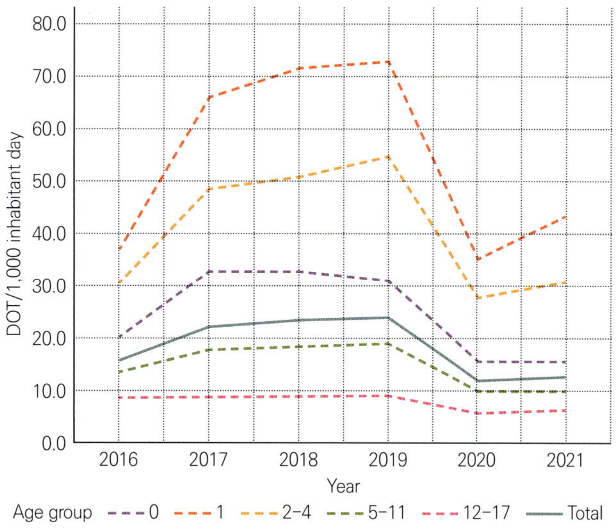

그림 3-2-3. 2016년부터 2021년까지 소아청소년에서 연령 그룹에 따른 인구 1,000명당 항생제 투여일수

KONAS 연보에 따르면, 소아청소년에서 코로나19 유행 이후 항생제 사용량이 감소하였으나, 성인에서는 큰 차이를 보이지 않았다. 또한, 소아청소년에서 이루어진 연구에서도 코로나19 유행 시에 항생제 사용량이 급감하였으나, 이후 이전과 동일한 급격한 증가 패턴을 보이고 있다(그림 3-2-2). 따라서, 항생제 내성 문제의 가장 초기 단계 진화를 위해서 소아청소년에서 외래에서의 항생제 사용량 관리가 매우 중요하다.

2011년 국내 건강보험심사평가원의 보건의료 빅데이터로 진행되었던 연구에 따르면, 어린 연령대에서 인구 규모에 비해 항생제 처방률이 청소년보다 더 높았으며, 1세 영아에게 급성 호흡기 감염으로 처방된 항생제 비율은 75.9%였던 반면, 17세 청소년에게는 43.0%로 나타났다. 다른 연구에서도 1세 환아에서의 인구 1,000명당 항생제 투여일수(DOT/1,000 pediatric inhabitant-day)가 가장 많았으며, 그 뒤를 2-4세 연령, 0세 연령 그룹이 뒤를 이었다(그림 3-2-3). 이들 연구를 토대로 우리는 소아청소년에서 외래 진료에서의 항생제 처방, 특히 1-5세 미만의 소아와 급성 호흡기 감염에서의 항생제 처방에 집중해서 사용량 관리가 절실히 필요하겠다.

02 의료 소비자 및 의료인에 대한 교육의 필요성

2010년 국내에서 시행된 20세 이상의 성인을 대상으로 시행된 항생제 사용 및 내성 인식도 조사 연구결과에 따르면, 항생제 용도에 관한 설문에서 20.5%만이 항생제는 세균 감염질환에 쓰는 약이라고 올바르게 응답하였고, 40.0%는 세균과 바이러스 감염질환 모두에 쓰이는 약제라고 응답하였다. 감기의 원인에 대한 질문에는 53.2%가 바이러스가 원인, 세균과 바이러스가 원인이라 응답한 사람은 26.0%, 세균이라고 응답한 사람은 8.6%로 많지 않았다. 그럼에도 불구하고, 항생제 복용이 감기 치료에 도움이 되는지에 대한 설문에는 51.1%가 도움이 된다고 응답하였고, 감기로 약을 처방 조제 받을 때 항생제 포함 여부를 확인하냐는 설문에 24.4%만이 그렇다고 응답하였다. 그렇다면 열이 날 때 의사의 진료 없이 집에 보관된 항생제를 임의로 복용한 적이 있는지에 대한 질문에는 '그렇지 않다'가 69.9%로 대다수를 차지하였다. 또한, 국내 항생제 내성문제의 주요 원인을 묻는 설문에는 의사들이 항생제를 많이 처방하는 것(36.4%), 소비자들의 항생제 오남용(30.5%)이 가장 많은 원인으로 지목하였다. 또 다른 연구에 따르면 항생제 효과에 대한 지식수준이 높은 경우, 감기에 항생제를 처방하지 않도록 요구할 확률이 그렇지 않은 사람보다 뚜렷하게 높았다. 종합하자면, 의료 소비자들의 항생제가 이해도가 낮았으며, 소비자들에게 항생제의 효과에 대한 지식 수준을 높이면 항생제 처방을 보류할 것을 요구할 확률을 높일 수 있을 것으로 기대된다. 또한, 많은 의료 소비자들이 지적하듯 의사들의 많은 항생제 처방률을 조절하기 위해서는 기성 의사들에 대한 항생제 적정사용관리 교육을 강화할 필요가 있겠다. 질병관리청의 항생제 내성관리과에서는 여러 정책과 함께 교육 및 홍보를 위한 자료들을 발간을 하고 있다. 질병관리청 홈페이지의 정책 정보 메뉴 내 항생제 내성 파트에는 교육 대상자별 활용 가능한 많은 교육홍보물들이 게재되고 있다. 이를 항생제 내성에 대한 홍보 및 교육에 적극적인 활용이 필요하겠다(참고자료: https://www.kdca.go.kr/board/board.es?mid=a20310040000&bid=0133).

소아청소년에서 항생제 사용량의 절반은 호흡기 감염에서 처방되고 있다. 한 연구에 따르면 호흡기 감염증으로 병원을 내원한 환자의 43.9%가 상기도 감염으로 외래 진료를 보았으며, 이들 중 34.1% 환자에서 항생제 처방을 받았다. 또한, 이들 중 75% 이상이 광범위 항생제 처방을 받았다. 흔히 감기의 원인은 대부분 바이러스이므로 감기의 치료에 항생제를 사용하지 않는 것이 권고되고 있으나 이 연구에 따르면 호흡기 감염으로 항생제를 처방받은 환자의 1.1%가 감기로 처방받았으며, 이외에 인플루엔자 감염에서 항생제를 처방받은 환자도 0.1%가 있었다. 급성 인두편도염은 일차 의료기관에 내원하는 환자 치료 시 경험적으로 항생제를 처방하는 대표적인 상기도 감염증이다. 다양한 세균 및 바이러스에 의한 감염이지만, 가장 흔한 원인은 호흡기바이러스이다. 세균 중 가장 흔한 원인은 Group A Streptococcus (GAS)이며, 소아의 15-30%에서 원인인 것으로 알려져 있으며, GAS 인두편도염은 급성 인두편도염에서 항생제 치료를 필요로 하는 거의 유일한 경우이다. 국내 급성 인두편도염의 원인병원체 분포 현황 및 GAS 항생제 내성실태에 대한 분석결과에 따르면, 1세 미만의 영아에서 GAS 분리율은 0%, 1-5세 연령그룹의 5.6%, 6-10세 연령그룹의 16.0%, 11-20세 연령그룹의 6.2%를 차지하였고, 이를 가중 평균 계산을 하면 소아청소년에서의 평균 GAS 분리율은 대략 8.2%이다. 그럼에도 불구하고, 호흡기 감염의 16.1%의 항생제 처방이 급성 인두편도염에서 처방되었다. 3세 미만 소아의 삼출성 인두편도염에서 GAS에 의한 감염일 가능성은 낮을 것으로 알려져 있다. 하지만, 임상 소견만으로 GAS 감염의 감별진단은 쉽지 않기 때문에, GAS 인두편도염의 진단을 위해 많은 전문가들이 미생물학 검사(인두배양 검사 혹은 신속항원 검사)를 권고하고 있다. 2018년 8월 29일 고시분에 따르면, GAS 신속항원 검사의 연령기준 및 진단기준을 확대하고 수가를 일부 현실화하였다. 급여 인정기준은 ① 체온>38.0℃, ② 기침을 동반하지 않는 인후통, ③ 편도 비대 및 삼출물, ④ 압통을 동반한 전방 경부 림프절 종대, ⑤ 만 3-14세 연령 중 3가지 이상이 있는 경우이다. 따라서, 의료진들은 항생제 치료가 필요한 인두편도염 감별을 위해서는 검사를 활용하여 항생제 사용을 고려하는 것을 권고되고 있으며, 환자 진료에 있어서 소아청소년 상기도 감염의 항생제 사용지침의 치료 결정 흐름도를 참고하여 항생제 처방에 좀더 신중하게 접근할 필요가 있겠다(그림 3-2-4).

Section III

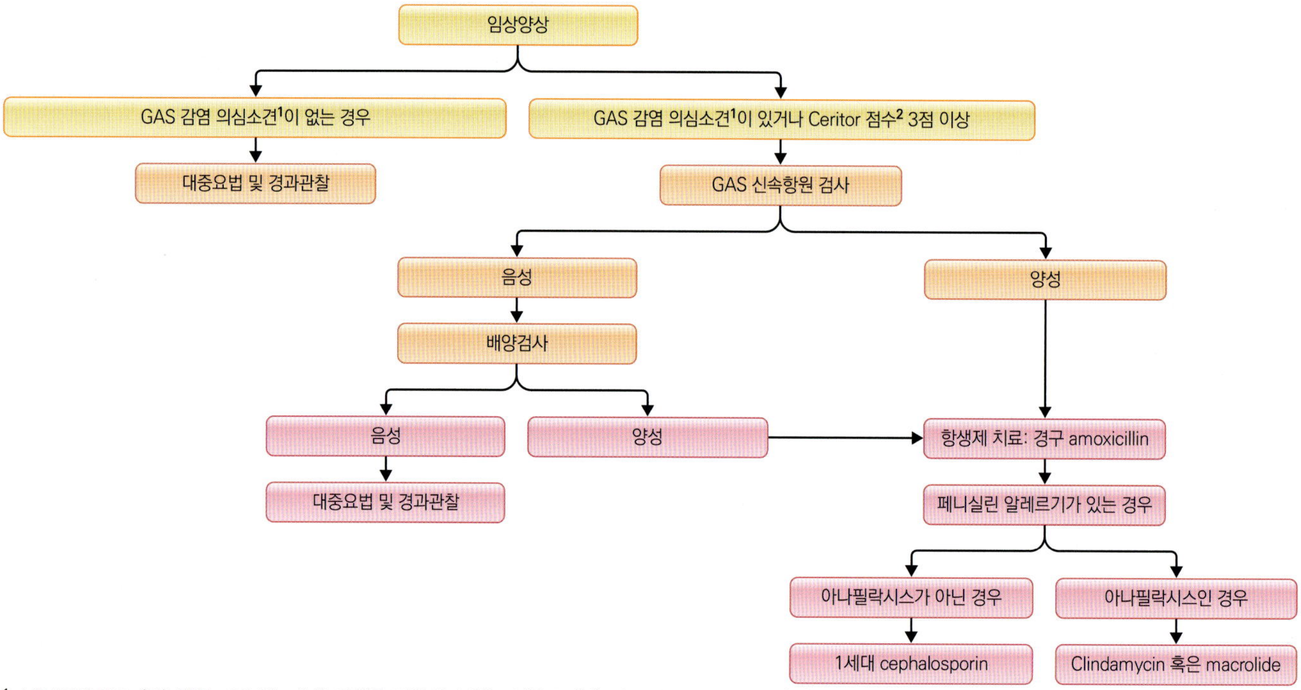

[1] 보험급여기준: (가) 체온>38.0℃, (나) 기침을 동반하지 않는 인후통, (다) 편도 비대 및 삼출물, (라) 압통을 동반한 전방 경부 림프절 종대, (마) 3~14세 연령, 다음 중 3가지 이상이 있는 경우

[2] Centor 점수체계: 다음 점수들의 합. 38.0℃ 초과하는 열(1점), 기침 없음(1점), 압통을 동반한 앞쪽 경부 림프절(1점), 3-14세 연령(1점), 15-44세(0점), 연령 44세 초과(-1점)

그림 3-2-4. 급성 인두편도염의 항생제 치료 결정 흐름도(출처: 소아 급성 상기도 감염의 항생제 사용지침. 2016. 질병관리본부)

GAS, Group A Streptococcus

그렇다면, 소아청소년에서 하기도 감염에서의 항생제 처방은 반드시 필요할까? 소아청소년 하기도 감염의 항생제 사용지침에 따르면, 급성 기관지염의 원인은 또한 대부분이 바이러스이므로 합병증이 없는 급성 기관지염의 치료에 항생제 사용은 병의 경과를 단축시키지 못하며, 따라서 항생제 투여를 권장하지 않는다. 코크란 체계적 고찰 데이터베이스에 따르면 모세기관지염 또한 대부분이 바이러스가 원인이므로, 항생제의 투여가 증상 호전에 영향을 미치지 못하므로, 세균 감염이 동반된 징후가 없다면 항생제 사용이 권장되지 않는다. 그럼에도 불구하고 소아청소년 호흡기 감염의 35.9%가 급성 기관지염, 6.4%가 급성 모세기관지에서 처방되었다. 따라서, 급성 기관지염 또는 모세기관지염으로 진단한 경우에는 보호자에게 자연 치유되는 경과에 대해 설명이 중요하다.

호흡기 감염 환자 중 폐렴 환자에서의 항생제 처방량은 5.7%를 차지하고 있다. 하지만, 폐렴의 경우 연령에 따른 원인균에서 바이러스와 세균이 차지하는 중요도가 차이가 있다. 미국에서 발표한 한 연구에 의하면 5세 미만 소아의 70-80% 이상은 바이러스가 원인이었다. 따라서, 이전 건강하였던 학동기 전 소아(5세 미만)의 지역사회획득폐렴일 경우에는 역시 가장 흔한 원인이 바이러스이기 때문에 항생제 처방이 필요하지 않다. 따라서, 세균 감염을 의심할 만한 소견이 없고 증상이 심하지 않으며, *Streptococcus pneumoniae*, *Haemophilus influenzae* type b 백신을 접종받은 경우라면, 항생제 처방이 반드시 필요하지는 않다.

03

관찰 및 대기 전략

대다수의 소아청소년의 질환의 경우 바이러스 감염이 원인인 경우가 많기 때문에, 환자가 위중증/중증의 상태가 아니고, 양호한 상태라면 관찰 및 대기 전략을 가져가 볼 수 있다. 2023년 발간된 코크란 체계적 고찰 데이터베이스에 따르면, 호흡기 감염에서의 항생제 사용은 즉각적으로 항생제를 처방받은 그룹이 93%로 가장 높았으며, 경과 관찰 후 처방받은 그룹은 29%, 항생제를 처방받지 않은 그룹은 13%이었다. 항생제 사용을 지연하였다 하여 합병증 발생에 유의미한 차이를 보이지 않았다. 항생제 사용은 지연한 경우, 즉각적인 항생제 처방한 경우에 비해 항생제 사용을 감소시키는 결과를 보였다(교차비 0.03, 95% 신뢰구간 0.01-0.07, 8개의 연구, 참가자 2,257명). 따라서, 임상의가 호흡기 감염 환자에게 즉각적으로 항생제를 처방하지 않아도 안전하다고 판단할 경우, 항생제를 사용하지 않고 증상이 호전되지 않을 경우 다시 방문하도록 권장하는 것이 좋은 환자 만족도와 임상결과를 유지하면서 항생제 사용을 최소화하는 데 효과적일 것이다.

그럼에도 불구하고, 상기도 감염의 합병증인 급성 부비동염과 중이염에서 각각 호흡기 감염으로 처방된 항생제의 14.1%, 12.6%를 차지하였다. 급성 부비동염의 원인 중 세균이 차지하는 비율은 2-10% 정도이며, 나머지 90-98%는 바이러스가 원인이다. 그럼에도 불구하고, 급성 부비동염의 대다수 환자에서 항생제가 처방되며, 1차 의료기관에서 처방되는 항생제의 흔한 진단명 중 5번째를 차지한다. 세균성 부비동염을 감별하기 위해서 영상의학 이미지를 시행하는 것은 권장되지 않는다. 단순 바이러스성 상기도 감염 후 증상이 전혀 없는 아이들의 부비동 단순 방사선 촬영 결과, 상당수의 아이들에게서 이상소견을 보였고, 부비동 점막의 붓기가 4 mm 이상 또는 공기-액체 수준을 보이는 등 부비동염으로 진단할 수 있는 단순 방사선 촬영 소견을 보였기 때문이다. 급성 부비동염의 치료는 발병 당시 심한 증상 또는 증상이 호전을 보이다가 악화되는 경과를 보이는 경우 항생제 처방이 권장된다. 지속되는 증상을 가진 아이들에게는 증상의 심한 정도, 환아의 삶의 질, 최근 항생제 사용 병력, 항생제 복용의 편이성, 항생제 부작용, 최근 세균성 폐렴, 화농성 경부 림프절염, 세균성 인두염 또는 중이염, 세균성 부비동염의 합병증의 동반 여부를 고려

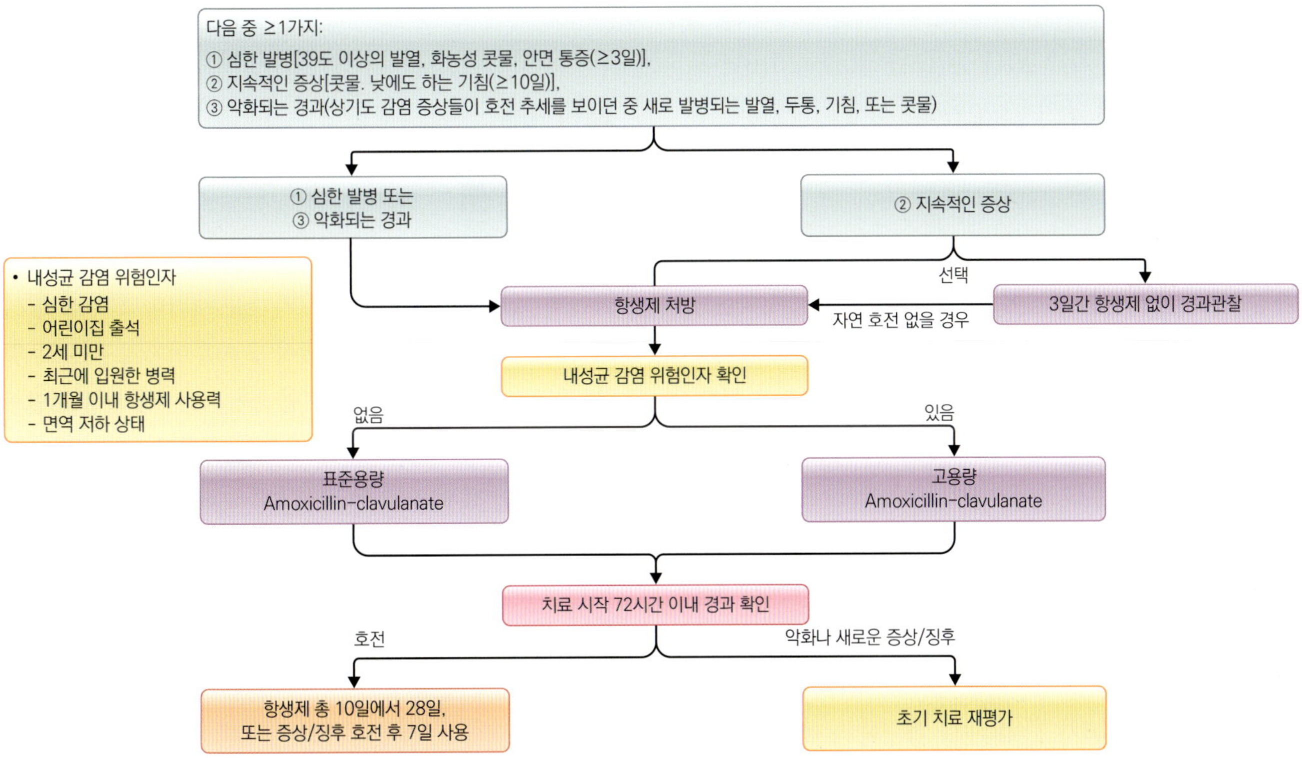

그림 3-2-5. 급성 부비동염의 항생제 치료 결정 흐름도(출처: 소아 급성 상기도 감염의 항생제 사용지침. 2016. 질병관리본부)

하여 항생제를 바로 처방하지 않고 며칠간 경과를 관찰해 볼 수 있다(그림 3-2-5).

또한, 중이염의 경우 2018년 기준 10세 미만의 환자들이 의사를 찾는 빈도 10위, 병의원을 찾는 빈도에서 6위를 차지한다. 소아청소년에서의 급성 중이염의 치료에 있어 미국을 비롯한 유럽의 여러 국가에서 항생제를 사용하지 않는 연구 결과를 보고하고 있다. 급성 중이염 90% 이상에서 항생제를 불필요하고, 증상 발생 3-4일은 항생제를 투여하지 않고 '관찰'을 치료의 선택사항으로 보고하고 있다. 급성 중이염과 달리 삼출성 중이염의 경우에는 청력 검사를 조기에 시행하고, 난청이 동반된 경우에는 조기에 중이 환기관 삽입술이나 보청기를 이용한 적극적인 청력 재활이 필요하며 항생제 치료가 필요치 않음이 무작위 대조군연구를 통해 밝혀졌다.

04 국외 사례

미국과 핀란드에서 각각 2011-2016년, 2008-2016년 시행된 연구에 따르면, 소아청소년에서의 항생제 사용량은 점차 감소함을 확인한 바 있다. 하지만, 국내에서 2016-2021년 시행된 연구에서는 소아청소년에서 항생제 사용량이 꾸준히 증가하고 있으며, 2013-2016년 일본의 15세 이하 소아청소년에서 시행된 연구에서도 연도별 총 항생제 사용량은 유의미한 변화가 없었다. 현재 각 국가별로 항생제 적정사용관리 활동을 집중하여야 하는 타깃이 다름을 알 수 있다. 우리나라와 일본은 5세 이하의 소아에서 항생제 사용량이 가장 많았으며, 특히 1세에서 가장 높은 사용량을 보였다. 따라서 소아, 특히 어린 소아를 대상으로 엄격한 항생제 적정사용관리 개입이 필요함을 확인한 바 있다. 일본의 한 3차 의료기관에서 외래 환자를 대상으로 경구 항생제 처방에서 사전 승인과 사후 검토 및 피드백을 시행하였고, 경구 항생제 양을 환자 1,000명당 항생제 투여일수 11.1 (DOT/1,000 patients)에서 1.9로 감소할 수 있었으며, 처방의 적절성 또한 21.4%에서 58.5%로 개선할 수 있었다. 따라서, 외래 환자에서의 적극적인 항생제 적정사용관리 활동의 중요성 및 타 기관에서도 적용 가능한 모범사례로 소개한다.

일본 정부는 병원 환경에서의 항생제 사용을 줄이기 위해 2018년 4월 1일, 새로운 인센티브 제도를 도입하였다. 3세 미만의 소아가 급성 상기도 감염 또는 장염으로 내원하였을 때, 항생제를 처방하지 않고 그 근거를 제공하는 의료기관에는 사례당 800엔을 인센티브로 지급하였다. 정책의 장기적 효과를 평가하였을 때, 정책 시작 첫 달에는 항생제 사용량이 44.9% (95% 신뢰구간, 41.1-47.7%), 48개월 후에는 항생제 처방이 19.5% (95% 신뢰구간, 8.7-29.1%) 감소하였으며, 광범위항생제의 경우 48개월 동안 24.4% (95% 신뢰구간, 14.0-33.6%) 감소하는 효과를 볼 수 있었다. 또한, 항생제 사용량이 감소함에도 입원, 야간 진료, 의료비의 증가는 확인되지 않았으며, 의료기관의 방문 횟수는 소폭 증가되었다. 이는, 재정적 인센티브 정책이 소아청소년의 항생제 처방을 효과적으로 줄였으며, 다른 국가에서도 확장 가능한 모델로 제시한 바 있다.

05 국내 사례

국내의 의료기관에서는 몇몇 기관을 제외하고 아직 항생제 적정사용관리 활동이 활발하게 이루어지지 못하고 있다. 최근 2024년 11월 1일로 항생제 적정사용관리 시범사업이 시작되어 의료기관에서 항생제 적정사용관리팀 구성을 시작하는 단계이다. 한 연구에서 2010년부터 항생제 적정사용관리를 시행한 이후 전체 항생제 사용량이 유의미하게 감소함을 확인하였다. 소아청소년을 대상으로 시행한 연구에서 2008년 소아감염 전문의의 항생제 적정사용관리 활동 이후부터 항생제 사용량이 유의미하게 감소함을 또한 확인할 수 있었고, 환자의 사망률 또한 차이가 없음을 확인하였다. 또 다른 연구에서는 2020년 3월 소아감염 전문의의 감염질환 진료 및 항생제 적정사용관리 활동 이전과 이후를 비교한 연구에서 외래 환자에서 항생제 투여일수의 감소 및 광범위 항생제 사용의 감소를 확인할 수 있었다(표 3-2-4).

표 3-2-4. 단일 의료기관에서 소아감염 전문의의 항생제 적정사용관리 활동 전후 항생제 사용량 변화

항생제 투여일수 (환자1,000명당 DOT)	외래 환자		
	개입 전	개입 후	*p*
1st/2nd generation cephalosporin	0.5	1.6	
3rd/4th generation cephalosporin	380.8	35.4	
Aminoglycosides	-	-	
Carbapenems	-	-	
Glycopeptides	-	-	
Macrolides	125.5	1.2	
Anti-pseudomonal penicillins	-	-	
Non- antipseudomonal penicillins	94.6	31.5	
Quinolones	0.9	0.3	
기타	73.4	12.9	
총	675.6	82.9	<0.001

06 결론

소아청소년에서 대다수의 항생제 처방이 1차 의료기관, 그리고 외래에서 처방이 된다. 그중 절반 이상이 호흡기 감염으로 5세 미만, 특히 1세 소아에서 가장 많은 항생제 처방이 이루어지고 있다. 따라서, 가장 많은 항생제 처방이 이루어지는 외래 진료, 특히 1차 의료기관을 중심으로 항생제 적정사용관리 활동이 필요한 실정이다. 하지만, 현재까지 의료 소비자와 의료진들의 항생제의 지식은 부족한 실정이다. 따라서, 항생제에 대한 적절한 교육 및 이를 뒷받침하기 위한 시스템의 개선이 반드시 필요하겠다. 이와 같이 항생제 적정사용관리 활동의 효과적인 구현을 위해서는 충분한 인력뿐만 아니라, 모니터링 시스템의 구축 및 다학제 팀워크가 필요하다. 그러기 위해서는 현재 시작된 항생제 적정사용관리 지원사업의 정착화 및 소아 외래진료, 특히 1차 의료기관을 중심으로 한 정책적 뒷받침이 반드시 필요하겠다.

Section III

SUMMARY

- 소아청소년 외래 진료에서 항생제 사용이 매우 빈번하며, 특히 5세 미만 아동과 상기도 호흡기 감염에서 과도하게 처방되는 경향이 있다.
- 소아청소년에서 대부분의 호흡기 감염은 바이러스 원인으로 항생제가 필요 없는 경우가 많음에도 불구하고, 항생제는 여전히 광범위하게 사용되고 있다.
- 항생제 내성 문제에 대응하기 위해서는 진단기반 처방, 관찰 및 대기 전략, 보호자 교육, 그리고 의료진 대상 항생제 적정사용관리에 대한 교육이 중요하다.
- 국외 및 국내의 다양한 모범 사례(일본의 인센티브 정책, 국내 의료기관의 처방 감소 사례)를 통해 효과적인 항생제 사용관리 전략의 실제적 모델이 제시된다.
- 성공적인 항생제 도입을 위해 정책적 지원, 다학제적 협력, 감시 시스템, 그리고 외래 중심 접근이 요구된다.

참고문헌

1. 대한이과학회. 2014년 개정판 유소아 중이염 진료지침. 2014.
2. 송재훈. 올바른 항생제 사용을 위한 항생제 내성 소비자 인식도 개선 연구. 식품의약품안전평가원 용역연구개발과제. 2010.
3. 전국의료기관 항생제 사용량분석 및 환류시스템. 전국 의료기관 항생제 사용량 분석 연보. 2023.
4. 질병관리본부. 소아 급성 상기도 감염의 항생제 사용지침. 2016.
5. 질병관리본부. 소아청소년 하기도 감염의 항생제 사용지침. 2017.
6. Bae SM. Respiratory bacteria and viruses in the aetiology of acute pharyngitis in Korea. PHWR. 2012;5(4):58-63.
7. Farley R, Spurling GK, Eriksson L, et al. Antibiotics for bronchiolitis in children under two years of age. Cochrane Database Syst Rev. 2014;(10):CD005189.
8. Jain S, Williams DJ, Arnold SR, et al. Community-acquired pneumonia requiring hospitalization among U.S. children. N Engl J Med. 2015;372(9):835-45.
9. King LM, Bartoces M, Fleming-Dutra KE, et al. Changes in US outpatient antibiotic prescriptions from 2011-2016. Clin Infect Dis. 2020;70(3):370-7.
10. Kinoshita N, Komura M, Tsuzuki S, et al. The effect of preauthorization and prospective audit and feedback system on oral antimicrobial prescription for outpatients at a children's hospital in Japan. J Infect Chemother. 2020;26(6):582-7.
11. Kinoshita N, Morisaki N, Uda K, et al. Nationwide study of outpatient oral antimicrobial utilization patterns for children in Japan (2013-2016). J Infect Chemother. 2019;25(1):22-7.
12. Okubo Y, Uda K, Miyairi I. Long-term effectiveness of financial incentives for not prescribing unnecessary antibiotics to children with acute respiratory and gastrointestinal infections: A Japan's nationwide quasi-experimental study. Clin Infect Dis. 2024;ciae577.
13. Park EJ, Chae SM, Park S. The association between consumers' knowledge and behavior on antibiotics use for common cold. Yakhak Hoeji. 2011;55(6):492-9.
14. Park JY, Cheon J. Quantitative analysis of the prescribed antibiotic usage before and after the intervention by the doctor in division of pediatric infectious diseases. Presented at: 42nd Annual Meeting of the European Society for Paediatric Infectious Diseases (ESPID); 2024 May 20–24; Copenhagen, Denmark.
15. Park JY, Kang HM. National level cross-sectional study on antibiotic use in children during the pre- and early COVID-19 eras. Antibiotics (Basel). 2024;13(3):249.
16. Parviainen S, Saastamoinen L, Lauhio A, et al. Outpatient antibacterial use and costs in children and adolescents: a nationwide register-based study in Finland, 2008-16. J Antimicrob Chemother. 2019;74(8):2426-33.
17. Song YK, Han N, Kim MG, et al. A national pharmacoepidemiological study of antibiotic use in Korean paediatric outpatients. Arch Dis Child. 2017;102(7):660-6.
18. Spinks A, Glasziou PP, Del Mar CB. Antibiotics for treatment of sore throat in children and adults. Cochrane Database Syst Rev. 2021;12(12):CD000023.
19. Spurling GK, Dooley L, Clark J, et al. Immediate versus delayed versus no antibiotics for respiratory infections. Cochrane Database Syst Rev. 2023;10(10):CD004417.

Part 3

의료기관별 항생제 적정사용관리

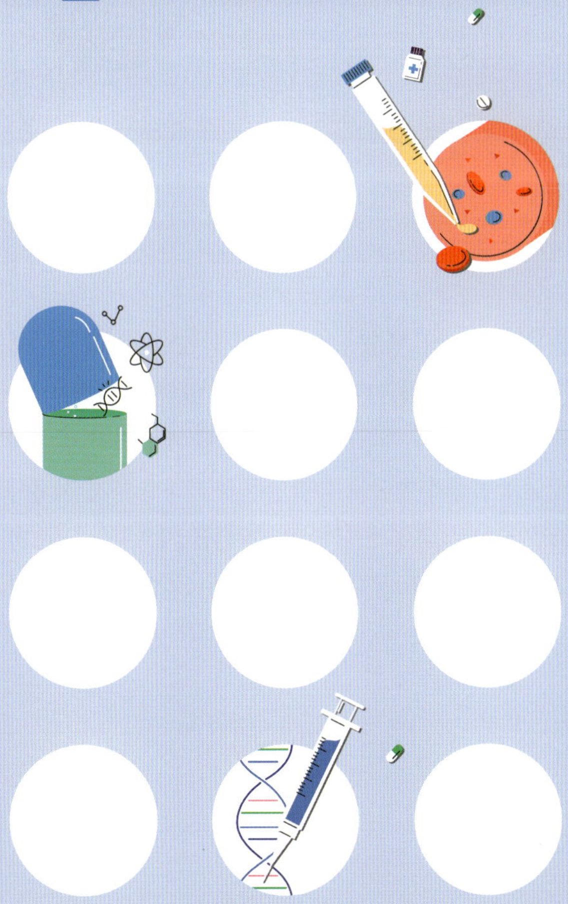

Chapter — 01

중소병원

문치숙 인제대학교 의과대학 내과학교실

목적

- 의료기관별 항생제 적정사용관리 방법의 기술
- 중소병원의 항생제 적정사용관리와 적용 사례

학습 성과

Learning outcomes

- 중소병원의 특성에 따라 항생제 적정사용관리의 적용방법을 설명할 수 있다.
- 중소병원의 특성에 따라 항생제 적정사용관리를 계획하고 시행할 수 있다.

국내에서 항생제 적정사용관리는 규모가 큰 상급종합병원이나 종합병원 중 일부에서 시행하고 있다. 2020년 국내 급성기 의료기관 대상 조사에 의하면, 대부분의 병원에서 항생제 적정사용관리를 담당할 인력이 부재하며 실질적인 활동 역시 수행하고 있지 않다. 약사의 참여는 상급종합병원에서도 제한적인 상황이며 중소병원이나 요양병원에서는 거의 전무한 수준이다. 감염관리 측면으로는 중소병원감염관리 자문시스템(Infection Control Consulting Network, ICCON)을 구축하여 중소병원(150병상 미만의 병원, 요양병원, 의원)을 대상으로 전문가 자문을 하고 있지만 항생제 적정사용관리 활동을 따로 지원하고 있지는 않다. 2024년 통계에 의하면 국내에서 상급종합병원과 종합병원은 378개 기관, 병원 1,412개 기관, 요양병원 1,342개 기관, 의원 36,685개 기관이 운영되고 있다. 따라서, 지역사회 차원의 항생제 사용과 내성 문제를 개선하기 위해서는 상급종합병원과 대규모 종합병원 중심의 항생제 적정사용관리를 넘어서 의료기관의 상당 부분을 차지하는 중소병원, 요양병원, 의원의 상황까지 고려하는 정책의 수립이 필요할 것이다.

01 중소병원의 항생제 적정사용관리

항생제 적정사용관리는 항생제의 적합한 사용을 보장하고, 항생제 내성 발생의 위험을 줄이며, 궁극적으로는 환자의 치료결과를 개선하는 것을 목표로 한다. 종합병원 이전 단계 환자의 진료를 담당하는 중소병원에서 종합병원 수준의 항생제 적정사용관리 지침을 활용하는 것은 제한된 자원과 의료진의 지식 수준 차이, 환자 구성의 차이와 같은 요인으로 인해 한계가 있다. 이 장에서는 이전의 연구와 문헌을 바탕으로 소규모의 중소병원에서 항생제 적정사용관리를 시행하기 위한 방법을 제시하고자 한다.

중소병원의 상황에 맞는 프로그램의 개발과 실행을 위해서는 대상 중소병원의 범주를 정하는 것이 필요하다. 과거 국내 병원 적정성 평가를 위한 기초 연구에 의하면 의료법 제3조의 2에 따른 '병원' 및 동법 제3조의 3에 따른 '300병상 이하의 종합병원'을 중소병원으로 정의하고 있다. 전문가에 의하면 비대학병원으로서 500병상 이하, 상시근로자 500명 이하의 병원급 의료기관을 중소병원으로 지칭하기도 한다. 국내에서 병원급 의료기관은 대개 의원급에서 규모를 확대하는 과정에서 설립된다. 따라서, 일차 의료기관의 역할과 입원을 주 진료로 하는 이차 의료기관의 기능을 함께 같이 가지고 있을 수 있다. 여러 진료과목과 질환을 함께 진료하기도 하지만, 단과 중심으로 특정 질환의 진료에 초점을 두고 있기도 한다. 이와 같이 전문병원 제도가 있고, 대부분 전문의가 개원하는 구조이므로 병원에 따라서는 이차 이상 종합병원의 기능을 수행하고 있을 수도 있다. 따라서, 개별 중소병원에 맞는 항생제 적정사용관리의 시행을 위해서는 단순히 병상 수에 맞춘 구분이 아니라 대상 병원에서 수행하는 역할을 감안한 계획이 필요하다.

02 중소병원의 특성 및 항생제 사용 현황

1. 제한된 자원과 인력

인적, 재정적 자원이 부족한 소규모의 중소병원은 규모가 큰 종합병원에 비해 항생제 적정사용관리의 시행이 업무의 우선 순위에서 밀릴 가능성이 높다. 종합병원에 비해 의료진의 수가 적고, 전문적인 의료 영역에 대한 접근이 어려우며 첨단 의료기술이나 정보화 기술을 적용하는 것에 한계가 있으므로 종합병원보다 시행이 어려울 수밖에 없다. 특히 감염내과 전문의나 임상 약사와 같은 핵심 인력의 부재는 프로그램 중 가장 중요한 부분인 항생제 처방 관리를 어렵게 한다.

2. 주로 사용하는 항생제와 사용 실태

중소병원에서 주로 처방하는 항생제에는 penicillin계, cephalosporin계, macrolide계 약제 등이 있다. 소규모 병원에서 항생제의 사용은 각 병원의 고유한 처방 습관과 보유하고 있는 약제의 목록에 따라 달라진다. 큰 규모의 종합병원에 비해 미생물 검사 기반의 신속한 진단이 어려운 경우가 많아 경험적 항생제 요법을 자주 사용하게 되며, 이는 결국 광범위 항생제의 과도한 사용으로 이어진다. 이런 악순환이 반복되면 결국 지역사회 차원의 항생제 내성 발생으로 악화될 수 있다.

03 중소병원의 항생제 적정사용관리 계획 및 실현

항생제 적정사용관리의 핵심요소(core element)를 갖추기 위해 노력하되, 병원의 상황에 맞게 인적 구성이나 프로그램의 목표를 조정해야 한다. 의료진, 진단검사 등 의료 자원이 부족한 상황에서 항생제를 처방하는 의료진들의 능동적인 참여를 유도하기 위해서는 경영진의 지원이 필수적이다. 항생제 적정사용관리팀은 소속 의료기관에서 실현 가능한 목표를 선정하여 추적, 관리하고, 프로그램의 결과를 경영진에게 정기적으로 보고해야 한다.

1. 효과적인 자원 활용

2021년 한국형 항생제 적정사용관리 실행을 위한 핵심요소 지침이 개발되었으나 이 지침은 급성기 종합병원 이상의 의료기관을 대상으로 한 것이다. 지침에서 권장하는 핵심요소가 모든 의료기관에서 실현 가능한 것은 아니므로 기관에서 활용 가능한 자원을 파악하여 선택적으로 핵심요소를 확보하는 것도 고려해야 한다.

감염내과 또는 감염 소아청소년과 의사는 항생제 적정사용관리팀에서 가장 중심이 되는 핵심요소로 의료기관 내 프로그램의 계획과 검토, 항생제 처방에 대한 전문적 의견과 약사 등 구성원의 활동에 대해 의학적 자문을 제공할 수 있다. 지속 가능한 프로그램의 운영과 활동을 위해 이들 전문가의 활동 시간에 대한 보상이 반드시 따라야 한다. 그러나, 감염내과 또는 감염 소아청소년과 의사가 없는 중소병원에서는 가장 중요한 요소를 갖추는 것부터 문제가 발생하게 된다. 대체 인력으로 감염질환의 진료 경험이 있는 중환자의학 또는 호흡기 영역의 전문의를 고려할 수도 있겠지만 이는 각 병원의 인력 상황에 따라 달라진다. 외국의 경우, 입원전담전문의(hospitalist)가 주도하는 항생제 적정사용관리(진료지침과 처방세트 활용, 질환별 항생제 사용 적정성 평가와 피드백 시행 등)의 효과에 대한 긍정적인 보고가 있으나 입원전담전문의 제도가 정착되지 못한 국내 현실에서는 적용하기 어렵다. 결국 감염질환의 치료와 항생제 적정사용관리에 관심이 있는 중소병원 의사를 대상으로 교육과 인증 프로그램을 통해 인력을 양성하는 계획을 추진할 수도 있겠지만 핵심 부분인 항생제 처방관리는 전문진료과의 수련과 오랜 실무 경험을 바탕으로 이루어지므로 단기교육 차원으로는 해결하기 매우 어렵다. 경우에 따라서는 관련 정책 예산을 낭비하는 형식적인 프로그램과 비전문인력만 양산할 위험이 있다. 이와 같은 현실적 문제를 극복하기 위해서는 국가와 병원 차원의 지원과 장기적 계획이 필요하다. 참여 인건비, 교육비와 같은 경제적 지원체계와 함께 외국의 사례처럼 외부 자문의를 활용하는 체계를 만드는 것도 도움이 될 수 있을 것이다.

외국의 연구에 의하면, 감염전문 약사에 의한 항생제 적정사용관리 활동의 효과에 대한 긍정적인 보고가 많다. 항생제 처방 전문약사의 대체 인력으로 감염질환의 치료와 항생제 적정사용관리에 관심이 있는 일반 약사 또는 중환자 전문 약사를 고려할 수 있겠지만 국내 중소병원에서는 전담 약사 인력의 동원이 현실적으로 어렵다. 부족하나마 기존 병원 약사 대상의 교육과 인증 프로그램을 통해 항생제 관리 의사와 소통하고 협조할 수 있는 인력을 양성하려는 노력이 있어야 한다.

따라서, 국내 중소병원 환경에서 항생제 적정사용관리를 시작하려면 제한된 인력 자원을 최대한 효과적으로 활용한다는 것을 목표로 장기적 계획을 세워야 한다. 가능한 단순한 형태의 프로그램을 계획하고, 상대적으로 빠르고 큰 효과를 유도할 수 있는 것부터 우선 시행해야 한다. 첫 단계는 기관 내 항생제 처방 관련 부서(임상의, 약사, 간호사, 감염관리실, 진단검사의학과, 의료정보기술팀 등)가 포함된 항생제 적정사용관리팀을 구성하는 것이다. 교육 프로그램 수료를 통한 인증을 받았다고 해도 감염내과 또는 감염 소아청소년과의 임상 수련을 거치지 않은 비전문 의료진이 종합병원 수준의 항생제 제한이나 전향적 감사를 하는 것은 현실적으로 어렵다. 전문가의 현장 개입 필요성을 가능한 줄이려면 공인된 임상진료지침 및 주요 감염 증후군별 지침을 제공하고 고가 또는 광범위 항생제 처방 중심으로 처방의에게 피드백을 제공하는 방식을 시도해 볼 수 있다. 이 외에 의료진 대상 항생제 처방 교육, 기관 내 진료지침과 임계경로(critical pathway)의 개발, 약속처방세트의 개발, 미생물 검사결과에 따른 하강치료(de-escalation) 방침, 투여 용량 최적화, 경구제 전환과 같은 내용의 프로그램들을 선택적으로 채택할 수 있다. 전산 처방시스템을 이용할 수 있는 것(예: 약속처방세트 만들기 등)은 준비와 실행에 시간이 상대적으로 적게 걸리므로 도입할 프로그램의 우선 순위에 두는 것이 좋다. 시행 초기에는 항생제 내성 발생의 위험이 높은 고가 또는 고위험 항생제를 우선 지정하여 투여기준을 만들고, 이에 따라 처방 제한을 시행하면 비교적 단기간에 대상 약제의 사용량과 관련 비용을 줄이는 성과를 거둘 수 있으므로 우선 시행을 고려해 볼 수 있다.

2. 외부 자문을 통한 전문지식과 경험의 확보

외국의 연구에 의하면, 병원내 전문가가 부족한 중소병원에서 효율적인 외부 자문체계의 운영을 통해 항생제 적정사용관리의 효과를 달성할 수 있었다는 보고가 많다. 외부 감염내과 전문의와 전문 약사를 중소병원의 항생제 적정사용관리에 참여시키고, 의료진 간 원격 협진이나 정기적인 의료기관 방문으로 문제 사례 검토, 교육 컨퍼런스, 기관 내 지침 개발 등을 시행할 수 있다. 적합한 항생제 처방을 위해 기관 내에서 시행 가능한 미생물 검사를 최대한 활용해야 하며, 해결 어려운 사례는 전문가와의 원격회의를 이용해야 한다. 지속적이고 책임 있는 외부 자문을 유지하기 위해서는 개별 의료기관을 넘어선 국가 또는 지역 차원의 지원체계가 개발되어야 하며, 외부 전문가에게는 합당한 보상과 피드백이 제공되어야 한다.

3. 실시간 모니터링과 피드백 체계

정기적인 항생제 처방 감사를 통해 의료진별, 질환별 항생제 사용 패턴을 검토하고 처방의에게 진료에 참고할 피드백을 제공하는 체계를 만들어야 한다. 인적 자원이 부족한 경우에는 전산 처방시스템과 전자의무기록 시스템을 적극적으로 활용하여 항생제 처방 현황을 실시간으로 모니터링할 수 있다. 그러나, 의료기관이 보유하고 있는 전산 시스템의 기능과 수준에 따라 활용 범위에 상당한 차이가 발생한다. 피드백을 제공할 때에는 처방의에게 공인된 임상진료지침에 맞는 항생제 사용을 강조하면서 실현 가능한 개선 방안을 제안하여 책임 있는 항생제 사용 문화를 조성해야 한다.

중소병원에서 시도해 볼 수 있는 항생제 적정사용관리에는 항생제 타임아웃(time-out)이 있다. 항생제 투여 48-72시간 후에 환자 상태를 재평가하게 하여 임상경과와 미생물 검사결과에 따라 항생제의 지속, 변경, 또는 중단 여부를 결정하게 하는 것이다. 또한 광범위 항생제를 처방할 때는 처방 적정성 확인 항목을 포함한 별도의 체크리스트를 작성하게 하여 처방의가 가능한 좁은 범위의 항생제를 선택하도록 유도할 수 있다.

4. 동일 규모 또는 동일 진료영역 병원의 항생제 사용 데이터 활용

유사한 규모와 진료영역을 가진 지역 내 병원의 항생제 사용 데이터를 경영진과 공유하는 것이 개선활동 추진에 도움이 될 수 있다. 특히, 인력 등 자원이 제한된 병원에서는 항생제 적정사용관리를 시작하는 첫 해에 우선 시행 가능한 한두 가지 정도의 목표를 설정하여 집중하는 것이 좋다. 항생제 내성균의 발생률 감소를 항생제 적정사용관리 활동의 목표로 할 수도 있겠지만 명백한 변화가 나타나려면 수년 이상 걸린다는 것을 감안해야 한다. 또한 항생제 내성균의 발생률은 항생제 적정사용관리 활동 외에도 감염관리나 병원 환경의 변화와 같은 다른 요인들에 의해 영향을 받을 수 있으므로 결과 해석에 주의가 필요하다. 반면 이전에 항생제 사용 제한을 시행한 적이 없는 병원에서는 프로그램 시행 초반에 고가 혹은 광범위 항생제의 사용량을 단기간에 줄이고 관련 비용을 비교적 쉽게 감소시킬 수 있으므로 이런 결과를 병원내 홍보와 개선활동의 확장에 활용할 수 있다. 그러나, 항생제 사용량 감소와 의료비용 절감효과는 프로그램 시행 후 시간이 지나면 자연히 감소하므로 주의해야 한다.

항생제 적정사용관리 활동의 성과지표로 항생제 사용량 변화 외에도 주요 감염질환 치료 시 진료지침 이행률, 의료관련감염 발생률, *C. difficile* 감염 발생률을 활용할 수 있다. 미국의 National Healthcare Safety Network (NHSN)에서는 등록된 의료기관이 다제내성균의 발생률(*C. difficile*, MRSA, CRE, MRAB 등)을 의무적으로 보고하게 하고 있다. 국내 역시 감염병 예방법에 의해 다제내성균의 발생 보고가 의무화되어 있으므로 감염관리팀과 협력하여 이를 성과지표로 활용할 수 있다.

미국 NHSN은 병원 간 벤치마킹을 위해 항생제 치료 일수(days of therapy, DOT)를 의무적으로 보고하게 하는데, 국내에서는 병원별로 전국 의료기관 항생제 사용량분석 및 환류 시스템(Korea National Antimicrobial Use Anal-

Section III

ysis System, KONAS)에 참여하여 유사 규모나 같은 지역 내 병원의 항생제 사용량 등의 지표를 비교 확인하는 것이 가능하다. 이런 병원 간 항생제 사용량 비교 데이터를 성과 지표로 활용하여 항생제 사용량과 관련 비용 변화를 객관적으로 평가하고, 이를 바탕으로 치료결과와 같은 질적 지표의 평가까지 시도할 수 있을 것이다.

[성공 사례]

- Storey 등은 100병상 병원에서 내외과 계열 43병상(중환자실 8병상 포함)을 대상으로 항생제 적정사용관리를 시행한 결과를 보고하였다. 2일 이상 항생제를 투여하는 모든 환자에 대해 전향적 감사 및 피드백을 시행하였다. 감염내과 의사 1인과 임상 약사 1인으로 구성된 항생제 적정사용관리팀이 항생제 처방에 대한 서면 권고사항을 작성하였고, 권고사항은 처방의가 참조할 수 있도록 환자의 의무기록에 비치하였다. 활동은 매주 2회, 각 1시간씩 시행하였다. 프로그램을 시행한 후에 항생제 월 사용량이 22% 감소하였고, 입원별 항생제 관련 비용이 32% 감소하였다.
- LaRocco 등은 120병상 병원에서 감염내과 의사, 전담 임상 약사, 감염관리 담당자로 구성된 팀을 만들어 항생제 적정사용관리를 시행하였다. 임상 약사는 항생제 병합투여, 장기간 투여, 고가 약제를 투여하는 환자들을 대상으로 매주 3일씩 의무기록을 검토하고 처방 권고사항을 작성하였다. 긴급한 권고는 담당 의사에게 구두로 전달하였고, 긴급하지 않은 권고는 전산 처방시스템에서는 보이지만 공식 의무기록에는 포함되지 않는 메모 형태로 전달하였다. 권고사항에는 투여 중단(예: 항균범위 중복, 부적합 사용, 장기간 투여), 주사제에서 경구제로 전환, 투여 항생제의 변경 또는 추가, 투여 용량 변경 등이 포함되었다. 1년 동안 총 488회의 처방 권고를 시행하였고, 의료진의 권고사항 순응도는 69%였다. 프로그램 시행 후, 항생제 관련 비용은 19% 감소하였으며, 총 절감액은 177,000달러로 추산되었다. 항생제 적정사용관리팀의 활동을 위해 전문가 1인당 매주 약 8-12시간이 필요하였다.
- Carling 등은 200병상 병원에서 7년간 항생제 적정사용관리를 시행한 결과를 보고하였다. 다학제팀의 활동이 항생제 사용량, *C. difficile* 감염과 항생제 내성균의 의료관련감염 발생률에 미친 영향을 평가하였다. 감염내과 의사와 감염내과 수련을 받은 전담 임상 약사로 구성된 항생제 적정사용관리 팀을 운영하였다. 감염내과 의사는 팀 리더의 역할을 하면서 약사와 함께 항생제 사용 환자를 전향적으로 평가하고 처방 권고사항을 제공하였다. 3세대 cephalosporin 주사제, aztreonam, fluoroquinolone 주사제, imipenem-cilastatin을 투여하는 모든 환자를 대상으로 하였고, 감염내과 의사와 약사가 대상 환자를 함께 평가한 후, 환자 차트에 권고사항을 비치하여 담당 의료진이 검토하게 하였다. 이 외에도 처방 항생제 목록 관리, 항생제 처방 7일째 자동 처방 중단, 장내세균에서 1세대 cephalosporin, ampicillin-sulbactam, aminoglycoside, ciprofloxacin의 항균제감수성 검사결과 보고 제한, 전공의와 전문의 대상 정기 교육 실시, 감염내과 의사와 전담 약사에 대한 경제적 보상 등을 시행하였다. 약무위원회의 적극적 참여와 프로그램 시행 전 사전 교육으로 인해 처방 권고사항에 대한 의료진의 순응도는 프로그램 시작 6개월 이내에 85%를 초과하였고, 2년 후에는 98%에 도달하였다. 이 외에도 검사에서 감염이 확인되지 않으면 면역정상환자는 치료 2-3일 이내 항생제 중단하기, 항균제감수성 검사결과에 따른 치료 조정, 주사제에서 경구제 전환하기 등의 활동을 시행하였다. 이와 같은 프로그램 시행 후 항생제 관련 비용이 감소하였으며 CDI 건수와 항생제 내성 장내세균에 의한 의료관련감염 건수도 유의하게 감소하였다.
- Rahal 등은 500병상 병원에서 cephalosporin 내성 *Klebsiella*의 감염 발생률을 감소시키기 위해 모든 cephalosporin계 항생제 처방을 제한하는 프로그램을 시행하였다. 시행 1년 후, 병원 전체의 cephalosporin 사용이 80.1% 감소하였고, *Klebsiella* spp.의 배양 양성률이

44% 감소하였다. 반면 imipenem 처방이 증가하였고, imipenem 내성 *Pseudomonas aeruginosa*에 의한 감염 발생률이 병원 전체에서 68.7% 증가하였다. 항생제 처방제한 프로그램을 시행하는 경우, 이와 같은 의도치 않은 결과가 발생할 수 있음을 인지하고 있어야 한다.

- Malani 등은 535병상 병원에서 항생제 적정사용관리 시행 전후의 임상적, 경제적 변화를 분석하였다. 이 병원에서는 감염내과 의사 2명과 중환자치료 임상 약사(항생제 관리 비전담) 3명으로 항생제 적정사용관리팀을 구성하였다. 주 5일 정규 근무시간 동안 8가지 약제(aztreonam, caspofungin, daptomycin, ertapenem, linezolid, meropenem, tigecycline, voriconazole)의 첫 처방, 24시간 이내 사용, 주간 사용을 전향적으로 감사하였다. 대상 약제는 임상분리균주의 항균제감수성 검사결과, 항균범위, 오용 위험과 약제 비용을 감안하여 선정하였다. 이들 약제 관련 비용은 이 병원의 2008년 항균제 예산의 거의 1/3에 해당하였다. QI 팀에서 개발한 항생제 처방관리 시스템에 환자의 항생제 처방정보가 실시간으로 입력되면 약사는 전자의무기록을 검토하여 처방 내용을 평가하고, 처방 승인, 중단 권고, 좁은 항균범위를 갖는 항생제로 변경, 감염내과 협진 의뢰 등의 내용으로 처방의에게 피드백을 제공하였다. 감염내과 의사는 문제 사례에 대한 협진을 시행하여 처방의에게 피드백을 제공하였다. 프로그램 시행 첫 1년 동안 총 510건의 대상 항생제 처방을 검토하였으며 이 중 323건(63%)이 적합 승인, 94건(18%)에서 좁은 항균범위를 갖는 약제로 변경 권고, 61건(12%)에서 부적합 승인, 27건(5%), 총 23명의 환자에 대해 감염내과 협진을 권고하였다. 23명에 대한 감염내과 협진에서 적합 승인 8건, 좁은 항균범위를 갖는 약제로 변경 권고 11건, 치료 중단 8건을 권고하였다. 5건의 처방(1%)은 담당 의료진이 항생제 적정사용관리팀의 권고를 수용하지 않았다. 대상 항생제 관련 비용은 462,404에서 297,851달러로 35.6% 감소하여 164,553달러를 절감하였다. 대상 항생제의 사용량(1,000환자-일당 defined daily dose, DDD)은 215.7에서 160.8로 25.4% 감소하였다. 항생제 적정사용관리 시행과 사망률, 재입원율, 입원기간 간의 상관관계는 확인할 수 없었다. 이 연구는 비교적 작은 규모의 병원에서도 전문인력의 활동에 의해 항생제 적정사용관리가 성공할 수 있음을 보여 준다.

Section III

SUMMARY

- 외국의 여러 연구에서 소규모의 중소병원에서도 항생제 적정사용관리 시행 후에 긍정적인 변화가 나타났음을 알 수 있다. 특히, 프로그램의 주요 대상인 광범위 항생제 사용이 감소하여 내성균 발생의 선택 압력이 줄어들고 항생제 관련 비용이 감소하는 경향을 확인할 수 있다. 항생제 적정사용관리 활동을 통해 CDI의 발생을 줄인 사례도 많다. 인적 자원이 제한된 소규모 병원에서 임상 약사 주도의 활동으로 긍정적인 효과를 거두었다는 국외 보고가 있으나, 국내에서 전문 약사의 실질적인 참여는 규모가 큰 종합병원에서나 가능한 실정이므로 중소병원에서 약사 주도의 항생제 적정사용관리 활동을 계획하는 것은 현실적 한계를 감안해야 한다.
- 병상 규모와 역할 범위가 다양한 국내 중소병원에서 모든 상황에 잘 맞는 단일한 형태의 항생제 적정사용관리는 존재할 수 없다. 병원의 특성에 맞는 목표를 선택하는 것이 중요하며 현실을 감안하여 지속 가능한 계획을 세워야 한다. 국내 중소병원의 의료진과 직원들이 열악한 환경을 극복하고 항생제 적정사용관리 활동에 참여하고 정기적인 교육을 이수하게 하기 위해서는 국가 및 지역사회 차원의 지원체계가 필요하다.

참고문헌

1. Carling P, Fung T, Killion A, et al. Favorable impact of a multidisciplinary antibiotic management program conducted during 7 years. Infect Control Hosp Epidemiol. 2003;24(9):699-706.
2. Estrada SJ, Martinez A. Role of Antimicrobial Stewardship in a Community Hospital. In: LaPlante KL, Cunha CB, Morrill HJ, Rice LB, Mylonakis E, editors. Antimicrobial Stewardship: Principles and Practice. Wallingford: CABI; 2017. pp. 376-83.
3. Green SB, Priest DH. Antimicrobial Stewardship in Critical Access Hospitals. In: Doron S, Campion M, editors. Antimicrobial Stewardship in Non-Traditional Settings: A Practical Guide. Cham: Springer International Publishing; 2023. pp. 73-83.
4. Kim B, Lee MJ, Moon SM, et al. Current status of antimicrobial stewardship programmes in Korean hospitals: results of a 2018 nationwide survey. J Hosp Infect. 2020;104(2):172-80.
5. Kim HI, Kim SW, Chang HH, et al. A survey of antimicrobial stewardship programs in Korean hospitals. Korean Journal of Medicine. 2014;87(2):173.
6. LaRocco A, Jr. Concurrent antibiotic review programs--a role for infectious diseases specialists at small community hospitals. Clin Infect Dis. 2003;37(5):742-3.
7. Malani AN, Richards PG, Kapila S, et al. Clinical and economic outcomes from a community hospital's antimicrobial stewardship program. Am J Infect Control. 2013;41(2):145-8.
8. Rahal JJ, Urban C, Horn D, et al. Class restriction of cephalosporin use to control total cephalosporin resistance in nosocomial Klebsiella. Jama. 1998;280(14):1233-7.
9. Shin DH, Kim HS, Heo E, et al. Stepwise expansion of antimicrobial stewardship programs and its impact on antibiotic use and resistance rates at a tertiary care hospital in Korea. Microbiol Spectr. 2022;10(3):e0033522.
10. Storey DF, Pate PG, Nguyen AT, et al. Implementation of an antimicrobial stewardship program on the medical-surgical service of a 100-bed community hospital. Antimicrob Resist Infect Control. 2012;1(1):32.
11. Yoon YK, Kwon KT, Jeong SJ, et al. Guidelines on implementing antimicrobial stewardship programs in Korea. Infect Chemother. 2021;53(3):617-59.

Chapter — 02

요양병원

문치숙 인제대학교 의과대학 내과학교실

목적

- **의료기관별 항생제 적정사용관리 방법의 기술**
- **요양병원의 항생제 적정사용관리와 적용 사례**

학습 성과

Learning outcomes

- 요양병원의 특성에 따라 항생제 적정사용관리의 적용방법을 설명할 수 있다.
- 요양병원의 특성에 따라 항생제 적정사용관리를 계획하고 시행할 수 있다.

중소병원조차 항생제 적정사용관리를 도입하기 쉽지 않은 현실을 감안하면 더욱 열악한 조건의 국내 요양병원에서 항생제 적정사용관리를 시행하는 것은 불가능에 가까운 목표로 여겨진다. 요양병원의 환자들은 대부분 고령자로 다양한 만성질환을 앓고 있으며, 장기 입원을 요구하는 경우가 많아 의료관련감염 발생의 위험이 현저히 높다. 코로나바이러스-19 대유행 기간 동안 요양병원 환자들의 집단감염 발생과 높은 사망률로 인해 요양병원의 감염관리에 대한 사회적 관심이 높아졌다. 그러나, 급성기 병원의 치료를 받으면서 다제내성균을 보유하게 된 환자들이 퇴원 후 요양병원으로 전원되었다가 다시 급성기 병원으로 전원을 반복하는 과정에서 요양병원이 지역사회에서 항생제 내성균의 저장소 또는 공급원의 역할을 하는 부분에 대해서는 사회적 인지도가 낮다. 요양병원에서의 과도한 항생제 처방을 보고하고 이에 대한 관리의 필요성을 제기하는 외국 연구는 많다. 요양병원에서 이상적인 항생제 적정사용관리의 목표는 항생제 사용을 최적화하고, *C. difficile* 감염(*C. difficile* infection, CDI)과 다제내성균에 의한 의료관련감염 등의 항생제 사용에 따른 부작용을 줄여 치료결과를 향상시키는 것이다. 이 장에서는 장기요양시설(long-term care facilities, LTCF), 특히 요양병원의 항생제 처방 특성과 영향을 미치는 인자, 요양병원의 의료관련감염과 항생제 내성의 관계, 요양병원에서 항생제 적정사용관리를 도입하는 단계와 시도해 볼 만한 프로그램의 예를 제시한다.

01

요양병원의 특성

감염질환은 요양병원 환자의 주요 사망 원인이며 급성기 병원으로 전원을 의뢰하는 주된 사유이다. 미국 CDC에 의하면, LTCF 환자의 약 70%에서 매년 한 번 이상 항생제 처방을 받고 있으며, 이 중 40-75%는 부적절한 처방으로 평가되었다. 항생제의 과도한 사용은 CDI, 다제내성균의 발생, 약물 부작용 증가의 주요 위험인자이며, 항생제 사용관리가 부실한 LTCF는 항생제 처방을 받지 않는 환자들에게도 CDI, 다제내성균 감염, 약물 부작용 등의 발생위험이 높았다. 불필요한 처방이나 고가의 항생제 처방에 드는 비용 외에도 과거 항생제 사용 후에 발생한 다제내성균 감염을 치료하기 위해 입원기간이 연장되는 경우가 흔하며, 이는 의료비용의 지속적인 증가로 이어진다. 현대 의학의 발전에 따라 평균 수명이 길어지고 고령화가 진행하면서 요양병원의 항생제 사용과 의료비용 역시 증가하는 경향을 보이고 있다. 항생제 적정사용관리는 고령화와 함께 상승하는 의료비용의 절감을 위한 중요한 조치이며, 실제로 LTCF에서도 의료비용의 증가 폭을 감소시켰다는 외국 보고가 많다.

요양병원의 환자는 고령, 만성 기저질환, 면역저하 등으로 인해 감염에 취약하므로 효과적인 치료제의 선택과 항생제 사용 억제 정책 사이의 균형을 맞추기가 어렵다. 시설, 인력, 주요 환자군 등 개별 기관의 사정에 따라 항생제 사용 패턴은 차이가 있으나 사용량이 높은 요양병원은 필연적으로 따르는 부작용을 줄이기 위해서라도 항생제 적정사용관리의 도입을 고려해야 한다. 2017년 미국의 Centers for Medicare & Medicaid Services (CMS)는 등록된 전체 LTCF와 재활병원에서 항생제 사용지침의 개발과 항생제 사용 감시 시스템의 운영을 포함한 항생제 적정사용관리를 의무적으로 시행하게 하였다. 이후, 2018년의 조사에서 등록된 대부분의 LTCF에서 포괄적 의미의 항생제 적정사용관리 프로그램을 운영하고 있으며 프로그램 도입이 증가하는 추세임을 확인할 수 있었다.

1. 요양병원의 의료관련감염

요양병원에서 발생하는 감염질환은 주요 감염 증후군과 특정 병원균에 의한 감염으로 구분할 수 있다. 특정 감염 증후군이나 병원균을 표적으로 한 항생제 적정사용관리를 시행하여 치료결과의 개선과 함께 의료비용의 감소를 유도하였다는 외국 연구 결과는 많다.

요양병원에서 가장 흔히 접하는 감염 증후군은 요로 감염, 피부연조직 감염, 호흡기 감염이다. 요양병원의 환자는 가정에서 돌보기 어려운 급성기 치료 후 퇴원 환자, 고령 환자, 만성질환자 등으로 구성되어 있다. 대부분 고령화로 인해 면역이 저하되고, 여러 질환을 동시에 앓고 있으며, 특히 당뇨병, 심혈관질환, 만성 폐쇄성 폐질환 같은 만성 질환의 유병률이 높아 감염 발생의 위험도 높다. 유치 도뇨관, 혈관 카테터, 영양 공급을 위한 비위관 등 침습적 술기를 시행한 환자가 많으므로 기구 및 시술 관련 감염의 위험도 높다. 만성 기저질환으로 인해 와상 상태가 장기간 지속되면서 욕창 등 창상과 이차 감염이 흔히 발생한다. 개별 병원의 상황에 따라 다르나 환기가 어려운 협소한 공간을 여러 명이 공동 이용하는 경우가 많아 감염질환자를 위한 격리 시설이 부족하고, 유행성 호흡기 감염의 집단 발생위험이 높을 수 밖에 없다.

요양병원에서 항생제 적정사용관리의 대상이 되는 주요 병원균으로는 methicillin-resistant *S. aureus* (MRSA), 다제내성 그람음성균, *C. difficile* 등이 있다. 미국의 연구에 의하면, LTCF 환자의 다제내성균 감염률이 평균 4.2% (range: 1.9-11.4%)에 이른다. 보통 병원내 환경에 분포하는 균주가 환자에게 집락을 형성하는데, 이들 집락균을 감염의 원인으로 오인하여 불필요한 항생제의 장기 처방으로 이어지고 결과적으로 다제내성균의 집락이 형성되는 악순환이 반복된다. 외국 보고에 의하면, LTCF 환자에서 MRSA의 집락형성률(colonization rate)이 50%에 이르며 일반 병원의 5-10%에 비해 현저히 높았다. vancomycin-resistant Enterococci 및 extended-spectrum β-lactamase (ESBL) 생성균이나 carbapenem-resistant Enterobacterales과 같은 다제내성 그람음성균의 집락형성률도 지속적으로 증가하고 있다. 특히, 지난 20여 년 동안 다제내성 그람음성균의 임상적 중요성이 크게 높아졌다. 선택 가능한 치료제가 부족하거나 아예 효과적인 치료제가 없는 경우가 많으며, 다제내성 그람음성균의 약제 내성 유전자는 균주 간, 환자 간에 쉽게 확산되므로 감염관리 측면에서도 심각한 위험요인이다.

다제내성균 집락형성의 위험인자는 지난 3-4개월 이내 항생제 사용, 의료진 의존도, 유치 도뇨관이나 혈관 카테터 사용, 욕창 등의 창상, 요실금이나 대변 실금 등이 있다. 요양병원은 이런 인자들을 골고루 가진 장기 환자들이 집중되므로 지역사회 내 다제내성균의 저장소(reservoir)로 취급되기도 한다. 좁은 다인실과 공동 공간(욕실, 물리치료실 등)에서의 밀접 접촉으로 인해 집락균의 수평전파가 쉽게 발생하는 환경적 특성도 급성기 병원에 비해 요양병원의 항생제 내성률이 높게 나타나는 원인이 된다. 고령, 기저질환, 시술 필요성 등 대부분의 위험인자가 개선 불가능하므로 요양병원 환자에서 다제내성균의 집락 형성을 근절하는 것은 현실적으로 매우 어렵다. 그러나, 다제내성균 집락 형성은 결국 난치성 감염 발생의 악순환으로 이어지므로 지속적인 개선 노력이 있어야 한다. 특히, 항생제 노출력은 중요 위험인자인 동시에 개선해 볼 수 있는 영역이므로 다제내성균의 억제를 위해 감염관리(격리 등)와 함께 적절한 수준의 항생제 적정사용관리를 시행하는 것이 필요하다.

CDI는 입원 환자에서 사망률이 5-30%에 이르며 환자 간 전파 위험이 높다. *C. difficile* 보균 위험인자는 CDI의 과거력, 3개월 이내 항생제 사용, 최근 입원력 등이 있다. 항생제 노출력은 CDI의 발생에 가장 중요한 인자이며, 항생제 노출 후 장내 정상 상재균 무리가 감소하면서 상대적으로 *C. difficile*이 증식하고, 이어서 대장염과 설사를 유발한다. *C. difficile*은 병원의 척박한 환경과 소독제에 견디는 포자(spore)를 생성하므로 CDI 환자가 퇴실한 후에도 병실 내에서 전파될 수 있다. 일반적인 알코올 손 위생이나 소독방법으로는 포자를 완전히 제거하지 못하므로 물과 소독비누를 이용한 손위생과 포자 제거가 가능한 환경 소독제가 필요하다. 이 외에도 CDI는 잦은 설사를 유발하여 와상 환자의 욕창을 악화시키고 간병 직원의 관련 업무량을 크게 증가시킨다. 또한 설사와 격리실 이용으로 인해 재활 과정 자체가 지연될 수 있다. 따라서, CDI 발생률이 높은 요양병원에서는 치료결과의 향상과 감염 예방을 위해 항생제 적정사용관리를 시행해야 한다.

무증상 세균뇨(asymptomatic bacteriuria, ASB)는 대부분 항생제 치료가 필요하지 않지만 치료가 필요한 요로감염으로 오인하여 불필요한 항생제 처방으로 이어지는 경우가 많고, 결과적으로 다제내성 그람음성균 발생위험을 가중시킨다. 국외, 국내 모두 요로감염 진료지침에서 임신부나 침습적 비뇨기과 시술을 받는 환자 외에는 ASB에 대한 항생제 투여를 피할 것을 권고하였다. ASB는 유치 도뇨관을 장기간 삽입하고 있는 대부분의 환자에게 발생한다. ASB 환자에게 항생제를 투여해도 임상적 이점이 없으며 유증상 요로감염이나 세균뇨의 재발을 예방할 수가 없다. 2019년 Infectious Diseases Society of America (IDSA)의 ASB 진료지침은 운동장애나 인지장애가 있는 무증상자에게 ASB에 대한 선별검사를 시행하거나 경험적인 항생제 투여를 하지 말 것을 강력히 권고한다. 또한, 의식상태 변화나 낙상의 원인을 평가할 때, ASB 외의 다른 원인을 우선 평가할 것을 권장한다. 그러나, 상당수의 요양병원에서 ASB에 대한 항생제 치료가 여전히 관행적으로 이루어지고 있으므로 이에 대한 항생제 적정사용관리의 도입을 고려해야 한다.

2. 요양병원 항생제 처방 과정의 문제점

요양병원에서 의료관련감염을 진단하고 치료하는 것은 급성기 병원에 비해 상당히 어렵다. 주로 요로감염, 호흡기 감염, 피부연조직 감염에 대해 항생제를 처방하게 되나 급성기 병원처럼 감염내과 전문의나 임상 약사 등의 전문가에게 협진을 의뢰하는 것은 현실적으로 불가능하다. 상당 수의 요양병원은 진단검사 시설이 부족하거나 없다. 비교적 쉽게 의뢰할 수 있는 소변 검사는 요로감염의 진단에서 위양성을 보일 가능성이 높다. 환자들의 인지능력 저하(섬망, 치매 등), 청력 및 언어능력 저하로 인해 적합한 진단 처치 대신 애매한 임상증상에 의존하여 경험적 항생제를 처방하는 경우가 빈번하다. 또한 말기 환자와 호스피스 환자에게 단순히 증상 완화 목적으로 항생제를 장기 처방하는 경우가 있고, 이는 불필요한 항생제 처방과 다제내성균의 발생으로 이어진다.

02

요양병원의 항생제 적정사용관리 시행 단계

- 1단계: 경영진의 지원 확인
- 2단계: 항생제 적정사용관리 위원회/팀 구성
- 3단계: 항생제 관련 데이터 수집
- 4단계: 개선 필요한 지점 확인
- 5단계: 프로그램의 계획과 시행
- 6단계: 프로그램의 성과 측정 및 재평가
- 7단계: 반복 교육

항생제 적정사용관리의 목표는 항생제 투여가 필요한 환자에게 적합한 용량으로 적정기간 동안 투여하게 하여 부적절한 처방에 의한 부작용을 줄이는 것이다. 미국 CDC는 급성기 병원과 및 장기요양시설에 적용할 수 있는 항생제 적정사용관리의 핵심요소를 제시하였다. 핵심요소에는 리더십의 책무, 책임자 임명, 담당 약사 임명, 중재의 실행, 추적조사, 보고와 교육이 포함된다. 국내에서도 종합병원 이상의 급성기 병원 대상으로 항생제 적정사용관리의 핵심요소(core element: 리더십의 책무, 운영체계, 중재의 실행, 추가 전략, 추적조사, 보고, 교육)가 제시된 바 있으나 국내 요양병원의 현실을 반영한 연구나 보고는 드물다. 선진국의 요양기관과 포괄수가로 운영하는 국내 요양병원은 적용 가능한 프로그램의 수준에서 차이가 날 수밖에 없다. 게다가 의료나 요양 서비스에 대해 과도한 요구나 기대를 하는 문화적 특성 또한 새로운 프로그램 도입의 장벽으로 작용한다. 그러나 고령화에 따른 장기요양 환자를 감당할 재원 부족과 항생제 적정사용관리에 대한 인식 부족은 외국에서도 이미 경험하였고 진행 중인 문제이므로 외국의 지침이나 선행 사례를 참조하는 것이 필요하다.

1. 경영진의 지원 확인

성공적인 항생제 적정사용관리의 도입과 실행을 위해서는 요양병원 경영진(leadership)의 지원이 선행되어야 한다. 국내 종합병원을 위한 항생제 적정사용관리의 핵심요소에서도 경영진의 책무를 첫 번째 요소로 제시하고 있다. 경영진에게는 ① 항생제 사용량 감소에 따른 의료비용 절감과 항생제의 잘못된 사용으로 인한 경제적 손실 감소, ② 인증평가 등 외부 평가에서 요구하는 조건의 충족, ③ 원외 전문가와의 교류를 통한 이점 등을 항생제 적정사용관리의 이득으로 제안할 수 있다. 경영진의 지원이 결정되면 다음 단계로의 진행을 위해 원내 공지 및 홍보를 하는 것이 도움이 된다. 예를 들면 항생제 적정사용관리에 대한 직원 공지, 포스터 게시, 병원내 정기회의 발표, 프로그램의 성과에 대한 시상 등이 있다. 또한 경영진의 지원 내용에 프로그램 담당자의 적정 근무시간을 보장하고 운영 예산을 지정하는 것이 포함되어야 한다. 이는 단순히 담당자의 업무를 지원하는 것 외에 항생제 적정사용관리에 대한 직원의 관심을 유발하고 프로그램에 참여하는 병원내 문화를 조성할 수 있다.

2. 항생제 적정사용관리 위원회/팀 구성

경영진에게는 요양병원의 규모와 자원에 따라 가능한 수준의 항생제 적정사용관리팀을 구성하고 운영할 책임이 있다. 항생제 적정사용관리팀은 프로그램의 전반 실무를 담당하며 항생제 사용에 대한 경험과 지식을 가진 의사를 팀의 리더로 하여 항생제 사용관리 교육을 받은 약사와 기타 필요한 직원들로 구성된다. 이 외에 감염관리 담당자와 검사실 직원, 행정 직원, 원외 전문가 등을 팀원으로 포함할 수 있다. 이런 형태는 급성기 종합병원에서 항생제 관리 전문인력(감염내과 전문의, 소아청소년과 감염분과 전문의, 감염약료 전문약사 등)으로 구성된 항생제 적정사용관리팀의 수준과는 현저한 차이가 있으나 인적 자원이 부족한 현실을 감안해야 한다.

인적 자원의 부족으로 효율적인 팀의 구성이 불가능하다면 외국 사례처럼 원외 전문인력의 자문을 받거나 시간제(part-time)로 고용하는 방법을 고려할 수 있을 것이다.

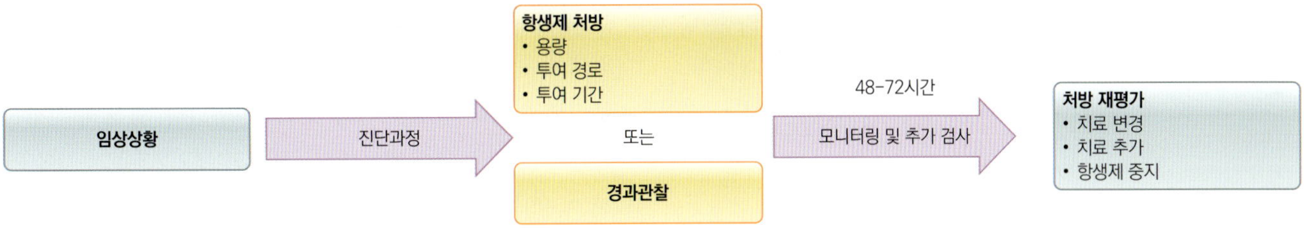

그림 3-3-1. 항생제 처방결정 과정

이를 위해서는 제도적 지원이 필요하다. 프로그램을 지속하기 위해서는 원외 전문가의 도움이 있더라도 병원내 팀의 구성원에게 항생제 적정사용관리에 대한 교육을 수료하게 하여 실질적인 역량을 갖춘 직원을 양성해야 한다. 감염관리 간호사 등 감염관리 담당자가 항생제 적정사용관리팀의 구성원으로 참여할 수는 있겠지만 항생제 관리는 기존의 감염관리와는 별도의 업무이므로 구분된 업무 시간을 보장해야 한다.

다학제팀이 만들어지면 항생제 적정사용관리에 대한 직종 간 지식 및 인식 차이를 줄이려는 노력이 필요하다. 직종별 또는 업무 영역에 따른 교육과 업무 분장 등 프로그램의 실행을 위한 준비 과정이 있어야 한다. 특히 병원내에서 시행할 프로그램의 개발과 검토, 성과 모니터링 부분을 감당하려면 항생제 적정사용관리에 대한 전문 교육 이수와 외부 자문이 필요할 수 있다.

3. 항생제 관련 데이터 수집

항생제 적정사용관리팀은 사전 평가 데이터를 바탕으로 지속 가능한 프로그램을 계획해야 한다. 경영진의 인력 및 예산 지원은 효과적인 프로그램의 계획과 시행, 성공 여부를 결정하는 중요 인자이다. 프로그램 시행 전 사전 평가를 위해 병원에서 검출되는 주요 균주의 항생제 내성 현황을 파악해야 하며 이를 위해 검사실 담당자의 참여와 협조가 있어야 한다.

프로그램을 시행할 지점을 결정하려면, 병원의 ① 항생제 처방결정 과정(antibiotics decision-making process), ② 전체 및 의료진별 항생제 사용량, ③ 항생제 치료결과를 파악해야 한다. 항생제 처방결정 과정의 검토에는 처방할 환자에게 어떤 검사와 평가가 이루어졌는지, 누가 평가했는지, 어떤 항생제를 처방하였는지, 누가 처방했는지, 임상진료지침에 따라 적절한 항생제를 선택하였는지가 포함된다(그림 3-3-1). 조사 가능한 데이터나 지표의 범위는 각 병원의 상황에 따라 달라질 수 있다. 주로 정맥주사 대비 경구 항생제의 비율, 특정 날짜의 항생제 처방률(point surveillance), 월별 항생제 투여 시작 건수, 1,000 환자-일당 항생제 치료 일수(days of therapy, DOT) 등을 조사하여 프로그램을 계획하고 프로그램의 적용 전과 후를 평가할 수 있다. KONAS와 같은 국내 항생제 적정사용관리 관련 시스템에 참여하는 것도 병원내 항생제 사용 실태를 파악하고 피드백 자료를 준비하는 것에 도움이 된다. 항생제 치료결과의 평가를 위해 CDI 발생률, 다제내성 그람음성균 감염 발생률, 항생제 처방 후 이상 반응 발생 건수 등을 조사할 수 있다. 이는 프로그램의 성과를 평가하고 향후 개선활동 계획을 준비하기 위한 자료가 된다. 인적 자원의 한계로 추적조사를 계획하거나 성과를 평가하는 것조차 어렵다면 원외 전문가의 자문과 개입이 필요하다.

4. 개선 필요한 지점 확인

병원내 항생제 내성 현황, 항생제 처방결정 과정, 항생제 사용량과 패턴을 바탕으로 프로그램 시행 대상이나 지점을 선정할 수 있다. 프로그램의 계획과 시행은 항생제 처방결정 과정 중 어느 지점이든 가능하다(그림 3-3-2). 요양병원에 따라 제공하는 의료서비스와 환자의 치료 요구도가 다양하므로 최적의 항생제 사용 기준은 달라질 수 있다. 일반적으로 항생제 적정사용관리와 감염관리 프로그램을 함께 시행하게 되는데, 병원의 특성에 따라 필요한 프로그램의 종류와 수준이 달라지게 된다. 예를 들면, 유치 도뇨관의 장기 사용은 요로감염 발생과 연관이 있으므로 장기 요양원

과정	항생제 사용	감염질환
• 진단 • 의사소통 • 처방 • 재평가	• 고위험 약제 • 다빈도 처방 약제 • 투여 기간 • 투여 경로 • 항생제 사용량 • 항생제 사용일수	• 요로감염 • 호흡기 감염 • 피부연조직 감염 • *C. difficile* • 다제내성균

그림 3-3-2. 항생제 적정사용관리의 개입 지점

수준의 시설에서는 유치 도뇨관 사용과 ASB에 대한 부적절한 치료를 줄이는 프로그램을 우선 시행해야 할 것이다. 반면, 급성기 치료 후 남은 치료를 완료해야 하는 환자나 재활훈련 중심의 환자가 많은 병원에서는 유치 도뇨관 사용률이 상대적으로 낮으므로 요로감염 대상 프로그램의 필요성이 낮다. 이런 병원은 재활치료실 등 여러 환자가 모여서 사용하는 공간이 많고, 재활 과정에서 직원과 환자 간 밀접 접촉이 빈번하므로 호흡기바이러스 감염의 발생에 보다 취약하다. 따라서, 손 위생, 마스크 착용, 격리 등의 바이러스 전파 예방을 위한 감염관리 프로그램과 함께 상기도 감염에 대한 부적절한 항생제 사용을 제한하는 프로그램의 시행이 우선 필요할 것이다.

이 외에도 CDI 발생위험이 높은 약제(fluoroquinolone, clindamycin, 3세대 cephalosporin 등)의 사용량 감소, 임상진료지침에 따른 단기간 항생제 사용 등을 목표로 하는 프로그램을 기획할 수 있다. 필요성이 높으면서도 개선 시도가 수월한 우선 개입 지점을 한 두 가지 정도 지정하고, 이에 역량을 집중하여 프로그램을 진행하는 것이 좋다.

5. 프로그램의 계획 및 실행

개선 대상이나 지점이 결정되면 실행 계획을 만들고 실천해야 한다. 미국 CDC는 비교적 간단하고 평가가 쉬운 프로그램부터 우선 시행할 것을 권고하는데, 진단 스튜어드십(diagnostic stewardship), 항생제 처방결정, 항생제 투여 기간 제한이 이에 해당한다. 넓은 의미의 항생제 적정사용관리에는 병원에서 사용하는 전체 항생제를 대상으로 적응증, 투여 용량, 투여 간격, 권장 투여 기간을 포함한 표준화 지침을 개발하고 적용시키는 것이 있다. 반면, 좁은 의미의 항생제 적정사용관리에는 요로감염이나 CDI와 같이 요양병원 환자에게 주로 문제가 되는 감염 증후군 대상의 프로그램과 경구 항생제 자동 전환 등이 있다. 항생제 적정사용관리의 실행 계획에는 환자 상태와 평가 내용의 기록 양식 개발, 간호사 등 프로그램 참여 의료진의 교육 계획, 의료진 간 의사소통 방식에 대한 계획, 데이터 수집 방법 등에 대한 사전 준비가 포함된다. 실행 계획을 준비하는 과정에서 프로그램의 성과 평가와 보고 방식도 감안하여 준비해야 한다.

1) 요로감염-진단 스튜어드십과 임상처치 단계

진단 스튜어드십은 진단검사의 적절한 사용을 의미한다. 대표적인 예로 불필요한 소변 배양 검사 의뢰 줄이기가 있다. 장기 요양 환자가 많은 요양병원에서는 유치 도뇨관을 사용하는 거의 모든 환자에게 ASB가 발생하며, 도뇨관을 사용하지 않는 환자 역시 회음부의 집락 형성에 의해 ASB가 흔히 발생한다. ASB 환자에게 항생제를 투여해도 유증상 감염 발생을 예방할 수 없고, 오히려 다제내성균의 집락 형성과 CDI 발생위험이 증가한다. 따라서, 부적절한 항생제 사용을 막으려면 감염 징후가 없거나 검사가 필요한 명백한 사유가 없는 환자에게서 소변 배양을 의뢰하는 것을 줄이는 것부터 시행해야 한다. 요양병원의 요로감염의 발생률에 따라 프로그램의 적용 여부를 결정할 수 있다.

임상처치 단계(management algorithm)는 임상의의 감염 진단과 치료 과정을 돕는 단계적 절차이다. 근거 기반 임상진료지침, 전문가의 조언, 병원내 항생제 내성 현황을 바탕으로 하여 만들 수 있으며, 처방을 단순화하고 진료지침의 이행률을 향상시키는 효과가 있다. 처치 단계에는 적합한 경험적 항생제 요법(투여 용량 및 치료기간 포함)과 요로감염의 정확한 진단을 위해 배양 검사 의뢰 전에 도뇨관 제거나 교환을 권고하는 것과 같은 임상 권고가 포함된다. 전산 처방시스템의 처방세트(order-set) 기능을 이용할 수 있으면 임상처치 단계를 비교적 쉽게 실무에 적용할 수 있다.

요로감염 대상 프로그램의 진행상황과 성과를 평가하기 위해 도뇨관 사용 환자를 돌보는 의료진 간 소통에 대한 설

[성공 사례]

- 미국의 Agency for Healthcare Research and Quality (AHRQ)는 LTCF의 요로감염 진단관리 도구로 "UTI Situation, Background, Assessment, and Request (UTI SBAR)"을 개발하였다. 이는 의료진들 사이의 원활한 의사소통과 추가 검사 및 항생제 투여 필요성에 대한 결정을 지원하는 양식이다. SBAR의 assessment section에는 소변 배양의 적절성 확인, 항생제 처방 또는 주의 깊은 경과 관찰에 대한 선택 과정이 포함되어 있다. 미국의 12개 LTCF에서 시행한 연구에 의하면 UTI SBAR를 이용한 후에 ASB에 대한 항생제 처방이 감소하였다.
- Loeb 등에 의하면 캐나다의 24개 LTCF에서 Q&A형 교육자료 제공과 의료진 교육 집담회를 통해 요로감염 의심 환자 대상 진단/치료 단계를 성공적으로 도입하였고, 도입하지 않은 시설에 비해 요로감염 치료 목적의 항생제 처방이 감소하였다.

문조사, 기간별 소변 배양 의뢰 건수, 전체 항생제 또는 요로감염 치료 목적 항생제 DOT 등을 조사할 수 있다. 프로그램의 성공을 위해서는 관련 의료진에게 프로그램의 목적, 요로감염의 증상과 징후, 검사와 치료 지표에 대한 교육을 함께 진행해야 한다. 더불어 의료진의 순응도를 향상시키려면 프로그램이 실제 업무의 흐름을 가급적 방해하지 않도록 계획해야 한다. 항생제 적정사용관리팀은 프로그램에 대한 의료진의 질문에 응답해야 하며 처방 제한 등 진료 부분에 대해 임상의의 동의를 받아야 한다. 이런 과정에서 부적절한 치료와 치료 부작용을 줄이는 것 외에 의료진 간 의사소통을 향상시킬 수 있다.

2) 호흡기 감염

대부분의 호흡기 감염은 바이러스에 의해 발생하며 항생제가 필요하지 않은 경우가 많다. 그러나, 상당수의 임상의가 호흡기 감염 치료 목적으로 불필요한 항생제를 처방하고 있다. 호흡기 감염의 발생률이 높은 병원은 적절한 항생제 처방을 위해 호흡기 감염 대상 프로그램을 우선 시행해야 한다. 호흡기 감염의 임상처치 단계를 의료진에게 제공하여 항생제 투여가 당장 필요한 경우와 우선 증상 관찰이 필요한 경우를 선별하여 항생제 치료 계획을 결정하게 할 수 있

표 3-3-1. 호흡기 감염 의심 환자의 임상처치(예시)

<table>
<tr><th colspan="4">임상 양상</th><th colspan="2">처치</th></tr>
<tr><th colspan="2">Primary (1)</th><th colspan="2">Secondary (2)</th><th>(1)과 (2) 모두 존재</th><th>(1) 또는 (2)가 없음</th></tr>
<tr><td rowspan="2">정상 체온</td><td>Other comorbidities</td><td colspan="2">새로이 발생한 기침과 가래 +
다음 중 한 가지(호흡수 >25/분, 섬망)</td><td rowspan="5">항생제 투여 시작
(표 3-3-2,
표 3-3-3 참조)</td><td rowspan="5">• 적극적 상태 감시
• 항생제 투여 보류
(다음 날 재검토 후 투여 결정)
(표 3-3-2 참조)</td></tr>
<tr><td>COPD</td><td colspan="2">농성 객담 +
다음 중 한 가지(호흡곤란 악화, 객담량 증가)</td></tr>
<tr><td rowspan="4">발열</td><td rowspan="3">>37.7℃</td><td colspan="2">다음 중 2가지 이상(호흡기 증상 1가지 포함)</td></tr>
<tr><td>호흡기 증상</td><td>비특이적 증상</td></tr>
<tr><td>• 기침의 새로운 발생 또는 증가
• 객담의 새로운 발생 또는 증가</td><td>• 섬망
• WBC >14,000
• $SpO_2 < 90\%$
• 호흡수 >25/분</td></tr>
<tr><td>>38.8℃</td><td colspan="2">호흡수 >25/분 ± 새로이 발생한 기침과 가래</td><td colspan="2">상황에 따라 전원 고려</td></tr>
</table>

COPD, chronic obstructive pulmonary disease; WBC, white blood cell count; SpO_2, saturation of partial pressure oxygen.

표 3-3-2. 호흡기 감염 의심 환자의 치료 단계(예시)

항생제 투여 시작: (1)과 (2) 모두 존재	적극적 상태 감시: (1) 또는 (2)가 없음
• COVID PCR (+격리) 고려 • 유행시기라면 RSV/Influenza 검사 • 항생제 선택(표 3-3-3 참조) • 유행 우려가 있다면 legionella 관련 검사 • 이상 지속 시 가슴 X선 검사, 산소포화도 검사, 혈액검사 의뢰	• 항생제 투여 보류 • COVID PCR 고려 • 유행시기라면 RSV/Influenza 검사 • 필요시 혈액검사 의뢰 • 재검토: 24시간 간격으로 증상 및 징후 점검 • 이상증상 및 징후 지속 시 - 상기도 감염 또는 - 비감염성 원인 의심

표 3-3-3. 호흡기 감염 의심 환자의 항생제 선택(예시)

경증-중등증				
	상황	투여 약제	용량과 기간	참고사항
일차 약제	중등증 경구제 복용 가능	Cefpodoxime	200 mg po bid×5 days	경증 penicillin 알레르기 환자에게도 투여해 볼 수 있음 Q 24 hrs if CrCl <30; or post HD×3
		Amoxicillin-clavulanate	500-125 mg tid×5 days	또는 875-125 mg bid
이차 약제	일차 약제에 대한 중증 금기	Levofloxacin	750 mg po qd×5 days OR if CrCl <20 or ESRD, 750×1 dose, then 500 mg q 48 hrs ×2 dose	CDI 발생위험 높음 항부정맥제 복용 또는 QTc 연장 환자는 주의 필요
특수한 경우				
이차 약제	경구제 복용 불가능	Ceftriaxone IM/IV	1 g q 24 hr×5 days	신기능과 무관하게 투여
	경구 치료에도 악화 또는 중증 의심	Ceftriaxone IM/IV AND		
		Doxycycline OR Azithromycin	100 mg bid×5 days OR 500 mg qd×3 days	
	P. aeruginosa 감염 위험	Levofloxacin	위 내용 참조	
	MRSA 감염 위험	Doxycycline+일차 약제	100 mg bid×5 days+일차 약제	신기능에 따라 용량 조절
	흡인 의심	일차 약제	• 적어도 5일간 치료 • Abscess나 empyema가 의심되는 경우에 항혐기균제 투여 (amoxicillin/clavulanate or ceftriaxone+metronidazole)	

CDI, Clostridium difficile infection; CrCl, Creatinine Clearance; ESRD, End stage renal disease; HD, hemodialysis.

다(표 3-3-1). 의료진의 항생제 선택을 지원하는 치료 단계(treatment algorithm)도 제공할 수 있는데, 이는 근거 기반 진료지침의 이행률을 향상시키고, 부작용이 많은 약제의 처방을 회피할 수 있게 한다(표 3-3-2~3).

3) CDI

Ciprofloxacin, levofloxacin 등의 fluoroquinolone, 3세대 이상의 cephalosporin (ceftriaxone, cefepime 등), carbapenem (meropenem 등) 계열 항생제의 처방은 CDI 발생의 위험인자이다. 이들 약제의 처방을 제한하

면 실제로 CDI 발생률이 감소한다. Fluoroquinolone은 의식저하, 혈당 이상, 심전도 이상(QTc 간격 연장), 부정맥, 대동맥 이상 등 많은 이상반응이 보고되었으나, 여전히 요로 감염의 경험적 치료제로 흔하게 처방되고 있다. 승인을 받은 경우에만 fluoroquinolone 처방을 허용하거나 검사 결과 없는 경험적 투여를 제한하면 병원내 사용량을 낮출 수는 있으나 처방 의료진의 심한 반발을 부를 수 있다. 프로그램을 원활하게 도입하고 의료진의 불만을 줄이려면 항생제 적정사용관리에 대한 의료진 교육과 토론이 선행되어야 하고 프로그램 시행 후에는 개별적 피드백을 시행해야 한다. 의료진 회의, 부서별 미팅, 병원 이메일이나 포스터를 이용한 병원내 공지 등을 통해 처방을 제한하는 근거를 설명해야 한다. 처방 빈도가 높은 의료진에게는 동료 간 비교 결과를 제공하여 현실을 인지시키고 임상진료지침에 기반한 대안을 제공해야 한다. 또한 처방 의료진이 대체 약제 선택에 대한 정보에 쉽게 접근할 수 있게 하면 처방 제한 프로그램에 대한 순응도가 향상될 수 있다. 지속 가능한 프로그램을 위해 처방 의료진에게 항생제 투여 용량, 치료기간에 대한 권고사항, 대체 약제 선택을 지원하는 치료 단계를 함께 제공하는 것이 도움이 된다.

4) 항생제 처방 제한

사용량이 과도한 약제나 고가 약제의 처방을 제한하거나 처방을 시작한 후에 투여기간을 제한하는 것을 의미한다. 대부분의 감염질환에서 권장 치료기간은 7일 이내가 많다. 권장기간 이상으로 장기간 투여하면 약물 부작용, CDI 발생, 항생제 내성 발생의 위험이 증가할 수 있다. 따라서, CDI나 다제내성균에 의한 의료관련감염의 발생률을 항생제 적정사용관리의 성과지표로 삼아 항생제 처방 제한 정책을 시행해 볼 수 있을 것이다. 항생제 처방 제한은 요양병원의 의료비용을 줄이는 것에도 도움이 될 수 있다.

5) 항생제 타임아웃

항생제 투여 시작 2-3일 후에 항생제의 필요성을 재평가하는 것을 의미한다. 요양병원은 진단 검사의 역량이 부족하여 항생제를 경험적으로 투여하는 경향이 있고, 감염 가능성이 낮아도 증상 조절 목적으로 처방을 계속 유지하는 경우가 발생한다. 이를 방지하기 위해 투여 3일째와 7일째에 항생제의 필요성을 재검토하는 과정을 도입해 볼 수 있다. 타임아웃을 적용하면서 처방 의료진에게 적절한 항생제과 투여 기간에 대한 직접 피드백과 교육을 제공하는 것이 순응도 향상에 도움이 된다. 적절히 시행한 항생제 타임아웃은 치료 초기에 관리 대상 항생제의 투여율을 감소시키고 전체 투여기간을 줄이는 데 효과적이다. 적절히 시행하려면 항생제 적정사용관리 교육과 감염질환의 치료에 대한 교육을 받은 의료진이 타임아웃을 주도해야 한다.

6. 프로그램의 성과 측정 및 재평가

항생제 적정사용관리를 시행한 후에는 정기적으로 회의를 열어 성과 지표를 검토해야 한다. 프로그램 시행 중 발생한 문제를 해결하고, 관련자에게 피드백을 제공해야 한다. 이 과정은 항생제 적정사용관리의 성공과 지속을 위한 핵심요소이다. 정기 회의에는 특정 성과지표에 대한 추적 데이터 외에 기본 지표인 요로감염, 호흡기 감염, CDI의 발생률, 고위험 항생제(quinolone, cephalosporin, carbapenem 등)의 사용량, 항생제 처방 일수 등의 자료를 함께 검토할 것을 권고한다. 이들 기본 지표들은 시행 중인 특정 프로그램의 영향을 직간접적으로 받을 수 있고, 이로 인해 예상하지 못한 긍정적, 부정적 변화가 모두 발생할 수 있으므로 함께 모니터링을 하는 것이 도움이 된다. 이 외에 의료진 순응도, 상급병원 전원 건수, 항생제 처방 관련 비용에 대한 자료를 수집할 수 있다. 항생제 적정사용관리 성과 지표의 조사 결과는 관련 의료진과 경영진에게 보고해야 한다. 이를 통해 항생제 적정사용관리 위원회/팀의 업무의 중요성을 알리고 의료진에게 동기를 부여할 수 있다. 여러 연구에서 항생제 적정사용관리를 시행한 후 시간이 지나면 효과가 점차 감소하는 것을 보고하였다. 초기의 성과를 유지하려면 지속적으로 지표를 추적하고 재평가해야 한다. 또한 이를 바탕으로 프로그램을 개선하고 새로운 전략을 도입하는 것을 검토해야 한다.

7. 반복 교육

항생제 적정사용관리를 유지하려면 의료진 대상의 정기 교육을 필수적으로 시행해야 한다. 교육은 다양한 형태로 제공할 수 있으며 임상진료지침과 권고안의 서면 제공, 온라인 강의, Q&A 방식의 대화형 교육 등의 방법이 있다. 환자와 보호자도 교육 대상에 포함하여 적합한 항생제 사용에 대한 자료를 제공하는 것이 프로그램의 진행에 도움이 될 수 있다. 그러나 단순히 교육을 반복하는 것으로는 프로그램의 지속이 어려우므로 교육 참여에 대한 보상체계가 있어야 하며 의료진에게 교육 시행에 대한 정기적 알림을 보내야 한다.

[성공 사례]

- Tedeschi 등은 재활병원에서 항생제 처방을 받은 모든 환자를 대상으로 감염질환의 치료에 대한 협진을 의뢰하게 하고 처방 의료진에게 항생제 사용 교육과 진료지침을 제공하였다. 그 결과, CDI, 다제내성균 감염 발생률과 항생제 사용량을 감소시킬 수 있었다.
- Nace 등은 여러 의료기관을 대상으로 하여 온라인 집담회, 임상진료지침 기반 처방세트(order-set) 도입, 매월 정기 의료진 교육, 정기 피드백 보고서를 제공하는 프로그램을 시행하였다. 그 결과, 입원기간이나 사망률을 증가시키지 않으면서 부적합한 항생제 사용과 CDI를 유의하게 감소시킬 수 있었다.

SUMMARY

- 국내 요양병원에서 항생제 적정사용관리를 시행하기 위해서는 기존 급성기 종합병원과는 현저한 차이가 있는 요양병원의 특성을 감안해야 한다. 요양병원의 항생제 사용 실태와 내성 현황에 대한 지속적 조사, 프로그램의 비용-대비 효과에 대한 연구가 정책 수립의 바탕이 되어야 한다.
- 요양병원의 주요 환자군과 의료 인력, 시설의 규모에 따라 필요한 프로그램의 형태와 적용 방식이 달라질 수 있다. 요양병원의 항생제 적정사용관리 도입을 지원하는 다양한 외국 지침이 있으며, 미국 CDC의 장기요양시설을 위한 항생제 적정사용관리 핵심요소, Agency for Healthcare Research and Quality (AHRQ)의 LTCF에서의 항생제 적정사용관리 도입 지침 등을 참조할 수 있다. 국내의 경우, 의료에 대한 국내 보상체계와 열악한 요양병원의 현실을 반영한 실무지침의 개발이 필요하다. 항생제 적정사용관리의 실제 적용 단계에서는 현장의 의료진에게 과도한 책임을 요구하는 국내의 의료환경과 문화 또한 감안해야 한다.

참고문헌

1. AHRQ [Internet]. Nursing Home Antimicrobial Stewardship Guide. Available at: https://www.ahrq.gov/nhguide/index.html
2. AHRQ [Internet]. Nursing Home Antimicrobial Stewardship Guide. UTI SBAR Toolkit. Available at: https://www.ahrq.gov/nhguide/toolkits/determine-whether-to-treat/toolkit1-suspected-uti-sbar.html
3. Alawi MM, Tashkandi WA, Basheikh MA, et al. Effectiveness of antimicrobial stewardship program in long-term care: A five-year prospective single-center study. Interdiscip Perspect Infect Dis. 2022;2022:8140429.
4. CDC [Internet]. Core Elements of Antibiotic Stewardship for Nursing Homes. 2024. Available at: https://www.cdc.gov/antibiotic-use/hcp/core-elements/nursing-homes-antibiotic-stewardship.html
5. Crespo-Rivas JC, Guisado-Gil AB, Peñalva G, et al. Are antimicrobial stewardship interventions effective and safe in long-term care facilities? A systematic review and meta-analysis. Clin Microbiol Infect. 2021;27(10):1431-8.
6. EASIL [Internet]. Emory Antibiotic Stewardship in Long-term Care. Stewardship in Practice. Available at: https://med.emory.edu/departments/medicine/divisions/infectious-diseases/studies-programs/easil/index.html
7. Fleming A. Stewardship in Long-term Care Facilities Antimicrobial Stewardship from Principles to Practice: 2018 British Society for Antimicrobial Chemotherapy; 2018.
8. Jump RLP, Crnich CJ, Mody L, et al. Infectious diseases in older adults of long-term care facilities: update on approach to diagnosis and management. J Am Geriatr Soc. 2018;66(4):789-803.
9. Katz MJ, Tamma PD, Cosgrove SE, et al. Implementation of an antibiotic stewardship program in long-term care facilities across the US. JAMA Netw Open. 2022;5(2):e220181.
10. Kullar R, Yang H, Grein J, et al. A roadmap to implementing antimicrobial stewardship principles in long-term care facilities (LTCFs): Collaboration between an acute-care hospital and LTCFs. Clin Infect Dis. 2018;66(8):1304-12.
11. Loeb M, Brazil K, Lohfeld L, et al. Effect of a multifaceted intervention on number of antimicrobial prescriptions for suspected urinary tract infections in residents of nursing homes: cluster randomised controlled trial. BMJ. 2005;331(7518):669.
12. McMaughan DK, Nwaiwu O, Zhao H, et al. Impact of a decision-making aid for suspected urinary tract infections on antibiotic overuse in nursing homes. BMC Geriatr. 2016;16:81.
13. Nace DA, Hanlon JT, Crnich CJ, et al. A multifaceted antimicrobial stewardship program for the treatment of uncomplicated cystitis in nursing home residents. JAMA Intern Med. 2020;180(7):944-51.
14. Nicolle LE. Antimicrobial stewardship in long term care facilities: what is effective? Antimicrob Resist Infect Control. 2014;3(1):6.
15. Tedeschi S, Trapani F, Giannella M, et al. An antimicrobial stewardship program based on systematic infectious disease consultation in a rehabilitation facility. Infect Control Hosp Epidemiol. 2017;38(1):76-82.
16. Witt LS, Kandiah S, Suchindran S. Antimicrobial Stewardship in Long-Term Care Facilities (Nursing Homes and Rehabilitation Centers). In: Doron S, Campion M, editors. Antimicrobial Stewardship in Non-Traditional Settings: A Practical Guide. Cham: Springer International Publishing; 2023. pp. 1-23.

Chapter — 03

일차의료(외래)와 OPAT

문치숙 인제대학교 의과대학 내과학교실

목적

- 일차의료 및 외래에서의 항생제 적정사용관리와 적용 사례
- 외래 비경구 항생제 치료(OPAT) 프로그램에서 항생제 적정사용관리 개념의 적용

학습 성과

Learning outcomes

- 일차의료 및 외래에서 항생제 적정사용관리의 적용방법을 설명할 수 있다.
- 일차의료 및 외래에서 항생제 적정사용관리를 계획하고 시행할 수 있다.
- 외래 비경구 항생제 치료(OPAT) 프로그램에서 항생제 적정사용관리의 적용방법을 설명할 수 있다.

01 일차의료(외래)의 항생제 적정사용관리 도입 필요성

일차의료 또는 외래에서는 주로 호흡기 감염, 요로감염, 피부연조직 감염 등의 흔한 지역사회 감염질환에 대해 경구 항생제를 처방한다. 외국의 연구에 의하면 전체 항생제 처방의 약 60%가 외래에서 발생하며 처방 적정성 평가에서 46%가 부적절하다고 평가하였다. 외래의 부적절한 항생제 처방은 지역사회의 약제 내성 발생의 원인이 될 수 있다. 항생제 처방을 개선하고 근본적으로 내성 문제를 해결하기 위해서는 일차의료와 외래에서의 항생제 적정사용관리가 필요하다.

일차의료(외래) 대상 항생제 적정사용관리의 목표는 다음과 같다.

- 외래에서 적절한 항생제 사용을 촉진하여 치료결과를 향상시킨다.
- 항생제 내성균에 의한 감염의 발생을 줄인다.
- 항생제에 의한 부작용 발생을 줄인다.
- 불필요한 항생제 사용을 줄여 의료비용을 절감한다.

02

일차의료(외래)의 항생제 처방기준 확립

항생제 적정사용관리의 효과적인 실행을 위해 일차의료(외래)를 위한 항생제 처방기준이 필요하다. 우선 호흡기 감염, 요로감염, 피부연조직 감염 등 외래에서 흔한 감염질환의 치료를 위한 표준화된 임상진료지침이 개발되어야 하며 이는 최신 근거와 지역사회의 항생제 내성 경향을 반영해야 한다. 개발된 지침은 새로이 확인된 근거에 따라 정기적으로 개정되어야 한다. 또한 불필요한 항생제 사용을 줄이기 위해 감염질환에 대한 명확한 진단기준이 만들어져야 한다.

03

일차의료(외래)와 신속진단 기술의 활용

외래 환자에게 감염질환이 의심되면 일반적으로 검사결과가 나오기 전에 경험적 항생제 치료를 먼저 시작하게 된다. 신속진단 또는 분자진단과 같은 최신 기술을 외래 진료 시 적절히 활용할 수 있다면 진단의 정확성을 높여서 부적절한 항생제 처방을 줄이고 감염질환의 확산 방지, 약제 내성 발생의 예방에도 도움이 될 수 있다. 특히 PCR과 같은 분자진단 기법을 활용하여 배양 검사에서 확인하기 어려운 병원체와 내성 유전자를 신속하게 감지하는 사례가 증가하고 있다.

외래 환경에서는 주로 influenza, group A Streptococcus 인두염, HIV 항원검사 등의 신속검사를 활용할 수 있다. 특정 신속검사를 외래에 도입하기 위해서는 검사실의 역량, 검사 결과의 신뢰도, 결과의 해석과 임상에서의 적용 방안, 진료 실무의 흐름, 임상의에 대한 교육과 같은 요소를 고려해야 한다.

04

일차의료(외래)의 항생제 적정사용관리 시행

1. 항생제 적정사용관리의 핵심요소

일차의료(외래) 환경에서 항생제 적정사용관리를 시행하는 것에 대한 지침이나 비용-효과 분석 자료는 외국과 국내 모두 부족한 편이다. 항생제 적정사용관리를 시행하려면 우선 핵심요소를 확인하고 다학제적, 다면적 접근 방식을 따라야 한다. 첫 단계로 프로그램의 운영을 맡을 리더를 지정하고 실무를 맡을 팀을 구성해야 한다. 이상적으로는 항생제 적정사용관리팀에 감염질환의 치료와 항생제 적정사용관리에 대한 교육을 받은 의사와 약사가 포함되어야 하며 간호와 행정 직원의 참여도 필요하다. 다학제팀을 구성하고 병원내 여러 부서들의 협조를 이끌어 내려면 경영진의 이해와 지원이 필수적이다.

항생제 적정사용에 대한 교육은 프로그램의 핵심요소이며 교육 대상에는 항생제 적정사용관리팀 구성원, 처방 의사, 약사 외에도 간호사, 행정직과 환자/보호자도 포함할 것을 권고한다. 항생제는 환자와 처방의를 포함한 병원 구성원 모두에게 영향을 미칠 수 있음을 인지시켜야 하며, 각 직역별로 주어진 역할을 적절히 수행할 수 있게 해야 한다. 특히 처방의에게는 적절한 항생제 처방을 이끌어 내기 위해 임상진료지침, 항생제 처방지침과 이상반응에 대한 교육을 정기적으로 제공해야 한다. 또한 의료진과 임상미생물 검체를 다루는 직원에게 검체의 적합한 채취(예: 혈액 배양), 검체 이송과 관리, 검사 결과의 해석에 대한 교육을 하는 것이 필요하다. 환자와 보호자 대상으로 교육을 시행하여 프로그램의 참여와 협조를 유도하는 것도 도움이 될 수 있다.

교육은 접근성을 높이기 위해 다양한 방식으로 시행할 수 있다. 병원내 근무 공간에 포스터 게시, 부서별 집담회, 워크숍, 온라인 세미나, 서면 지침 제공, 뉴스레터나 이메일 공지 등의 방법으로 항생제 적정사용관리를 홍보할 수 있다. 환자/보호자 대상 교육으로는 항생제의 적응증, 처방요법 준수의 중요성, 항생제 과잉 사용의 위험에 대한 내용이 포함된 정보지 형식의 자료를 제공할 수 있다. 처방의를 위해 의사-환자 간 의사소통 교육을 제공하는 것도 항생제 처방 감소를 목표로 하는 프로그램의 시행에 도움이 될 수 있다. 모든 교육은 정기적으로 지속되어야 한다. 또한 교육 단독으로는 거둘 수 있는 효과가 부족하므로 다른 형태의 프로그램과 함께 시행하는 것이 좋다. 아무리 성공적인 프로그램이라도 시간이 경과하면 추가 조치 없이는 초기의 효과가 감소하므로 프로그램의 강화를 위한 노력이 필요하다.

대부분의 외래 항생제 처방은 환자의 임상증상이나 징후를 바탕으로 이루어진다. 필요 이상의 광범위 항생제를 경험적으로 처방하는 것을 방지하기 위해 지역 또는 병원 내 항생제 내성현황 보고를 처방 전에 참고할 것을 권고한다. 그러나, 외래 진료환경에서 처방의가 체계적인 항생제 내성현황 보고를 일일이 찾아서 활용하는 것은 불가능하므로 정부와 학회 차원의 정리된 자료를 제공하는 것이 도움이 된다. 국가 및 지역의 항생제 내성현황은 임상진료지침의 기본 자료이며 주요 질환별 지침과 처방 실무를 위한 임상경로(clinical pathway) 개발의 기초가 된다. 전산시스템 기반의 항생제 처방 의사결정 지원 프로그램은 부적절한 처방과 광범위 항생제의 처방을 줄이고 임상진료지침의 이행률을 향상시키는 장점이 있다.

2. 항생제 사용 추적조사 시스템의 수립 및 운영

항생제 적정사용관리의 계획과 실행을 위해 외래 항생제 사용과 내성패턴을 추적조사하고 분석하는 것이 필요하다. 조사에는 다음의 내용이 포함된다.

1) 항생제 사용 관련 자료수집

항생제 유형, 적응증, 사용량, 투여기간, 이상반응 발생, 다제내성균 및 CDI 발생현황, 다빈도 검출 세균의 항균제 감수성 현황 등을 수집한다.

2) 수집한 자료의 분석

수집한 자료를 바탕으로 항생제 처방의 추세와 변화, 문제점과 개선 지점을 확인하고, 프로그램 시행의 우선 순위를 정해야 한다.

3. 항생제 처방 감사와 피드백 제공

1) 항생제 처방 감사

항생제 사용량과 처방 패턴의 변화 분석, 이상반응의 발생 현황, 다제내성균 감염과 CDI 발생 현황, 다빈도 검출 세균의 항균제감수성 변화, 프로그램의 권고사항에 대한 의료진 순응도, 항생제 처방과 임상진료지침의 이행률 등에 대해 정기 감사를 시행한다.

2) 피드백 및 보고

항생제 처방 감사결과는 경영진 및 처방 의료진과 공유해야 한다. 주요 균주의 항생제 내성 정보, 개인별 또는 특정 집단(진료과 등)별 진료지침 이행률, 의료진 순응도 등을 처방 의료진과 공유하고 피드백을 제공하여 기존의 처방 관행을 개선하도록 유도한다.

외래에서의 항생제 사용 추적조사 방법에 대한 표준화된 지침은 없다. 미국 CDC에서는 외래 항생제 사용의 약 50%를 불필요한 사용 외에도 잘못된 약제 선택, 부적절한 복용량과 투여기간 등을 사유로 하여 부적절한 처방으로 평가하였다. 일반적으로 외래 전체와 의사별 항생제 처방률, 감염질환별 항생제 처방률, 주로 선택하는 항생제 종류, 투여기간을 추적 감시할 것을 권장한다. 진료지침과 맞지 않는 부적절 처방에 대해서는 처방의에게 개별적으로 피드백을 제공하는 것이 필요하다. 처방 감사와 피드백 과정을 통해 프로그램의 개입 지점을 파악하고, 프로그램 시행의 우선 순위 결정, 구체적 교육계획 수립, 프로그램의 성과 평가 등을 할 수 있다. 항생제 처방에 대한 전향적 감사와 개별 피드백, 처방의 간 비교는 외래 항생제 처방률을 감소시키는 데 효과적이지만 단기 계획이 아니라 지속적으로 추진되어야 효과를 거둘 수 있다.

외래 의무기록은 프로그램의 계획 및 성과의 평가에 기본이 되는 중요 자료이다. 그러나, 의무기록에 항생제 투여 사유나 투여 기간이 제대로 기록되어 있지 않는 경우가 빈번한 것이 현실이다. 항생제 투여기간은 진료지침 자체 보다 환자의 외래 방문일정과 조제 과정의 편의에 영향을 받기도 한다. 항생제를 처방하는 환자의 의무기록에 처방의 사유가 되는 진단 코드나 진단명, 투여기간을 필수로 입력하게 하면 의무기록 평가를 바탕으로 약제 선택, 투여 용량, 투여 기간의 적절성을 확인하여 개선 계획을 수립하고 의료진 별로 피드백을 하는 것이 가능해진다.

바쁜 외래에서는 처방과정에 항생제 관련 전문가의 즉각적인 도움을 기대할 수 없으므로 임상 의사결정지원 전산시스템(clinical decision support system, CDSS)을 도입하는 것이 도움이 될 수 있다. CDSS에는 일반적으로 전산 알림창, 항생제 처방세트(order-set), 특정 감염질환이나 증후군별 임상경로(clinical pathway: 단계별 필수 검사, 항생제 결정, 투여 용량 및 투여기간 결정) 등이 포함된다. CDSS에 입력되는 항생제 처방자료를 바탕으로 비교적 쉽게 개별 의사의 항생제 처방패턴을 추적하고 시행 중인 프로그램의 성과를 평가할 수 있다. CDSS와 같은 전산도구를 효과적으로 이용하려면 실제 진료업무의 흐름을 가능한 방해하지 않도록 충분한 준비와 사전평가를 시행해야 한다. 또한 문제 발생 시 전산 시스템의 수정이 원활해야 하며 경영진과 전산팀의 협조가 필수적이다.

4. 일차의료(외래)의 질환별 항생제 적정사용관리

1) 급성 호흡기 감염

급성 호흡기 감염은 외래 항생제 처방에서 큰 부분을 차지하고 있다. 급성 호흡기 감염에는 부비동염, 화농성 및 비화농성 중이염, 인두염, 바이러스성 상기도 감염, 기관지염과 세기관지염, 바이러스성 및 비바이러스성 폐렴 등이 포함된다. 바이러스가 주된 원인이므로 대부분의 경우에 항생제 투여는 효과가 없으나 불필요한 항생제 처방은 지속적으로 발생하고 있다. 2010~2011년의 외국 연구에 의하면 급성 호흡기 감염에 대한 항생제 처방은 외래환자 1,000명당 221건 발생하였고, 처방 적정성 평가에서 항생제 처방의 약 50%가 부적절하였다. 다른 연구에서는 미생물 검사 결과에 관계없이 50세 이상 급성 호흡기 감염 환자의 1/4에게 azithromycin을 처방하였고, 급성 기관지염으로 내원한 환자의 73%가 항생제 처방을 받았다는 보고도 있다.

[성공 사례]

- Meeker 등은 급성 호흡기 감염에 대한 항생제 처방을 줄이기 위해 ① 항생제 외 치료 대안의 제공, ② 전자의무기록에서 항생제 처방사유 입력, ③ 처방의 간 비교 자료를 각 의료진에게 이메일로 제공하는 세 가지 방법으로 구성된 프로그램을 시행하였고, 각 방법별로 항생제 처방에 미친 영향을 분석하였다. 이 중 처방의 간 비교 자료 제공과 항생제 처방사유 입력은 대조군에 비해 급성 호흡기 감염에 대한 항생제 처방률을 유의하게 감소시킬 수 있었다. 12개월 후 추적 평가에서 처방의 간 비교 자료 제공은 다른 방법에 비해 항생제 처방 감소효과가 지속되는 경향을 보였다.
- 급성 호흡기 감염에 대한 항생제 처방의 개선을 위해 CDSS를 활용한 연구는 많다. 의료진에게 급성 호흡기 감염 진단을 위한 CDSS 이용률, 전체 항생제 처방률, 광범위 항생제 처방률을 분기별로 피드백한 결과, 부적절한 항생제 처방의 감소는 현저하지는 않았으나 광범위 항생제의 처방은 감소하였다. 다른 연구에서는 급성 호흡기 감염에 대한 처방과정에 CDSS를 이용한 결과, azithromycin과 gatifloxacin 처방이 22%에서 3.3%로 감소하였다. 이후 gatifloxacin을 CDSS에 포함되지 않은 moxifloxacin으로 대체하자 moxifloxacin의 부적절한 사용이 증가하는 경향을 보였다.

2) 요로감염

요로감염은 외래에서 가장 흔히 만나는 감염질환이다. 2007-2009년 미국에서 시행한 연구에 의하면, 요로감염으로 인한 외래 방문이 800만 건이었고, 그 중 60%에서 항생제를 처방하였으며, 처방의 69%는 광범위 항생제였다. 2002-2011년에는 요로감염 관련 외래 방문의 최대 80%에서 항생제를 처방하였다.

무증상 세균뇨(asymptomatic bacteriuria, ASB)의 관리를 위한 임상진료지침은 여러 선진국과 국내에도 개발되어 있다. 임산부와 비뇨기과 시술을 받는 환자 외에는 항

Section III

생제 치료의 이득에 대한 근거가 없으므로 무증상 환자에게 세균뇨 여부를 확인하는 선별검사나 ASB에 대한 치료를 피할 것을 권고한다. 대부분의 지침에서 ASB에 대한 항생제 처방을 피할 것을 권고하지만 외래에서 ASB 치료 목적의 항생제 처방은 빈번하게 발생하고 있다. 외국의 보고에 의하면 ASB 사례의 45~72%에서 항생제가 처방되고 있다. 특히, 임상적 필요가 없는 경우에 소변 배양 검사를 의뢰하여 결국 ASB에 대한 부적절한 치료로 이어지는 패턴은 외래와 입원 진료 모두에서 볼 수 있다. 따라서, ASB에 대한 항생제 처방은 외래 항생제 적정사용관리에서 주요 개선 대상이다.

외래에서 주로 치료하는 단순 방광염 등의 합병증 없는 유증상 요로감염에 대한 일차 권장 항생제는 fosfomycin 단회 치료, nitrofurantoin 5일 치료 등이 있다. 2020년 영국의 National Institute for Health and Care Excellence (NICE) 지침에 의하면 급성 방광염이 있는 비임신 여성은 증상이 자연적으로 호전되는 경우가 많으므로 경우에 따라 항생제 치료를 연기할 것을 권고하였다. 합병증 없는 요로감염에 fluoroquinolone을 처방하는 것은 요로 감염 대상 항생제 적정사용관리의 주요 개선 지점이다. Infectious Diseases Society of America (IDSA)에서는 항생제 내성 등의 문제를 감안하여 fluoroquinolone을 이차 대안으로 사용할 것을 권고하였다. Fluoroquinolone은 넓은 항균범위, 높은 경구생체이용률, 편리한 투여 방법으로 인해 요로감염 등 다양한 영역에서 흔히 처방하고 있지만 투여 후 MRSA 감염의 증가, *P. aeruginosa* 등의 그람음성간균 감염에서 내성률이 증가하는 경향을 보였다. 요로감염에서 ciprofloxacin을 투여하면 CDI 발생이 다른 약제에 비해 현저히 증가하며, 특히 위장관 질환의 병력이 있는 환자에게 문제 발생의 위험이 높다. 이 외에도 fluoroquinolone에 의한 다양한 이상반응 위험이 여러 차례 보고되었고, 2016년 U.S. Food and Drug Administration (FDA)는 합병증이 없는 요로감염 환자에서 다른 치료제의 선택이 가능한 상황이라면 fluoroquinolone 사용의 위험이 이득보다 더 클 수 있다고 경고하였다.

요로감염 치료를 위한 항생제 투여기간도 진료지침의

[성공 사례]

합병증 없는 요로감염에 대한 항생제 처방을 개선하려면 단순한 지침 교육 외에 각 병원 차원의 개별적인 처방 관리 노력이 필요하다. 외국 연구에 의하면 응급실에서 요로 감염을 위한 진료지침 기반 치료 단계(algorithm)를 도입한 후에 적합한 항생제 처방이 증가하였다. 특히 전산 처방시스템에 요로감염을 위한 처방세트(order-set)를 적용하자 진료지침과 항생제 처방의 일치율이 44%에서 84%로 향상되었고, 요로감염에 대한 ciprofloxacin 처방이 32%에서 11%로 감소하였다. 이와 같은 전산 처방시스템 기반의 프로그램이 외래의 요로감염 진료에서도 도움이 될 수 있을 것이다.

권고를 따르지 않는 경우가 흔하다. 요로감염 진료지침 준수율에 대한 외국 연구에서 항생제는 주로 3일, 5일, 7일, 10일간 처방되었고, 7일 처방이 가장 많았다. 투여 기간이 적합한 경우는 fluoroquinolone의 21%, TMP-SMX의 25%, nitrofurantoin 처방의 16%였고, 전체 처방의 75%에서 투여기간이 부적절하였다. Ciprofloxacin 3일 치료라는 지침의 내용과는 달리 10일 처방이 가장 흔하게 보고된 연구도 있다.

05 외래 비경구 항생제 치료

1. 정의와 역사

외래 비경구 항생제 치료(out-patient antimicrobial therapy, OPAT)는 환자가 입원 환경이 아닌 외래나 가정에서 정맥주사로 항생제 치료를 받는 방식이다. OPAT은 1970년대에 개발되었으며, 초기에는 낭성섬유증을 앓는 소아를 대상으로 하였으나 이후 병원 외래, 전문 외래 클리닉, 환자의 가정 등의 환경에서 다양한 질환을 대상으로 시행하고 있다.

2. OPAT의 적응증

OPAT은 입원이 필요하지 않으나 정맥주사 치료를 반드시 장기간 유지해야 하는 감염질환에 우선 사용할 수 있다.

3. OPAT의 장점과 잠재적 문제점

1) 장점

(1) 삶의 질 향상

환자는 익숙한 가정이나 거주지에서 가까운 외래 클리닉에서 치료를 계속하면서 지역사회에서의 일상활동을 재개할 수 있으므로 장기 입원에 의한 신체적, 심리적 부담을 줄일 수 있다.

(2) 의료비용 절감

입원치료에 의해 발생하는 비용(숙박, 식사, 시설 이용 등)을 줄일 수 있다.

(3) 의료관련감염 위험 감소

입원기간을 최소화하여 다제내성균에 의한 의료관련감염의 발생위험을 줄일 수 있다.

(4) 의료자원의 효율적 사용

가정과 외래 환경으로 치료영역을 확대하여 입원 병상과 의료인력을 집중치료가 필요한 중증환자 중심으로 할당할 수 있다.

2) 잠재적 문제점

(1) 적합한 환자 선정

OPAT 대상 환자가 가정이나 외래 환경에서 정맥주사 치료를 관리할 수 있는지에 대해 주의 깊은 평가를 시행해야 한다.

(2) 훈련과 지원

환자와 보호자에게 항생제 투여과정과 발생 가능한 합병증, 정맥주사 치료 유지를 위해 필요한 규칙 등을 포함한 교육이 필요하다.

(3) 평가와 추적 관리

의료진이 정기적으로 OPAT의 진행 경과를 평가하여 이상반응, 치료 실패, 합병증 등 문제를 조기에 발견할 수 있어야 한다.

(4) 진료의 조정

환자의 상태가 변하면 신속한 치료 조정을 위해 의사, 약사, 가정간호팀 등 다학제팀 구성원 사이에 효율적인 의사 소통이 이루어져야 한다.

환자의 의학적 요구도가 외래나 가정에서 제공할 수 있는 한계를 넘거나 병원 밖 치료가 더 이상 안전하지 않다면 OPAT을 즉시 중단해야 한다. 특히, 환자와 보호자가 안전 조치를 따를 수 없다면 진행이 불가능하다. 불법약물 투여 경험이 있는 환자는 OPAT 대상에서 제외하는 것이 원칙이지만 상황에 따라 OPAT 팀의 신중한 평가를 통해 시행을 고려할 수는 있다. 불법약물 투여 환자는 OPAT용 정맥주사 경로를 이용하여 문제가 되는 약물을 자가 투여하거나 감염 합병증을 일으킬 가능성이 높고, 결국 치료 자체가 어려워지므로 특별히 주의해야 한다.

4. OPAT 프로그램 시행의 절차(그림 3-3-3)

1) OPAT 의뢰와 환자 평가

일반적으로 주치의 또는 입원진료팀이 환자의 감염질환을 진단한 후에 OPAT 팀에 의뢰하는 과정을 거친다. 주치의는 퇴원 전 가능한 빠른 시점에 OPAT 팀에 협진을 의뢰해야 한다. OPAT 팀은 적합성 평가를 통해 승인 여부를 결정한다.

2) 치료 계획 수립

항생제 유형, 용량, 빈도, 기간이 포함된 종합적인 계획을 수립한다. 계획은 환자에게 필요한 부분과 감염질환의 특성에 맞추어 조정될 수 있다.

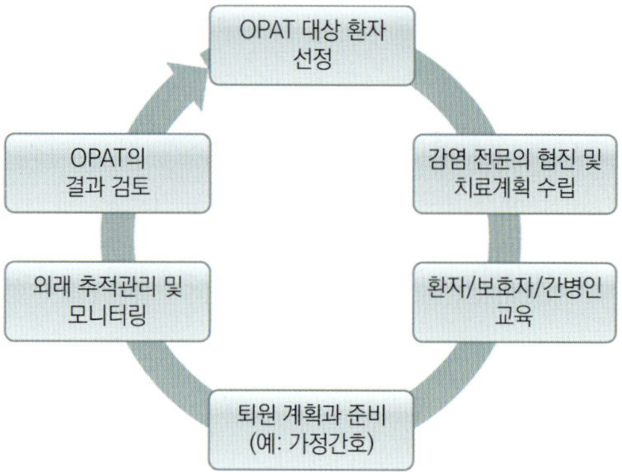

그림 3-3-3. OPAT 프로그램 시행의 절차

3) 환자와 보호자 교육

정맥주사 항생제 투여, 잠재적 합병증, 치료요법 준수 등에 대한 충분한 교육을 제공해야 한다. 특히 환자나 보호자가 주사치료 과정에 직접 참여한다면 서면 지침 제공과 함께 술기 시연 교육이 필요하다.

4) 가정 간호 서비스와의 협력

간호 서비스 지원, 필요한 물품의 전달, 항생제의 적절한 투여 유지를 위해 필요하다.

5) 가정 정맥주사 준비

정맥주사용 항생제, 주입 펌프, 기타 필요한 장비의 배송 등이 포함되며 주입 장치를 이용하는 경우에는 장치 사용에 대한 교육도 제공해야 한다.

6) 추적 관리 및 모니터링

환자의 진행 경과를 모니터링하여 치료를 조정하고 합병증에 대처하기 위해 정기적인 추적 방문 예약을 잡아야 한다.

5. OPAT 적합성 평가: 환자 선정 기준

1) 의학적 안정상태

OPAT 환자는 더 이상 입원이 필요하지 않은 안정된 상태이어야 한다. 생명 징후는 정상 범위이며 주된 증상은 퇴원 전에 호전되어야 한다. 다른 기저질환 역시 안정된 상태로 입원이 필요한 추가검사나 치료가 없어야 한다. 특히 신기능과 간기능은 안정적이어야 한다. 퇴원 전에 OPAT용 정맥투여 경로가 확보되어야 하며 OPAT 요법의 첫 번째 dose를 퇴원 전에 투여하여 이상반응이 없는지 확인해야 한다.

2) 감염 유형과 중증도

OPAT은 장기간의 정맥주사 항생제 치료가 필요하나 입원 모니터링이 필요하지 않은 상태에 적합하다. 적응증에는 심내막염, 합병증이 있거나 없는 *S. aureus* 감염, 삽입기구 감염, 골수염 등의 골관절 감염, 당뇨병발 감염, 수술적 처치가 필요하지 않거나 이미 수술을 받은 피부연조직 감염, 임상적으로 안정된 복강내 감염 또는 농양, 경구제 투여가 어려운 다제내성균 감염 등이 있다. 치료기간은 가능한 임상진료지침을 따라야 한다

일반적으로 골수염은 장기간의 주사 항균요법(6주 이상)이 필요한 경우가 많아 OPAT을 고려해 볼만하다. 기관에 따라 골수염을 동반한 당뇨병발 감염에서 급성기 증상과 징후가 호전될 때까지 주사치료를 유지하다가 경구제로 변경하여 총 6주 이상의 치료기간을 채우기도 한다. 척추 골수염은 합병증 발생과 치료 실패율이 높아 8주 이상의 주사 치료를 권고하는 편이나 사용 가능한 경구제가 있으면서 치료 순응도가 높고 흡수장애가 없는 환자는 OPAT 중에 경구제 변환을 시도해 볼 수 있다. 변경할 약제는 경구생체이용률이 높은 약제(fluoroquinolone, linezolid, azithromycin, metronidazole, fluconazole 등)를 우선 선택한다.

3) 가정과 외래 클리닉의 상황

정맥주사 치료를 안전하게 받을 수 있는 환경에서 OPAT을 시행해야 한다. 환자의 가정에서 OPAT을 한다면 의료용품을 보관할 공간과 의료기구에 필요한 전기와 깨끗한 물이 공급되는 청결 공간을 확보해야 한다. 퇴원 후 OPAT 계획에는 정확한 OPAT 장소와 기간, 간병할 사람, 보호자/간병인의 참여 여부, 보조서비스의 필요성(예: 상처 치료 등의 가정간호), OPAT 중 추적 진료를 담당할 의료진, 외래진료 예약 현황 등의 상세한 내용을 포함할 것을 권고

한다.

4) 환자 및 보호자의 능력

가정에서 OPAT을 한다면 환자와 보호자는 정맥주사 항생제의 투여 과정, 잠재적 합병증에 대한 정보, 치료 유지를 위한 규칙을 알고 있어야 한다. 외국의 경우, 가정방문 의료진이 OPAT을 시작하고 이후에는 환자/보호자가 당사자의 의사와 능력에 따라 대신하는 것이 가능하다. 잦은 간격으로 투여하는 항생제는 사전에 조작이 가능한 펌프를 이용할 수 있다. 환자나 보호자가 직접 OPAT을 한다면 가정간호팀이 환자/보호자와 연락을 유지하면서 주 1회 이상 방문하여 이상 발생 여부를 확인해야 한다. 외래 클리닉이나 응급의료시설에서 OPAT을 하는 경우에는 시설의 근무 시간과 맞는 투여 간격의 약제를 선택해야 한다.

6. 환자의 모니터링과 추적 관리

1) 정기적 임상 평가(매주)

정기적으로 환자의 상태와 치료 반응을 평가하여 이상

표 3-3-4. OPAT 항생제별 특성 및 권장 추적검사

약제	투여 간격(정상 신기능 기준)	안정성(25℃, NS 희석)	권장 추적검사
1일 1회 투여			
Ceftriaxone	24시간	2일	매주 CBC, Chem 7, LFT
Daptomycin	24시간	12시간	매주 CBC, Chem 7, CK
Ertapenem	24시간	6시간	매주 CBC, Chem 7
Gentamicin	24시간	30일	매주 CBC, Chem 7, TDM 정기적 청력검사
Teicoplanin	24시간(유지 용량)	1일(4℃ 보관)	매주 CBC, Chem 7, LFT
Caspofungin	24시간	1일	매주 CBC, Chem 7, LFT
Micafungin	24시간	1일	매주 CBC, Chem 7, LFT
Liposomal amphotericin B	24시간	6시간(5%DW로 희석해야 함)	매주 CBC, LFT 주 2-3회 Chem 7, Mg
1일 다회 투여			
Ampicillin	4-6시간	8시간	매주 CBC, Chem 7, LFT
Ampicillin-sulbactam	6시간	8시간	매주 CBC, Chem 7, LFT
Cefazolin	8시간	1일	매주 CBC, Chem 7, LFT
Cefepime	8-12시간	1일	매주 CBC, Chem 7
Imipenem-cilastatin	6-8시간	4시간	매주 CBC, Chem 7, LFT
Meropenem	8시간	1시간	매주 CBC, Chem 7, LFT
Nafcillin	4-6시간	3일	매주 CBC, Chem 7, LFT
Penicillin G	4시간	1일	매주 CBC, Chem 7
Piperacillin-tazobactam	6-8시간	1일	매주 CBC, Chem 7, LFT
Vancomycin	12시간	3-84시간	매주 CBC, Chem 7, TDM

CBC, complete blood count with differential count.
Chem 7: Na, K, Cl, Bicarbonate, BUN, Cr, glucose; CK: creatine kinase; LFT: AST, ALT, ALP, total bilirubin
NS: normal saline; 5% DW: 5% dextrose in water
TDM: Therapeutic Drug Monitoring

Section III

반응과 합병증의 발생 여부를 확인하고 필요하다면 치료를 조정해야 한다.

2) 검사 모니터링(매주 혹은 격주)

OPAT 중 정기 검사를 통해 환자의 경과를 확인하고, 검사 결과를 관련 의료진에게 적절히 전달하여 후속 조치를 해야 한다(표 3-3-4).

3) 상담과 지원(매주 혹은 격주)

대면 또는 비대면 진료 지원을 통해 담당 의료진이 진행 경과를 감시한다. 환자/보호자와 상담하여 문제를 빠르게 해결할 수 있게 한다.

4) 진료계획

심각한 이상반응, 주사부위 감염 등 즉각적인 조치가 필요한 합병증의 발생에 대처하는 진료계획이 준비되어 있어야 한다.

퇴원 후 OPAT을 시행하는 첫 1-2주 동안은 환자의 임상적 변화를 주의 깊게 감시해야 한다. OPAT 항생제의 선택은 원인 미생물과 항균제감수성, 약제별 약동학과 약력학적 특성, 약제의 안정성, 추적검사의 필요성 등의 요인에 따라 달라진다. 가정에서 OPAT을 한다면, 실온에서 희석한 후에도 안정적으로 유지되는 약제를 우선 선택해야 하며 희석 후 안정성이 낮은 약제는 다회 투여 용법을 피해야 한다. OPAT 시행 중에는 신기능, 간기능이 안정적인지, 이상반응은 없는지, 투여 용량이 적절한지를 확인해야 한다. 혈액 등 추적 검사를 위한 검체 채취, 검체의 검사실 접수, 검사 결과에 따른 후속 조치를 담당할 의료진이 지정되어 있어야 하며, 모든 관계자들(환자, 간병인, OPAT 팀, 약국, 간호팀 등) 간에 적절한 의사소통 계획과 문제 발생 시 대처 방안이 준비되어 있어야 한다. Warfarin을 복용하는 환자는 항생제가 prothrombin time에 영향을 미칠 수 있으므로 warfarin 투여와 치료 약물 모니터링을 하는 의료진과도 사전에 연락되어야 한다. 안전한 OPAT의 시행을 위해 감염질환에 대한 치료 경험이 있고 관련 교육을 받은 의사가 모니터링 과정을 감독해야 한다.

OPAT 환자의 외래 내원 빈도는 환자 상태와 질병의 경과에 따라 달라지나 일반적으로는 OPAT 시작 후 2주 이내에 외래 진료를 받을 것을 권고한다. 주치의 진료와 함께 감염내과 전문의의 외래 추적을 권장하나 치료기간이 확정되고 특별한 합병증이 없다면 감염내과 진료가 반드시 필요하지는 않다. 모니터링을 위한 검사, 영상, 시술은 가능한 외래 방문 직전에 수행해야 그 결과를 치료 조정에 바로 활용할 수 있다. OPAT 종료 단계에는 대상 질환의 종류 및 치료 반응에 따라 경구제로 전환할지를 결정한다. 진행 중인 OPAT을 중단해야 한다면 정맥주사 치료 유지를 위해 재입원 시킬지 또는 경구제로 전환할지 결정해야 한다.

7. OPAT 프로그램과 항생제 적정사용관리의 적용

OPAT에서 항생제 적정사용관리 원칙을 적용하여 항생제의 사용을 최적화하고 치료결과를 개선할 수 있다(그림 3-3-4).

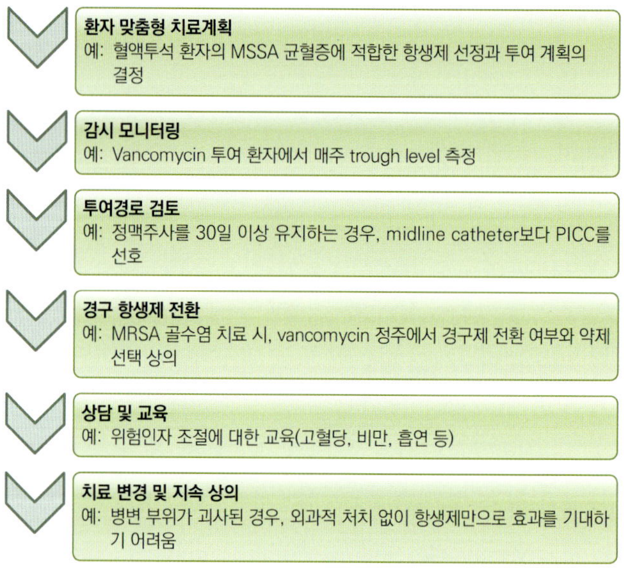

그림 3-3-4. OPAT에서 항생제 적정사용관리 적용의 예시

MSSA, methicillin-susceptible *Staphylococcus aureus*; PICC, peripherally inserted central catheter; MRSA, methicillin-resistant *Staphylococcus aureus*

1) 임상진료지침의 준수

국내 의료환경에 맞는 OPAT을 시행하기 위해 항생제의 선택, 투여 용량과 기간에 대한 국내 지침을 개발하고 준수

해야 한다. 진료지침은 국내 항생제 내성 현황과 외국과 다른 국내 의료환경과 보상체계를 반영해야 하며 정기적으로 개정해야 한다.

2) 환자 맞춤형 치료계획

진단받은 감염질환, 환자의 중증도와 병력, 미생물 검사 결과와 개별적인 필요에 맞추어 OPAT 항생제를 선정하고 치료계획을 수립한다. 맞춤형 계획은 치료효과의 향상과 함께 불필요한 항생제 투여를 최소화하는 것에 도움이 된다.

3) 치료의 간소화

경험적으로 광범위 항생제를 선택하더라도 미생물 검사 결과와 임상 반응에 따라 좁은 항균범위를 갖는 항생제로 전환해야 한다. 권장 진료지침에 따라 가능한 짧은 투여 기간을 선택하고, 투여 방법을 단순화해야 한다(예: 1일 1회 투여가 가능한 약제 선택). 적절한 투여기간은 이상반응, 합병증, 내성 발생의 위험을 줄일 수 있다.

4) 경구 항생제 전환

환자 상태가 호전되고 경구 섭취가 가능해지면 가능한 빨리 경구제로 전환할 것을 고려한다. 경구제 투여로 환자의 편안함을 높이고, 비용을 절감하며 치료 계획을 단순화시킬 수 있다.

5) 약동학/약력학 정보 이용

약제별 약동학/약력학 정보에 따라 항생제 용량과 투여 방법을 최적화해야 한다. 이를 통해 항생제 치료의 최대 효과를 달성하고, 약제 독성과 내성 발생의 위험을 감소시킨다.

6) 감시와 피드백

OPAT 환자의 항생제 사용과 치료결과를 추적하는 성과 지표와 감시 시스템이 있어야 한다. OPAT 팀과 환자의 주치의에게 항생제 사용 경향과 진료지침의 준수에 대한 정기적인 피드백을 제공하여 진료의 질을 유지한다(표 3-3-5).

표 3-3-5. 항생제 적정사용관리 관련 OPAT의 성과지표

구분	정의	측정
진료지침 준수율	지침을 준수한 OPAT 처방 비율	준수 처방 건수/전체 OPAT 처방
감염 치료율	감염이 치유된 OPAT 환자 비율	치유된 환자 수/전체 OPAT 환자 수
이상반응 발생률	이상반응이 발생한 OPAT 환자 비율	이상반응 건수/전체 OPAT 환자 수
재입원율	30일 이내 재입원한 환자의 비율	재입원 수/OPAT 퇴원한 환자 수

7) 교육 및 훈련

OPAT 참여 의료진에게 항생제 적정사용관리의 원칙, 최신 항생제 내성 현황, 항생제 사용 모범 사례를 포함한 교육을 정기적으로 제공한다.

8. OPAT 다학제팀의 역할

OPAT에 항생제 적정사용관리 원칙을 효과적으로 적용하기 위해서는 다학제팀을 구성하고 각자의 역할에 맞는 활동을 하는 것이 필요하다.

1) 의사

OPAT 의사는 OPAT의 적용 과정에서 최종 결정을 하고, 팀의 약사에게 임상적 지원을 제공한다. 대상 환자의 선정과 평가, 항생제 적정사용관리 원칙에 따른 OPAT 치료계획의 수립, 환자 모니터링의 감독, 모니터링 결과에 따른 치료 조정과 후속 처치를 지도한다. 이를 위해 OPAT 의사는 감염내과 수련을 받았거나 적어도 감염질환 진료에 충분한 경험이 있으면서 감염내과 전문의와 상의가 가능해야 한다. 또한 OPAT 관리에 집중할 근무 시간이 보장되어야 한다.

2) 약사

OPAT 팀의 의사와 협력하여 항생제 선정 및 용량 조정 제안, 치료 약물 모니터링 등의 약제 관련 모니터링을 담당한다. 항생제 적정사용관리 원칙에 따라 OPAT 항생제 처방을 검토하여 대체 가능한 약제와 적절한 투여 방법

Section III

을 제안할 수 있어야 한다. 환자와 보호자에게 정맥주사 항생제와 잠재적 이상반응에 대해 교육해야 한다. 이를 위해 OPAT 약사는 감염질환의 치료에 대한 수련과정을 거쳐야 하며 수련을 받지 않은 약사는 적어도 항생제 적정사용관리에 대한 인증교육을 수료해야 한다. 또한 OPAT 관리에 집중할 근무시간이 보장되어야 한다.

3) 간호사 및 가정간호 담당자

환자와 보호자 교육, 항생제 정맥주사 실행 및 지도, OPAT 관련 이상반응과 합병증 모니터링 등의 역할을 담당한다. 가정 환경에서도 OPAT을 적절하게 받을 수 있도록 환자와 보호자를 지원한다. 이상반응이나 합병증이 발생하면 관련 의료진에게 보고하고 필요한 후속 처치를 시행한다.

4) 감염관리팀

OPAT 관련 감염의 발생 현황과 항생제 내성균의 발생률을 추적 감시하여 OPAT 팀과 경영진에게 보고한다. OPAT 팀에 의료관련감염 예방을 위한 교육을 제공하며 관련 지침의 개발 및 개정에 기여한다.

SUMMARY

- 일차의료 및 외래 환경에 항생제 적정사용관리를 도입하고 시행하는 과정에는 많은 어려움이 있다. 외래에 항생제 적정사용관리를 도입한 후에 치료결과의 향상이나 항생제 내성 감소와 같은 효과를 입증한 자료가 부족한 점, 인력과 비용의 제한, 의료진과 환자/보호자의 인식 부족, 외래환자 만족도에 대한 압박과 같은 실질적인 문제들의 해결이 필요하다. 외래에서 항생제 적정사용관리를 지속적으로 시행하기 위해서는 의료진의 노력과 함께 환자/보호자를 포함한 지역사회 차원의 인식 개선, 의료계와 정부기관의 협력이 있어야 한다.
- OPAT은 다양한 이점이 있어 외국에서 먼저 도입하였다. 국내에서는 정맥주사 치료 목적의 입원이 상대적으로 쉬워 OPAT을 활발히 시행하고 있지 않다. 그러나, 고령화 및 의료환경의 변화로 인해 향후 OPAT이 증가할 가능성이 있다. 효과적이면서 안전한 OPAT을 시행하려면 항생제 적정사용관리의 원칙을 준수해야 한다. OPAT 대상 항생제 적정사용관리에는 진료지침의 준수, OPAT에 적합한 항생제의 선택 및 치료 간소화, 용량 조정과 치료 약물 모니터링을 포함한 정기적 감시와 피드백, 의료진과 환자/보호자에 대한 교육과 훈련 등이 있다. 이를 위해 의사와 약사를 포함한 다학제팀의 구성과 제도적 지원이 필요하다.

참고문헌

1. Durkin MJ, Keller M, Butler AM, et al. An assessment of inappropriate antibiotic use and guideline adherence for uncomplicated urinary tract infections. Open Forum Infect Dis. 2018;5(9):ofy198.
2. Farmer ECW, Seaton RA. Recent innovations and new applications of outpatient parenteral antimicrobial therapy. Expert Rev Anti Infect Ther. 2021;19(1):55-64.
3. Fleming A. Antimicrobial Stewardship and OPAT. Antimicrobial Stewardship from Principles to Practice: 2018 British Society for Antimicrobial Chemotherapy; 2018. pp. 243-52.
4. Fleming N. Stewardship in the Primary Care and Long-Term Care Settings. In: Laundy M, Gilchrist M, Whitney L, editors. Antimicrobial Stewardship: Oxford Univery Press 2016. pp. 111-7.
5. Gifford J, Vaeth E, Richards K, et al. Decision support during electronic prescription to stem antibiotic overuse for acute respiratory infections: a long-term, quasi-experimental study. BMC Infect Dis. 2017;17(1):528.
6. Gilchrist M, Seaton RA. Outpatient parenteral antimicrobial therapy and antimicrobial stewardship: challenges and checklists. J Antimicrob Chemother. 2015;70(4):965-70.
7. Graber CJ, Arshakyan A. Outpatient parenteral antimicrobial therapy. In: LaPlante KL, Cunha CB, Morrill HJ, Rice LB, Mylonakis E, editors. Antimicrobial Stewardship: Principles and Practice. Wallingford: CABI; 2017. pp. 384-90.
8. Hecker MT, Fox CJ, Son AH, et al. Effect of a stewardship intervention on adherence to uncomplicated cystitis and pyelonephritis guidelines in an emergency department setting. PLoS One. 2014;9(2):e87899.
9. Mahoney MV, Childs-Kean LM, Khan P, et al. Recent Updates in Antimicrobial Stewardship in Outpatient Parenteral Antimicrobial Therapy. Curr Infect Dis Rep. 2021;23(12):24.
10. Meeker D, Linder JA, Fox CR, et al. Effect of behavioral interventions on inappropriate antibiotic prescribing among primary care practices: A randomized clinical trial. JAMA. 2016;315(6):562-70.
11. Suda KJ, Hicks LA, Roberts RM, et al. A national evaluation of antibiotic expenditures by healthcare setting in the United States, 2009. The Journal of antimicrobial chemotherapy. 2013;68(3):715-8.
12. Zmarlicka M, Chin J, Vazquez GA. Antimicrobial Stewardship in the Outpatient Setting. In: Doron S, Campion M, editors. Antimicrobial Stewardship in Non-Traditional Settings: A Practical Guide. Cham: Springer International Publishing; 2023. pp. 25-41.

Section

IV

항생제 적정사용관리에 대한 다면적 접근과 응용

항생제는

필요할 때만

제대로

사용하기

항생제는

필요할 때만

제대로

사용하기

Part 1

검사실과 항생제 적정사용관리

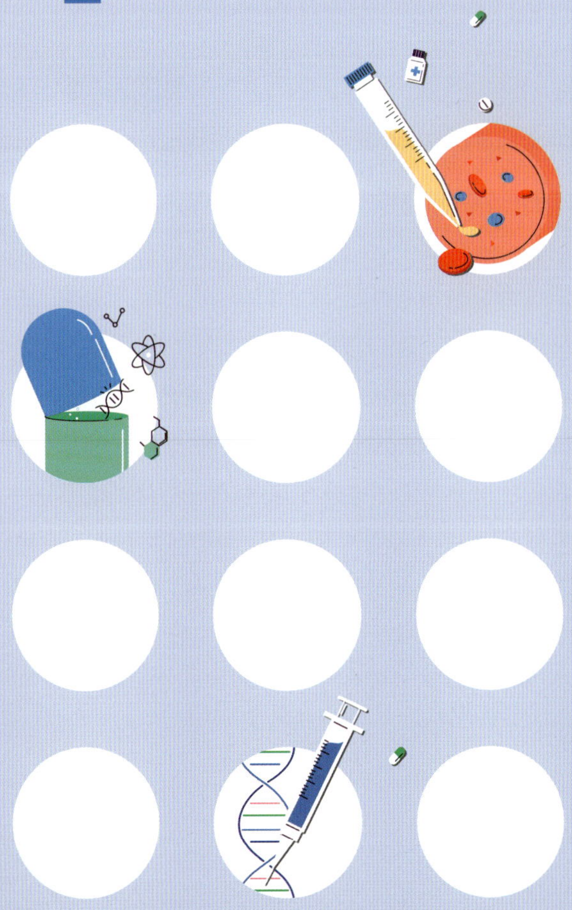

Chapter — 01

항균제감수성 검사의 원칙 및 해석

이혁민 연세대학교 의과대학 진단검사의학교실

목적

- **항균제감수성 검사의 원칙 및 해석 이해**
  - 항균제감수성 검사의 대상을 이해
  - 항균제감수성 검사 결과를 판독하고 중간 결과에 대한 의미를 해석하여 치료에 적용

학습 성과

Learning outcomes

- 항균제감수성 검사에 대한 원리와 실제를 이해하고 결과를 해석하여 적절한 항균제를 선택할 수 있다.
- 균종에 따른 자연 내성을 알고 경험적 치료에 적용할 수 있다.
- 광범위 항균제의 남용을 막기 위한 순차 시행을 이해하고 결과 보고 체계에 적용할 수 있다.

01 항균제감수성 검사의 원칙 및 해석

세균에 의한 감염이 의심되면 감염부위, 환자의 위험요소 및 의심되는 세균의 종류 등에 따라서 정확한 진단 검사결과가 나오기 전에 경험적 항균제를 투여하게 된다. 감염의 종류에 따라 경험적 항균제 투여로 환자의 치료가 완료되는 경우도 있으나, 중증 감염 등에서는 환자의 반응, 병원균을 확인하기 위한 배양 검사와 항균제감수성 시험을 근거로 escalation 또는 de-escalation을 통해 경험적 항균제를 보다 적합한 항균제로 변경하게 되며, 항균제감수성 검사는 세균 감염 치료에 적절한 항균제를 선택하기 위해 필수적인 근거를 제공한다. 미생물 검사실에서 이루어지는 항균제감수성 검사는 시험 대상, 시험 항균제, 시험방법, 해석기준 및 최종 판독이라는 다양한 요소들에 대한 검토를 통해 이루어진다.

02 항균제감수성 검사 대상

항균제감수성 검사는 항균제 사용을 위한 검사이기 때문에 감염의 원인으로 생각되는 병원균 중에서도 항균제감수성을 예측할 수 없는 세균에 대해서 시행하는 것을 원칙으로 한다. 예를 들어 병원균이라고 하더라도 *S. pyogenes* 균종의 penicillin 내성처럼 현재까지 보고된 적이 없는 내성은 시험하지 않는다. 사람의 몸에는 많은 종류의 세균이 상재하고 있고, 여러 임상검체에서 항상 분리되는 세균이 있다. 이러한 상재균은 항균제감수성 검사를 하지 않는 것이 원칙이므로 배양에서 분리되었는데 항균제감수성 결과가 없다면 병원균일 가능성이 낮을 수도 있다는 것을 염두에 두어야 한다. 그러나 모든 세균에 대한 표준화된 항균제감수성 검사법이 있는 것은 아니므로(표 4-1-1) 일부 세균은 항균제감수성 검사를 할 수 없을 수 있고, 표준화된 검사법이 있더라도 항균제감수성 검사를 위한 장비, 배지 또는 진단 시약이 없을 수도 있다. 병원균일 가능성이 높은 세균이 분리되었는데 항균제감수성을 알 수 없을 때는 진단검사의학과 전문의와 상의하여 항균제감수성에 대한 정보를 얻는 것이 필요하다.

표 4-1-1. CLSI M45, M100 지침 및 EUCAST 지침에서 항균제감수성 검사법이 제공되는 균종(*Mycobacterium* spp. 제외)

세균분류	균종	항균제감수성 검사지침	
		CLSI(미국)	EUCAST(유럽)
GPC	*Staphylococcus* spp.	○	○
	Enterococcus spp.	○	○
	S. pneumoniae	○	○
	Streptococcus β-hemolytic group	○	○
	Streptococcus Viridans group	○	○
	Abiotrophia/Granulcatella spp.	○	-
	Gemella spp.	○	-
	R. mucilaginosa	○	-
	Aerococcus spp.	*A. urinae, A. viridans, A. sanguinocola*	*A. urinae, A. sanguinocola*
	Lactococcus spp.	○	-
	Leuconostoc spp.	○	-
	Micrococcus spp.	○	-
	Pediococcus spp.	○	-
GPB	*Bacillus* spp.	○	○
	Lactobacillus spp.	○	-
	Corynebacterium spp.	○	○
	E. rhusiopathiae	○	-
	L. monocytogenes	○	○
GNB	*Enterobacterales*	○	○
	Salmonella spp.	○	-

세균분류	균종	항균제감수성 검사지침	
		CLSI(미국)	EUCAST(유럽)
GNB	*Shigella* spp.	○	-
	Pseudomonas spp.	*P. aeruginosa*	○
	Acinetobacter spp.	○	○
	B. cepacia complex	○	○
	S. maltophilia	○	○
	Aeromonas spp.	○	○
	Vibrio spp.	○	○
	Campylobacter jejuni/coli	○	○
	H. pylori	○	○
	HACEK group (*H. parainfluenzae* 제외)	*Aggregatibacter* spp., *Cardiobacterium* spp., *Eikenella corrodens*, *Kingella* spp.	*Kingella kingae*
	Pasterurella spp.	○	○
	Non-*Enerobacterales*	○ (*P. aeruginosa*를 제외한 *Pseudomonas* spp. 포함)	*A. xylosoxidans*
	H. influenzae/*H. parainfluenzae*	○	*H. influenzae*
	L. pneumophila		○
GNC	*N. gonorrhoeae*	○	○
	N. meningitidis	○	○
	M. catarrhalis	○	○
Anaerobe	*Anaerobes*	○	○
Bioterrorism	*B. anthracis*	○	○
	Brucella spp.	○	*Brucella melitensis*
	Y. pestis	○	-
	B. mallei	○	-
	B. pseudomallei	○	○
	F. tularensis	○	-

HACEK group, *Haemophilus* spp., *Aggregatibacter* spp., *Cardiobacterium* spp., *Eikenella corrodens*, *Kingella* spp.

03 검사 대상 항균제의 선택

항균제 내성은 자연 내성(natural resistance)과 획득 내성(acquired resistance)로 나뉘어진다. 자연 내성은 세균의 특성이므로 정확한 균종 동종을 하면 가능하기 때문에 항균제감수성 시험의 대상이 아니다. 예를 들어 vancomycin은 대부분의 그람음성 막대균에서 외막을 통과하지 못해 자연 내성이므로 항균제감수성 검사를 하지 않는다. 염색체에 metallo-β-lactamase를 가지고 있어서 그람음성 막대균이지만 carbapenem을 시험하지 않는 *S. maltophilia*

표 4-1-2. 대표적인 그람양성 세균의 자연내성(CLSI M100)

Species	Antibiotics										
	CEPH	VAN	TEI	AG	CLN	QDA	TMPH	SXT	FOS	FUS	NOV
S. saprophyticus									R	R	R
S. capitis										R	
S. cohnii									R		
S. xylosus									R		
E. faecalis	R			R	R	R	R	R		R	
E. faecium	R			R	R		R	R		R	
E. gallinarum/E. casseliflavus	R	R		R	R	R	R	R		R	

R, resistance; CEPH, cephalosporin; VAN, vancomycin; TEI, teicoplanin; AG, aminoglycoside; CLN, clindamycin; QDA, quinupristin-dalfopristin, TMPH, tripmethoprim; SXT, sultamethoxazole-tripmethoprim; FOS, fosfomycin; FUS, fusidic acid; NOV, novobiocin.

표 4-1-3. 대표적인 장세균의 자연내성(CLSI M100)

Species	Antibiotics												
	AMP	AMC	AMS	TIC	CEPH1	CEPM	CHPH2	IPM	TET	TIG	NIT	COL	AG
C. freundii	R	R	R		R	R	R						
C. koseri, C. amalonaticus group	R			R									
E. cloacae complex	R	R	R		R	R							
E. hermannii	R			R									
H. alvei	R	R	R		R	R							
K. (formerly *Enterobacter*) *aerogenes*	R	R	R		R	R							
K. pneumoniae, K. oxytoca, K. variicola	R			R									
M. morganii	R	R			R		R			R	R	R	
P. mirabilis									R	R	R	R	
P. penneri	R				R		R		R	R	R	R	
P. vulgaris	R				R		R		R	R	R	R	
P. rettgeri	R	R			R				R	R	R	R	
P. stuartii	R	R			R				R	R	R	R	
Raoultella spp.	R			R									
S. marcescens	R	R	R		R	R	R				R	R	
Y. enterocolitica	R	R		R	R								

R, resistance; AMP, ampicillin; AMC, amoxicillin-clavulanate; AMS, ampicillin-sulbactam; TIC, ticarcillin; CEPH1, narrow-spectrum cephalosporin (cefazolin, cephalothin), CEPM, cephamycin (cefoxitin, cefotetan); CEPHII (Cefuroxime); IPM, imipenem; TET, tetracyclines; TIG, tigecycline; NIT, nitrofurantoin; COL, colistin/polymyxin B; AG, aminoglycoside.

표 4-1-4. 대표적인 포도당 비발효 그람음성균의 자연내성(CLSI M100)

Species	Antibiotics																				
	AMP/AMX	PIP	TIC	AMS	AMC	PTZ	CTX	CRO	CAZ	FEP	AZT	IPM	MEM	ERT	COL	AG	TET/TIG	TRIM	SXT	CHL	FOS
A. baumannii/ *A. calcoaceticus* complex	R				R						R			R				R		R	R
B. cepacian complex	R	R	R	R	R									R	R						R
P. aeruginosa	R			R	R		R	R						R			R	R	R	R	
S. maltophilia	R	R	R	R	R	R	R	R			R	R	R	R		R	TET	R			R

R, resistance; AMP, ampicillin; AMOX, amoxicillin; PIP, piperacillin; TIC, ticarcillin; AMS, ampicillin-sulbactam; AMC, amoxicillin-clavulanate; PTZ, piperacillin-tazobactam; CTX, cefotaxime; CRO, ceftriaxone; CAZ, ceftazidime; FEP, cefepime; AZT, aztreonam; IPM, imipenem, MEM, meropenem; ERT, ertapenem; COL, colinstin/polymyxin B; AG, aminoglycoside; TET/TIG, tetracyclines/tigecycline; TRIM, trimethoprim; SXT, trimethoprim-sulfamethoxazole; CHL, chloramphenicol; FOS, fosfomycin.

도 같은 예이다(표 4-1-2~4). 자연 내성인 항균제가 감수성을 보이는 경우는 감수성 검사의 한계로 인한 오류이거나 일시적인 자연 내성의 불활성화로 인한 현상일 가능성이 많으므로 자연 내성인 항균제는 선택하지 않는 것이 원칙이다.

획득 내성은 항균제감수성 검사를 통해 진단하지 않으면 알 수 없으며, 항균제 내성의 검출은 임상미생물검사실의 가장 중요한 업무 중에 하나이다. 항균제감수성을 알기 위해서는 균종에 따라 검사할 항균제의 종류 및 항균제감수성 검사 방법을 선택해야 한다. 항균제의 종류는 매우 다양하며, 모든 항균제에 대해 감수성을 검사하는 것은 불가능하므로 몇 가지 원칙에 따라서 검사할 항균제를 선택한다. 가장 중요한 것은 환자 치료에 적절한 항균제를 검사하는 것이다. 아무리 좋은 항균제라 하더라도 해당 국가, 지역 또는 의료기관에서 사용할 수 없는 항균제는 검사할 필요가 없다. 다만 항균제 내성을 감시하기 위한 역학적인 감시가 필요한 경우는 검사가 필요할 수도 있다.

두 번째 원칙은 대표 항균제(Class drug, 최근에는 대체 항균제 surrogate drug으로 표현)를 시험하는 것이다. 임상에서 사용되는 항균제는 매우 다양하며 항균제나 내성기전의 특성으로 인해 하나의 항균제에 대한 감수성 검사 결과가 다른 항균제의 감수성을 예측할 수 있는 경우가 있다. 예를 들어 요로감염에서 분리된 *E. coli*, *K. pneumoniae* 및 *P. mirabilis*에서 cefazolin은 판독에 적용한 판독기준(breakpoint)에 따라 다른 1세대와 2세대 cephalosporin에 대한 감수성을 대표할 수 있다. 특히 일부 약제에서는 교차 내성(cross resistance)과 교차 감수성(cross susceptibility)을 보이는 경우도 있다. 국내에서는 주로 사용하는 자동화 장비와 항균제감수성 검사 키트의 종류에 따라 검사할 수 있는 항균제의 종류가 다르므로 대표 항균제와 교차 감수성 및 내성에 대한 적절한 정보를 별도로 제공할 필요가 있다.

검사 항균제를 결정하는 세 번째 원칙은 임상적 유용성, 내성률 및 중요도에 따라 검사 순위를 결정하는 것이다. 항균제감수성의 순차적 시행 또는 보고에(Cascade or selective reporting) 대해서는 미국 항균제감수성 검사지침에서 이전부터 제시하였고, 최근 들어 전 세계적으로 관심이 높아지고 있다. 국가나 기관별로 순차 보고에 대한 방법은 다르며, 미국의 항균제감수성 검사지침에서는 기존의 A, B, C 3가지 그룹을 최근 세분화하여 Tier 1-4까지로 구분하고 있다. Tier에 따라 통상 감수성 검사 여부와 보고 여부를 나누고 있으며, Tier 1은 통상 시행 및 보고, Tier 2는 통상 시행 및 순차 보고, Tier 3은 통상 또는 요청에 따라 시행 및 순차 보고, Tier 4는 요청에 따라 시행 또는 요

Section Ⅳ

청에 따라 보고로 나눌 수 있다. 따라서 임상에서 사용되는 모든 항균제를 한 번에 검사하고 보고하기보다는 순차적으로 검사와 보고를 권고하고 있으므로, 사용을 원하는 항균제의 감수성이 보고되지 않은 경우에는 진단검사의학과 전문의와 상의가 필요하다. 국내에서 순차 보고를 고려해야 하는 항균제는 주로 신규 항균제나 광범위 항균제이며, 특수한 경우에만 항균력을 보이는 경우도 이에 속한다(표 4-1-5). 세브란스병원에서는 최근 도입된 항균제(ceftazidime-avibactam 및 ceftolozane-tazobactam)나 일부 제한항균제(daptomycin)에 대해서는 바로 결과를 보고하지 않고, 진단검사의학과 협진을 통해 필요한 경우에만 추가 시험을 하고 항균제감수성을 보고하고 있다.

표 4-1-5. 검사실에서 순차 시행 및 보고를 고려해야 하는 항균제(국내 이용 가능한 항균제)

Antimicrobial agents	Organism/organism group
Ceftazidime-avibactam	*Enterobacterales*, *P. aeruginosa*
Cefotaxime or ceftriaxone	β-hemolytic *Streptococcus* spp.
Ceftolozane-tazobactam	*P. aeruginosa*
Linezolid	Viridans group *Streptococcus* spp.
Meropenem	*Haemophilus* spp.
Rifampin	*Staphylococcus* spp.
Fosfomycin (urine)	*Enterobacterales*, *Enterococcus* spp.
Tedizolid	*Enterococcus* spp.
Tetracycline	*Enterococcus* spp.
Streptomycin (high level)	*Enterococcus* spp.
Vancomycin	β-hemolytic *Streptococcus* spp.

04 항균제감수성 검사 해석

항균제감수성은 판독기준과 최소억제농도(minimum inhibitory concentration)의 상호 관계에 의해 결정된다. 판독기준은 세균의 특성 및 내성기전 유무에 따라 결정되는 epidemiological 기준, 항균제의 특성에 따라 통상적인 용법으로 항균제를 사용했을 때 도달하는 혈중농도를 주된 근거로 하는 결정되는 PK/PD 기준 및 임상적인 치료 반응에 따라 결정되는 임상기준을 고려하여 결정된다. 가장 중요한 것은 실제 임상 효과를 반영하는 임상기준이지만, 약물 농도 등에 따른 실제 치료효과는 임상연구를 통해 제한적으로 정보를 얻을 수 있기 때문에 일반적으로는 PK/PD 기준이 판독기준 결정에 중요하게 생각된다. 최소억제농도는 정해진 농도의 균액을 배양하였을 때, 육안적 증식을 억제하는 최소 농도를 의미한다. 따라서 항균제감수성 검사는 통상적인 방법으로 항균제를 투여받은 환자들의 평균 혈중 항균제 농도(breakpoint)에서 감염을 일으킨 세균이 증식을 할 수 있는지의 여부를 최소억제농도와의 상관 관계로 평가한다. 감염을 일으킨 세균의 최소억제농도가 판독기준보다 크면, 통상적인 용법의 항균제 투여로는 혈액에 존재하는 세균의 증식을 억제할 수 없으므로 감염균은 시험 항균제에 내성이다. 최소억제농도가 판독기준보다 작으면 통상적인 항균제 투여로 혈액에 존재하는 세균의 증식을 억제할 수 있으며 감염균은 시험 항균제에 감수성이다. 감수성(susceptible)은 해당 균종에 의한 해당 부위의 감염이 권장되는 용량의 항균제로 도달 가능한 혈중농도로 증식이 억제됨을 뜻한다. 중간(intermediate)은 병원균의 최소억제농도가 혈액이나 조직 내의 농도와 비슷하며 감수성에 비해서는 치료효과가 낮은 경우로 항균제가 농축되는 부위의 감염(요로감염에서 quinolone 또는 β-lactam 항균제) 또는 다량 투여가 가능한 항균제를 고용량으로 투여했을 때(고용량 β-lactam 항균제 투여) 치료효과가 있으며, 감수성 검사의 기술적인 오차를 방지하기 위한 완충 지역의 역할도 한다. 통상적인 용량에서는 치료효과가 낮지

Section IV

만 고용량에서 치료효과가 있음을, 임상적인 데이터를 통해 검증한 경우는 intermediate이라는 용어 대신에 susceptible-dose dependent (SDD)라는 용어를 사용한다. 검사한 약제들 중에서 감수성을 보인 보인 약제가 없는 경우에 중간인 항균제 중에서 최소억제농도 및 감염 부위 등을 고려하여 항균제를 선택한다. 내성(resistance)은 특정 내성기전(β-lactamase 등)에 의해 일반적인 용량의 항균제 투여로 도달할 수 있는 농도로는 병원균의 증식이 억제되지 않아 치료효과가 없음을 뜻한다. 판독기준은 통상적으로 혈액 내에 존재하는 항균제 농도를 기준으로 결정되므로 다른 신체 부위의 감염증에서 항균제감수성을 평가하는 데 문제가 있을 수 있다. 이는 혈액과 다른 신체 부위와의 항균제 농도가 달라서 생기는 문제로 일부 균종에서는 부위별로 판독기준이 달리 사용되기도 한다. 통상적인 항균제감수성 검사에서 감수성으로 보고된 균주라도 해당 감수성인 항균제가 도달할 수 없는 부위의 감염인 경우는 임상적으로 치료효과가 없으며, 특히 CSF에서 분리된 균주에 대해서는 혈액뇌장벽(blood-brain barrier)을 통과하지 못하는 1, 2세대 cephalosporin 항균제(cefuroxime sodium 제외), macrolide 계열, clindamycin, tetracycline 계열 및 fluoroquinolone 계열의 항균제는 검사하지 않는다. 혹시라도 혈액에서 분리된 균주를 대상으로 항균제감수성 검사가 이루어지고 동일한 세균이 중추신경계 감염을 일으킨 것으로 생각되면 혈액에서 분리된 세균에 대해 위의 항균제에 대한 감수성이 보고되더라도 절대 사용해서는 안된다.

판독기준은 투여 용량에 따라서도 달라질 수 있다. 투여 용량은 감염의 종류, 세균 및 항균제 투여지침 등에 따라 다를 수 있고 이에 따라 항균제감수성 검사지침도 조금씩 다르다. 따라서 항균제감수성 검사를 시행하는 검사실은 어떤 용량에 근거한 판독기준인지를 임상의와 공유해야 한다. 예를 들어 UTI 치료에 사용되는 cefazolin은 CLSI 지침에서는 *E. coli*, *K. pneumoniae* 및 *P. mirabilis*를 대상으로 2 g IV q 8 h 투여를 기준으로 만들어진 판독기준을 사용하며 resistant 판독기준은 32 mg/L이다. EUCAST 지침에서는 *E. coli*와 *K. aerogenes*를 제외한 *Klebsiella* spp.로 인한 UTI에 대해서만 1 g IV q 8 h 용량을 기준으로 만들어진 판독기준을 제공하고 있으며, resistant 판독기준은 8 mg/L이다. 때로는 동일한 용량을 기준으로 만들어진 판독기준이라 하더라도 지역적인 세균의 특성 또는 치료 반응의 차리 등으로 인해 다를 수 있으므로 항균제감수성 검사의 결과 해석에 대해서 필요한 경우는 다학제 접근 및 논의가 필요할 수 있다.

[성공 사례]

Ceftazidime-avibactam과 ceftolozane-tazobactam은 KPC 및 OXA-48 계열 양성인 *Enterobacterales* 치료와 다제내성 *P. aeruginosa* 치료를 위해 사용 중인 광범위 항균제로 1차로 결과를 보고할 필요가 없다. 따라서 2종류의 항균제는 협진을 통해 요청받고 적절한 적응증을 확인한 경우나 혈액에서 분리된 KPC 및 OXA-48 계열 양성인 *Enterobacterales*와 다제내성 *P. aeruginosa*인 경우에만 보고되도록 전산 시스템을 활용할 수 있다.

Section IV

SUMMARY

항균제감수성 검사는 세균 감염을 치료하기 위한 적절한 항균제를 선택하기 위해 시행되며, 경험적 항균제를 처방한 후에 원인균을 확인하고 치료 전략을 조정하는 데 필수적이다. 검사 대상은 감염의 원인으로 추정되며 감수성을 예측하기 어려운 세균에 한정되며, 모든 세균에 대한 표준화된 검사법이 존재하는 것은 아니므로 임상미생물 검사실과 원활한 소통이 필요하다. 항균제감수성 결과의 판독에 사용되는 판독기준(breakpoint)은 항균제 농도, 감염 부위, 투여 용량 등에 따라 달라질 수 있으므로 해석에 주의가 필요하고, 검사실은 판독기준 결정에 사용된 항균제의 dosage regimen에 대해서 임상과 공유해야 한다.

참고문헌

1. CLSI. Analysis and Presentation of Cumulative Antimicrobial Susceptibility Test Data. 5th ed. CLSI guideline M39. Clinical Laboratory Standards Institute; 2022.
2. CLSI. Performance Standards for Antimicrobial Susceptibility Testing. 34th ed. CLSI supplement M100. Clinical Laboratory Standards Institute; 2024.
3. CLSI. Performance Standards for Antimicrobial Susceptibility Testing. 34th ed. CLSI supplement M100. Clinical Laboratory Standards Institute; 2024.
4. Pierce VM, Bhowmick T, Simner PJ. Guiding antimicrobial stewardship through thoughtful antimicrobial susceptibility testing and reporting strategies: an updated approach in 2023. J Clin Microbiol. 2023;61:e0007422.
5. The European Committee on Antimicrobial Susceptibility Testing. Breakpoint tables for interpretation of MICs and zone diameters. Version 15.0, 2025.

Chapter — 02

항생제 적정사용을 위한 진단 스튜어드십 프로그램

이혁민 연세대학교 의과대학

목적

- **항생제 적정사용을 위한 진단 스튜어드십 개념 이해**
  - 진단 스튜어드십 개념 정리
  - 항생제 적정사용을 위해 필요한 진단 스튜어드십 구성요소 이해

학습 성과

Learning outcomes

- 항생제 적정사용을 위한 진단 스튜어드십의 구성요소를 이해하고 적절한 요소를 도입할 수 있어야 한다.
- 세균 감염의 혈청학적 지표인 procalcitonin 검사의 의미를 이해하고 항생제 처방에 활용할 수 있어야 한다.
- 항균제감수성 통계를 활용하여 적절한 경험적 항균제를 선택할 수 있어야 한다.

01 항생제 적정사용을 위한 진단 스튜어드십: 바이오마커 및 현장검사, 신속검사, 분자진단검사

진단 스튜어드십은 전통적으로 진단검사의 과도한 이용과 저활용 모두를 방지하고 진단검사를 적절하게 활용하기 위한 모든 행위를 의미한다. 항생제 적정사용에서 진단 스튜어드십은 감염병을 진단하기 위한 바이오마커, 배양, 항균제감수성 검사 및 분자진단검사의 적정사용에 대한 활동이라고 정의할 수 있지만, MALDI-TOF 질량분석기, 신속 항균제감수성 검사 및 BCID2와 같은 분자진단 등 다양한 진단기법들이 도입되면서 이를 활용하여 보다 신속하게 검사결과를 보고하는 행위까지 모두 포함하는 개념으로 확장되었다. 따라서 항생제 적정사용과 관련된 진단 스튜어드십은 다음과 같은 요소로 구성된다(표 4-1-6). 중요한 것은 신속한 검사결과가 제공되더라도 이를 적절하게 이용할 수 있는 의료기관 내의 시스템이 구축되어 있지 않으면 신속검사로 인한 효과는 매우 감소하게 되므로, 검사실과 적정사

표 4-1-6. 항생제 적정사용을 위한 진단 스튜어드십

Action	Activity
바이오마커(Procalcitonin 등)	항균제 사용 여부 결정
항균제감수성 통계 분석	위험 요소 및 환자 특성에 따른 경험적 항균제 선택 근거 제공
배양검사	감염 원인균 규명
항균제감수성 검사	항균제 내성 확인 및 적정 항균제 선택
신속 항균제감수성 검사	신속한 escalation 또는 de-escalation
신속 동정/항균제감수성 검사	감염 원인균 규명, 신속한 escalation 또는 de-escalation
바이러스 진단검사(Molecular testing, POCT 등)	바이러스 감염 확진을 통한 세균 감염 배제 및 항생제 사용 방지
치료적 약물농도	적정 항균제 농도 유지

용관리팀 간의 원활한 의사 소통이 매우 중요하다. 또한 진단 스튜어드십 운영을 위해 최신 검사를 도입하여 사용하는 경우가 많으므로 해당 검사법의 특성 및 임상적 유용성과 보험 적용범위 등에 대한 면밀한 검토도 필요하다.

1. 바이오마커

감염을 진단하기 위해서 다양한 바이오마커들이 연구되고 있으나, 대부분의 마커들은 감염보다는 염증을 반영하기 때문에 특이도가 떨어지고, 일부는 아직 연구 단계에 머무르고 있거나 임상 현장에 도입되었어도 충분한 근거가 쌓이지 않았기에, 임상 현장에서 세균 감염을 진단하기 위해 충분한 근거를 가진 바이오마커는 procalcitonin이 유일하다. 1982년에 발견된 32개의 아미노산으로 구성된 calcitonin은 neuropeptide이며, 동물과 사람의 균혈증에서 증가한다는 사실이 알려지며, 전구물질은 116개의 아미노산으로 구성된 procalcitonin을 세균 감염의 마커로 사용하고자 하는 시도가 시행되었다. 세균 감염이 생기면 procalcitonin은 4시간 이내에 검출 가능한 수준까지 증가하고, 12-36시간에 최고점에 다르며, 농도와 감염의 예후에 상관 관계가 있다. Procalcitonin에 대해서는 많은 연구가 이루어졌고, 항균제 투여를 결정할 수 있는 좋은 지표로 생각되고 있다. 국내에서는 2021년에 발표된 지침에서 균혈증에 대한 기준을 0.5 μg/L로 호흡기 감염에 대한 기준을 0.25 μg/L로 제안한 바 있다. Procalcitonin은 세균 감염을 진단하고 항균제 투여를 결정하기 위한 지표로 활용할 수 있으며, 기준 이상으로 증가하면 감염병 치료지침에 따라 경험적 항균제를 투여해야 한다.

2. 항균제감수성 통계

항균제감수성 통계는 환자의 기본적인 자료와 함께 분석하면 감염병의 종류에 따른 경험적 항균제 선택에 큰 도움을 줄 수 있다. 하지만 항균제 내성은 국가, 지역 및 의료기관에 따라 다를 수 있고, 의료기관 내에서도 항균제 내성의 유행 및 전파에 따라 시기, 병동 및 환자군에 따라 달라질 수 있으므로 경험적 항균제 선택을 위한 항균제감수성 분석은 정기적이고 규칙적인 분석이 필요하다. 치료를 위한 항균제를 선택하는 것이 목적이기 때문에 내성률보다는 감수성률을 분석하는 것이 적절하다. 항생제 내성균은 항생제 치료에도 치료되지 않고 반복 분리된 가능성이 높기 때문에, 반복 분리주를 제외하지 않으면 감수성률이 과도하게 낮게 평가될 수 있다. 중복 균주의 제거에는 다양한 기준을 적용할 수 있으나, 통상적인 기준은 1회의 감염기간(통상적으로 1회의 입원기간)에 분리된 특정 균종의 첫 번째 균주만을 적용하는 것이다. 예를 들어 입원기간 동안에 *E. coli*가 반복 분리되었다면 첫 번째 분리된 *E. coli*만을 항균제 내성 통계 분석에 활용해야 한다. 하지만, 다른 균종이 분리되었다면 이는 중복 분리주가 아니므로 통계 분석에 포함한다. 경험적 항균제를 선택하기 위한 항균제감수성 분석에서는 진단 목적의 검사에서 분리된 균주만을 포함하고 감시 배양에서 분리된 균주는 제외한다. 항균제감수성을 결정하는

표 4-1-7. 경험적 항균제 선택을 위한 통계 분석

매년 또는 정기적으로 항균제감수성 통계를 분석하고 있는가? (진단검사의학과 우수 검사실 인증제도 필수 항목)
Expert rule에 의한 결과는 배제하고 MIC에 의한 결과를 기반으로 통계를 산출하였는가?
선별 검사 등의 목적으로 시행한 감시 배양 결과는 제외하였는가?
중복 분리주는 모두 제외하고 첫 번째 분리주만 포함하였는가?
대상군을 명확하게 할 수 있는 추가 정보(중환자실 등)를 포함하여 분석할 수 있는가?

breakpoint가 변경되는 경우도 매우 흔하므로 항균제감수성 통계의 원본은 가급적 MIC 값으로 보관하는 것이 권장되고, 항균제감수성 장비에서 전문가규칙(expert rule)이나 기타 기능에 의해 자동으로 변경되어 나오는 결과는 배제하는 것이 적절하다. 항균제감수성 통계는 감염병의 종류, 의심되는 세균, 병동, 환자상태 등에 따라서 층화 하여(stratification) 분석이 되어야 한다.

3. 신속검사

항생제 적정사용을 위한 신속검사는 ① 바이러스 감염 진단을 통한 세균 감염의 배제, ② 병원균의 신속 진단을 통한 경험적 항균제 선택 지원, ③ 신속 항균제감수성 또는 내성 유전자 검출을 통한 적정 항균제 선택 지원 등의 목적으로 시행한다. 국내에서는 Biofire 사의 BCID2 패널, 퀀타매트릭스사의 dRAST, MALDI-TOF 질량분석기를 이용한 신속 동정 등이 사용 가능하지만 대부분의 신속검사가 별도 수가로 지정되어 있고, 보고 시간을 포함한 시행 조건에 제한이 있어서 진단검사의학과의 추가 처방 형태로 시행되는 경우가 많다.

4. 치료적 약물농도

항균제의 적정 농도 유지를 위해 시행하는 치료적 약물농도는 항균제의 농도를 측정하여 투여량, 투여시기 및 투여방법을 조정하여 치료효과를 극대화하는 것을 목적으로 한다. 치료적 약물농도를 위해서는 항균제의 농도를 측정할 수 있어야 하는데, 항균제 농도를 측정할 수 있는 진단 시약

[성공 사례]

항생제 적정사용을 위한 진단 스튜어드십에서 신속하고 효과적인 의사소통은 필수적이며, 다음과 같은 전략을 사용할 수 있으며, 이러한 전략은 의료기관의 상황에 따라 다르게 적용할 수 있다.

- 표준화된 의사소통 도구 사용: SBAR (Situation, Background, Assessment, Recommendation)와 같은 구조화된 의사소통 방법을 활용하여 팀원 간 정보 전달의 명확성과 효율성을 향상시킬 수 있다.
- 정기적인 다학제 회의 개최: 항생제 적정사용과 관련된 모든 구성원들이 참여하는 정기 회의를 통해 진단 결과와 치료 계획을 공유하고 논의하여 협업을 강화할 수 있다.
- 임상 의사결정 지원 시스템(CDSS) 활용: 전자 의무기록 시스템과 연계된 CDSS를 도입하여 진단 검사 결과를 실시간으로 공유하고, 임상의사들이 신속하게 정보를 활용할 수 있도록 지원한다.
- 실시간 다학제 논의 실시: 환자의 개인 정보를 보호할 수 있는 네트워크를 통해 직접 다학제팀이 환자의 상태와 치료 계획을 논의함으로써, 환자 중심의 진료를 강화하고 의사소통의 효율성을 높일 수 있다. 특히 최근 사용이 확대되고 있는 분자진단 검사의 결과는 신속한 결과 공유를 통해 적절한 항균제 사용에 활용되어야 한다.

이러한 전략들을 통해 진단 스튜어드십 팀 내에서 신속하고 정확한 의사소통이 이루어지며, 이는 항균제의 적정사용과 환자 치료결과의 향상에 기여할 수 있다.

은 다양하지 않다. 의료기관에서 다양한 목적으로 사용되는 질량분석기(mass spectrometry)는 이론적으로 모든 약물의 농도를 측정할 수 있으나 이를 위해서는 농도를 아는 표준 물질이 필요하고 검사를 위한 의료 보험 수가가 필요하다. 따라서 상품화된 진단 시약이 공급되지 않는 항균제의 혈중농도를 측정하기 위해서는 다양한 표준 물질을 준비하고 포괄적 수가를 개발하는 것이 필요하다. 보험 수가가 지정되어 있는 항균제는 amikacin, gentamicin, kanamycin, streptomycin, tobramycin, linezolid, moxifloxacin, sulfamethoxazole, vancomycin이고, 항결핵제로 ethambutol, 항진균제는 itraconazole, voriconazole이다. 또한 감염 부위에 따라 항균제의 농도 분포가 다를 수 있기 때문에 감염부위에 따른 검체의 표준화도 향후 고려되어야 한다.

SUMMARY

진단 스튜어드십은 감염병 진단을 위한 다양한 진단검사 기법의 적절한 활용을 통해 항균제의 적정사용을 촉진하는 것을 목표로 한다. 진단 스튜어드십을 실행하기 위해서는 바이오마커(procalcitonin 등), 배양 검사, 항균제감수성 검사, 신속검사, 분자 진단 검사 등에 대한 이해, 검사의 시행 및 적절한 사용을 위한 관리 행위 등이 포함되며, 이러한 일련의 행위를 통해 감염을 일으킨 원인균에 대한 신속하고 정확한 동정과 항균제감수성 결과를 통한 적절한 항균제의 선택이 가능하다. 또한, 치료적 약물농도 모니터링을 통해 항균제의 효과적인 농도를 유지하여 치료효과를 극대화할 수 있다. 진단 스튜어드십은 항균제의 과도한 사용을 방지하고, 내성 균주의 발생을 최소화하며, 환자의 임상결과를 향상시키는 데 기여한다.

참고문헌

1. Dumm RE, Marlowe EM, Patterson L, et al. The foundation for the microbiology laboratory's essential role in diagnostic stewardship: an ASM Laboratory Practices Subcommittee report. J Clin Microbiol. 2024;62:e00960-24.
2. Fabre V, Davis A, Diekema DJ, et al. Principles of diagnostic stewardship: A practical guide from the Society for Healthcare Epidemiology of America Diagnostic Stewardship Task Force. Infection Control & Hospital Epidemiology. 2023;44(2):178-85.
3. Peri AM, Chatfield MD, Ling W, et al. Rapid diagnostic tests and antimicrobial stewardship programs for the management of bloodstream infection: What is their relative contribution to improving clinical outcomes? A systematic review and network meta-analysis. Clin Infect Dis. 2024;79(2):502-15.
4. Valencia-Shelton F, Anderson N, Palavecino EL, et al. Approaches to developing and implementing a molecular diagnostics stewardship program for infectious diseases: an ASM Laboratory Practices Subcommittee report. J Clin Microbiol. 2024;62(11):e0094124.
5. Yoon YK, Kwon KT, Jeong SJ, et al. Guidelines on implementing antimicrobial stewardship programs in Korea. Infect Chemother. 2021;53:617-59.

Part **2**

항생제 적정사용관리의 미래

1. 혁신 기술을 이용한 미래의 항생제 적정사용관리
2. 원헬스
3. 의료기관 밖의 협업: 정부, 제약사, 미디어 등

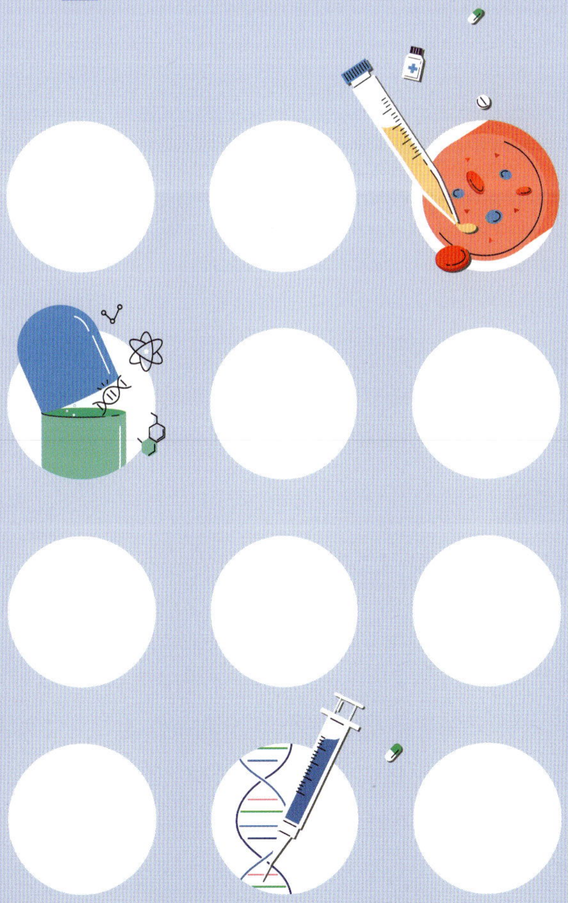

Chapter — 01

혁신 기술을 이용한 미래의 항생제 적정사용관리의 필요성

박세윤 한양대학교 의과대학 내과학교실

목적

- **혁신 기술을 이용한 미래의 항생제 적정사용관리**
- **혁신 기술을 이용한 미래의 항생제 적정사용관리의 필요성**
- **임상정보학의 도입**
  - 인공지능을 활용한 항생제 적정사용관리
  - 정밀의학을 활용한 항생제 적정사용관리
  - 원격의료를 활용한 항생제 적정사용관리

학습 성과

Learning outcomes

- 혁신 기술을 이용한 미래의 항생제 적정사용관리를 설명할 수 있다.

항생제 적정사용관리(antimicrobial stewardship program)는 새로운 기술과 혁신적인 전략의 등장으로 계속 진화하고 있다. 이러한 발전은 항생제의 적정사용을 향상시키고, 항생제 내성을 해결하며, 환자 결과를 개선하는 데 필수적이다. 이 장에서는 항생제 적정사용관리의 미래를 형성할 다양한 혁신과 미래 추세를 탐구한다.

01 임상정보학의 도입

임상정보학(clinical informatics)은 항생제 적정사용관리에서 이러한 과제들을 해결하기 위한 유망한 전략으로 부상했다. 정보 기술을 의료서비스와 통합함으로써, 임상정보학은 의료 데이터의 수집, 저장, 활용을 자동화한다. 의료정보학의 하위 분야인 임상정보학은 항생제 적정사용관리를

표 4-2-1. 항생제 처방과 배양검사 결과를 바탕으로 한 감시 및 피드백 종류

• 실시간 항생제 감수성 자료(antibiogram) 생성
• 임상 규칙 및 경고 제공 - 원인균-항생제(bug-drug) 불일치 경고 - 정맥주사(IV)에서 경구(PO) 전환 - 중복된 항생제 요법 경고 - 신장 기능에 따른 약물 용량 조정 - 맞춤형 임상 규칙 및 경고 기능 - 중요한 검사실 결과 값에 대한 경고
• 항생제 벤치마킹 기능
• 지역 및 국가 수준의 자동 감시 보고
• 맞춤형 임상 규칙 및 경고 기능
• 임상 중재 기록 및 추적 기능

향상시키는 데 상당한 잠재력을 제공한다. 정보학 기술을 활용한 중재활동이 항생제 처방의 적절성을 개선하고 사망

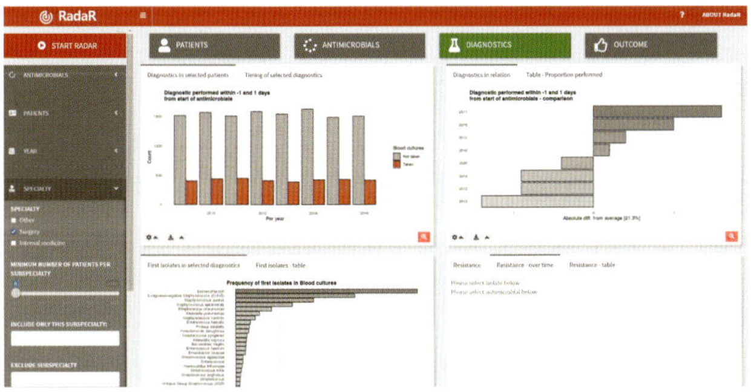

그림 4-2-1. RadaR open source 프로그램 화면

률에 긍정적인 영향을 미친다는 연구가 발표되고 있다. 정보학 기술을 활용한 중재는 부적절한 항생제 사용을 줄이고 처방 관행을 향상시키는 데 특히 효과적임이 입증되었다. 데이터 활용은 현대 의료관리에서 중요한 역할을 한다. 대시보드 시스템을 통해 항생제 처방의 상세한 분석을 제공받을 수 있다. 중요한 기능으로는 항생제 처방량에 대한 환류뿐 아니라, 실시간으로 항생제 내성패턴을 제공하고, 확정적 항생제와 균주와의 일치여부 확인, 주사제에서 경구제로의 전환, 중복된 항생제 처방, 신기능에 따른 항생제 용량 조정 등이 있다(표 4-2-1). 대시보드 시스템을 통한 항생제 처방량 조회나 피드백을 제공하려는 시도는 다양한 연구진에 의해서 제시되고 있다(그림 4-2-1).

02 인공지능을 활용한 항생제 적정사용관리

인공지능(artificial intelligence, AI)과 머신러닝(machine learning, ML) 알고리즘은 항생제 적정사용관리에서 많은 시도가 이루어지고 있다. 주요 영역은 다음과 같다. ① 유전체 데이터를 사용해서 항생제 내성을 예측하는 것, ② 전자의무기록(electronical medical records, EMR)에서 추출한 데이터를 사용해서 항생제 관리 결정을 지원하는 것, ③

Section IV

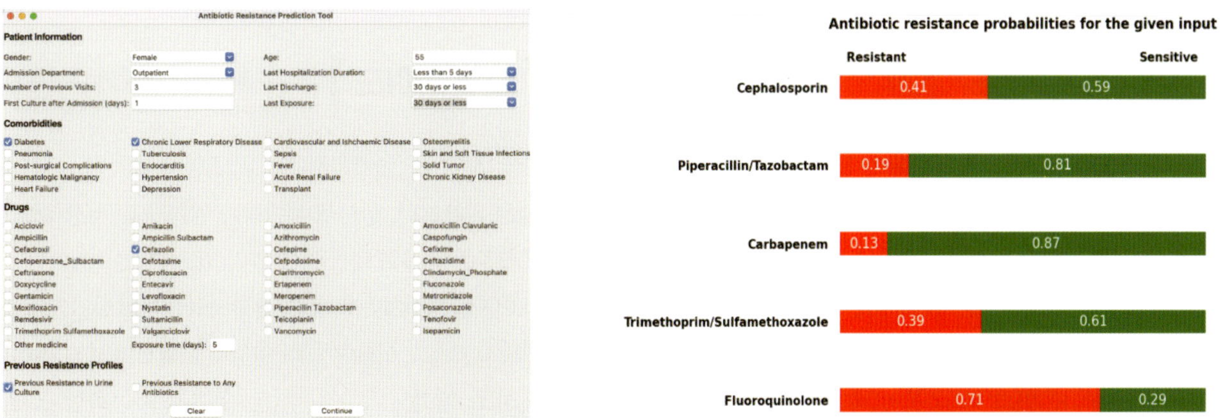

그림 4-2-2. 요로감염 환자에서 항생제 내성을 예측하는 프로그램

항생제가 교란하는 세포기능에 대한 통찰을 얻어 작용 메커니즘을 이해하고 새로운 항생제를 개발하는 것이다.

특히 EMR은 항생제 적정사용관리에서 중요한 데이터 원천이 될 수 있다. 환자 데이터와 배양결과 및 항균제감수성 테스트를 활용해서 항생제 사용을 각 단계별로 모니터하고 부적절한 사용에 대해서 피드백을 주는 시도가 이루어지고 있다. 이는 항생제 내성을 예측하고, 주사에서 경구 항생제로의 전환과 사용기간에 적절성에 대한 검토 또한 가능하게 한다. 머신러닝 모델, 예를 들어 Extreme Gradient Boosting (XGB) 및 Light Gradient Boosting Machine (LGBM)을 활용하여 항생제 중단시기, 항생제 de-escalation에 대한 개입이 필요한 상황을 구분하여 효율성을 향상시키는 시도가 이루어지고 있다. 머신러닝 알고리즘을 사용해서 항생제 내성을 예측하는 연구에서는 요로감염 환자에서 항생제 내성 예측 모델을 개발했으며, 환자의 이전 방문 횟수, 첫 배양 검사시기, 만성 하기도질환 여부, 그리고 이전 약물투여 이력이 항생제 내성을 예측하는 중요한 요인으로 확인되었고 이를 사용자 인터페이스(user interface)로 제시한 바가 있다(그림 4-2-2).

03 정밀의학을 활용한 항생제 적정사용관리

세균 병원체를 탐지하는 방법으로 박테리오파지(bacteriophage)를 사용하는 방법이 제시되고 있다. 재조합 루시퍼라제 리포터 박테리오파지(recombinant luciferase reporter Bacteriophage)가 설계되어 MRSA 비강집락을 탐지한 분석에서는 390개의 MRSA 분리주의 97.7%를 낮은 세균농도에서도 양성으로 식별하였고, 소요시간은 6시간이었다. 리포터 파지(reporter phage)를 기반으로 한 분석은 *Escherichia coli*, *Listeria* spp, *Bacillus anthracis*, *Mycobacterium* spp와 같은 여러 인체 병원체에 대해 개발되었다. 그러나 파지 분석의 주요 한계는 많은 파지가 특정 숙주 범위에 제한을 받는다는 점이며, 이는 본질적으로 파지 내성과 연관되어 있다. 현재까지 U.S. Food and Drug Administration (FDA)에서 임상 사용을 승인한 리포터 파지 기반 분석은 없지만, 이러한 분석은 배양 기반 또는 분자 진단법에 비해 저렴하고 빠른 대안이 될 수 있다. 유전자 공학을 통해 이러한 분석의 추가적인 개선이 이루어질 가능성이 있다.

04 원격의료를 활용한 항생제 적정사용관리

항생제 적정사용관리의 중요성이 강조되고 있지만, 지역사회의 대다수 병원에서는 항생제 사용에 대한 관리를 적절하게 받기 위한 인력이 부족한 실정이다. 원격의료(telemedicine)는 자원이 부족한 병원에 대한 항생제 사용의 적정관리에 있어서 잠재적 해결책으로 제시되고 있으며, 미국감염병학회(IDSA)에서도 권장하고 있다. 원격의료를 통해서 자원이 풍부한 병원에서 상대적으로 자원이 부족한 지역 병원에 항생제 적정사용관리를 구현했을 때에 광범위 항생제 사용의 감소, 감염병 전문가에 의한 상담 건수의 증가, 항생제 관련 비용 절감이 있는 것으로 확인되었다. 진료 유형은 주로 실시간 진료를 제공하는 동기식 방문(synchronous visit)으로 이루어졌으며, 비동기식 방문

[실무 가이드]

국내에서는 현재까지 활용이 가능한 공개된 전산프로그램은 부재하나, 항생제 처방량과 원인균 및 내성패턴을 환류해주는 tool이 개발 중에 있다. 이러한 tool 개발이 잘 이루어지고 활성화되어 보다 효과적이고 효율적인 항생제 적정사용관리가 이루어질 수 있도록 지속적인 투자가 이루어져야 할 것이다.

(asynchronous visit)인 온라인 포털을 활용하거나 메시지를 통한 가상 방문도 활용되었다. 이러한 원격의료는 일차 의료기관에도 확장되고 있어 원격의료에 적합한 항생제 관리 전략에 대한 체계적인 접근이 필요한 시점이다.

[성공 사례]

스페인의 12개 병원에서는 iAST (intelligent antibiotic selection tool)의 기계학습 기반 소프트웨어를 개발하여 경험적, 확정적 항생제 사용을 추천하였다. 의사의 경험적 치료 전체 성공률은 68.93%였던 반면, iAST의 첫 번째부터 세 번째 선택의 성공률은 각각 91.06% (P<0.001), 90.63% (P<0.001), 그리고 91.06% (P<0.001)이었다. 확정적 치료에서 의사의 전체 성공률은 84.16%였고, iAST의 첫 번째부터 세 번째 순위 선택의 성공률은 각각 97.83% (P<0.001), 94.09% (P<0.001), 그리고 91.30% (P<0.001)이었다. 경험적 치료에서 의사 처방과 비교했을 때, iAST는 access 항생제를 더 많이 추천하고, watch 항생제는 더 적게 추천하며, reserve 항생제는 더 많이 추천하는 경향을 보였다. 표적 치료에서는 iAST가 access 항생제의 더 높은 활용을 권고했다.

결 론

기술 혁신을 통한 항생제 적정사용관리의 발전은 항생제 내성 문제 해결과 환자 치료결과 개선에 필수적이다. 효과적인 프로그램 구현을 위해서는 다양한 기술적 접근법의 통합적 활용과 함께, 의료기관의 적극적인 투자와 지원이 필요하다. 향후 기술 접근성 향상, 표준화된 프로토콜 개발, 비용효과적인 솔루션 구현, 의료진 교육 및 훈련 강화가 중요하다. 이러한 혁신적 기술들의 성공적인 도입을 위해서는 의료진의 수용성 향상과 지속적인 성과 평가 및 개선이 수반되어야 한다.

SUMMARY

- 항생제 적정사용관리는 임상정보학, 인공지능, 정밀의학, 원격의료 등 혁신 기술의 도입으로 지속적으로 발전하고 있다.
- 임상정보학은 대시보드 시스템을 통한 실시간 모니터링, 항생제 처방 패턴 분석, 자동화된 경고 시스템, 맞춤형 임상 규칙 적용 등을 가능하게 하여 항생제 적정사용관리의 효율성을 향상시키고 있다.
- 인공지능과 머신러닝은 유전체 데이터를 활용한 항생제 내성 예측, EMR 데이터 기반 의사결정 지원, 항생제 사용 최적화를 위한 알고리즘 개발 등에서 중요한 역할을 하고 있다.
- 정밀의학 분야에서는 박테리오파지를 활용한 병원체 탐지 등 신속하고 정확한 진단 방법이 개발되고 있으며, 이는 배양 기반 또는 분자 진단법의 대안으로 제시되고 있다.
- 원격의료는 자원이 부족한 의료기관에 전문가 자문을 제공하고 실시간 및 비동기식 진료를 가능하게 함으로써, 지역사회 의료기관의 항생제 적정사용관리 구현을 지원하고 있다.

참고문헌

1. Brown M, Hahn W, Bailey B, et al. Development and evaluation of a sensitive bacteriophage-based MRSA diagnostic screen. Viruses. 2020;12(6):631.
2. Burnham JP, Fritz SA, Yaeger LH, et al. Telemedicine infectious diseases consultations and clinical outcomes: A systematic review. Open Forum Infect Dis. 2019;6(12):ofz517.
3. Heard KL, Hughes S, Mughal N, et al. Evaluating the impact of the ICNET® clinical decision support system for antimicrobial stewardship. Antimicrob Resist Infect Control. 2019;8:51.
4. İlhanlı N, Park SY, Kim J, et al. Prediction of antibiotic resistance in patients with a urinary tract infection: Algorithm Development and Validation. JMIR Med Inform. 2024;12:e51326.
5. Luz CF, Berends MS, Dik JH, et al. Rapid analysis of diagnostic and antimicrobial patterns in R (RadaR): Interactive open-source software app for infection management and antimicrobial stewardship. J Med Internet Res. 2019;21(6):e12843.
6. Mylonakis E, Rice LB. Treatment considerations for multidrug-resistant gram-negative infections. In: LaPlante KL, Cunha CB, Morrill HJ, Rice LB, Mylonakis E, editors. Antimicrobial stewardship: principles and practice. Wallingford: CABI; 2016. pp. 311–20. Table 27.1.
7. Park SY. Leveraging Hospital Information data for effective antibiotic stewardship. J Korean Med Sci. 2025;40:e163.
8. Sanchez GV, Kabbani S, Tsay SV, et al. Antibiotic stewardship in outpatient telemedicine: Adapting centers for disease control and prevention core elements to optimize antibiotic use. Telemed J E Health. 2024;30(4):951-62.
9. Shively NR, Moffa MA, Paul KT, et al. Impact of a telehealth-based antimicrobial stewardship program in a community hospital health system. Clin Infect Dis. 2020;71(3):539-45.
10. Sine K, Appaneal H, Dosa D, et al. Antimicrobial prescribing in the telehealth setting: Framework for stewardship during a period of rapid acceleration within primary care. Clin Infect Dis. 2022;75(12):2260-2265.
11. Tejeda MI, Fernández J, Valledor P, et al. Retrospective validation study of a machine learning-based software for empirical and organism-targeted antibiotic therapy selection. Antimicrob Agents Chemother. 2024;68(10):e0077724.
12. Watkins RR. Antibiotic stewardship in the era of precision medicine. JAC Antimicrob Resist. 2022;4(3):dlac066.

Chapter — 02

원헬스

김용찬 연세대학교 의과대학 내과학교실

목적

- **원헬스의 개념을 이해하고 정리**
- **원헬스 접근법을 기반으로 한 항생제 적정사용관리 전략 탐색 및 적용**

학습 성과

Learning outcomes

- 원헬스의 개념과 이를 기반으로 한 항생제 적정사용관리의 전략을 설명할 수 있다.

원헬스(One Health)는 인간의 건강이 동물의 건강 및 주변의 환경과 밀접하게 연관되어 있다는 것을 인정하는 포괄적인 접근법이다(그림 4-2-3). 이러한 개념은 항생제 내성과 같은 복잡한 공중보건 문제를 이해하고 해결하는 데 필수적이다. 원헬스는 사람, 동물 및 생태계의 건강을 최적화하기 위해 협력적이고 다부문적인 학제 간 접근을 촉진한다. 이 섹션에서는 항생제 적정사용관리에 원헬스 접근법을 통합하는 원칙, 전략 및 이점을 탐구한다.

01 원헬스의 역사

인간, 동물, 환경의 상호 연관성을 인식하는 원헬스 개념은 오래전부터 존재해 왔다. 고대 그리스의 히포크라테스는 공중 보건과 환경의 관계를 언급하였고, 1600년대 이탈리아의 조반니 란치시는 인간 및 동물의 질병 전파에서 환경의 역할을 강조하였다. 1800년대 독일의 루돌프 피르호는 인수공통감염병이라는 단어를 처음 만들어 동물과 인간 사이의 전염병에 대해 기술하였다. 20세기에 들어서면서 수의 공중보건과 비교의학 연구가 활발해졌고, 1980년대 신종 감염병인 에이즈, 에볼라 출혈열, 광우병 등의 등장으로 원

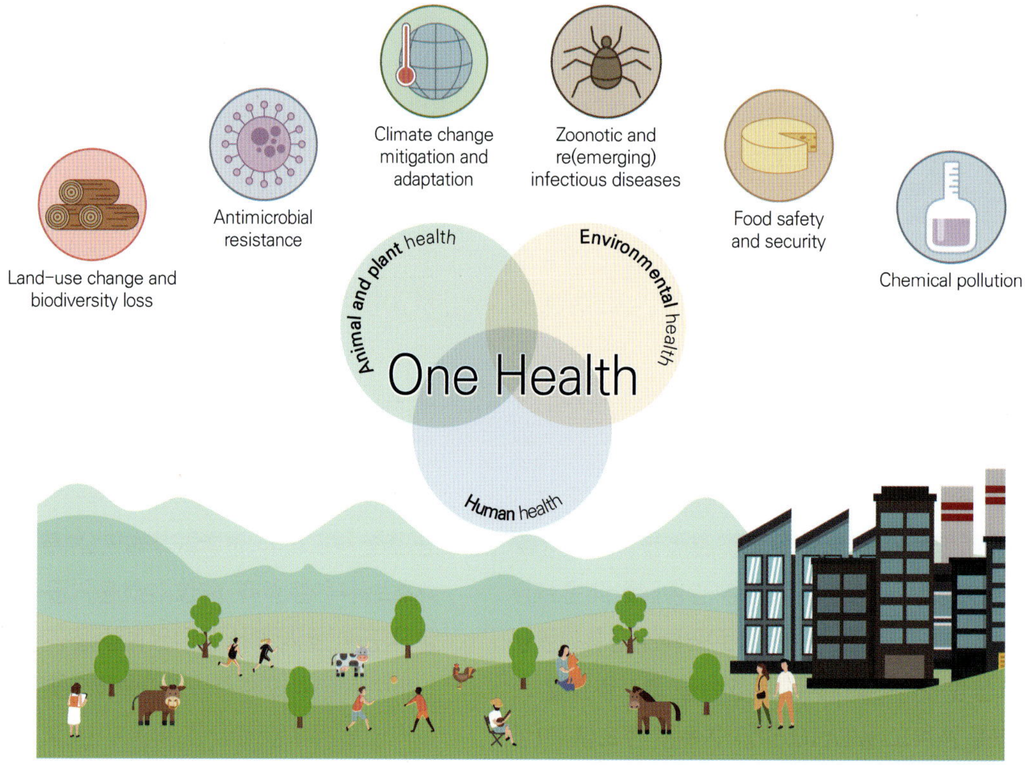

그림 4-2-3. 원헬스 개념도. 원헬스는 인간, 동물, 그리고 그들이 공유하는 환경의 건강을 균형 있게 최적화하는 것을 목표로 하는 다학제적 접근 방식과 개념을 일컫는다.

헬스 개념이 더욱 주목받게 되었다. 21세기에는 원헬스의 국제적 연구와 실천 노력이 이어졌으며, 2003년 윌리엄 카레쉬가 처음으로 "원헬스"라는 용어를 사용하였다.

02 원헬스의 구성요소

인간 건강은 원헬스의 중요한 구성요소로, 인간과 동물 사이에 전파될 수 있는 질병의 예방과 통제를 중심으로 한다. 여기에는 인수공통감염병, 항생제 내성, 신종 감염병 대응이 포함된다. 동물 건강도 마찬가지로 중요하다. 많은 인간 질병이 동물에서 기원하기 때문이다. 가축, 반려동물, 야생동물의 건강을 백신 접종, 적절한 관리, 질병 감시를 통해 보장하는 것이 인수공통감염병의 확산을 막는 데 필수적이다. 환경 건강은 인간과 동물 건강에 영향을 미치는 물리적, 화학적, 생물학적 요인을 포함한다. 여기에는 자연 자원 관리, 환경 오염 모니터링, 기후 변화 대응이 포함된다. 건강한 생태계는 인간과 동물 모두의 생존을 위해 필수적이다.

03 원헬스의 필요성과 기대효과

현대 사회에서 인간이 야생 동물, 가축, 애완동물과 가까이 생활하게 되면서 여러 질병들이 동물과 사람 사이에서 전파될 수 있는 기회가 높아졌다. 지구의 기후 변화, 삼림 벌채와 같은 환경 개발은 서식지 교란을 일으키고 질병이 동물과 인간에게 전파될 수 있는 위험을 높이게 되었다. 국제 여행과 무역의 증가로 사람과 동물의 이동이 활발해지면서 한 지역의 질병은 빠르게 전 세계로 확산될 수 있게 되었다. 이러한 변화는 결국 기존의 토착성 질병과 새로운 인수공

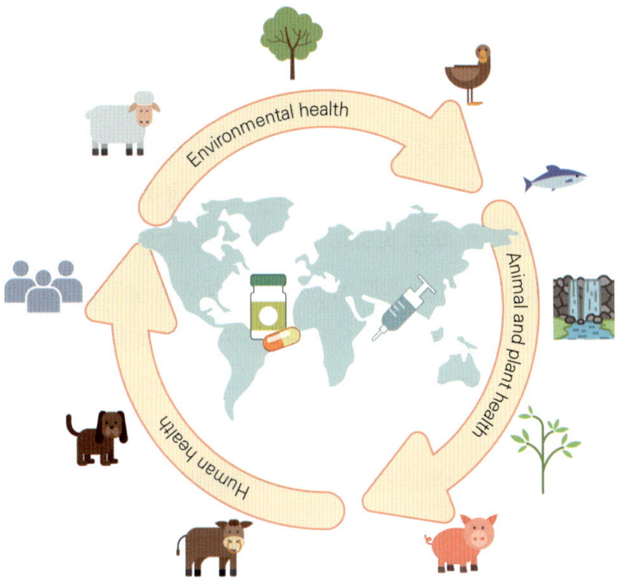

그림 4-2-4. 원헬스 관점에서 바라본 항생제 내성의 확산 경로

통감염병의 확산을 촉진하고 있으며, 매년 수백만 명의 사람과 동물이 이러한 인수공통감염병에 노출되고 있다. 원헬스는 인간, 동물, 환경 건강을 통합하여 질병 예방을 개선하고, 건강 시스템의 회복력을 강화하여 지속 가능한 발전을 촉진하는 것을 목표로 한다. 이 전체론적 프레임워크는 항생제 내성과 같은 복잡한 공중보건 문제를 해결하기 위해 사람, 동물 및 환경 각 분야의 협동과 다학제 간 연구를 촉진한다.

04 항생제 내성과 원헬스

항생제 내성은 인간, 동물, 그리고 환경 분야 모두에 영향을 미치고 있는 가장 중요한 전 세계적 문제 중 하나이다. 인간, 동물, 환경 중 한 분야에서 발생된 항생제 내성은 지역사회, 식품 공급, 의료기관, 환경 등을 통해서 빠르게 전파될 수 있다(그림 4-2-4). 항생제 내성의 주된 요소에는 각 분야에서 무분별하게 사용된 항생제, 인간과 동물의 위생을 유지하기 위한 깨끗한 물의 부족, 백신에 대한 낮은 접근성, 인식과 지식의 부족, 관련 제도의 부족 등이 있다. 따라서 항생제 내성 문제를 효과적으로 해결하기 위해서는 각 분야의 전문가들이 협력하여 인간, 동물, 환경이 상호 연결된 '원헬스' 접근 방식이 필수적이다(그림 4-2-5). 이런 통합적 접근이 있어야만 항생제 내성문제를 효과적으로 억제하고 미래 세대를 위한 건강한 환경을 보장할 수 있다.

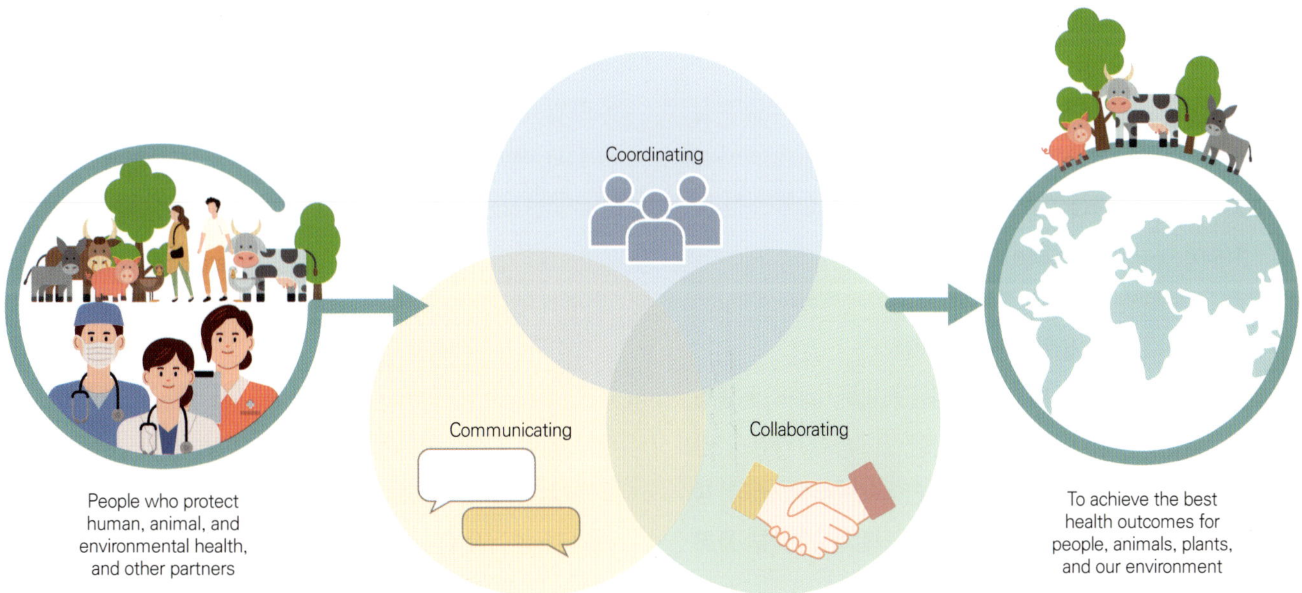

그림 4-2-5. 항생제 내성문제 해결을 위한 원헬스 접근법

Section IV

05 원헬스 기반의 항생제 적정사용관리 전략

항생제는 가축, 애완동물, 양식 어류 등 다양한 분야에서 치료, 예방, 성장 촉진 목적으로 사용되고 있다. 동물에서 사용되는 전체 항생제 소비량은 인간에서 사용되는 양보다 더 많으며, 인간에게 사용되는 중요한 항생제 계열(β-lactam, quinolone)도 동물에게 처방되고 있다. 일부 항생제는 농업에서 사용되어 항생제 내성세균이 토양에서 발견될 수 있으며, 식물, 채소, 과일로 전파될 수 있다. 수산업에서 사용되는 항생제는 잔류물이 물속에 오래 남아 내성균 발생을 유발하고 이를 확산시킬 위험이 있다. 현재까지 국내에서 항생제 적정사용관리 전략은 주로 의료기관에 국한되어 개발되어 왔지만 농산, 수산 및 축산 분야에서 대규모로 사용되는 항생제 사용량을 줄이기 위해서는 원헬스 기반의 항생제 적정사용관리 전략이 필요하다.

1. 항생제 인식 개선

인간뿐만 아니라 동물 및 환경 분야에서도 항생제 오남용이 가져오는 문제점을 알리기 위해 글로벌 공공 인식 캠페인을 통한 교육을 제공해야 한다. 특히, 농업 분야에서 항생제를 예방적으로 또는 성장 촉진제로 사용하는 것은 불필요하며 오히려 다른 해악을 가져올 수 있음을 알려 항생제 사용량을 줄이고 항생제가 환경으로 퍼지는 것을 방지해야 한다.

2. 위생 개선

각 분야별로 위생 조치를 개선하여 감염 확산을 방지함으로써 항생제 사용량을 감소시킬 수 있다. 특히 저소득 국가나 지역에서 의료 시스템과 생활 수준을 개선시킬 수 있도록 지속적인 지원과 관심이 필요하다.

3. 감시 체계 개선 및 강화

인간, 동물, 환경 분야에서 소비되는 항생제 사용량을 체계적으로 감시할 수 있는 체계가 마련되어야 한다. 이는 각기

[성공 사례]

사례 연구 1: 유럽에서의 통합 감시

- 상황: 유럽 국가들은 항생제 내성을 위한 통합 감시 시스템을 구현했다.
- 개입: 인간 건강, 수의학 및 환경과 관련된 데이터를 수집하고 분석했다.
- 결과: 항생제 내성 추세를 조기에 탐지하여 정책 조정 및 조정된 개입이 적시에 이루어졌다.

사례 연구 2: 캐나다의 협력적 정책 개발

- 상황: 캐나다는 항생제 내성 정책을 개발하기 위해 원헬스 접근법을 채택했다.
- 개입: 의료, 농업 및 환경 부문 간의 협력 노력을 확립했다.
- 결과: 통합 정책으로 농업에서의 항생제 사용이 감소하고 의료에서 항생제 처방 관행이 개선되었다.

사례 연구 3: 호주의 공중 인식 캠페인

- 상황: 호주는 항생제 내성에 대한 공중 인식 캠페인을 시작했다.
- 개입: 캠페인은 대중, 의료 전문가 및 농부를 대상으로 했다.
- 결과: 인식과 교육이 증가하여 더 책임 있는 항생제 사용과 더 나은 항생제 내성 관리로 이어졌다.

다른 분야에서 항생제 내성이 어떻게 발생하는지에 대한 자료를 제공하고 해당 분야에서 시행하는 중재 방안의 효과를 평가하는 데 사용될 수 있다.

4. 백신 개발과 보급

백신은 세균에 의해 발생하는 심각한 감염을 예방하여 항생제 사용을 줄일 수 있을 뿐만 아니라 불필요한 항생제 처방이 흔히 발생하는 바이러스 감염을 예방하여 항생제 적정사용관리에서 중용한 역할을 한다. 이는 인간 분야뿐만 아니라 동물 분야에도 적용될 수 있다.

SUMMARY

원헬스 접근법은 효과적인 항생제 적정사용관리에 필수적이다. 인간, 동물 및 환경 건강의 상호 연결성을 인식하고 부문 간 협력을 촉진함으로써 원헬스는 감시를 강화하고 항생제 사용을 개선하며 지속 가능한 건강 결과를 달성할 수 있다. 항생제 적정사용관리에 원헬스 원칙을 통합하는 것은 항생제 내성과 싸우고 현재와 미래 세대의 복지를 보장하는 데 중요하다.

참고문헌

1. Arnold KE. The need for One Health systems-thinking approaches to understand multiscale dissemination of antimicrobial resistance. Lancet Planet Health. 2024;8(2):e124-33.
2. Centre for Disease Prevention and Control [Internet]. One Health [Accessed Oct 15 2024]. Available at: https://www.cdc.gov/one-health/about/index.html.
3. European Centre for Disease Prevention and Control [Internet]. One Health [Accessed Oct 14 2024]. Available at: https://www.ecdc.europa.eu/en/one-health.
4. McEwen SA. Antimicrobial resistance: a One Health perspective. Microbiol Spectr. 2018;6(2):10.
5. Velazquez-Meza ME. Antimicrobial resistance: One Health approach. Vet World. 2022;15(3):743-49.

Chapter — 03

의료기관 밖의 협업: 정부, 제약사, 미디어 등

김용찬 연세대학교 의과대학

목적

- **항생제 적정사용에서 정부, 제약회사, 미디어의 역할 및 협력을 강화하기 위한 전략 제시**

학습 성과

Learning outcomes

- 항생제 적정사용을 위한 의료기관 외부의 역할을 설명할 수 있다.

효과적인 항생제 적정사용관리는 의료 부문을 넘어 다양한 이해관계자의 공동 노력이 필요하다. 정부 기관, 제약회사, 미디어 및 기타 기관은 항생제 적정사용관리 이니셔티브를 지원하는 데 중요한 역할을 한다. 이 섹션에서는 이러한 협력의 중요성, 다양한 이해관계자의 역할 및 협력을 강화하기 위한 전략을 다룬다.

01 정부기관의 역할

1. 정책 수립 및 관련 규제 마련

정부는 인간 및 수의학 분야에서 항생제의 책임 있는 사용을 보장하고 공공보건을 향상시키기 위해 정책과 규제를 마련할 수 있다. 항생제 사용에 대한 국가 지침 및 표준을 개발하고 시행하여 다양한 환경에서 항생제 적정 처방의 기회를 제공하고 항생제 사용량을 줄일 수 있다.

2. 감시 및 보고 시스템 구축

항생제 내성의 확산을 방지하기 위해 정부는 국가 차원의 감시 시스템을 운영할 수 있다. 이는 항생제 사용 현황 및 내성균의 발생을 지속적으로 모니터링하고, 이를 바탕으로 적절한 대응책을 마련하는 데 기여한다.

3. 자원 지원 및 재정적 투자

새로운 항생제, 대체요법 및 내성기전에 대한 연구를 위한 재정 지원을 제공할 수 있다. 특히, 항생제 개발은 비용이 많이 들고, 개발 기간이 길기 때문에 정부의 연구 지원이 매우 중요하다. 신약 개발을 촉진하기 위한 세제 혜택 등도 제공할 수 있다. 또한, 항생제 내성을 해결하기 위해서는 우수한 미생물학자, 약사, 간호사, 감염전문가, 감염예방전문가, 수의사, 역학전문가 양성이 필수적이다. 이러한 인적 자원에 대한 국가적인 투자도 항생제 적정사용관리를 촉진시킬 수 있다.

4. 대중 교육 및 인식 제고

정부는 국민들에게 항생제 오남용의 위험성과 항생제 내성의 심각성을 알리는 교육 캠페인을 주도할 수 있다. 국내에서도 질병관리청은 세계보건기구(WHO)가 지정한 '세계 항생제 내성 인식주간(매년 11월 18-24일)'을 맞아, 국민들의 항생제 내성에 대한 인식을 높이기 위한 캠페인을 운영하고 있다(그림 4-2-6). 대중 인식 제고를 위한 정보 제공은 항생제 남용을 줄이고, 내성균 발생을 예방하는 데 중요한 역할을 할 수 있다. 특히 학교 교육과정에 통합하여 어린 시절부터 항생제의 올바른 사용에 대한 교육을 강화하여 인식을 제고할 수 있다.

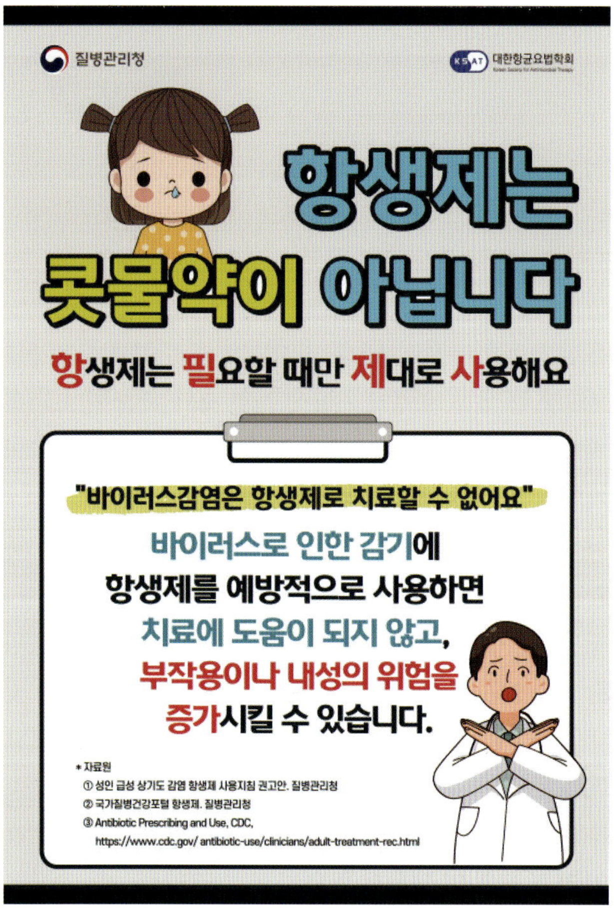
질병관리청
대한항균요법학회
항생제는
콧물약이 아닙니다
항생제는 필요할 때만 제대로 사용해요
"바이러스감염은 항생제로 치료할 수 없어요"
바이러스로 인한 감기에
항생제를 예방적으로 사용하면
치료에 도움이 되지 않고,
부작용이나 내성의 위험을
증가시킬 수 있습니다.
* 자료원
① 성인 급성 상기도 감염 항생제 사용지침 권고안. 질병관리청
② 국가질병건강포털 항생제. 질병관리청
③ Antibiotic Prescribing and Use, CDC,
https://www.cdc.gov/ antibiotic-use/clinicians/adult-treatment-rec.html

그림 4-2-6. 항생제 내성 인식을 위한 질병관리청의 '항·필·제·사' 캠페인

5. 국제 협력 및 공조

항생제 내성은 국가 간 교류를 통해 확산될 수 있으므로, 국제적인 협력이 중요하다. 정부는 국제기구, 다른 국가들과 협력하여 정보를 공유할 수 있는 시스템과 항생제 내성균 확산 대응 방안을 마련할 수 있다.

02 제약회사의 역할

1. 신약 개발 및 연구 투자

항생제 내성을 극복하기 위한 새로운 항생제와 대체요법의 연구 및 개발에 투자할 수 있다. 또한, 감염질환을 신속하게 식별하고 적절한 항생제 사용을 지원하는 새로운 진단 도구와 기술을 개발하는 데에도 투자할 수 있다.

2. 항생제 접근성 개선

신약의 가격을 합리적으로 책정하여 가능한 모든 환자가 접근 가능하도록 할 수 있다. 지나치게 높은 가격은 필요한 환자들이 약을 사용하지 못하게 하여 항생제 내성문제를 더욱 악화시킬 수 있다. 따라서 가격 정책에 대한 투명성을 유지하고, 공공 건강을 우선시하는 접근이 필요하다.

3. 의료진 교육 및 연구 지원

의료진에게 항생제의 올바른 사용법 교육을 제공함으로써 항생제 적정사용관리에 기여할 수 있다. 또한, 개별 연구자들이 항생제 내성 기전이나 항생제 개발과 관련된 연구를 수행할 수 있도록 도움을 주는 프로그램을 운영하고, 최신 연구 결과를 공유하여 항생제 내성균 발생을 최소화하는

데 기여할 수 있다.

4. 책임 있는 마케팅

항생제 판매에 있어 윤리적인 마케팅 방침을 채택해 항생제의 책임 있는 사용을 장려하고 과도한 처방을 방지할 수 있다. 제약회사는 판매량을 높이기 위한 과도한 마케팅을 지양하고, 항생제의 적절한 사용을 촉진하는 방향으로 홍보 전략을 수립해 기업의 사회적 책임을 이행할 수 있다.

03 미디어의 역할

1. 정보 제공 및 대중 교육

미디어는 항생제 내성의 위험성과 항생제의 올바른 사용 방법에 대해 대중에게 알리는 역할을 담당할 수 있다. 정확하고 신뢰할 수 있는 정보를 제공하되, 항생제 내성과 관련된 과학적 내용을 국민들이 이해할 수 있도록 쉽게 설명하는 역할을 담당할 수 있다. 궁극적으로 일반 국민들이 항생제 내성 문제에 대한 경각심을 가지게 하여 항생제 적정사용관리에 기여할 수 있다.

2. 공익 캠페인 지원

정부 및 의료 이니셔티브를 지원하여 공중보건 캠페인 및 교육 프로그램을 방송할 수 있다. 항생제 적정사용관리의 성공 사례와 모범 사례를 공유하여 대중과 의료 전문가에게 영감을 주고 정보를 제공할 수 있다.

3. 사회적 인식 변화 촉진

미디어는 항생제 내성문제가 단순히 개인의 문제가 아니라 사회적 문제임을 인식시키는 데 중요한 역할을 할 수 있다. 항생제 내성문제는 전 세계적으로 심각한 공중보건 문제로 부각되고 있으므로, 이를 해결하기 위해 모두가 함께 노력해야 한다는 메시지를 지속적으로 전달해 인식을 제고할 수 있다.

04 협력 강화 전략

1. 협력 프레임워크 구축

항생제 내성문제를 효과적으로 해결하기 위해 정부기관, 제약회사, 미디어, 의료기관, 학계 및 기타 관련 이해관계자 간의 공식적인 협력 프레임워크를 구축할 수 있다. 이 프레임워크는 각 이해관계자의 역할을 명확히 규정하고, 각자의 강점을 최대한 활용하여 공동의 목표를 달성할 수 있도록 한다. 정부는 정책 수립 및 법적 규제의 역할을 담당하고, 제약회사는 신약 개발과 연구에 기여하며, 미디어는 대중 교육과 인식 제고에 주력할 수 있다. 또한, 의료기관은 현장 의료진에게 적절한 항생제 사용지침을 전달하고, 항생제 내성 문제를 예방하는데 중요한 역할을 할 수 있다.

2. 의사소통 강화

각 이해관계자가 항생제 적정사용관리 및 내성에 대한 최신 정보, 직면한 도전 과제, 향후 전략 등을 공유할 수 있도록 정기적인 회의와 포럼을 개최할 수 있다. 이러한 회의는 다양한 이해관계자 간의 소통을 촉진하고, 개별적으로 진행 중인 노력들이 중복되지 않고 효과적으로 조정될 수 있도록 한다. 또한, 문제 해결을 위한 신속한 의사결정을 내릴 수 있는 기회를 제공할 수 있다. 예를 들어, 정부기관은 정책 변화에 대한 정보를 제공하고, 제약회사는 신약 개발 현황을 공유하며, 의료기관은 실제 항생제 사용 및 내성 현황을 발표할 수 있다. 또한, 정보 공유 플랫폼 구축을 통해 각 기관은 최신 정보를 신속하게 파악하고 공유할 수 있다.

3. 협력 성과지표 개발 및 피드백

항생제 적정사용관리 이니셔티브의 실질적인 영향을 평가하고, 개선이 필요한 영역을 식별하기 위한 구체적이고 측정 가능한 성과지표를 개발할 수 있다. 지표에는 항생제 사용 감소율, 내성균 발생률, 신약 개발 속도, 대중 인식 개선 정도 등이 포함될 수 있다. 이러한 지표는 각 이해관계자의 노력이 얼마나 효과적인지 객관적으로 판단하는 기준이 되며, 이를 바탕으로 다음 단계의 전략을 수립할 수 있다.

[성공 사례]

INTERACTIVE CASE STUDY, Potential Barriers and Suggested Solutions 등

- 사례 연구 1: 영국의 정부 주도 공중보건 캠페인
  - 상황: 영국 정부가 항생제 내성에 대한 국가 캠페인을 시작했다.
  - 개입: 캠페인은 TV 광고, 소셜 미디어 홍보 및 학교와 의료환경에서 배포된 교육 자료를 포함했다.
  - 결과: 공중 인식이 증가하고 부적절한 항생제 처방이 감소했다.
- 사례 연구 2: 미국의 제약회사 협력
  - 상황: 한 제약회사가 병원과 협력하여 항생제 적정사용관리를 촉진했다.
  - 개입: 이 파트너십은 교육 프로그램 제공 및 신속한 진단 검사 개발에 중점을 두었다.
  - 결과: 항생제 처방 관행이 개선되고 환자 결과가 향상되었다.
- 사례 연구 3: 호주의 미디어 지원
  - 상황: 호주는 미디어 매체는 항생제 내성과 싸우기 위한 정부 이니셔티브를 지원했다.
  - 개입: 미디어 캠페인은 항생제 내성의 위험성을 강조하고 책임 있는 항생제 사용을 홍보했다.
  - 결과: 공중 참여와 항생제 적정사용관리 정책에 대한 지원이 증가했다.

SUMMARY

의료기관 외부의 협력은 항생제 적정사용관리 프로그램의 성공에 필수적이다. 정부, 제약회사 및 미디어는 항생제 적정사용관리에 대한 노력을 지원하는 데 각각 독특하고 중요한 역할을 한다. 이러한 이해관계자가 협력함으로써 공중 인식을 높이고 책임 있는 항생제 사용을 촉진하며 궁극적으로 항생제 내성의 부담을 줄일 수 있다. 강력한 파트너십을 구축하고 효과적인 의사소통 채널을 확보하는 것이 지속 가능하고 영향력 있는 항생제 적정사용관리 결과를 달성하는 데 중요할 것이다.

참고문헌

1. Adebisi YA. Balancing the risks and benefits of antibiotic use in a globalized world: the ethics of antimicrobial resistance. Glob Health. 2023;19:73.
2. Ashiru-Oredope D. Global collaborations in antimicrobial stewardship: all hands on deck. Antimicrob Steward Healthc Epidemiol. 2023;3:e66.
3. Marcelin JR. Advancing health equity through action in antimicrobial stewardship and healthcare epidemiology. Infect Control Hosp Epidemiol. 2024;45:412–9.

인덱스

A

B

C